ATLAS-MANUEL

DES

MALADIES NERVEUSES

ATLAS-MANUEL

DES

MALADIES NERVEUSES

DIAGNOSTIC ET TRAITEMENT

PAR

W. SEIFFER

PRIVAT-DOCENT A L'UNIVERSITÉ DE BERLIN

MÉDECIN EN CHEF A LA CLINIQUE DES MALADIES NERVEUSES

DE L'HOPITAL DE LA CHARITÉ

ÉDITION FRANÇAISE

PAR LE DOCTEUR

Georges GASNE

Médecin des hôpitaux de Paris

Ancien chef de clinique des maladies nerveuses à la Salpétrière

---

Avec 26 planches en couleur

Et 264 figures intercalées dans le texte

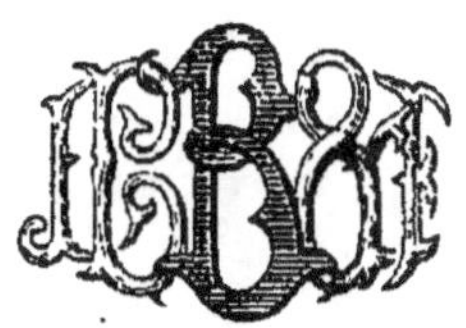

PARIS

LIBRAIRIE J.-B. BAILLIÈRE et FILS

Rue Hautefeuille, 19, près le Boulevard Saint-Germain.

1905

Tous droits réservés

Pour le placement des planches hors texte, le relieur consultera la table
des planches page xi.

PRÉFACE

Dans une magistrale étude le professeur Brissaud vient
de faire revivre le nom de Théophile de Bordeu, s'efforçant
de montrer que le célèbre précurseur de Bichat, par une
véritable divination scientifique, créa ou pour mieux dire
inventa la physiologie générale du système nerveux. Mais
on se tromperait étrangement si l'on pensait pouvoir faire
remonter au temps de l'*Encyclopédie* la fortune singulière et
le développement de la neuropathologie. Certes nul médecin
aujourd'hui n'oserait se désintéresser de l'étude des maladies du système nerveux, la pathologie nerveuse est devenue
pour ainsi dire un objet de prédilection non seulement pour
les spécialistes à qui on l'abandonnait encore il y a quelques
années, mais aussi pour les praticiens ; et cependant nulle partie de la science médicale n'est restée si longtemps confuse,
obscure et systématiquement négligée. Il faut avouer que
c'est là un fait bien digne d'étonnement : c'est par la douleur
que se traduisent tous les troubles morbides, la perte de
mouvement est bien le phénomène le plus saisissant qui se
puisse observer, le domaine de la neuropathologie est justement la sensibilité et la motilité, elle étudie encore les troubles trophiques et sécrétoires, bien plus elle s'occupe de
l'entendement ; le philosophe errerait à l'aventure si dans l'é-
tude captivante de la psychologie il n'avait pour se guider les
notions précises de la science neuropathologique. Pourquoi
donc cette science est-elle née si tard et pourquoi brusquement a-t-elle fait de si rapides progrès ? C'est que les idées
d'un Bordeu, précurseur singulièrement révolutionnaire
puisqu'il ne voulait pas « philosopher d'après l'autorité des

anciens », ne devaient fructifier qu'après une longue gestation et d'importantes découvertes partielles, c'est qu'il fallait attendre deux savants de génie qui eurent la claire vision des choses, mettant l'ordre là où régnait la confusion, créant de toutes pièces et classant les maladies nerveuses, si bien que tout à coup cette science en apparence si rébarbative et si obscure est devenue attrayante et claire ; des symptômes observés avec précision le diagnostic se déduit rigoureux, presque mathématique, d'abord localisateur, puis pathogénique et enfin causal.

Le premier auquel nous devons rendre hommage c'est DUCHENNE (de Boulogne). L'immortel clinicien, avec un génie d'observation surprenant, débrouille le chaos des paralysies, fixe à chaque nerf sa fonction motrice, à chaque muscle son action, il complète la description de la paralysie spinale infantile, décrit la paralysie spinale aiguë et subaiguë de l'adulte, crée l'atrophie musculaire progressive, la paralysie labio-glosso-laryngée, la paralysie pseudo-hypertrophique et sépare enfin des paralysies proprement dites l'ataxie locomotrice progressive, notre tabes dorsal, la maladie capitale en quelque sorte de la pathologie nerveuse (1).

Mais c'est à CHARCOT que revient l'honneur d'avoir bâti sur le roc, ces maladies il en confirme la réalité par l'étude anatomopathologique, elles ne sont plus seulement des syndromes cliniques, elles sont le résultat de lésions certaines, localisées à telle ou telle place.

Or que savait-on jusqu'alors de la physiologie et de l'anatomie du système nerveux?

L'ignorance de Galien se perpétue jusqu'à Ch. BELL qui en 1811 montre le rôle respectif des racines antérieures et postérieures, l'indépendance anatomique et fonctionnelle des fibres nerveuses. Les travaux de WAGNER nous renseignent sur les connexions des cellules et des fibres nerveuses. WALLER en 1856 les précise en étudiant les centres trophiques et la dégénérescence des parties qui en sont séparées. C'en est assez pour que soutenu par la phalange illustre de ses élèves, CORNIL, BOUCHARD, JOFFROY, GOM-

____

(1) Duchenne (de Boulogne), *De l'électrisation localisée et de son application à la pathologie et à la thérapeutique par courants induits et par courants galvaniques interrompus et continus*, 1re édition 1855 ; 3e édition, 1892.

BAULT, RAYMOND, PITRES, etc., Charcot édifie son œuvre
célèbre (1).

Faut-il citer les *leçons sur les localisations cérébrales*,
« leçons qui, à elles seules, suffiraient pour immortaliser un
nom » ? le ramollissement cérébral définitivement séparé des
encéphalites, la découverte des anévrysmes miliaires, facteurs
principaux de l'hémorrhagie cérébrale, et dans le domaine
de la pathologie médullaire : les dégénérescences secondaires
des divers faisceaux de la moelle, le rôle trophique des
grandes cellules des cornes antérieures, les lésions com-
mençantes du tabes dans les cordons postérieurs ? Dès lors
les affections spinales s'édifient : c'est d'abord la sclérose
en plaques nettement isolée et diagnostiquée de la paralysie
agitante dont la description est désormais classique ; c'est le
morcellement de l'atrophie musculaire progressive, la notion
des myopathies, la création de la sclérose latérale amyotrophique, la description de la pachyméningite cervicale hypertrophique, de la compression lente de la moelle, l'étude
détaillée du tabes, la période préataxique, les arthropathies.

Si les névrites périphériques ne paraissent pas à Charcot
devoir prendre la place considérable que nous leur attri-
buons aujourd'hui, il n'en étudie pas moins leurs principaux
caractères.

Mais à côté des affections dont les lésions sont visibles il
en est de purement dynamiques. Le traité de BRIQUET (2)
avait mis au point les grands syndromes hystériques, Charcot devait trouver les lois auxquelles se soumet le « Prothée
pathologique », il assigne leur valeur aux stigmates permanents, aux zones hystérogènes, avec Paul RICHER, GILLES
DE LA TOURETTE il décrit l'aura, la grande attaque et les
mille et un phénomènes qui font de la grande névrose la
simulatrice par excellence, il donne les règles d'un diagnostic que le praticien ne saurait ignorer sans s'exposer
aux déboires les plus pénibles.

L'hypnotisme enfin qui pour Charcot provoque chez les

----

(1) Charcot, *Leçons sur les maladies du système nerveux faites à
la Salpêtrière. — Leçons cliniques sur les maladies des vieillards
et les maladies chroniques. — Leçons sur les localisations dans les
maladies du cerveau et de la moelle épinière. — Hémorrhagie et
ramollissement du cerveau.*

(2) Briquet, *Traité clinique et thérapeutique de l'hystérie*,
Paris, 1859.

sujets prédisposés les états nerveux qui se développent spontanément chez certaines catégories d'hystériques se rattache naturellement à cette série d'études. Là aussi le maître devait porter la clarté dont il illuminait chacun des sujets qu'il abordait.

Est-ce à dire qu'il ne restait plus rien à glaner dans ce domaine si vaste de la neuropathologie ? Déjà nous avons indiqué le développement que devait prendre l'étude des névrites périphériques et le nom de DÉJERINE, illustre à tant d'autres égards, ne saurait être séparé des progrès réalisés dans cette partie de la pathologie nerveuse (1). D'ailleurs l'examen clinique des malades est de plus en plus fouillé, les réflexes, la sensibilité, les réactions électriques, les attitudes suscitent de nombreux travaux. La partie étiologique n'attire pas moins l'attention. L'hérédité est le facteur par excellence qui tient sous sa dépendance les troubles nerveux mais elle n'est pas seule en cause ; les progrès de la pathologie générale montrent le rôle capital des intoxications, des infections, des traumatismes, c'est l'alcool, c'est le plomb, c'est la diphtérie, la tuberculose et avant toute autre chose la syphilis, la grande génératrice des affections nerveuses. Acquise ou héritée, agissant par l'intermédiaire des vaisseaux obstrués ou rompus, par la production de gommes nodulaires ou diffuses, provoquant des scléroses disséminées ou systématiques, attaquant les enveloppes méningées ou le parenchyme, elle frappe le cerveau, la moelle, les racines, les nerfs et réclame pour elle seule la plus grande part de la neuropathologie.

Aux affections purement dynamiques suffit souvent le traumatisme psychique, l'émotion. Pierre JANET étudie le rôle de l'idée fixe, montre la dissociation des états de conscience (2) et la pathogénie des accidents hystériques s'éclaire d'un jour nouveau.

Enfin le *traitement* n'est pas négligé. Il offre dans la pathologie nerveuse toute la souplesse, toute la variété que les praticiens peuvent trouver dans la pathologie des autres systèmes organiques. Symptomatique il utilise contre la douleur toute l'inépuisable floraison des antinévralgiques, l'action puissante de l'électricité dans ses formes les plus

----

(1) Déjerine, *Société de biologie*, 1882-1884 ; *Archives de physiologie*, 1883.

(2) Pierre Janet, *Névroses et idées fixes*, 1898-1899.

variées, contre les troubles moteurs il a recours outre l'*électricité* à la *rééducation*, aux *appareils orthopédiques*, à la *gymnastique* simple ou aidée d'appareils perfectionnés. Causal, il use des spécifiques et avant tout du mercure auquel on doit tant de si brillants succès; il reconnaît et supprime les toxiques, il dépiste dans les affections psychiques la cause réelle ; aidé de l'*isolement* de l'*hydrothérapie* il agit par la *suggestion* à l'état de veille ou au besoin par l'*hypnose*. Il n'est pas un point de la neuropathologie où le médecin ne puisse rendre à son malade les plus précieux services.

Chaque jour apporte de nouvelles acquisitions, il suffit pour s'en convaincre de parcourir les traités didactiques de HAMMOND (1), de GRASSET (2), les articles consacrés à la pathologie nerveuse dans nos grands traités généraux de médecine (3), les premières leçons de RAYMOND (4), celles de MARIE (5), de GILBERT BALLET (6), de BRISSAUD (7) et surtout la remarquable série des nouvelles études professées à la Salpêtrière par RAYMOND (8) depuis 1894. Il faut lire aussi les comptes rendus de la Société de neurologie où les maîtres que nous avons cités ont su grouper autour d'eux toute une pléiade de savants dont les travaux se succèdent sans trêve.

Après avoir rappelé les travaux de l'école française, je dois dire un mot du livre de SEIFFER que j'ai été prié de présenter aux médecins plus particulièrement familiarisés avec notre langue. Voici comment SEIFFER a conçu son

(1) Hammond, *Traité pratique des maladies du système nerveux*, traduction française par F. Labadie-Lagrave. 1 vol.

(2) Grasset, *Traité pratique des maladies du système nerveux.*

(3) Charcot, Bouchard, Brissaud, *Traité de médecine*, 2ᵉ édition.— Brouardel et Gilbert, *Traité de médecine et de thérapeutique*, tome IX et X, 1902.

(4) Raymond. *Maladies du système nerveux. Atrophies musculaires et maladies amyotrophiques.* Conférences faites à la Faculté de médecine de Paris, année 1888-1889, avec 48 figures. Paris, 1889.

(5) Marie, *Leçons sur les maladies de la moelle*, 1892.

(6) Gilbert Ballet, *Traité de pathologie mentale*, 1903. *Psychose et affections nerveuses*, 1897.

(7) Brissaud, *Leçons sur les maladies nerveuses* (Salpêtrière, 1893-1894, 1 vol., Hôpital Saint-Antoine, 1 vol.)

(8) Prof. Raymond, *Clinique des maladies du système nerveux*, 1896-1903, 6 vol.

livre. Dans une *première partie* il étudie les *troubles de la motilité* ; ce sont les *paralysies des divers segments du membre supérieur*, du *membre inférieur*, du *tronc*, de la *face*, des *yeux*, du *larynx*, des *sphincters*, l'*atrophie musculaire*, les *troubles de la coordination*, puis les *phénomènes d'excitation motrice* : tremblement, athétose, chorée, tics, convulsions.

Il consacre un chapitre aux *troubles de l'expression de la face*, de l'*attitude du corps* et de *la marche*, *du langage* et de *l'écriture*. L'*électro-diagnostic* termine l'étude de la motilité.

Vient ensuite l'examen de la *sensibilité générale* et *spéciale*, des *réflexes* et *du tonus musculaire*, des *troubles vaso-moteurs*, *trophiques*, *sécrétoires* et *viscéraux*.

La description des signes physiques de *dégénérescence* termine cette première partie du livre.

La *deuxième partie* est tout entière consacrée à la *thérapeutique générale des maladies nerveuses*. C'est une revue très complète des principaux facteurs thérapeutiques.

L'auteur ensuite étudie les indications spéciales relatives aux maladies de la moelle, du cerveau des nerfs périphériques et des névroses.

Des illustrations nombreuses sont venues ajouter un intérêt considérable à cet ouvrage.

Quelques notes intercurrentes que j'ai ajoutées dans le cours du livre entre crochets [ ] m'ont fourni l'occasion de mettre en relief certains points particulièrement étudiés par nos neuro-pathologistes.

Georges GASNE

7 novembre 1904.

TABLE DES PLANCHES HORS TEXTE

Planches	Pages	
1	14	Syringomyélie avec main en griffe et nombreuses cicatrices de brûlures.
2	78	Hémiatrophie de la langue dans la syringomyélie (partie supérieure du noyau du grand hypoglosse.)
3	128	Attaque d'épilepsie corticale, le côté gauche du corps seul est en convulsion.
4	130	Attitude du pied et de la main dans la tétanie pendant une crise.
5	136	Maladie de Basedow, goitre, exophtalmie, tremblement, palpitations, sueurs, etc. chez une jeune fille.
6-12	162	Schémas pour la découverte des points d'excitation électrique.
13	208	Schéma des voies optiques et du champ visuel.
14	212	Stase papillaire de la névrite optique.
15	212	Atrophie des nerfs optiques dans le tabès dorsal.
16	234	Dermographisme chez un malade atteint de neurasthénie traumatique.
17	234	a) Icthyose, surtout des orteils, b) état lisse à la jambe et aux pieds.
18	236	Herpès zoster gangréneux en voie de guérison et de cicatrisation.
19	236	Troubles trophiques des doigts dans la syringomyélie.
20	238	Blessure traumatique du nerf médian au-dessus du poignet.

Planches	Pages	
21	**238**	Escharre unilatérale chez une femme avec lésion des racines médullaires inférieures du côté gauche.
22	**240**	Mal perforant du gros orteil (cicatrice) et du petit orteil (en activité) chez deux tabétiques différents.
23	**240**	Arthropathie du genou dans le tabès.
24	**244**	Arthropathie du coude tabétique.
25	**244**	Maladie de Raynaud : asphyxie locale de quelques orteils.
26	**246**	Association d'érythromélalgie et de sclérodermie chez une femme de 64 ans.
Fig. 252	**312**	

TABLE DES MATIÈRES

	Pages
Préface	V
Table des planches hors texte.	XI

PREMIÈRE PARTIE. — DIAGNOSTIC GÉNÉRAL DES MALADIES NERVEUSES 1

L'anamnèse 1

Motilité 4

I. Paralysie motrice. 5

Symptomatologie des paralysies des muscles en particulier. 11
Extrémité supérieure. 11
1. Main, 11. — 2. Avant-bras, 23. — 3. Bras, 31. — 4. Musculature de l'épaule. 33
Extrémité inférieure 44
1. Pied, 44. — 2. Jambe, 47. — 3. Cuisse, 53. — 4. Muscles de la hanche, 54. — 5. Muscles du tronc, 57. — 6. Muscles moteurs de la tête, 60. — 7. Paralysie des muscles de la face, 61. — 8. Paralysie des muscles des yeux, 65. — 9. Paralysie des muscles de la mâchoire et de la mastication, 75. — 10. Paralysie des muscles de la langue, 76. — 11. Paralysie des muscles du pharynx et de l'isthme du gosier, 78. — 12. Paralysie des muscles du larynx, 79. — 13. Paralysie des muscles respiratoires, 82. — 14. Paralysie de la vessie, du rectum et des organes génitaux. . 83

II. Atrophie musculaire 84

III. Troubles de la coordination. 100

L'ataxie dans le tabes dorsal 101

Comment recherche-t-on l'ataxie au début 103
Membres inférieurs. 103
Membres supérieurs. 104
Tronc 105

IV. Phénomènes d'excitation motrice. Contractions musculaires anormales 110

1. Tremblement, 110. — 2. Athétose, 112. — 3. Mouvements associés, 117. — 4. Chorée, 117. — 5. Tics, 118. — 6. Convulsions. 120

V. Troubles de l'expression de la face, de l'attitude du corps et de la marche dans les maladies nerveuses. . 133

VI. Troubles du langage et de l'écriture. 156

VII. Troubles de l'excitabilité électrique. — Electro-diagnostic. 161

Sensibilité générale et spéciale. 173

1. Troubles objectifs de la sensibilité, 174. — 2. Troubles de la sensibilité subjective, 177. — 3. Etendue et forme des troubles de sensibilité, leur signification topographique, 183. — 4. Troubles sensoriels. — Organes des sens supérieurs 204
1. Organe de la vue, 204. — 2. Ouïe, 213. — Vertige, 217.
3. Odorat, 218. — 4. Goût. 218.

Réflexes et tonus musculaire. 219

1. Réflexes tendineux et périostiques, 220. — Réflexes cutanés et muqueux. 230

Troubles vaso-moteurs, trophiques, sécrétoires et viscéraux. 232

1. Troubles vasomoteurs, 232. — 2. Troubles trophiques, 233. — 3. Troubles sécrétoires, 247. — 4. Troubles viscéraux. 248

Signes de dégénérescence. 249

DEUXIEME PARTIE. — THÉRAPEUTIQUE GÉNÉRALE DES MALADIES NERVEUSES.

Introduction 255

PROPHYLAXIE DES MALADIES NERVEUSES. 256
PRINCIPAUX FACTEURS THÉRAPEUTIQUES. 260
1. HYDROTHÉRAPIE, 260. — 2. BALNÉO ET CLIMATOTHÉRAPIE, 265.
3. ELECTROTHÉRAPIE, 268. — MÉTHODES D'ÉLECTRISATION LES
PLUS IMPORTANTES, 273. — 4. KINÉSITHÉRAPIE, RÉÉDUCATION,
278. — EXERCICES POUR LES MEMBRES INFÉRIEURS, 280. —
5. MASSAGE ET MÉCHANOTHÉRAPIE, 292. — 6. ORTHOPÉDIE DANS
LES MALADIES NERVEUSES, 298. — 7. THÉRAPEUTIQUE PAR
L'ALIMENTATION, 303. — 8. THÉRAPEUTIQUE CHIRURGICALE DES
MALADIES NERVEUSES, 307. — 9. THÉRAPEUTIQUE MÉDICAMEN-
TEUSE, 313 : *a*) Spécifiques, 314 ; *b*) narcotiques, 316 ;
c) hypnotiques, 317; *d*) sédatifs, 319 ; *c*) antinévralgiques,
321 ; *f*) excitants et toniques, 322 ; *g*) dérivatifs, 324. —
10. TRAITEMENT PSYCHIQUE 324
TRAITEMENT DANS LES ÉTABLISSEMENTS SPÉCIAUX. 328
TRAITEMENT GÉNÉRAL DES MALADIES DE LA MOELLE. 329
TRAITEMENT DES TROUBLES VÉSICAUX DANS LES MALADIES DE LA
MOELLE. 334
TRAITEMENT DES ESCHARRES DANS LES MALADIES DE LA MOELLE. . 337
TRAITEMENT GÉNÉRAL DES MALADIES DU CERVEAU. 339
TRAITEMENT GÉNÉRAL DES MALADIES DES NERFS PÉRIPHÉRIQUES. 342
TRAITEMENT GÉNÉRAL DES NÉVROSES FONCTIONNELLES 345
TABLE ALPHABÉTIQUE 347

ATLAS-MANUEL

DES

MALADIES NERVEUSES

PREMIÈRE PARTIE

DIAGNOSTIC GÉNÉRAL DES MALADIES NERVEUSES

L'anamnèse.

L'examen commence toujours par une anamnèse aussi précise que possible qui aboutit en somme à rechercher le développement de l'affection actuelle depuis ses tout premiers commencements. Il faut donc dans une revue rapide préliminaire sur le mode de développement, la cause et la durée de la maladie fixer dans quelle direction devront être conduites les recherches et alors seulement compléter l'anamnèse dans toutes ses particularités. Cela permet d'éviter des pertes de temps inutiles mais ne doit en aucun cas empêcher de porter l'examen même sur les parties du système nerveux que les données anamnestiques ne visent pas. De même qu'il ne faut pas négliger, à côté de l'examen de l'état local, l'examen de l'état général et celui des organes internes. Aucun autre système organique n'a autant que le système nerveux de si étroites relations avec les autres parties du corps par l'influence qu'il en reçoit ou qu'il exerce sur elles.

Dans aucune autre partie de la pathologie, les *antécédents* et l'*hérédité* n'ont une aussi grande importance. C'est souvent dans la réponse aux questions qui ont rapport à ces points, que se trouve la clef pour la solution des données diagnostiques fondamentales suivantes : s'agit-il d'une maladie organique ou d'une maladie fonctionnelle? d'une maladie endogène, c'est-à-dire causée par le fonctionnement défectueux des organes du sujet ou d'une maladie exogène, c'est-à-dire d'une maladie acquise et résultant d'une influence extérieure ? ou suivant une autre division, s'agit-il d'une affection idiopathique, c'est-à-dire d'une maladie primitive de la substance nerveuse, ou bien d'une maladie secondaire, deutéropathique, c'est-à-dire consécutive à la maladie d'autres organes ?

L'enquête sur les antécédents ne doit pas se limiter aux questions sur les maladies antérieures, l'infection, l'intoxication, elle doit s'étendre beaucoup plus loin, porter sur le développement physique et mental, les études, la réussite, la quantité et la qualité du travail et sur des questions intimes touchant le genre de vie, la situation sociale, la vie conjugale et les anomalies sexuelles. On doit se souvenir, par exemple, qu'un foyer de troubles nerveux chez les femmes est entretenu par les discussions conjugales, surtout dans la basse classe, par la misère sociale, l'existence des enfants, les soucis de la nourriture, etc. Un malade nerveux a-t-il été victime d'un traumatisme ? alors il n'est pas indifférent pour comprendre son cas de savoir s'il est assuré, s'il reçoit ou espère recevoir une rente, ou s'il est déjà en procès à propos de cette rente.

L'hérédité joue dans le développement des maladies nerveuses un rôle encore plus important que les antécédents personnels. Il faut la préciser par l'enquête la plus minutieuse. Là non plus il ne faut pas, comme on le fait souvent, se contenter d'une simple question et d'une réponse écourtée du malade, il faut spécifier chaque question, prendre à part chacun des ascendants et des parents aussi bien que chacun des différents facteurs de l'hérédité morbide. Très souvent on n'arrive à quelque exactitude que par des interrogations répétées à intervalles espacés, les malades se sont rappelé eux-mêmes pendant ce temps leurs particularités héréditaires et ont pu questionner leurs parents.

Nous posons en général, lorsqu'il y a quelques tares héréditaires et c'est presque toujours le cas dans les maladies nerveuses, les questions suivantes :

Ya-t-il dans votre famille des maladies semblables à la vôtre, chez votre père, votre mère, vos frères, vos sœurs, oncle, tante, cousins, grand-père, grand'mère paternels ou maternels, etc. ?

Y a-t-il des maladies nerveuses ou mentales chez un de vos parents ?

Y a-t-il eu des suicidés, des alcooliques, des criminels, des consanguins, des particularités de caractères frappantes (des emportements, etc.)?

De quelle maladie sont morts vos parents?

Puis viennent les questions sur les tares qui ne sont pas purement nerveuses ou psychopathiques (c'est-à-dire les maladies des poumons, la goutte, le diabète, etc.).

Presque toujours à toutes ces questions et sur le ton de la plus grande assurance la réponse est négative et c'est tout à fait incidemment qu'on finit par dire : mon père était toujours un peu nerveux, ou ma mère a souffert beaucoup de maux de tête, faits qui, à un examen plus précis, deviennent des migraines ou de la neurasthénie et qui ne sont pas indifférents pour la question des tares héréditaires.

Il n'est pas nécessaire que l'hérédité soit similaire, par exemple que la maladie du fils ou de la fille soit la même que celle du père, il s'agit le plus souvent de la forme la plus simple de transmission héréditaire qui est une certaine *disposition* aux différentes maladies du système nerveux (disposition névropathique congénitale héréditaire en opposition avec la disposition acquise). S'il se développe chez un individu ainsi prédisposé une autre maladie que celle qui a atteint le père, on dit qu'il y a hérédité dissemblable. C'est de beaucoup la plus fréquente; loin derrière elle on trouve ces maladies qui ont une tendance prononcée à se transmettre en hérédité similaire ; c'est surtout la migraine, la chorée chronique progressive de Huntington, la maladie de Thomsen (myotonie congénitale), puis la maladie de Friedreich et maintes formes de myopathie progressive, mais c'est aussi la neurasthénie, l'hystérie et l'épilepsie.

L'examen.

Les fonctions du système nerveux se décomposent en fonctions purement psychiques et en fonctions somatiques. L'organe de l'activité psychique est exclusivement le cerveau, mais la réciproque n'est pas vraie, le cerveau n'est pas exclusivement le centre des fonctions psychiques, il est aussi l'organe central de nombreuses fonctions somatiques.

Les symptômes des maladies nerveuses se divisent donc en troubles des fonctions psychiques et troubles des fonctions somatiques, ce sont ces dernières que l'on désigne sous le nom de troubles nerveux au sens étroit du mot. Les troubles de l'activité mentale pure, les psychoses en opposition aux maladies nerveuses sont du domaine de la psychopathologie ou psychiatrie. Entre les troubles purement nerveux et les troubles purement psychiques il y a des transitions ; une grande partie des maladies nerveuses dites fonctionnelles dans lesquelles on n'a jusqu'à présent trouvé aucun substratum anatomopathologique dans la substance nerveuse se présentent beaucoup plus comme maladies psychiques que comme maladies physiques et des types prononcés de maladies nerveuses pures s'associent souvent au début ou à la fin, à des troubles divers de l'activité mentale. Cela naturellement est surtout le cas des maladies qui ont leur siège d'origine dans le cerveau, et cependant nous trouvons beaucoup de troubles psychiques dans les maladies de la moelle et des nerfs périphériques (par exemple la démence dans le tabes, la psychose polynévritique de Korsakoff). Cela prouve toujours que la maladie originairement spinale ou périphérique a maintenant atteint le cerveau.

Les troubles des fonctions somatiques du système nerveux correspondent aux divisions suivantes :

I. Motilité.

II. Sensibilité générale et des sens supérieurs (activité sensitive et sensorielle).

III. Réflectivité et tonus musculaire.

IV. Activité trophique et vasomotrice.

C'est dans cet ordre que nous traiterons la symptomatologie qui résulte des troubles de ces diverses fonctions.

MOTILITÉ

Les organes d'exécution de l'activité motrice sont les muscles. Ils entrent normalement en contraction ou sous l'influence de l'impulsion volontaire ou d'une manière réflexe. La motilité dans les maladies nerveuses peut être troublée par :

1° la paralysie de certains muscles en particulier,

2° l'atrophie de certains muscles en particulier,

3° le manque de coordination,

4° les contractions anormales (phénomènes d'excitation motrice).

A ces phénomènes nous devons ajouter certaines modifications de l'attitude, de la marche, de la parole et de l'écriture, et aussi de l'excitabilité électrique qui résultent en partie des troubles que nous avons précédemment énumérés et sont d'une grande importance diagnostique.

1. — PARALYSIE MOTRICE

La paralysie d'un muscle en particulier **ou** de plusieurs muscles se manifeste :

a) Par l'absence du mouvement correspondant ;

b) Très souvent par l'attitude pathologique de la partie du corps correspondante ;

c) Lorsque le muscle est accessible à la palpation par l'absence des caractères objectifs de la contraction musculaire si manifestement appréciable à l'état normal en ce qu'elle donne aux doigts qui palpent le muscle une sensation toute particulière qu'on ne retrouve nulle part ailleurs de durcissement progressif ;

d) Par un dernier signe (à condition toutefois que la paralysie ne soit pas spastique), qui est la mollesse et l'état de relâchement du muscle ; ce signe se constate également à la palpation et résulte de la disparition ou de la diminution du tonus musculaire normal, peut-être aussi d'une atrophie dégénérative commençante.

En face de ces symptômes ou de quelques-uns d'entre eux, il faut d'abord exclure, par un examen attentif, l'immobilisation qui succède aux douleurs vives dans les parties molles et dans le squelette, celle qui succède à l'ankylose, aux cicatrices des muscles, aux rétractions tendineuses, et si la paralysie motrice est bien certaine, il faut terminer par la recherche du *degré*, de la *variété* et de la *localisation* de cette paralysie.

Pour désigner le degré nous n'avons que deux formules, bien qu'entre l'état qu'elles représentent et l'état normal il y ait une foule d'états intermédiaires. Sous le nom de paralysie ou « plégie », on désigne la paralysie complète, c'est-à-dire la disparition totale du mouvement volontaire, et sous le nom de parésie la paralysie incomplète, la limitation plus ou moins considérable de la motilité jusqu'aux degrés les plus légers de la faiblesse motrice qui ne se manifestent que par une légère diminution de la force ou par un peu moins d'exactitude ou de rapidité dans les mouvements. Pour avoir des données justes sur le degré du trouble moteur, il faut préciser d'une part quels mouvements le malade peut encore faire et avec quelle vigueur il les fait, d'autre part l'étendue de l'excursion du mouvement : par exemple quel angle le malade fait en élevant, fléchissant ou étendant le bras. Dans la paralysie des membres on peut suivre la marche du symptôme, apprécier le degré de l'amélioration en marquant sur le mur le point où chaque jour le malade peut atteindre en élevant le bras ou bien en mesurant au centimètre à quelle distance le malade peut porter sur un plan horizontal sa jambe paralysée dans les mouvements d'abduction et d'adduction, de flexion, d'extension et d'élévation.

Pour mesurer d'une manière précise la force de la main, on se sert souvent du *dynamomètre* (fig. 1). C'est une bande d'acier fermée en ellipse qui offre une résistance forte et élastique, notée sur une échelle graduée ; on presse avec la main dans le sens du petit diamètre et une aiguille marque sur l'échelle la compression exercée, les chiffres obtenus sont calculés en kilo-

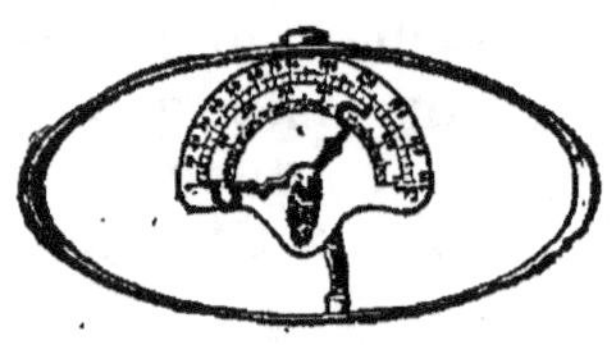

Fig. 1. — Dynamomètre.

grammes. Une seconde échelle sert à noter la force de traction exercée sur le dynamomètre en tirant avec les deux mains dans le sens de la longueur. Cet usage du dynamomètre est tout à fait négligé.

Il faut bien se garder de considérer les chiffres obtenus comme une mesure effective et précise de la force développée. Chez un même individu ces chiffres varient suivant la situation plus ou moins favorable du dynamomètre dans la main, suivant la flexion et l'extension des articulations du bras, suivant la force de la contraction des muscles du bras et de l'épaule qui accompagnent la contraction des muscles de l'avant-bras, suivant aussi l'état psychique du sujet. Les données de dynamomètres différents ne sont pas comparables entre elles. Il est tout à fait inutile dans l'histoire d'un malade de dire qu'il fait au dynamomètre tel ou tel nombre de kilogs ; mais ce nombre reprend toute sa valeur si on le compare au nombre donné par le côté sain ou si on peut comparer avec les chiffres que donne un homme sain de développement musculaire sensiblement égal dans les mêmes circonstances.

Au reste, on précise de la façon la plus simple le degré de la paralysie spécialement en ce qui concerne la *force musculaire* en décrivant les mouvements correspondant aux muscles et en éprouvant leur vigueur par la simple opposition de la main. On apprendra rapidement comment il faut s'y prendre pour chaque mouvement avec un peu d'exercice et en se rappelant la physiologie des muscles. La figure 2 peut servir d'exemple.

Dans les degrés légers de paralysie des membres, c'est la comparaison avec le côté sain dans des mouvements aussi lents et aussi rapides que possible qui est le meilleur moyen de diagnostic, celui qu'il ne faut jamais négliger.

On ne découvre par exemple les traces d'une hémiplégie légère qu'en priant le malade de vous

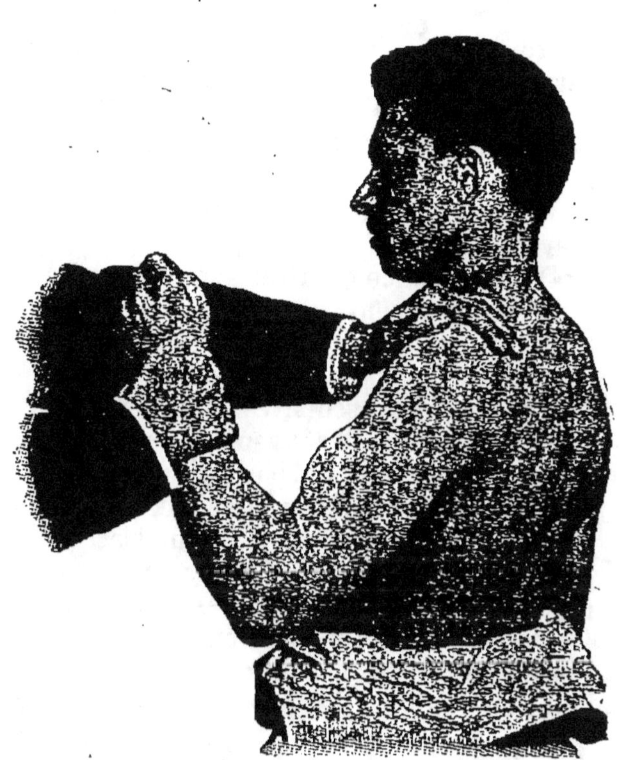

Fig. 2. — Examen de la force musculaire des fléchisseurs de l'avant-bras. (La main gauche fixe l'épaule, la main droite oppose aux fléchisseurs une résistance passive.)

serrer la main aussi fortement que possible, successivement avec sa main gauche et avec sa main droite ou en lui faisant faire des mouvements délicats comme de fléchir les doigts ou de jouer du piano aussi vite que possible des deux côtés à la fois.

Il s'agit ensuite de savoir quelle est la *variété de paralysie* et quelle est sa *localisation*. Pour arriver à ce but, il faut se poser les questions suivantes :

La paralysie est-elle fonctionnelle ou organique?

La paralysie fonctionnelle qui ne dépend pas d'une modification matérielle sensible des muscles et des nerfs est toujours causée par des accidents psychiques et appartient le plus souvent au tableau morbide de l'hystérie. La paralysie hystérique peut simuler presque toutes les formes de paralysie organique, aussi est-il très difficile de la reconnaître et cela n'est pas possible par l'aspect extérieur dans beaucoup de cas. Il faut alors rechercher :

1) La cause et la manière dont elle s'est développée ;

2) Les plus petits détails et les phénomènes concomitants ;

3) L'influence de la suggestion sur la paralysie, sur sa marche ;

4) La présence d'autres symptômes hystériques.

Le plus souvent le groupement des symptômes paralytiques et des symptômes accessoires concomitants suffit au diagnostic. La paralysie hystérique frappe ordinairement des groupes musculaires étendus appartenant au même groupe fonctionnel, souvent tout un membre et un seul (monoplégie), elle ne fait pas un choix compliqué comme la paralysie organique soumise aux dispositions de l'anatomie normale et pathologique. Elle ne s'associe pas, comme cette dernière le fait suivant sa nature, avec des atrophies musculaires dégénératives graves, avec des modifications profondes de l'excitabilité électrique ou avec des modifications marquées de l'excitabilité réflexe (suppression du réflexe rotulien, clonus du pied, phénomène des orteils de Babinski : voir plus loin : *Réflectivité et tonicité du muscle.* Ces derniers phénomènes sont, par contre, des signes pathognomoniques de paralysie organique, c'est-à-dire de paralysie résultant d'une lésion matérielle de l'appareil corticomusculaire. En face de celle-ci se pose alors une nouvelle question :

La paralysie organique est-elle périphérique ou centrale ?

On appelle paralysie périphérique, la paralysie causée par une lésion du neurone périphérique en un point quelconque de son trajet extra-cérébral ou extra-spinal. En d'autres termes, c'est la paralysie des nerfs périphériques moteurs. Si au contraire, la cause de la paralysie siège dans le cerveau ou dans la moelle, on dit que la paralysie est centrale. Au point de vue clinique il y a entre ces deux formes des intermédiaires, car les nerfs périphériques moteurs ne sont que des prolongements des éléments moteurs centraux, spécialement les prolongements des portions du neurone périphérique encore compris dans les centres, qui vont des cellules ganglionnaires des cornes antérieures au point d'émergence de la racine nerveuse hors de l'organe central. Dans ce parcours sont localisées les formes intermédiaires entre les paralysies périphériques et les paralysies centrales (v. fig. 3 en [2]).

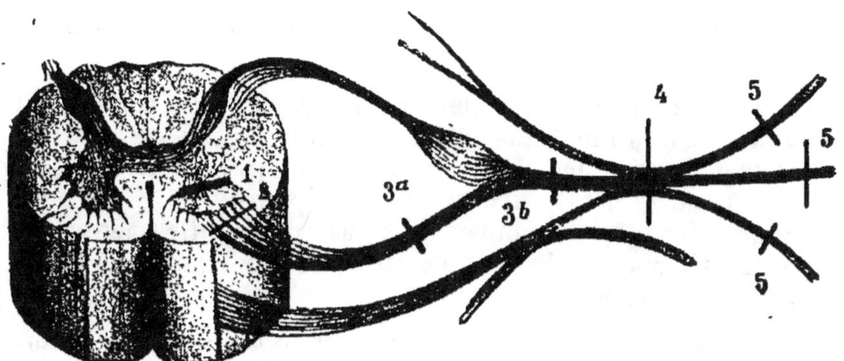

Fig. 3. — Schéma :

1. Maladie des cornes antérieures (par exemple poliomyélite antérieure). 2. Lésion radiculaire intraspinale. 3. Lésion radiculaire extraspinale : a) purement motrice, b) motrice et sensitive. 4. Paralysie du plexus. 5. Paralysie du nerf périphérique.

Si les cellules ganglionnaires des cornes antérieures sont exclusivement touchées par la lésion, nous avons un type de paralysie centrale, de pure affection des cornes antérieures Celle-ci est le plus souvent représentée par la paralysie infantile essentielle ou paralysie infantile spinale qui est anatomiquement une poliomyélite antérieure aiguë (cas 1 du schéma de la fig. 3). L'analogie est absolue avec les affections des noyaux isolés des nerfs crâniens dans la moelle allongée, il s'agit alors de la paralysie bulbaire. Si la lésion frappe la racine du nerf ou le plexus (tous les nerfs rachidiens ne forment pas de plexus et les nerfs crâniens n'en forment pas du tout), la paralysie est périphérique bien qu'en réalité ses manifestations extérieures soient identiques à celles de la paralysie des cellules des cornes antérieures. Le diagnostic différentiel entre ces deux formes réside dans certains signes cliniques du début de l'affection et dans le groupement des muscles atteints ; dans le cas 1 de poliomyélite les groupes musculaires paralysés ne sont pas forcément complets à l'exclusion du territoire musculaire de telle ou telle racine car dans la corne antérieure il n'y a pas de disposition segmentaire des cellules motrices, pas de groupement en vue d'une fonction déterminée comme cela est dans les racines.

Dans le cas 3 (lésion radiculaire extra-spinale) par contre, le groupe musculaire paralysé représente un département radiculaire. Il en est de même du cas 2 (lésion radiculaire intra-spinale) bien que la paralysie ne soit pas si purement radiculaire. Si la lésion périphérique atteint en même temps la racine postérieure et la racine antérieure, la paralysie radiculaire motrice s'accompagne de troubles de sensibilité (3 *b*, 4, 5). Si la lésion siège sur le plexus (cas 4) le groupement des muscles paralysés est tout à fait spécial, typique et on reconnaît parmi eux qu'il se trouve différents territoires radiculaires plus ou moins complets. C'est surtout après la dislocation du plexus que la lésion prend la forme caractéristique de véritable paralysie périphérique.

Tout cela n'est pas seulement théorique, mais correspond aux faits de la pratique qui nous permettent de caractériser souvent assez bien la paralysie radiculaire, la paralysie du plexus et la paralysie des nerfs périphériques. Enfin nous allons trouver de nouveaux signes différentiels entre la paralysie périphérique et la paralysie centrale dans la réponse à la question suivante :

La paralysie est-elle flasque, atrophique ou spasmodique ?

La paralysie est « flasque » quand les muscles paralysés se trouvent dans un état de mollesse et de résolution complètes. Les paralysies flasques sont la plupart du temps en même temps atrophiques c'est-à-dire s'accompagnent de dégénérescence musculaire et de diminution ou d'abolition de l'excitabilité réflexe. Elles résultent de la séparation du muscle d'avec son centre trophique qui siège dans les cornes antérieures d'où il suit que leur principal contingent est constitué par les paralysies périphériques. Le nombre des paralysies purement centrales qui sont flasques et atrophiques est relativement minime et se limite proprement aux affections des cornes antérieures.

La paralysie spasmodique se caractérise au contraire par une certaine dureté permanente du muscle — (augmentation du tonus musculaire), par la rigidité des muscles dans les mouvements passifs, l'augmentation de l'excitabilité réflexe, la tendance aux états spasmodiques allant jusqu'à la contracture, et presque jamais par l'atrophie réelle. Suivant d'anciennes théories, encore acceptées le facteur spasmodique dans ces paralysies résulte de l'interruption des faisceaux modérateurs réflexes descendant du cerveau à la moelle. La paralysie spasmodique est en fait le prototype des affections causées par les maladies du cerveau et des parties supérieures de la moelle.

Nous savons maintenant pour répondre à cette question : la paralysie est-elle centrale ou périphérique ? si la paralysie est flasque ou spasmodique.

On peut aller plus loin et distinguer dans les paralysies centrales celles qui sont cérébrales et celles qui sont spinales, suivant que le siège de la lésion est dans le cerveau ou dans la moelle. Le type des paralysies cérébrales est l'hémiplégie (ou l'hémiparésie) c'est-à-dire la paralysie ou la parésie spasmodique tendant à la contracture et non atrophique d'une moitié du corps. Le type de la paralysie spinale est au contraire la paraplégie, paralysie des deux membres inférieurs ou des deux membres supérieurs qui suivant la hauteur à laquelle est localisée la lésion sera spasmodique ou flasque, atrophique ou non atrophique et le plus souvent accompagnée de troubles des fonctions vésicales et rectales. On désigne sous le nom de monoplégie la paralysie isolée d'un seul membre. C'est une forme caractéristique de la paralysie hystérique ; elle survient cependant aussi dans les maladies organiques du cerveau et de la moelle pendant que la diplégie ou double hémiplégie appartient aux maladies étendues du cerveau et du bulbe ou aux affections de la partie supérieure de la moelle.

Le diagnostic exact et la localisation de la paralysie seront donnés dans les chapitres suivants. Ils sont fondés sur la symptomatologie des paralysies musculaires en particulier.

Symptomatologie des paralysies des muscles en particulier.

Extrémité supérieure.

I. — MAIN

[Le nom de Dûchenne de Boulogne doit être inscrit en tête de cette étude ; il est le premier dont le génie créa l'« *anatomie vivante* » *de l'homme*, suivant sa forte expression, et il a pu, sans hésitation, écrire dans son mémoire de 1851 que les principaux usages des muscles qui meuvent les doigts et le pouce de la main de l'homme étaient restés inconnus jusqu'à ce jour, que le diagnostic différentiel des affections musculaires de la main et le mécanisme de la plupart des difformités ou déformations qui en sont la suite ne pouvait être établi sans la connaissance des faits exposés dans son travail.

Ses recherches sur les autres muscles du membre supérieur, sur ceux du tronc, de la face, sur le diaphragme n'ont été ni moins précises, ni moins remarquables.

C'est encore Duchenne qui le premier montra que l'action musculaire n'est jamais isolée mais que les actions des muscles sont synergiques.

« Il ne faut pas confondre, dit-il, l'action propre et individuelle d'un muscle avec la fonction qu'il est appelé à remplir. »

« La contraction volontaire d'un muscle quelconque me
« paraît toujours accompagnée de la contraction involon-
« taire d'un autre muscle... J'aurai l'occasion de démontrer
« que certains mouvements des phalanges des doigts et du
« premier métacarpien que nous croyons obtenir par la
« contraction isolée d'un muscle ne peuvent se faire volon-
« tairement sans la contraction synergique d'un ou de plu-
« sieurs muscles que le célèbre Winslow a appelés très
« justement *modérateurs*. Ces phénomènes ont lieu sans
« que nous en ayons la conscience et échappent à l'obser-
« vation si l'on n'y porte la plus grande attention »].

La fonction principale de la main et de l'ensemble de l'extrémité supérieure consiste dans l'acte de prendre et de maintenir un objet et aussi dans l'écartement ou le rapprochement des doigts les uns des autres (abduction ou adduction). Cette fonction est toujours troublée ou abolie dans la paralysie des muscles interosseux et lombricaux. La paralysie des interosseux est une des plus importantes et des plus

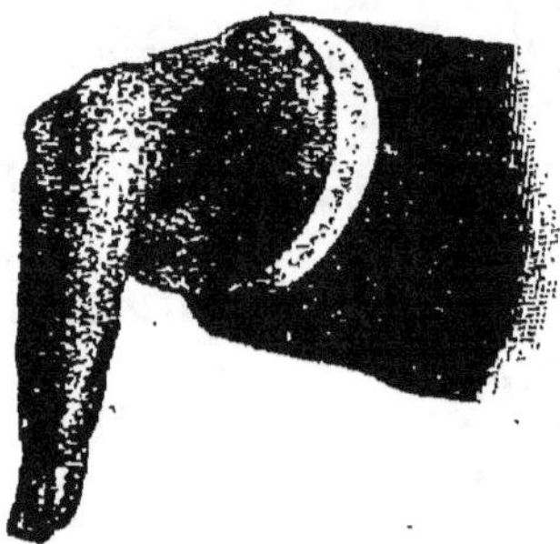

Fig. 4. — Action des interosseux à l'état normal.

fréquentes de toutes les paralysies. Comment sera-t-elle diagnostiquée ?

La fonction des interosseux consiste à permettre deux sortes de mouvements.

1. Abduction et adduction des doigts (mouvement d'écartement) ;

2. Flexion de la première phalange avec extension concomitante de la seconde et de la troisième (v. fig. 4).

Ces mouvements sont donc limités ou impossibles dans la
paralysie de ces muscles.

Lorsqu'il n'existe qu'une légère parésie des interosseux, c'est
d'abord l'adduction des doigts préalablement écartés qui devient
difficile, l'abduction étant encore possible par suite de l'action vi-
cariante de l'extenseur commun des doigts et de l'extenseur propre
du petit doigt. Pour rechercher avec précision ce léger degré de
parésie il est nécessaire de porter les doigts au besoin passivement
en extension, de placer entre eux le doigt de l'observateur ou tout
autre objet et d'inviter le malade à serrer de toutes ses forces de
façon à le maintenir et à ne pas le laisser enlever, et l'observateur
peut noter si cela est possible ou tout à fait impossible. Tel est le premier symptôme caractéristique de la paralysie des interosseux. Si
la paralyse est plus accentuée, la seconde action des interosseux
et des lombricaux n'est plus possible, le malade ne peut plus
fléchir la première phalange et par conséquent ne peut plus rien
régulièrement saisir ni tenir. Si on lui ordonne de fermer la main
le pouce étant mis à part, les muscles fléchisseurs profonds et
superficiels des doigts fléchissent bien avec vigueur les secondes et
troisièmes phalanges, mais leur action est très faible sur les premières et si l'on veut vaincre passivement cette flexion, cela est facile pour celles-ci, tandis que cela ne peut se faire qu'avec difficulté
pour les dernières phalanges.

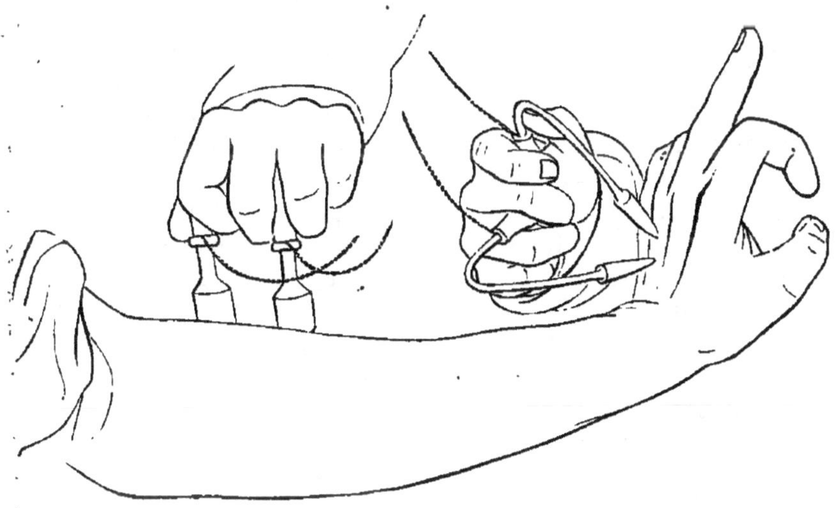

Figure 5.

[Cette figure empruntée à Duchenne de Boulogne est destinée à
montrer que la contraction électrique des extenseurs des doigts
st limitée à l'extension de la première phalange des doigts et qu'il
aut poser sur l'interosseux adducteur du médius les excitateurs

d'un second appareil pour que les dernières phalanges de ce doigt s'étendent sur la première.]

Il se développe bientôt une attitude pathologique de la main et des doigts par suite de la prédominance d'action des antagonistes restés normaux, ou du moins restés plus forts. Cette prédominance d'action des antagonistes s'accentue de plus en plus si la paralysie persiste, et finit par faire place à une contracture qui s'associant facilement avec des troubles articulaires secondaires produit l'ankylose des articulations des doigts. L'attitude pathologique de la main qui n'est pas encore caractéristique consiste dans la position précisément contraire à celle que donne l'action physiologique des interosseux et des lombricaux : extension jusqu'à l'hyperextension des premières phalanges par l'action de l'extenseur commun des doigts et des extenseurs propres de l'index et du petit doigt, avec flexion concomitante des deux dernières phalanges par l'action des fléchisseurs profond et superficiel des doigts (voir fig. 6). On appelle cette attitude de la main, main en griffe. Elle est toujours caractéristique de la paralysie des interosseux et des lombricaux. Lorsque l'atrophie survient dans les muscles paralysés, elle devient bientôt remarquable par la dépression des espaces interosseux sur le dos de la main et la saillie des tendons extenseurs fortement tendus (voir fig. 7 et 8).

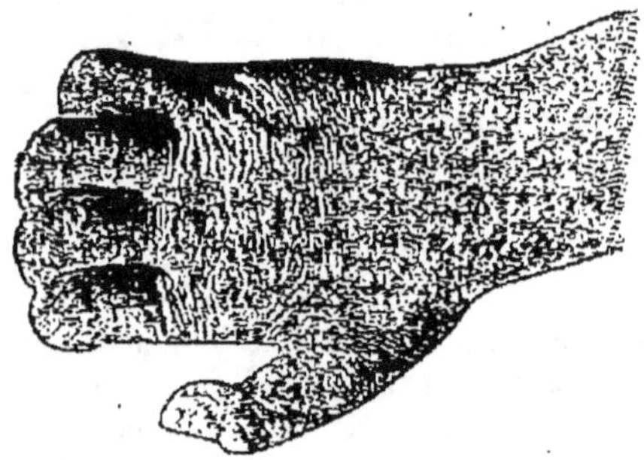

Fig. 6. — Main en griffe au début.

De la même manière les tendons fléchisseurs, fortement tendus dans le creux de la main, y font une saillie marquée (voir planche I).

Développement de la main en griffe. — Comme les muscles interosseux et lombricaux sont innervés par le nerf cubital, à l'exception des lombricaux de l'index et du médius innervés par le médian, c'est dans la paralysie périphérique du cubital, dans la polynévrite, et dans les affections du plexus brachial qui frappent les branches formatrices du

---

Planche I. — Syringomyélie avec main en griffe et nombreuses cicatrices de brûlures.

nerf cubital, c'est-à-dire la paralysie du plexus brachial inférieur, paralysie de Klumpke que se développe la main en

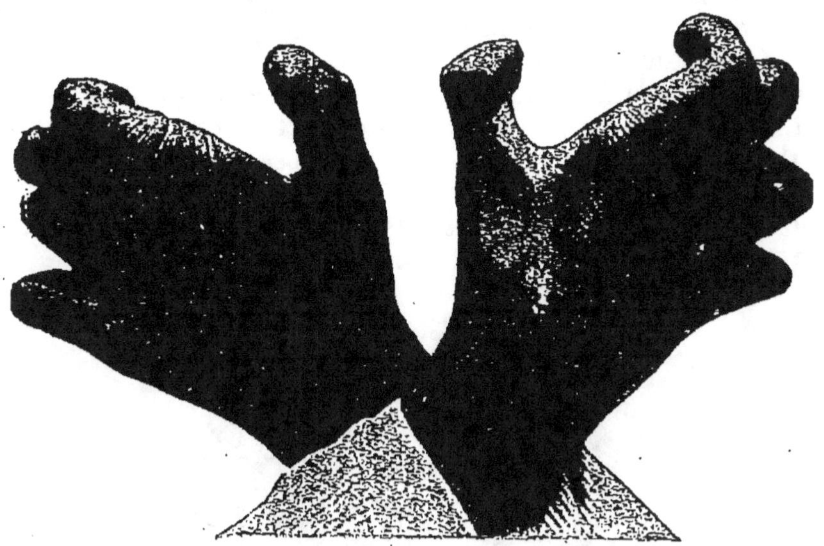

Fig. 7. — Mains en griffe dans la syringomyélie.

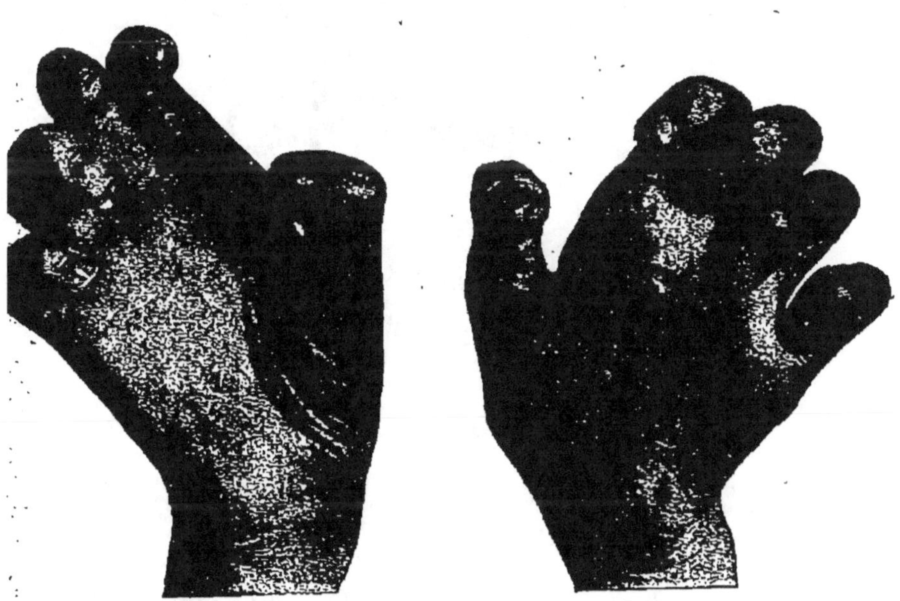

Fig. 8. — Mêmes mains (face palmaire).

griffe. Le nerf cubital tire ses filets de la moelle épinière par
la septième racine cervicale et la première racine dorsale,

il en résulte que toute maladie des cornes antérieures ou
des racines efférentes de ce segment médullaire (septième
segment cervical et premier dorsal) peut occasionner une
main en griffe à condition toutefois qu'elle empêche les
fonctions du nerf cubital et laisse intacts les muscles antagonistes des interosseux. A cette catégorie appartiennent d'a-
bord l'*atrophie musculaire progressive spinale* (type Aran-
Duchenne), la *syringomyélie* (ou gliose) de la moelle cervicale, la *poliomyélite antérieure aiguë et chronique* et enfin
la *myélite par compression* consécutive à la carie ou aux
fractures de la partie inférieure de la colonne cervicale.

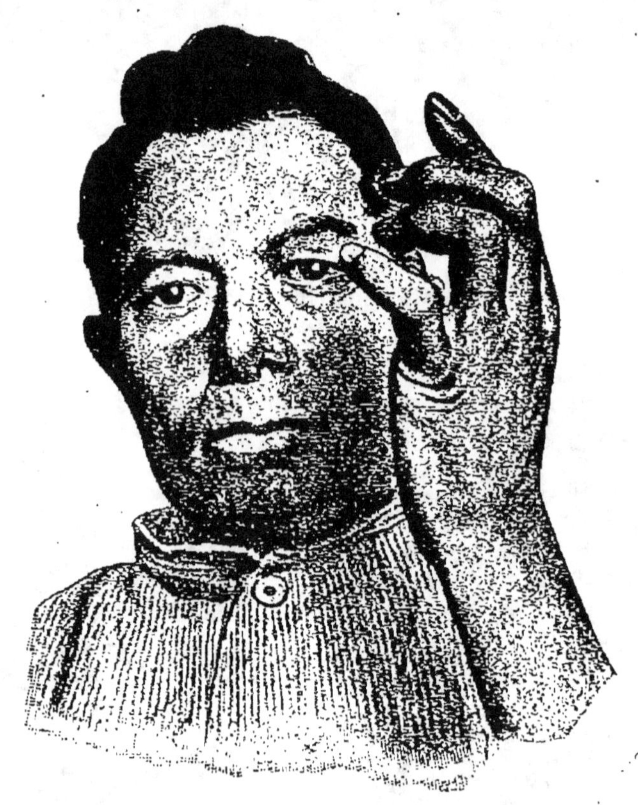

Fig. 9. — Contracture des tendons fléchisseurs des trois derniers doigts
(fléchisseur superficiel des doigts), simulant une paralysie du cubital
et une main en griffe. Contracture consécutive à une lésion traumatique des tendons.

Avec les interosseux et les lombricaux se trouvent également liés au fonctionnement du nerf cubital les muscles de
l'éminence hypothénar, et le muscle adducteur du pouce
représentant en réalité un interosseux. Si ces muscles sont

également paralysés, on a une gêne des mouvements de la main plus étendue encore, spécialement une gêne des fonctions du petit doigt (court fléchisseur, opposant, abducteur) et aussi de celles du pouce.

Par suite de la paralysie de l'adducteur, le métacarpien du pouce est plus écarté que normalement du métacarpien de l'index, il se refuse à manœuvrer dans les mouvements de préhension et reste sans force en abduction. La paralysie de ces muscles est encore plus sensible à l'œil de l'observateur par l'atrophie concomitante de l'éminence hypothénar et de la région de l'adducteur dans l'éminence thénar (voir fig. 10 et 11).

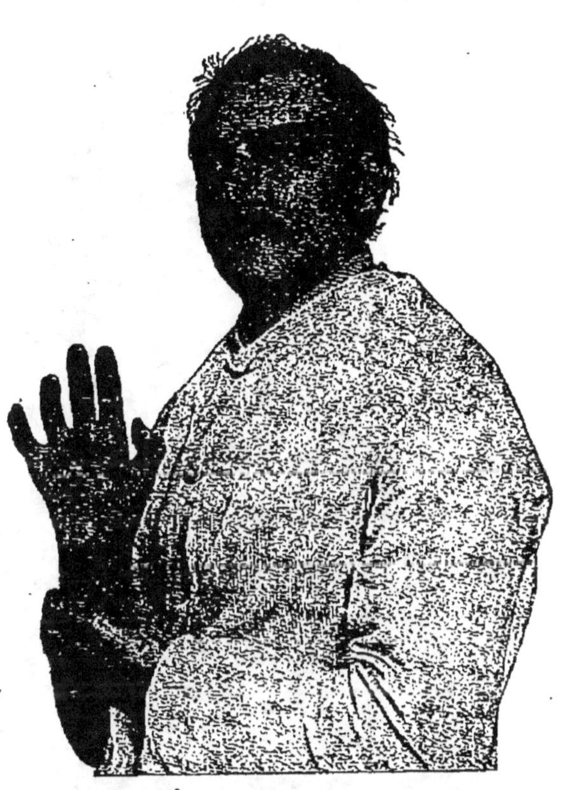

Fig. 10. — Paralysie du cubital suite d'une section traumatique du nerf dans la région du coudé, atrophie de l'éminence hypothénar et de l'adducteur du pouce.

Pour la physiologie de la main les muscles thénar sont au moins aussi importants que les interosseux et les lombricaux. Ce sont le *court fléchisseur du pouce, l'opposant, le court abducteur du pouce* qui agissent essentiellement dans l'opposition du pouce aux autres doigts, mouvement indispensable pour les fonctions les plus délicates et les plus importantes de la main. On met en évidence l'insuffisance de ces muscles en priant le malade de toucher avec l'extrémité du pouce dont la dernière phalange reste étendue la pulpe de la dernière phalange des autres doigts.

Normalement non seulement cela est possible pour les quatre derniers doigts mais encore on peut tenir fortement de petits objets ou serrer énergiquement le doigt de l'observateur entre les extrémités des doigts opposés. Naturellement les autres petits muscles entrent aussi ici en action mais le travail

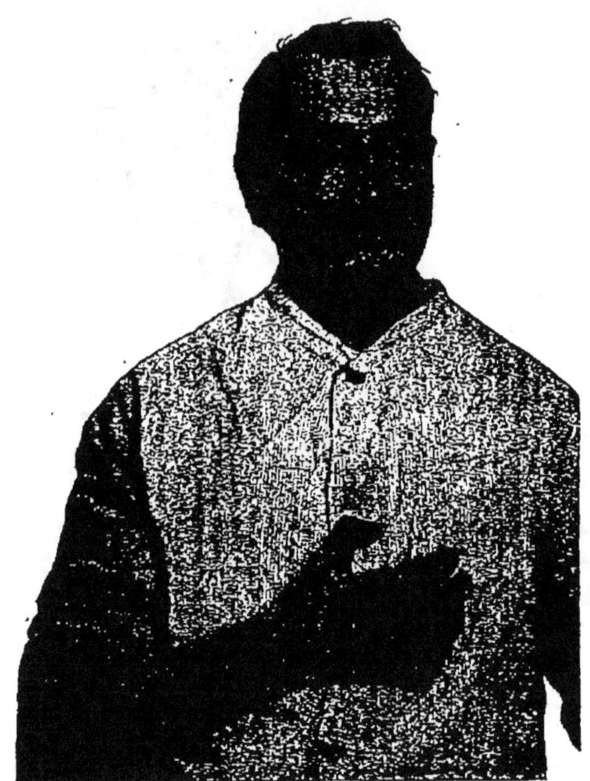

Fig. 11. — Même cas. Atrophie des interosseux, main en griffe.

principal revient au groupe de l'éminence thénar et l'observateur note très facilement une diminution de la force et de l'amplitude des mouvements. Une méthode semblable consiste à faire placer les doigts en réunissant les pulpes des 5 doigts (v. fig. 12) position dans laquelle tous les autres petits muscles sont aussi en activité mais seulement en deuxième ligne. Pour explorer le fonctionnement isolé des muscles de l'éminence thénar il faut fixer passivement les articulations métacarpophalangiennes, les serrer les unes contre les autres et alors faire opposer le pouce.

Comme les muscles-thénar sont facilement accessibles à la

palpation on constate non seulement les troubles fonctionnels mais aussi les autres signes de paralysie : la mollesse
et la flaccidité de l'éminence thénar et au moment des
tentatives de mouvement l'absence du durcissement de la
contraction.

La position vicieuse du pouce est encore plus importante.

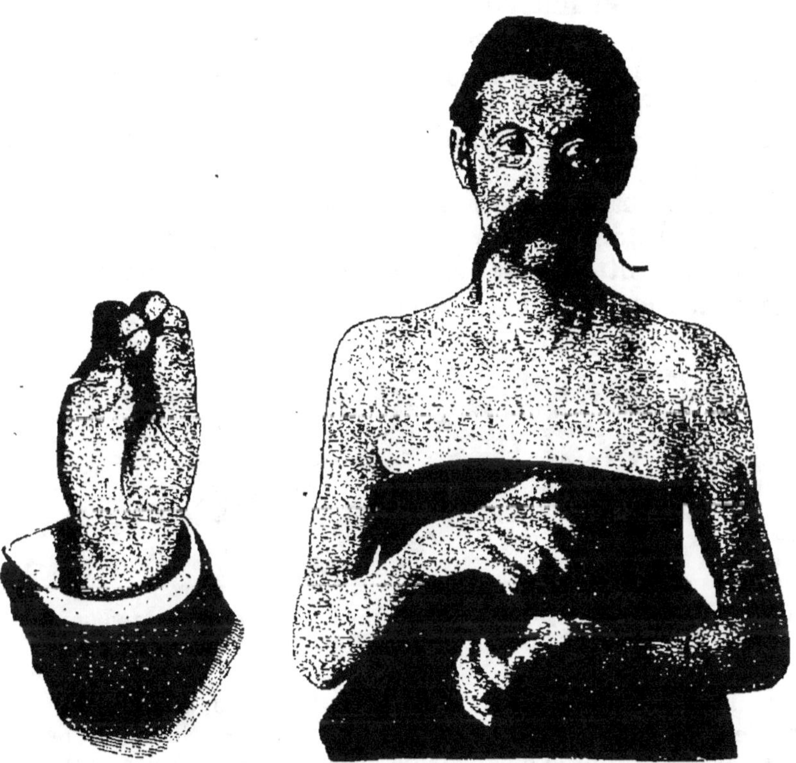

Fig. 12. — Opposition du pouce (état normal), les pulpes des cinq doigts sont rassemblées.

Fig. 13.— Combinaison de la main en griffe et de la main de singe. Cette dernière se voit surtout à la main gauche : le pouce en abduction, tourné sur son axe est en retrait sur le plan de la main.

Le pouce a pour ses deux phalanges et contrairement aux autres
doigts un métacarpien très mobile. Si bien que normalement il est
non pas sur le plan du reste de la main mais sur un plan antérieur, de plus son axe longitudinal forme un angle avec l'axe de la
main et enfin il est tordu sur cet axe longitudinal de telle sorte que
le plan de sa face antérieure est perpendiculaire au plan de la face
antérieure des autres doigts.

Cette disposition normale toute spéciale sert seulement à
l'opposition du pouce, elle disparaît complètement dans la

paralysie des muscles thénar et il en résulte, surtout quand ces
muscles sont atrophiés, une attitude pathologiqne absolument caractéristique qu'on désigne sous le nom de « main
de singe ». (En réalité l'opposition et la musculature y affé-
rente appartiennent exclusivement à l'homme et manquent
absolument chez le singe). Le pouce est en effet en retrait
sur le plan de la main, serré contre le métacarpien de
l'index (effet de l'adducteur), et tordu de telle sorte que sa
face antérieure ne s'oppose plus aux autres doigts (v. fig. 13).
Selon le degré de l'atrophie la saillie de l'éminence thénar
est plus ou moins aplatie.

[Quand les malades veulent opposer le pouce aux doigts
(fig. 14) ils fléchissent plus ou moins les deux phalanges
du pouce et parviennent ainsi à atteindre l'extrémité de
chaque doigt dont les phalanges se fléchissent fortement les
unes sur les autres pour venir à sa rencontre mais il n'y a
nullement opposition pulpe à pulpe].

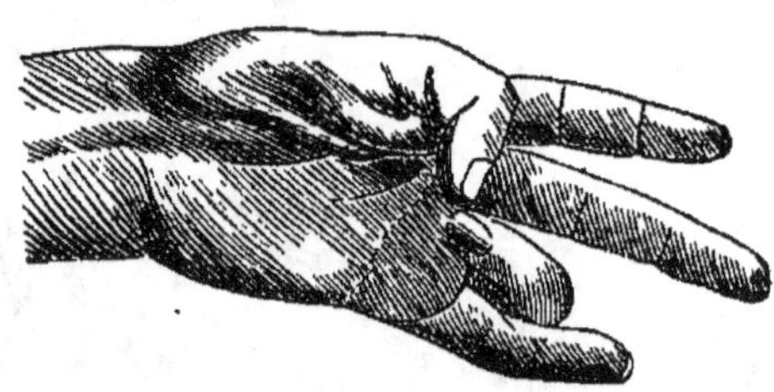

Fig. 14. — Atrophie de l'éminence thénar, le malade essaye d'opposer
son pouce à l'annulaire (d'après Duchenne de Boulogne.

La main de singe n'a pas une importance pathognomonique plus
considérable que la main en griffe, c'est-à-dire qu'elle n'est pas un
signe caractéristique d'une maladie spéciale. Les muscles paralysés
appartiennent au domaine du nerf médian. Elle peut donc survenir
dans les lésions du médian, dans celles qui frappent les faisceaux
d'origine du médian dans le plexus brachial (paralysie du plexus
de Klumpke) comme dans toute polynévrite. Dans la moelle les
muscles paralysés ressortiront aux (6e) 7e et (8e) segment cervical,
c'est-à-dire un peu plus haut que les interosseux. Toutes les maladies
des cornes antérieures ou des racines, notées à propos de la main
en griffe peuvent, localisées à cette hauteur, donner la main de singe.
Cette proximité des centres spinaux permet de comprendre qu'il y a
presque nécessairement concomitance de la main de singe et de la
main en griffe dans la syringomyélie, l'atrophie musculaire progressive spinale, les poliomyélites, la sclérose latérale amyotrophique, la myélite par compression consécutive à la carie, à la fracture, à la luxation des vertèbres.

[Duchenne de Boulogne considère que toutes les fibres musculaires qui concourent à former le court abducteur, le

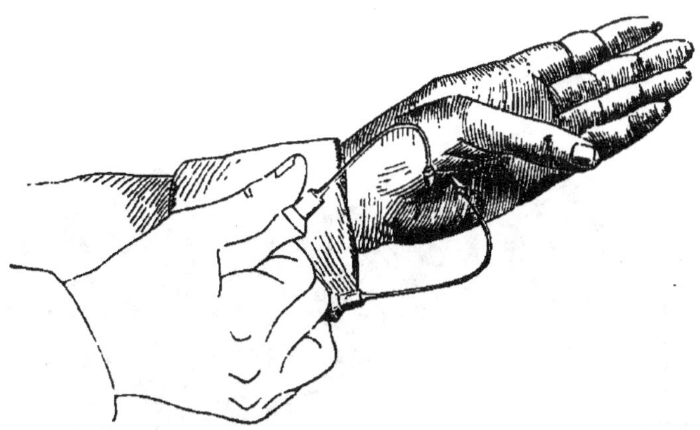

Fig. 15. — Mouvement des phalanges du pouce et du premier métacarpien par la faradisation du faisceau du court fléchisseur.

court fléchisseur et l'abducteur du pouce ne forment physiologiquement que deux muscles, l'un se rendant au côté externe de la première phalange du pouce, l'autre convergeant vers l'os sésamoïde interne. Quand on fait contracter le premier de ces faisceaux, le premier métacarpien est dirigé en avant et en dedans, la première phalange se fléchit et s'incline sur le côté en exécutant sur son axe un léger mouvement de rotation de dedans en dehors qui met sa face antérieure en regard (en opposition) avec la face palmaire des doigts, et la dernière phalange s'étend sur la première. Quand on fait contracter au contraire les fibres qui se

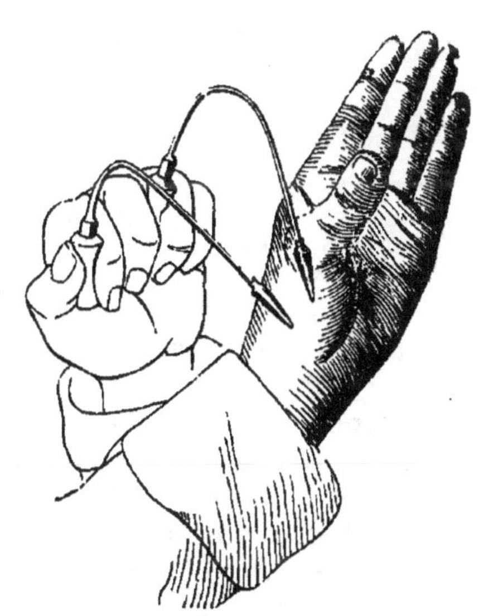

Fig. 16. — Mouvement des phalanges du pouce et du premier métacarpien par la faradisation du court abducteur (Duchenne de Boulogne).

terminent dans l'os sésamoïde interne, le premier métacar-

pien est attiré vers le second métacarpien et se place en
dedans et en avant de lui, en même temps la première
phalange se fléchit sur le métacarpien en s'inclinant en
dedans et la deuxième phalange s'étend sur la première.]

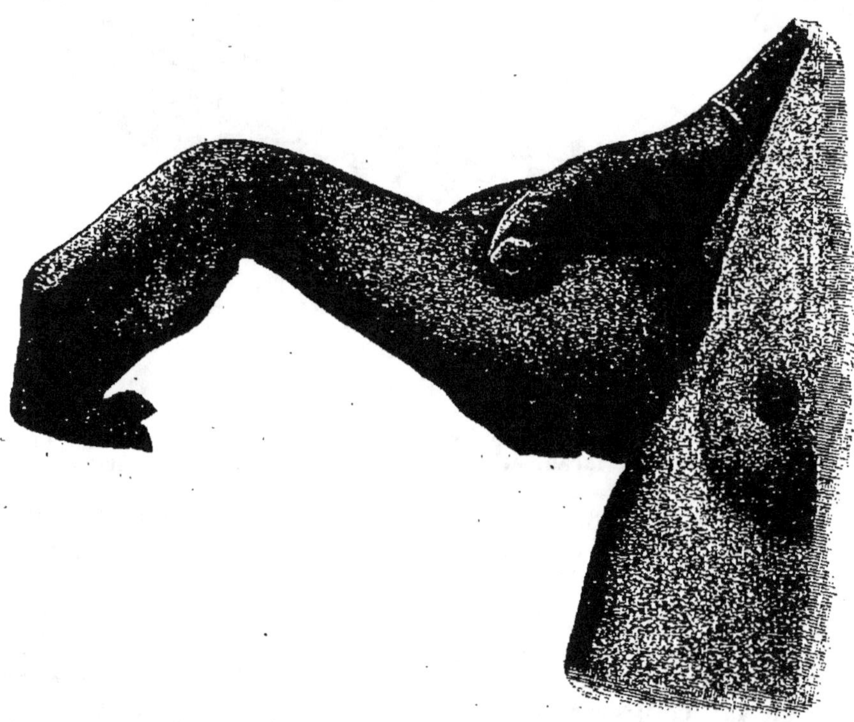

Fig. 17. — Position de la main et des doigts dans l'hémiplégie. Paralysie des extenseurs de la main et des doigts. Le pouce est fléchi dans
la paume par suite de la paralysie des muscles de la tabatière anatomique.

Parmi les muscles du pouce, du côté palmaire, il y a
encore le long fléchisseur du pouce, il fléchit la dernière
phalange du pouce et correspond au muscle fléchisseur profond des doigts ; ces deux muscles sont le plus souvent
paralysés ensemble. Sa paralysie isolée est très rare et sans
importance pratique. Cependant le manque de flexion de la
dernière phalange du pouce provoque un trouble notable
dans beaucoup de fonctions compliquées de la main.

Les trois muscles dorsaux du pouce, le *long abducteur du
pouce*, le *court extenseur et le long extenseur du pouce*,
dont, on le sait, les tendons forment la « tabatière anatomique » ont aussi une action commune, ils étendent le pouce

et le portent en abduction ; ce mouvement disparaît dans
leur paralysie, la tabatière ne peut plus être formée et une
attitude pathologique résulte de l'action des antagonistes,
c'est le « pouce enfermé », pouce fléchi dans la paume,
l'usage de la main en est fortement troublé. La paralysie
de ce groupe n'est la plupart du temps qu'un élément de la
paralysie totale de la main et des extenseurs, par exemple
de la paralysie radiale, de l'hémiplégie, etc. (fig. 17).

En particulier le long abducteur du pouce et le court extenseur du pouce sont synergiques, tous deux portent en abduction le métacarpien du pouce, et en même temps le court
extenseur du pouce étend la première phalange, pendant que
le long extenseur du pouce étend à la fois la première et la
seconde.

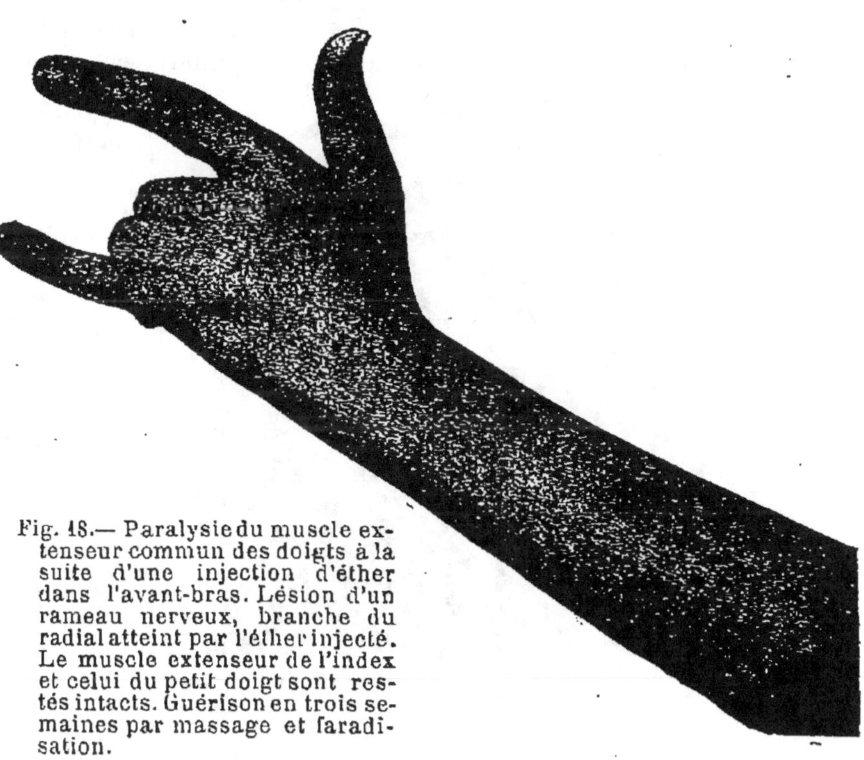

Fig. 18.— Paralysie du muscle extenseur commun des doigts à la
suite d'une injection d'éther
dans l'avant-bras. Lésion d'un
rameau nerveux, branche du
radial atteint par l'éther injecté.
Le muscle extenseur de l'index
et celui du petit doigt sont restés intacts. Guérison en trois semaines par massage et faradisation.

2. AVANT-BRAS

Les longs extenseurs des doigts. — Sur la face dorsale
de l'avant-bras il existe en dehors des trois longs muscles du

pouce déjà étudiés, de longs muscles extenseurs des autres doigts : ce sont le *muscle extenseur commun des doigts,* le *muscle extenseur de l'index* et le *muscle extenseur propre du petit doigt.* Comme ils étendent les premières phalanges dans l'articulation métacarpophalangienne, leur paralysie rend impossible l'extension des doigts dans ces articulations. En dehors de cette fonction, ils ont encore des actions secondaires, ils soutiennent l'action des interosseux dans le mouvement d'écartement des doigts et donnent aussi un léger mouvement de flexion dorsale à la main.

L'écartement des doigts par les interosseux ne peut être complet que si les doigts sont étendus dans leur articulation métacarpophalangienne, aussi ce mouvement se fait-il mal dans la paralysie des longs extenseurs, bien que les interosseux ne participent pas à cette paralysie. Pour exclure cette action des longs extenseurs innervés par le nerf radial, et affirmer la paralysie des interosseux innervés par le cubital, il faut recourir à l'artifice suivant : on commence par étendre passivement les premières phalanges, par exemple en appuyant la main à plat sur une table, et alors l'action d'écartement des interosseux peut se manifester sans être troublée.

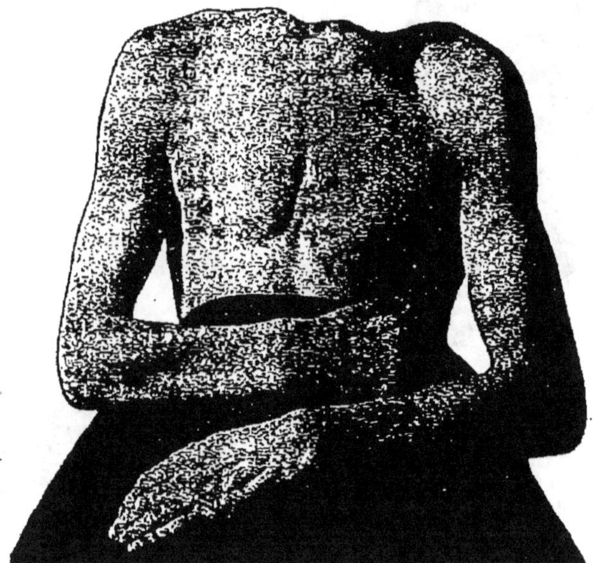

Fig. 19. — Forte atrophie des extenseurs de l'avant-bras droit par polynévrite.

Selon que tous les longs extenseurs ou que quelques-uns sont paralysés, il y a plus ou moins de doigts incapables de s'étendre. Il peut arriver par exemple que l'extenseur commun étant seul paralysé l'extenseur de l'index et celui du petit doigt restent intacts, qu'on essaye alors d'étendre les doigts, le mouvement ne se produit que dans ces deux doigts et il en résulte une attitude caractéristique (voir fig. 18) que nous désignons par « faire les cornes ».

A la paralysie des longs extenseurs succède, grâce à l'action des antagonistes, une attitude vicieuse caractérisée par la flexion des doigts (fig. 17). Du reste la paralysie se reconnait encore à l'inspection de la moitié distale de l'avant-bras (face dorsale), la contraction des muscles ne s'y voit pas et l'on n'y sent pas le durcissement de leur contraction. S'il survient de l'atrophie, la lésion est encore plus facilement reconnaissable (fig. 19).

Les longs fléchisseurs des doigts.—Le fléchisseur superficiel des doigts fléchit principalement la seconde phalange, le fléchisseur profond principalement la troisième, tous deux sont antagonistes des interosseux et des lombricaux. La paralysie de ces fléchisseurs se traduit par un trouble considérable dans l'usage de la main. Le malade ne peut rien tenir entre le pouce et les autres doigts, ne peut plus jouer du piano, etc., etc. A chaque tentative les doigts se rétractent en hyperextension.

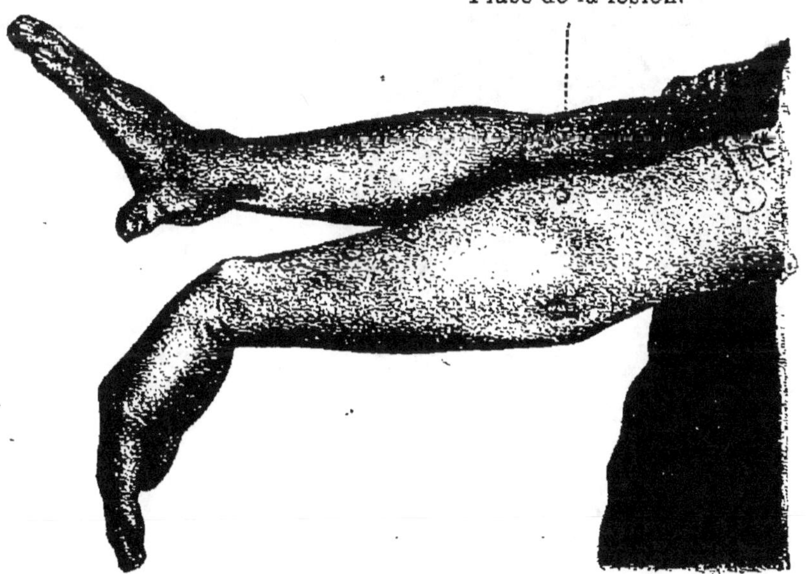

Fig. 20. — Paralysie radiale gauche chez un athlète survenue à la suite d'un coup de stylet. Le malade est prié de porter ses deux mains en flexion dorsale, à gauche la main reste dans l'attitude typique de la paralysie.

Cette hyperextension est due à l'action tonique des interosseux qui n'est plus contrebalancée, et elle va parfois jusqu'à la flexion dorsale des dernières phalanges complètement renversées en arrière en sens inverse de leur flexion naturelle.

Un simple affaiblissement de la motilité de ces longs fléchisseurs peut être simulé par la paralysie du nerf radial, parce qu'il est nécessaire, pour avoir une forte flexion des doigts, que la main soit d'abord en extension. Or c'est le nerf cubital qui innerve les trois fléchisseurs internes et c'est le médian qui innerve les externes, pour écarter leur participation dans la paralysie des extenseurs consécutive à la lésion du nerf radial, il faut porter passivement la main en extension et explorer dans cette position la force des fléchisseurs.

On ne peut guère percevoir les masses musculaires ni les tendons des longs fléchisseurs et à peine sentir leur manque de contraction. Il ne se développe par suite de leur paralysie aucune attitude spéciale.

Les extenseurs de la main.

L'extension de la main (flexion dorsale) est effectuée par le muscle cubital postérieur, et les deux radiaux externes. Leur action est soutenue par celle des longs extenseurs des doigts. Le cubital

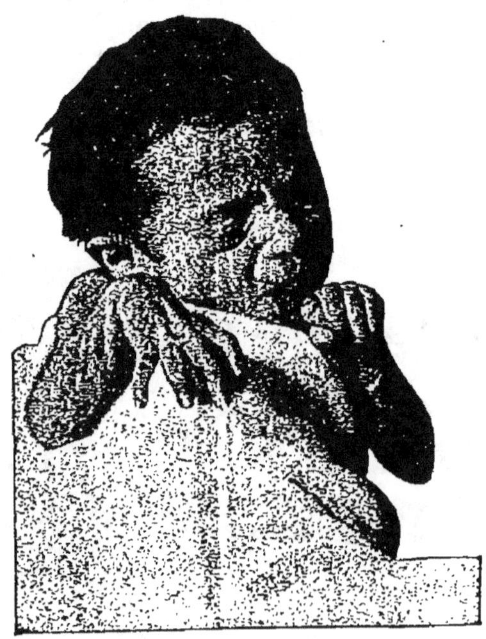

Fig. 21.—Paralysie radiale chez un nouveau-né, accouchement spontané. Vraisemblablement la cause est une compression du nerf pendant la vie intrautérine.

postérieur étend la main en la portant plutôt en dedans tandis que les radiaux l'étendent en la portant en dehors. Dans la paralysie de tous les extenseurs de la main la main tombe flasque en avant ; d'où il résulte une attitude typique qui est pathognomonique d'une lésion du nerf radial (fig. 20 et 21). Si le muscle radial externe est paralysé seul la main en ex-

tension est déviée vers son bord cubital, si au contraire c'est
le cubital postérieur qui est seul paralysé la main est déviée
vers le bord radial.

La paralysie des extenseurs de la main est enfin facilement
reconnaissable au manque de contraction visible ou sensible
dans la moitié supérieure de l'avant-bras (face dorsale), nous
avons vu qu'au contraire c'était dans la moitié inférieure
qu'il fallait rechercher les contractions des extenseurs des
doigts.

Les fléchisseurs de la main.

La flexion de la main — flexion palmaire — est effectuée

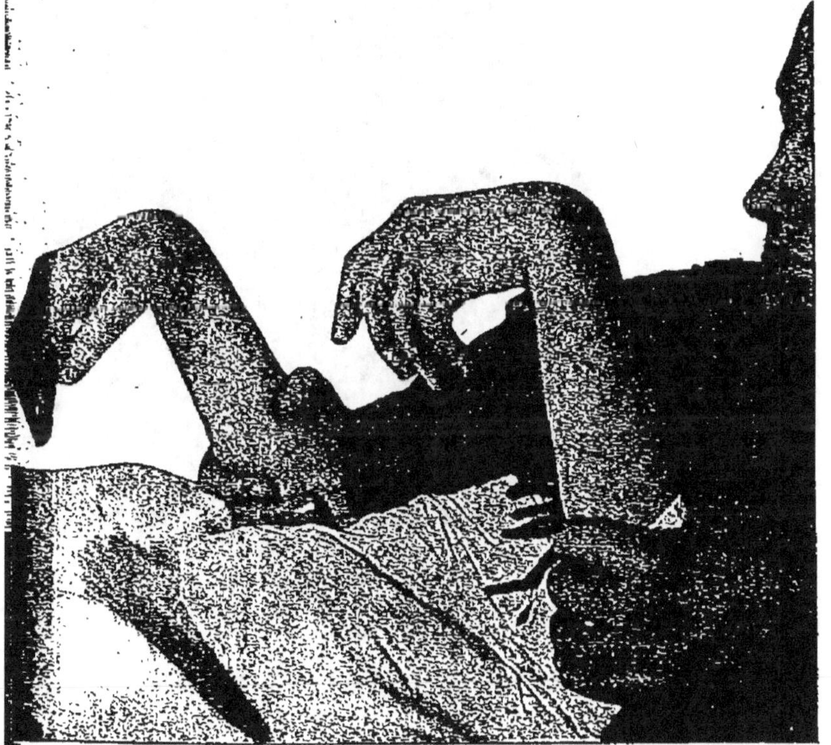

Fig. 22. — Attitude des mains d'un malade atteint de polynévrite. Tous
les nerfs du bras sont atteints, la main tombe par son propre poids,
comme dans la paralysie radiale isolée. La polynévrite atteint aussi
le tronc et les membres inférieurs qui sont paralysés.

par les muscles petit palmaire, cubital antérieur et grand
palmaire. Dans leur paralysie la main ne peut plus se fléchir

pleinement et avec force, seule l'action des fléchisseurs s[u]
perficiel et profond des doigts permet d'esquisser un mou[ve]
ment insuffisant.

La paralysie isolée de l'un ou l'autre de ces muscles se trad[uit]
par ce fait que dans le reste de flexion qui persiste la main [est]
plutôt dirigée vers le bord cubital (paralysie du petit palmaire) [ou]
vers le bord radial (paralysie du cubital antérieur). Le long p[al]
maire est un fléchisseur pur sans action de latéralité. Il est com[me]
le petit palmaire, innervé par le nerf médian tandis que c'est le n[erf]
cubital qui innerve le cubital antérieur (1).

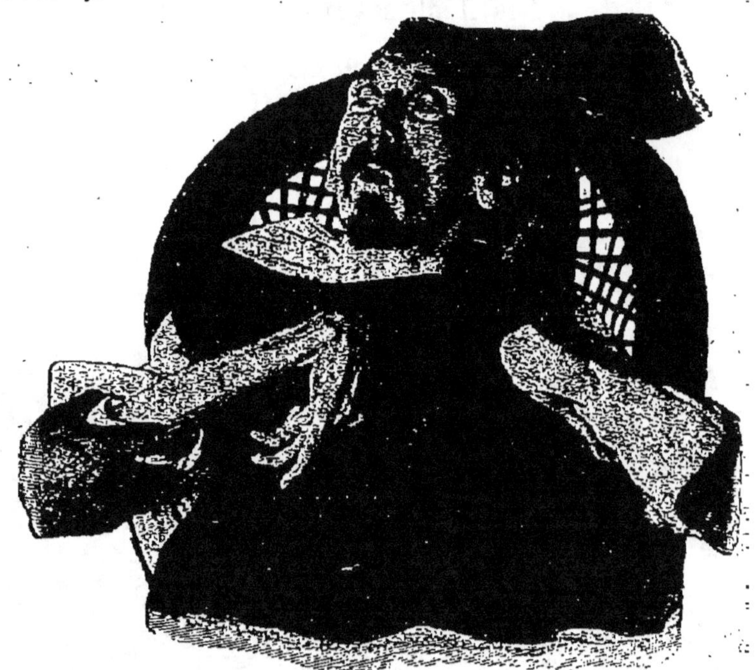

Fig. 23. — Contracture extraordinaire des mains en flexion par su[ite]
de la paralysie prédominante des extenseurs après une paraly[sie]
cérébrale infantile des 4 extrémités.

(1) L'innervation de toute la musculature du bras ressortit à [4]
nerfs :

Le *nerf radial* : Tous les extenseurs du bras et de l'avant-b[ras]
plus le long supinateur.

Le *nerf musculo-cutané* : Les fléchisseurs du bras excepté le lo[ng]
supinateur.

Le *nerf cubital* : Les fléchisseurs de la partie interne de l'ava[nt]
bras et presque tous les petits muscles de la main excepté ceu[x]
l'éminence thénar.

Le *nerf médian* : Les fléchisseurs de la partie externe de l'ava[nt]
bras, les pronateurs et les muscles de l'éminence thénar.

La paralysie des fléchisseurs de la main n'entraîne aucune attitude anormale parce que le poids de la main habituellement en pronation surmonte la faible action des extenseurs antagonistes. Dans certaines circonstances cependant, comme dans la paralysie de la sphère du médian et du cubital il peut survenir une attitude anormale : la main de prédicateur : hyperextension des articulations de la main et des articulations métacarpophalangiennes par action des muscles innervés par le nerf radial avec flexion concomitante des deuxième et troisième phalanges. Il s'agit ici d'une combinaison de la main en griffe avec hyperextension de la main (fig. 24).

Dans la paralysie des fléchisseurs de la main on ne perçoit plus la

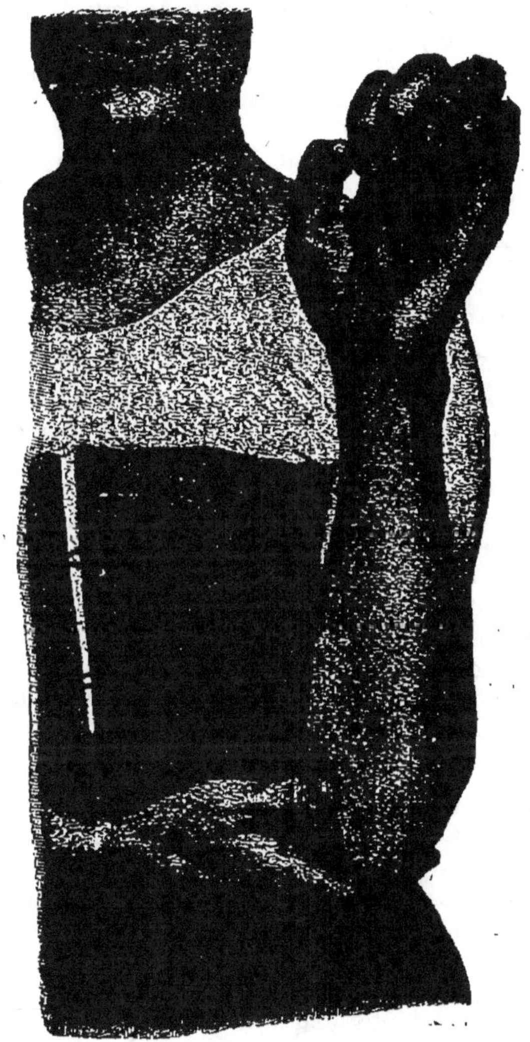

Fig. 24. — Main de prédicateur chez une jeune fille atteinte de lésion des nerfs médian et cubital, suite d'un phlegmon grave de l'avant-bras.

contraction visible ou sensible normalement perçue dans la moitié supérieure et interne de l'avant-bras (région de l'épicondyle).

Il est important de savoir que l'ensemble des fléchisseurs à l'avant-bras ainsi que les fléchisseurs de la main et des doigts, muscles épicondyliens avec le rond pronateur sont capables de soutenir les fléchisseurs du bras dans leur action sur le coude, et en cas de paralysie de les suppléer dans une certaine mesure, bien entendu à la condition que la main soit fixée par les antagonistes des fléchisseurs (1).

Les pronateurs et les supinateurs de l'avant-bras et de la main.

Sous le nom de *pronation* on désigne ce mouvement par lequel l'avant-bras et la main sont tournés de telle façon que la face dorsale regarde par en haut. Il est effectué par le *muscle carré pronateur* et le *muscle rond pronateur*.

Le carré pronateur est situé profondément dans la moitié supérieure de la région du poignet à la face palmaire, tendu entre le radius et le cubitus et il est inaccessible à la palpation directe : sa paralysie et son atrophie ne se décèlent donc que par les troubles fonctionnels. Le rond pronateur au contraire est situé superficiellement dans la moitié inférieure de la région du coude face antérieure et l'on peut chez les sujets maigres le voir et le sentir au moment de sa contraction sous forme d'une masse musculaire située tout à fait en dehors des fléchisseurs de l'avant-bras qui prennent leur point d'attache à l'épicondyle. La paralysie se manifeste donc non seulement par des troubles fonctionnels mais aussi à la vue et au palper.

Ces deux muscles sont innervés par le médian, leur paralysie peut difficilement se concevoir isolée ; elle prend une

(1) Nous avons déjà répété que les groupes de muscles fonctionnellement très différents sont cependant très fortement dépendants les uns des autres. Il serait tout à fait faux de se représenter que dans les mouvements physiologiquement déterminés : par exemple la flexion de la main, seuls les fléchisseurs de la main sont en action. Pour réaliser physiologiquement ce mouvement dans toute son amplitude, avec utilité et vigueur la coopération d'autres groupes musculaires fonctionnellement différents et même des antagonistes des fléchisseurs propres est absolument nécessaire. Cette innervation associée de groupes musculaires fonctionnellement différents pour la réalisation d'un mouvement déterminé est une loi physiologique qui régit l'ensemble de la musculature du corps. C'est ainsi par exemple que l'extension des doigts est atteinte dans la paralysie des fléchisseurs de la main parce que le poignet n'est plus fixé par les fléchisseurs et que réciproquement la flexion des doigts est entravée par la paralysie des extenseurs de la main, etc.

place importante au contraire dans la symptomatologie des paralysies du nerf médian.

La *supination* est le mouvement antagoniste de la pronation et consiste dans le mouvement de l'avant-bras et de la main qui porte leurs faces palmaires en haut. Elle résulte essentiellement de l'action du muscle court supinateur. Elle est seulement un peu soutenue par l'action du muscle biceps.

Il est à remarquer que le long supinateur malgré son nom n'a pas d'action de supination, au contraire à côté de son action principale de flexion de l'avant-bras il soutient la pronation, aussi est-il désigné avec plus d'opportunité sous le nom de muscle brachioradial. Le court supinateur est inaccessible à la vue et au palper. Son inaction saute aux yeux lorsqu'on essaye de tourner en haut la main ouverte.

Comme le court supinateur est innervé par le nerf radial, la paralysie de la supination s'observe dans toutes les paralysies radiales complètes. Il ne faut pas confondre la pronation et la supination de l'avant-bras avec les mouvements de rotation du bras dans l'épaule, l'examen doit se faire le bras fixé ou l'avant-bras fléchi.

3. BRAS
Les fléchisseurs.

La flexion de l'avant-bras sur le bras est effectuée par les muscles biceps, brachial antérieur et long supinateur. Dans la paralysie de ces muscles qui sont innervés par le nerf musculocutané et le nerf radial, une flexion vigoureuse et complète n'est plus possible, elle peut à un faible degré être réalisée par la suppléance des fléchisseurs épicondyliens. S'il n'y a qu'un ou deux des trois fléchisseurs qui soient paralysés, la flexion est encore possible mais avec peu de vigueur.

La paralysie du biceps et du long supinateur est très facile à mettre en évidence, non seulement par le trouble considérable de la fonction mais aussi par le manque des contractions visibles ou sensibles. On se sert de la manœuvre suivante : le malade est prié de fléchir son avant-bras pendant qu'on s'oppose fortement à cette flexion et alors sautent aux yeux la saillie caractéristique du long supinateur sur le bord externe de la région du coude, celle du corps musculaire du biceps au milieu de l'avant-bras et celle non moins nette de son large tendon inférieur au milieu du coude. La palpation donne une sensation de durcissement net dans ces mêmes régions.

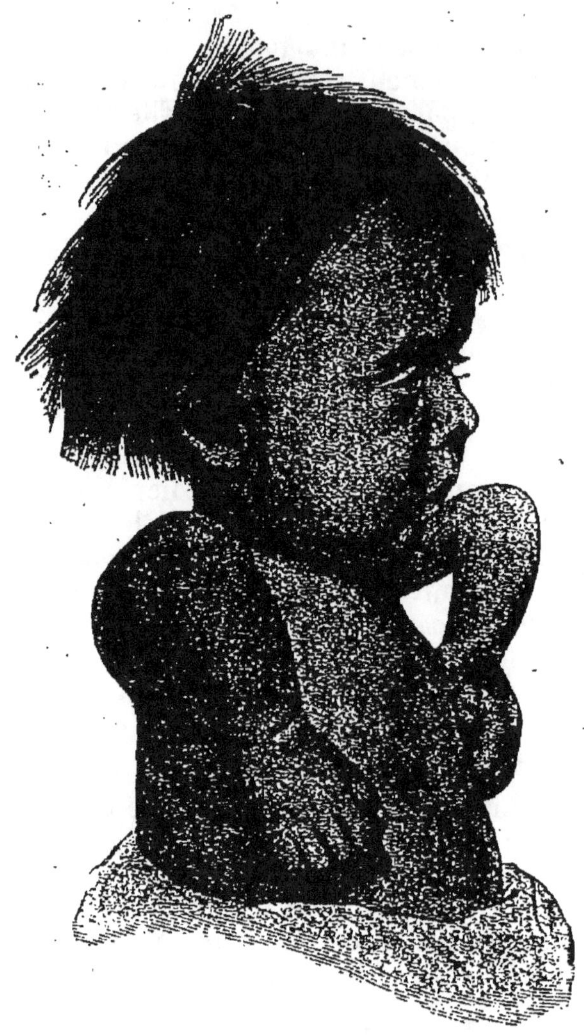

Fig. 25. — Cas rare de paralysie obstétricale des deux bras (présentation de la face). Sont paralysés tous les extenseurs au bras et à l'avant-bras (nerf radial) et tous les muscles innervés par le nerf médian et le nerf cubital, plus le pectoral et le grand dorsal : restent libres le deltoïde et les fléchisseurs au bras (biceps, etc.), c'est-à-dire justement les muscles qui sont le plus paralysés dans la paralysie du plexus type Erb. Ces muscles restés actifs provoquent l'attitude anormale ci-contre. Il s'agit d'une lésion bilatérale des racines et particulièrement de la 7e racine cervicale.

Le brachial antérieur est situé dans la profondeur et n'est accessible ni à la vue, ni à la palpation, hors le cas d'atrophie considérable des muscles avoisinants. Il est purement fléchisseur tandis que le biceps est en même temps un peu supinateur et le long supinateur légèrement pronateur.

La flexion du coude est indispensable dans presque tous les mouvements des fonctions journalières de l'extrémité supérieure. La paralysie des fléchisseurs au bras constitue donc un des plus graves parmi les troubles fonctionnels du membre tout entier.

Les extenseurs.

L'extension du coude est produite par le muscle triceps et le muscle anconé. Ils sont

comme les extenseurs de l'avant-bras innervés par le radial.
Comme le membre supérieur par sa pesanteur pend en extension la paralysie n'est sensible que si le bras est relevé
ou si l'on s'oppose passivement à l'extension active qu'on
explore. Si le triceps est paralysé, les sensations objectives
de contraction manquent naturellement. Il ne résulte ordinairement pas d'attitude anormale de cette paralysie. Il
peut cependant s'en produire éventuellement, comme le
montre la figure 25.

IV. MUSCULATURE DE L'EPAULE

L'élévation du bras dans l'articulation de l'épaule est
la fonction principale du muscle deltoïde, et cette élévation
dépasse en général quelque peu l'horizontale.

La physiologie et la pathologie de ce muscle obligent à le
diviser en 3 portions : antérieure, moyenne et postérieure. La
portion antérieure qui prend naissance au tiers externe de
la clavicule à côté du grand pectoral est surtout destinée à
l'élévation en avant du bras ; la portion moyenne **qui vient
de l'acromion** sert surtout à l'élévation latérale (abduction)
et la portion postérieure qui vient de l'épine de l'omoplate,
à l'élévation en arrière.

Le muscle deltoïde est puissamment aidé dans sa fonction d'élévation par le muscle grand dentelé et le muscle trapèze. Le deltoïde
en effet n'élève que peu au-dessus de l'horizontale, pour l'élévation
extrême jusqu'à la verticale c'est le grand dentelé qui agit, com-
plétant le mouvement de bascule de l'omoplate commencée pendant
la position horizontale du bras. Cette bascule de l'omoplate s'entend
en ce sens que l'angle inférieur se porte en dehors et que la glène
articulaire regarde en haut. Le trapèze par contre fixe l'omoplate
pendant que le deltoïde agit. Cette fixation est nécessaire, car le tiers
moyen et le tiers postérieur du deltoïde prenant leur origine à l'acromion et à l'épine de l'omoplate attireraient cet os fortement par en
bas, s'il n'était pas fixé.

On explore le muscle deltoïde et son activité fonctionnelle
en priant le malade d'élever le bras et en s'opposant passivement à ce mouvement d'une main pendant qu'on palpe de
l'autre le muscle. S'il est paralysé on ne sent pas et on ne
voit pas la contraction, le bras tombe flasque en adduction
et au lieu d'une élévation du bras on a une élévation de l'é-
paule quand le malade veut élever le bras. La palpation doit
naturellement porter sur les trois portions.

Si le muscle paralysé est atrophié il se produit un aplatissement de la saillie latérale de l'épaule et une tendance à la subluxation, à la formation d'une articulation ballante et d'un sillon souvent très marqué entre la tête de l'humérus et la cavité glénoïde (fig. 26).

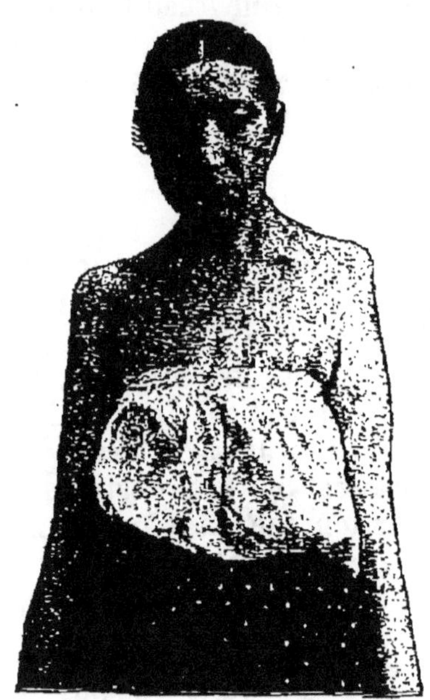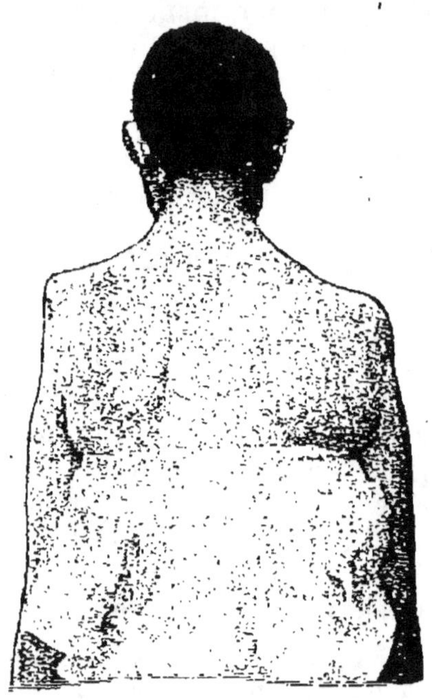

Fig. 26. — Atrophie du deltoïde gauche par paralysie axillaire consécutive à une luxation de l'humérus.

La fonction du deltoïde n'est que peu suppléée par l'action du muscle susépineux et par le faisceau supérieur du grand pectoral. S'il n'y a que sa portion antérieure qui soit paralysée, les mouvements d'élévation du bras en avant manquent, le malade ne peut absolument pas ou ne peut que difficilement mettre sa main sur sa tête ou sur l'épaule opposée ; dans la paralysie de la portion moyenne ce sont surtout les mouvements latéraux d'abduction qui font défaut ; dans la paralysie de la portion postérieure les mouvements en arrière sont tous difficiles au point que le malade par exemple ne peut atteindre son dos, ou sa fesse ou sa poche de pantalon.

Il est de la plus haute importance de faire le diagnostic entre la paralysie du deltoïde et l'arthrite chronique ankylosante de l'épaule. Toutes deux seront confondues dans la pratique car l'arthrite chro-

nique est presque toujours accompagnée au bout d'un certain temps
d'une légère atrophie deltoïdienne (sans caractère de dégénérescence). Les signes diagnostiques consistent en ceci que dans l'affection susdite de l'articulation scapulaire il existe une immobilité
douloureuse de l'articulation qui ne peut être vaincue passivement ;
l'omoplate fait à la vérité quelques mouvements passifs et le bras
suit ; quand on demande au malade d'élever le bras on sent et on
voit la contraction du deltoïde, mais elle n'est pas capable de produire un mouvement étendu du bras ; l'examen électrique ne donne
aucun signe de réaction de dégénérescence, mais seulement une
diminution quantitative de l'excitabilité.

Le muscle deltoïde est innervé par le nerf axillaire ou circonflexe.

Le grand pectoral est antagoniste du deltoïde en ce sens
qu'il abaisse le bras préalablement élevé et qu'il l'amène en
adduction quelle que soit sa position élevée ou abaissée. Il
est innervé par le grand nerf thoracique antérieur. La paralysie se manifeste par l'absence de contraction visible
ou sensible dans les mouvements d'adduction lorsqu'on
essaye de rassembler les bras élevés en avant et la moindre
résistance passive empêche ce mouvement. Du reste il ne
résulte de cette paralysie aucune attitude anormale, aucun
trouble important de la motilité car l'action du pectoral est
en partie suppléée par la portion claviculaire du deltoïde et
par le muscle grand rond.

La rotation du bras autour de son axe longitudinal se
fait dans l'articulation de l'épaule par l'entremise du *sous-
épineux* et du *petit rond* (rotation en dehors) et par l'entremise du *sous-scapulaire* (rotation en dedans). On explore
le mouvement de rotation en faisant tourner dans l'articulation scapulo-humérale le bras pendant ou fléchi au coude,
mais il faut éviter tout mouvement d'abduction. De l'absence
de rotation en dedans ou en dehors on conclura à la paralysie
de l'un ou l'autre muscle. La palpation n'est possible que
pour le sous-épineux, encore est-il recouvert par le trapèze.
S'il est atrophié on voit chez les individus maigres la fosse
sous-épineuse déformée et l'épine de l'omoplate fait une
forte saillie.

Paralysé isolément ce muscle est suppléé par le petit rond ; si
les deux rotateurs sont paralysés il existe un trouble profond de
l'écriture, la main ne peut plus glisser de dedans en dehors sur le
papier c'est l'autre main qui doit tirer le papier vers la gauche
sous la plume qui écrit. D'autres exercices comme la couture, etc.
sont également empêchés et même la pronation et la supination
de l'avant-bras sont gênés par cette paralysie des rotateurs.

Les trois rotateurs sont innervés par des nerfs différents, le sous-épineux par le nerf sus-scapulaire, le rond pronateur par l'axillaire et le sous-scapulaire par le nerf du même nom.

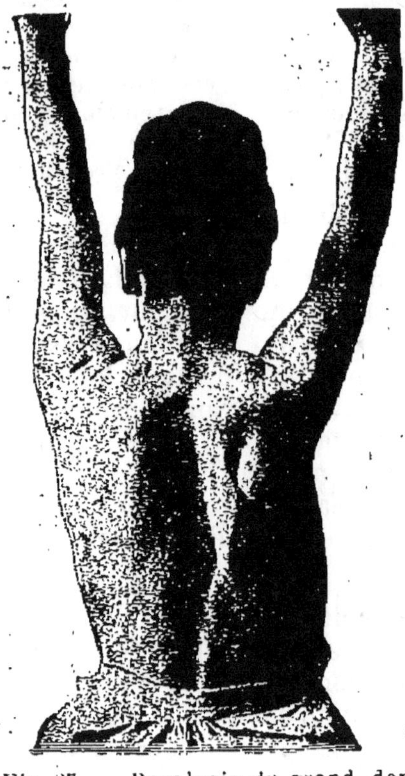

Le muscle sus-épineux n'est pas un rotateur, mais il appuie fortement la tête de l'humérus dans la cavité glénoïde pendant l'élévation du bras et empêche ainsi une luxation par en bas. Cette subluxation se produit facilement quand le muscle est paralysé. Au reste il appuie les fonctions du deltoïde. Sa paralysie est difficile à mettre en évidence en raison de sa position profonde.

Le muscle sus-épineux est innervé par le sus-scapulaire.

Le grand rond n'a pas de fonction propre particulière à lui, sa paralysie ne cause aucun trouble important des mouvements. Il aide à appliquer, contre le tronc le bras préalablement élevé, et lorsque le bras est en adduction il aide à élever l'épaule. Il est à peine visible ou palpable dans les circonstances normales. Innervation : nerf sous-scapulaire.

Fig. 27. — Paralysie du grand dentelé du côté droit. Malgré cette paralysie l'attitude verticale active du bras est encore possible par l'action du trapèze.

L'élévation du bras pendant la dernière phase de l'attitude verticale (voy. plus haut l'action du deltoïde) dépend principalement du muscle grand dentelé, innervé par le nerf du grand dentelé.

Comme il est tendu entre la paroi thoracique antérieure et le bord postérieur de l'omoplate l'effet locomoteur principal lors de sa contraction peut se manifester surtout du côté du scapulum. Celui-ci tourne, son angle inférieur se dirige en dehors, la surface articulaire glénoïdienne en haut et les mouvements du bras sont conservés à un haut degré, mais si le scapulum est attiré en dehors et en avant, il s'éloigne de la colonne vertébrale (fig. 27).

C'est seulement quand l'omoplate est fixée par l'ensemble des
muscles scapulaires que le dentelé agit comme élévateur des côtes
(muscle respirateur accessoire). Une seconde action très importante
du dentelé consiste en ce qu'il applique comme une large bande
élastique l'omoplate sur le thorax.

Dans la paralysie du grand dentelé la perte de sa première
fonction détermine un trouble des mouvements du bras, la
perte de sa seconde fonction une importante attitude vicieuse de l'épaule.

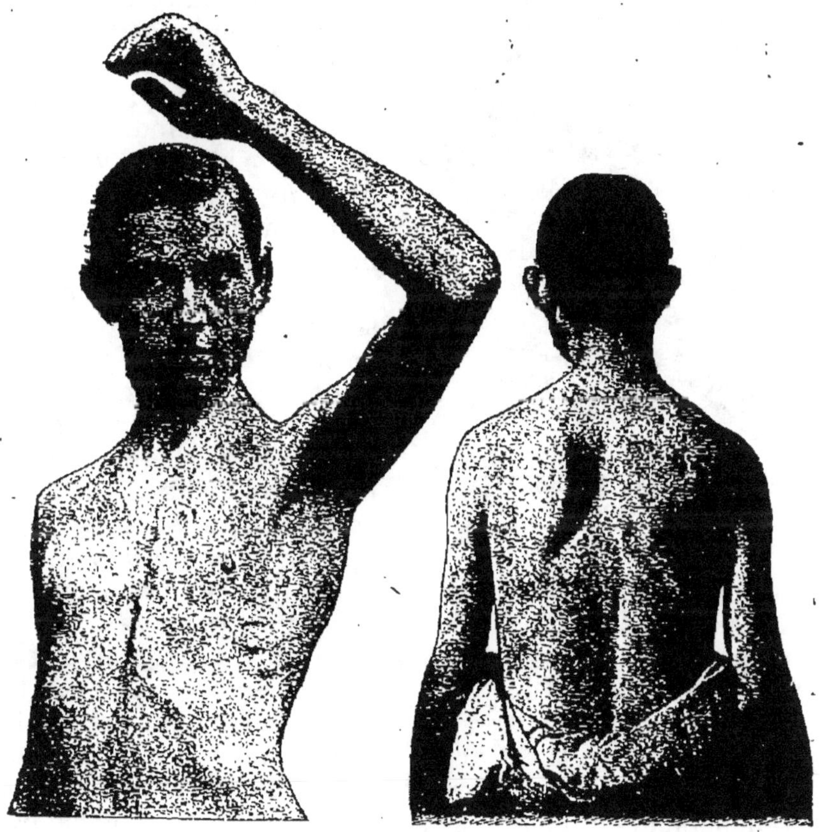

Fig. 28. — Dents du grand dentelé   Fig. 29.— Paralysie du grand den-
    normal en état de contraction   telé du   côté gauche. L'omoplate
                                             se tient   toujours éloignée du tho-
                                             rax. État de repos.

Pour ce qui est de la première fonction : trouble du mouvement dans la paralysie du dentelé : le bras ne peut pas être

élevé ou ne peut être que peu élevé au-dessus de l'horizontale. Dans divers cas où cela est encore possible (fig. 27, p. 36)
il y a suppléance par la portion moyenne du trapèze. La
contraction des digitations sur les côtes n'est plus ni visible
ni sensible (v. fig. 28, p. 37).

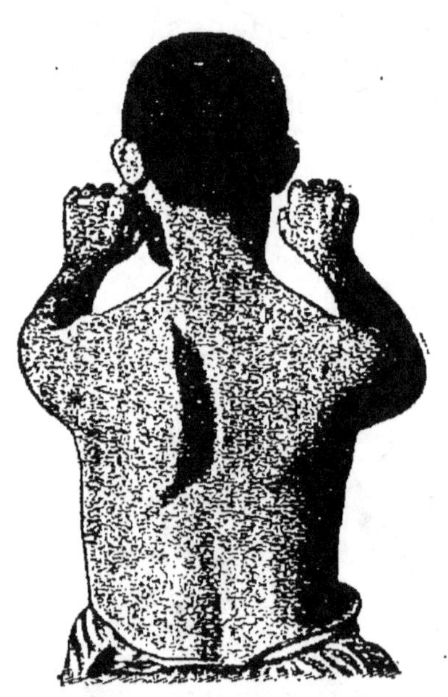

Fig. 30. — Même cas, écartement
de l'omoplate (omoplate ailée)
dans l'élévation du bras en
avant.

L'attitude verticale du bras n'est possible que si l'on supplée l'action défaillante du dentelé par le maintien en dehors de l'angle inférieur de l'omoplate dont la cavité glénoïde est dirigée en haut et fixée dans cette position. Quelquefois le malade peut atteindre cependant cette attitude verticale par un mouvement de fronde du bras combiné à la flexion en arrière du tronc.

Pour ce qui est de la seconde fonction : dans la position de repos il existe seulement un léger déplacement des omoplates et surtout de leurs angles inférieurs, vers la colonne vertébrale, il y a aussi parfois un léger écartement de cet angle par rapport au thorax, encore n'est-ce pas dans tous les cas à cause de l'action du trapèze qui s'y oppose.

Mais dans l'élévation des bras en avant un signe caractéristique de la paralysie du grand dentelé se montre, c'est l'écartement des omoplates par rapport à la paroi thoracique : scapulæ alata (fig. 30), cela est aussi caractéristique que la main en griffe l'est de la paralysie cubitale, l'omoplate est déplacée franchement en dehors, son bord interne fortement soulevé en bourrelet, entre lui et la paroi thoracique il y a une dé- pression profonde. Dans l'élévation latérale des bras (abduc- tion) le bord scapulaire est toujours fortement éloigné de la paroi thoracique mais il est déplacé en dedans attiré par le tra- pèze et le rhomboïde contre la colonne vertébrale au point que, dans la paralysie bilatérale des dentelés, les bords in- ternes des omoplates peuvent se toucher (fig. 31 et 32).

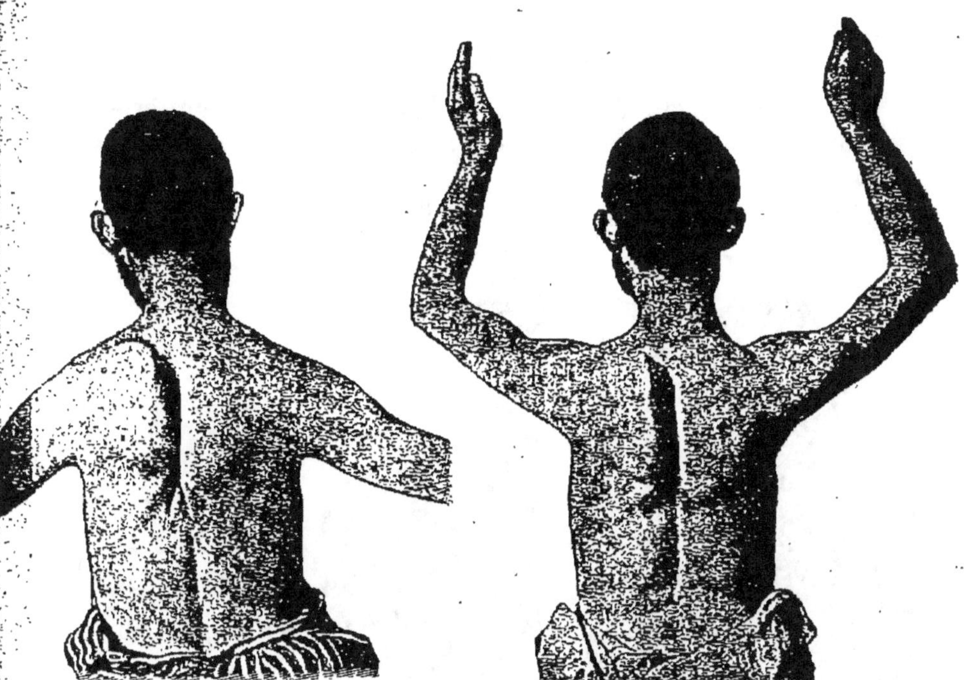

Fig. 31.   Fig. 32.

Fig. 31. — Même cas, élévation des bras latéralement.

Fig. 32. — Même cas : exploration de l'attitude verticale des bras. L'Insuffisance du grand dentelé droit se traduit par le manque d'élévation du bras et aussi par l'adduction de l'omoplate droite (comme déjà dans la fig. 29) vers la ligne médiane.

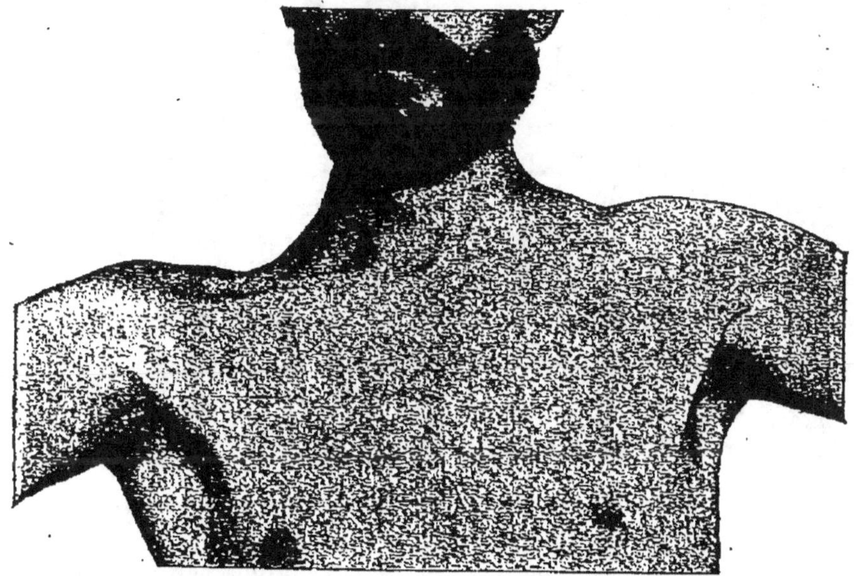

Fig. 33. — Atrophie du trapèze du côté droit par paralysie du spinal dans le tabes dorsal. On voit combien diffère le contour du cou et de l'épaule à gauche et à droite dans le mouvement d'élévation des bras. (Il y avait coexistence de paralysie du muscle sterno-cléidomastoïdien droit et de la corde vocale droite).

L'élévation de l'omoplate et des épaules tout entières se fait par le muscle trapèze, l'angulaire de l'omoplate, et le rhomboïde. Le plus puissant de ces muscles le trapèze se partage physiologiquement en trois parties, une supérieure,

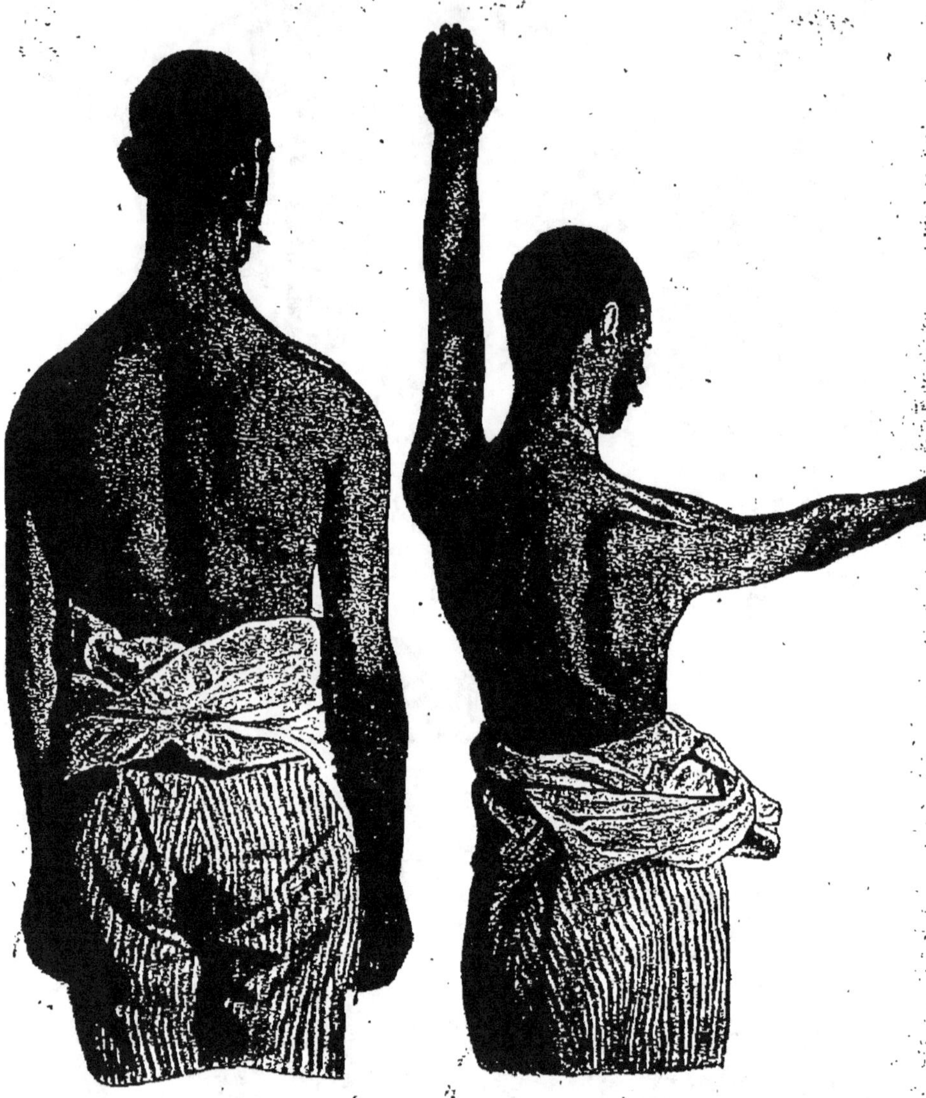

Fig. 34. — Paralysie du trapèze du côté droit consécutive à la section du nerf spinal dans l'extirpation des ganglions cervicaux. Omoplate en bascule, le bord interne oblique de bas en haut et de dedans en dehors.

Fig. 35. — Le même malade essayant d'élever le bras. Grosse atrophie de la portion moyenne du muscle.

une moyenne et une infé-
rieure. L'action d'ensem-
ble est l'élévation de l'épaule
(Hausser les épaules) et
l'adduction de l'omoplate
vers la colonne vertébrale-
La portion supérieure occi

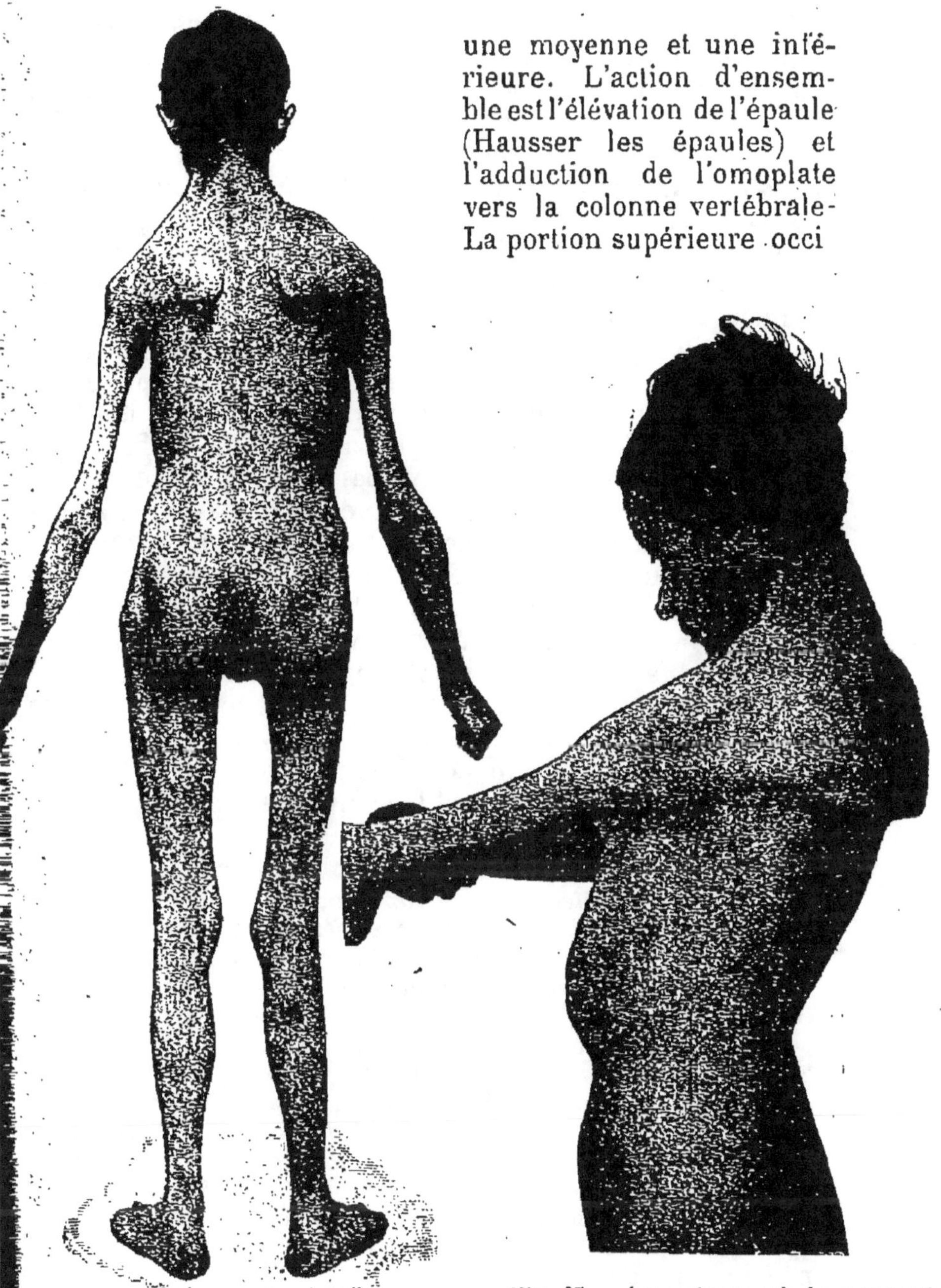

Fig. 36. — Mouvement de bascule des omoplates par atrophie du trapèze dans la dystrophie musculaire progressive généralisée

Fig. 37. — Le même malade essayant
d'élever les bras. On voit non seulement le mouvement de bascule des
omoplates, mais aussi leur écartement en ailes. L'atrophie frappe ici
en dehors du trapèze toute la musculature des épaules et des bras.

pito-claviculaire ou partie respiratoire agit dans la respiration profonde et tire la tête en bas en tournant la face du côté opposé. Dans la paralysie de cette portion supérieure le mouvement de la tête est accompli par les autres muscles du cou, mais les épaules ne s'élèvent pas dans la respiration profonde. La paralysie est perceptible à l'inspection et à la palpation (fig. 33). Cette partie du trapèze est épargnée dans beaucoup de cas ou n'est prise que tardivement si bien qu'on la nomme « ultimum moriens ». Sa paralysie ne donne lieu à aucune attitude anormale.

Le véritable élévateur de l'épaule c'est la portion moyenne ou nucho-scapulaire. Quand elle fait défaut, l'omoplate n'est plus soutenue que par l'angulaire de l'omoplate et le rhomboïde, toute l'omoplate avec l'épaule tombe en bas et en avant, l'angle externe se trouve par le poids même du bras et par l'action du deltoïde entraîné par en bas, si bien que dans les cas accentués le bord interne s'étend obliquement de bas en haut et de dedans en dehors. On appelle cette attitude anormale le mouvement de bascule de l'omoplate (voir fig. 34, 35, 36, p. 41 et 42). L'élévation du bras en est naturellement rendue difficile. La paralysie de cette portion est facile à reconnaître tant par les troubles fonctionnels et l'attitude vicieuse que par l'absence de contraction visible ou sensible. Enfin il existe encore une mobilité passive des épaules anormalement développée : c'est le symptôme des épaules relâchées.

La *portion inférieure dorso-scapulaire* porte l'omoplate vers la colonne vertébrale. Si elle est paralysée le scapulum reste plus éloigné de la colonne que du côté sain, mais lui reste encore parallèle. Le trouble moteur est minime et se trouve suppléé par le rhomboïde et la portion moyenne du trapèze.

Le muscle trapèze est innervé par un nerf crânien, le nerf spinal et les rameaux cervicaux qui s'unissent à lui.

Le *muscle angulaire de l'omoplate* élève l'angle interne et supérieur du scapulum, il peut donc suppléer la partie correspondante du trapèze lorsque ce muscle est paralysé. Sa paralysie isolée ne provoque aucun trouble moteur; on peut le palper lorsqu'il se contracte entre le bord postérieur du sternocléidomastoïdien et le bord antérieur du trapèze. Innervation : 2e et 3e nerf cervical et nerf de l'angulaire.

Les *muscles rhomboïdes* tirent l'omoplate en haut et en dedans et principalement déplacent en dedans l'angle inférieur. Grâce au trapèze leur paralysie n'est pas suivie de gros troubles moteurs, l'angle inférieur de l'omoplate est déplacé en dehors et le bord

interne de cet os s'écarte un peu du thorax. Il en résulte une certaine difficulté dans certains mouvements du bras. Les rhomboïdes
ne peuvent être vus ou palpés que si le trapèze qui les recouvre
est atrophié. Innervation : nerf du rhomboïde.

Les schémas suivants permettront une vue d'ensemble et
une meilleure intelligence des troubles de la motilité de
l'omoplate.

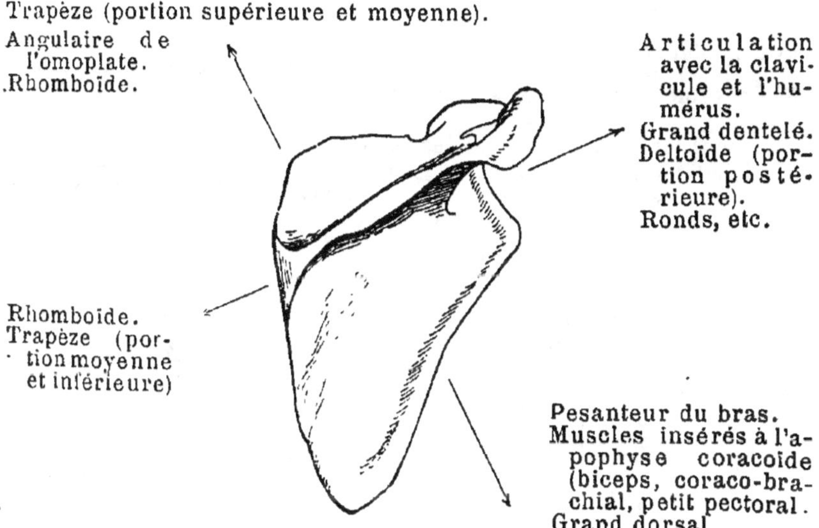

Fig. 38. — L'omoplate est fixée en position normale.

Si quelques-uns de ces muscles n'agissent pas et ne peuvent pas
être suppléés par les mucles synergiques, l'omoplate obéit à
l'action tonique des antagonistes.

En dehors de cela, le dentelé et la portion supérieure du trapèze
agissent en s'opposant à la rotation dans le sens des aiguilles d'une
montre.

Les rhomboïdes en favorisant la rotation dans le sens des aiguilles
d'une montre.

Ainsi s'expliquent les anomalies de position de l'omoplate qui
suivent :

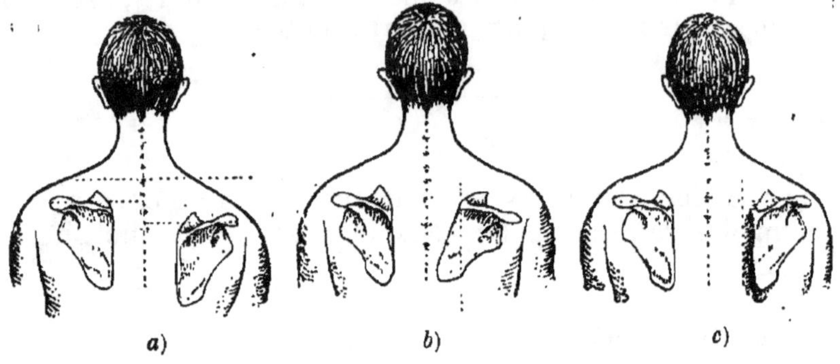

Fig. 39. — Schémas des positions de l'omoplate
dans la paralysie du trapèze,

a)   *b)*   *c)*

a) Omoplate et épaule tombant en bas ;
b) Mouvement de bascule de l'omoplate.

} Paralysie de la portion moyenne et paralysie totale du muscle.

Ce sont les deux anomalies les plus communes.

c) Omoplates déplacés en dehors, le bord interne légèrement écarté, mais parallèle à la ligne médiane.

} Paralysie de la portion inférieure du trapèze.

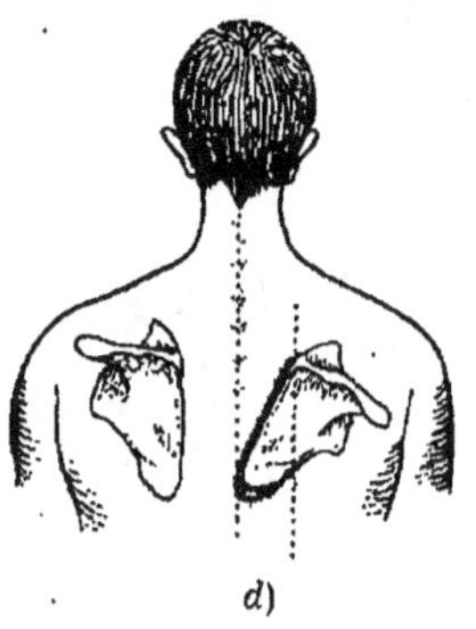

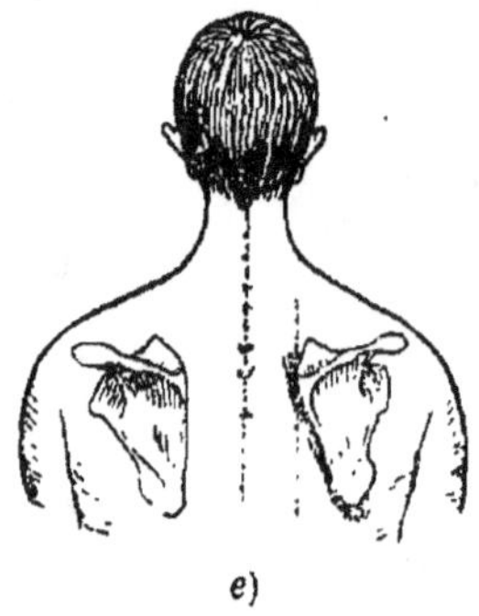

d)   *e)*

d) Paralysie du grand dentelé, position oblique de l'omoplate (1), l'angle inférieur rapproché de la colonne vertébrale et écarté du thorax.

e) Paralysie du rhomboïde, position oblique de l'omoplate, l'angle inférieur déplacé en dehors, le bord interne écarté du thorax.

Extrémité inférieure.

1. PIED

Les mouvements les plus délicats du pied et de ses différents segments n'ont pas, à beaucoup près, dans la vie de l'homme, l'importance capitale des mouvements délicats de

(1) Manque souvent (cfr. fig. 29) et dépend peut-être de la participation du muscle trapèze.

la main auxquels nous sommes redevables de la plus grande partie de nos aptitudes particulières à la race humaine. Nous pouvons d'autant plus passer rapidement sur la symptomatologie des paralysies du pied que la musculature du pied est

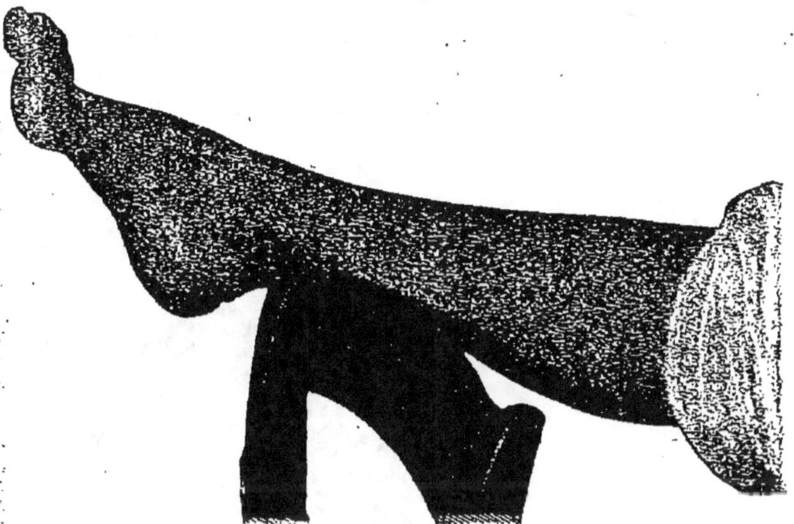

Fig. 40. — Griffe du gros orteil chez un malade atteint d'ataxie héréditaire de Friedreich.

en gros analogue à celle de la main. Ici aussi les extenseurs et les lombricaux écartent les doigts, fléchissent la première phalange et écartent les deux autres. L'abducteur et le fléchisseur du petit doigt ont même action. Leur paralysie provoque aussi une attitude en griffe par prédominance de l'action des antagonistes, c'est-à-dire une hyperextension des premières phalanges avec flexion des deux autres (v. fig. 40). Les fonctions principales du pied, pour la station et la marche, en sont à peine altérées.

Les muscles du gros orteil, *adducteur*, *court fléchisseur* et *abducteur* agissent aussi comme les précédents, ils fléchissent la première phalange et étendent la dernière ; leur paralysie a pour conséquence une même disposition en griffe du gros orteil.

Les *courts extenseurs des orteils* et le *court extenseur du gros orteil* étendent les premières phalanges et sont aussi suppléés par les muscles longs : *long extenseur des orteils*, *long extenseur du gros orteil*.

Les *courts fléchisseurs*, ceux du moins que nous n'avons pas encore nommés, c'est-à-dire le muscle court fléchisseur des orteils, fléchissent la dernière phalange et sont suppléés par les longs fléchisseurs : *long fléchisseur du gros orteil, long fléchisseur des orteils.*

Tous ces muscles sont moteurs des orteils. Leur paralysie n'est indiquée que par des attitudes anormales et la disparition de leurs fonctions. Ils ne sont accessibles ni à la vue ni au palper, sauf le court extenseur des orteils. Ils ne sont pas non plus excitables directement par le courant élec-

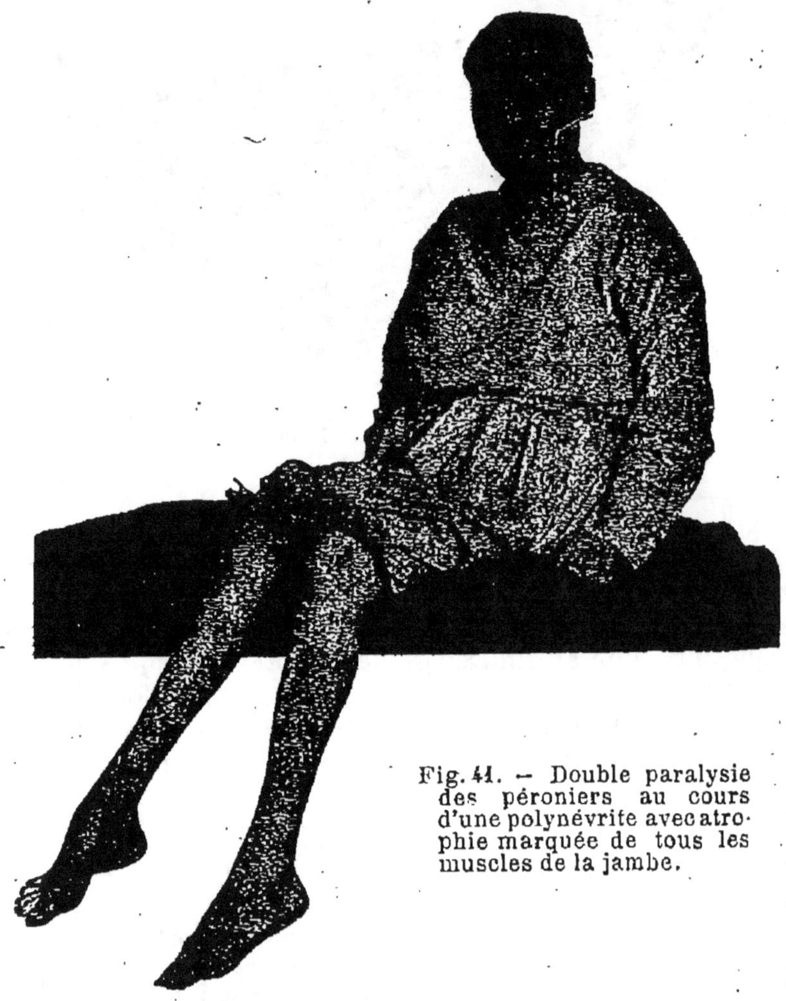

Fig. 41. — Double paralysie des péroniers au cours d'une polynévrite avec atrophie marquée de tous les muscles de la jambe.

trique. On se contente ordinairement, au lit du malade, de s'assurer si la flexion dorsale ou plantaire des orteils est conservée.

Tous les muscles du pied sont innervés par le nerf tibial, excepté les courts extenseurs des orteils qui appartiennent au nerf péroné.

2. JAMBE

Les muscles de la jambe sont beaucoup plus importants pour l'usage du membre inférieur. On les distingue en muscles péroniers et muscles du mollet.

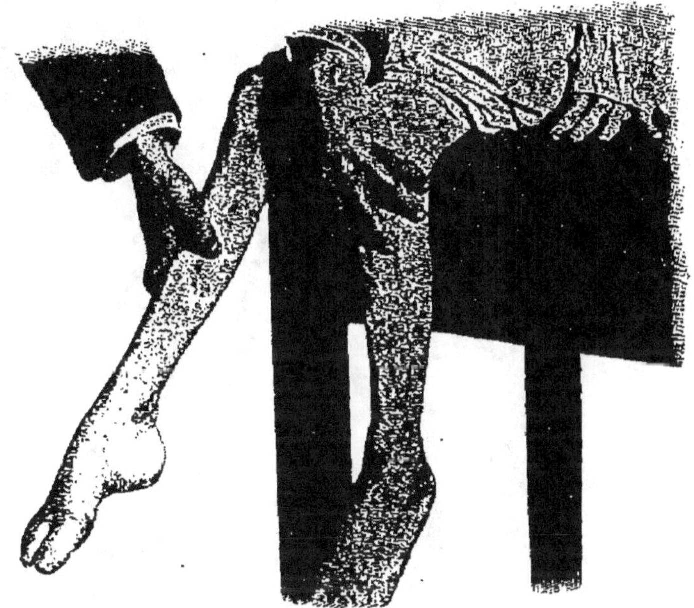

Fig. 42. — Pied varus équin par paralysie atrophique alcoolique des muscles de la jambe.

Le *groupe péronier* comprend les muscles situés contre l'arête du tibia et innervés par le nerf sciatique poplité externe : muscle tibial antérieur, muscle extenseur commun des orteils, muscles long et court péronier et long extenseur du gros orteil. A l'exception du long péronier et du court péronier tous ont pour fonction principale l'extension du pied (flexion dorsale). Comme fonction accessoire caractéristique, le tibial antérieur relève le bord interne du pied (adduction), l'extenseur commun des orteils étend les orteils et relève le bord externe du pied, le long extenseur propre du gros orteil porte le gros orteil en flexion dorsale ou du moins sa première phalange. Leur paralysie est facile à reconnaitre, car elle provoque des déformations spéciales (v. fig. 41 et 42). Le pied pend flasque, lorsqu'il n'est pas en contact avec le sol, et même dans le lit, il y a un pied bot équin paralytique qui dépend autant de la rupture de l'équilibre normal résultant de l'action des exten-

seurs et des fléchisseurs que du poids du pied. Lorsque la paralysie dure depuis longtemps, il se développe une contracture des antagonistes et l'équin se marque davantage (fig. 43).

Le muscle long péronier élève fortement le bord externe du pied
et abaisse le bord interne : abduction du pied, par là s'exagère la
voussure du pied. Si les péroniers sont paralysés en même temps
que les extenseurs du groupe péronier, on a le pied varus equin. La
paralysie des péroniers seuls donne le pied plat.

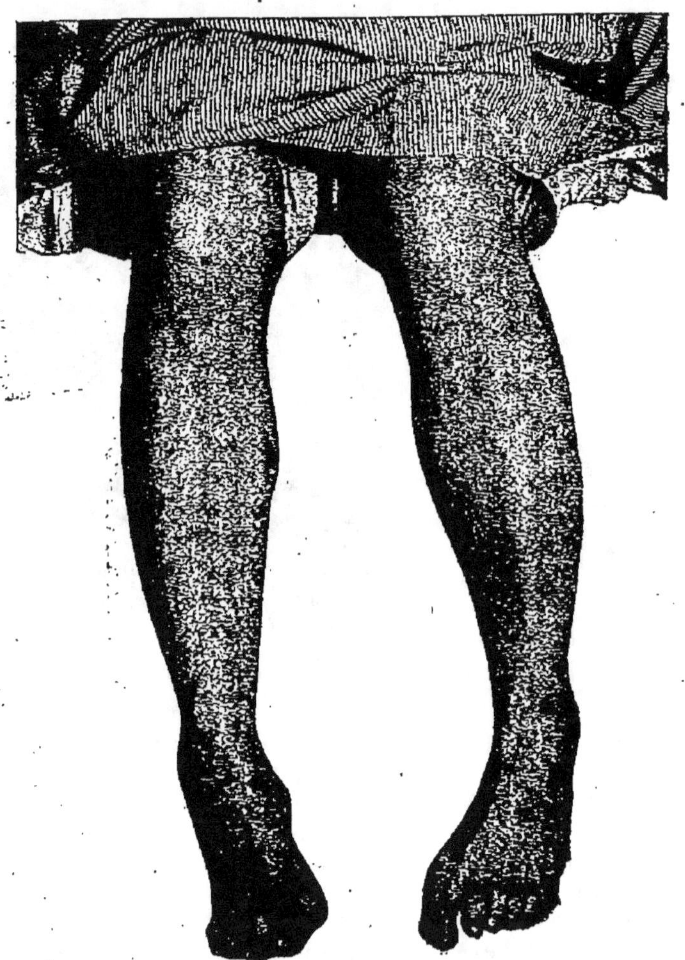

Fig. 43. — Attitude vicieuse du pied : gros orteil en extension et bord
interne relevé par suite de contracture légère du muscle tibial antérieur et du long extenseur du gros orteil chez un malade atteint de
paralysie agitante. Aucun trouble des autres muscles du groupe péronier.

La paralysie des muscles du groupe péronier ne se caractérise pas seulement par le pied équin mais aussi par la

dépression de la
région située le
long de la crete
du tibia, par
l'absence decon-
traction visible
lorsque le ma-
lade cherche à
étendre le pied,
enfin par une
démarche péni-
ble, la démar-
che du step-
peur (1). Pour
éviter en effet
que la pointe du
pied tombant ne
frotte le sol, la
jambe doit être à
chaque pas for-
tement relevée
par la flexion
extrème des ar-
ticulations de la
hanche et du
genou. Cette dé-
marche se re-
trouve dans tou-
tes les affections
du nerf sciati-
que, du plexus
lombo-sacré et
de la moelle épi-
nière dans les-
quelles les fais-
ceaux destinés
au nerf péro-
nier sont parti-
culièrement lé-
sés par exemple

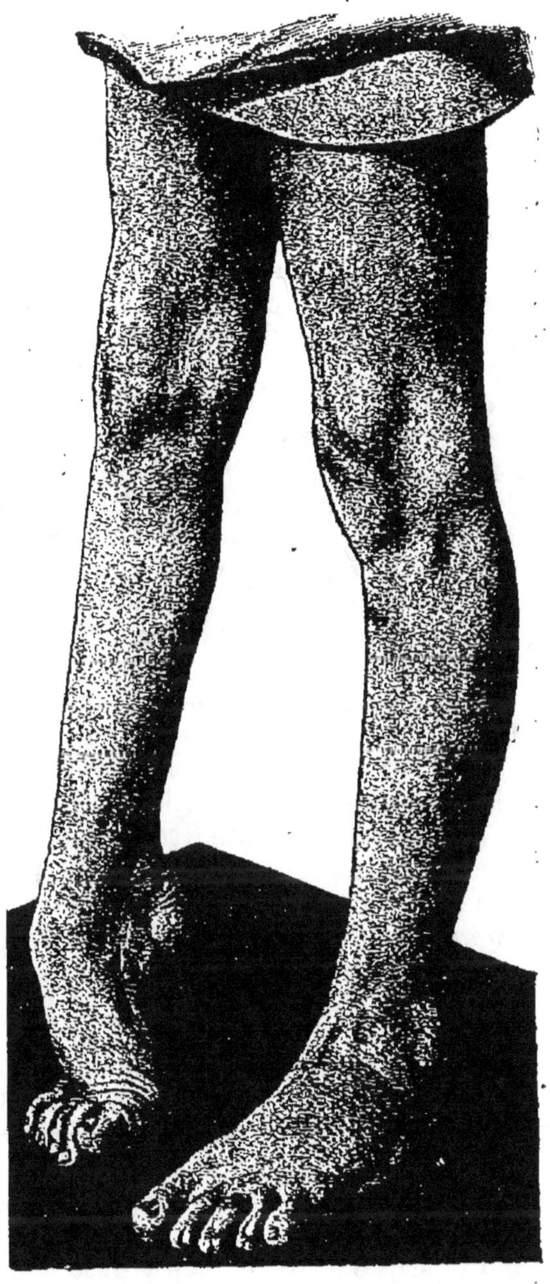

Fig. 44. — Pied varus equin suite de paralysie
infantile spinale (poliomyélite).

(1) Ainsi nommée d'après une certaine race de chevaux anglais
(to step, =marcher).

SEIFFER. — Maladies nerveuses.   4

dans les paralysies obstétricales du sciatique, dans la polynévrite, la poliomyélite, etc.

Si ce ne sont plus tous les muscles du groupe péronier qui sont paralysés mais seulement quelques-uns d'entre eux on le reconnaîtra aux troubles spéciaux de la motilité. Chacun d'eux à côté de sa fonction accessoire qui lui est spéciale (voir plus haut) a une part de l'action générale d'extension du pied : dans la paralysie isolée du tibial antérieur le relèvement du bord interne du pied fait défaut, le pied s'étend donc avec le bord externe relevé et le bord interne abaissé (abduction). Dans la paralysie isolée du long péronier, l'attitude sera contraire : le pied s'étendra avec relèvement de son bord interne ; dans la paralysie isolée de l'extenseur commun des orteils, il y a de même relèvement du bord interne, mais les orteils ne sont plus en extension ; dans la paralysie enfin du long extenseur du gros orteil, l'extension du gros orteil manquera. Des troubles de mouvements correspondants et des attitudes semblables peuvent naturellement résulter de la contracture de certains muscles (voir fig. 43).

Un moindre degré de paralysie, une parésie ou une faiblesse des muscles du groupe péronier se reconnaît en s'opposant passivement au mouvement de flexion dorsale du pied exécuté par le malade.

Les *muscles du mollet* forment un second groupe. Ils agissent comme antagonistes du groupe péronier et sont innervés par le nerf tibial. On y compte le *muscle gastro-cnémien*, le *soléaire*, le *plantaire*, tous trois réunis sous le nom de *triceps sural*, le *long fléchisseur commun des orteils*, le *long fléchisseur du gros orteil et le tibial postérieur*.

Le triceps sural provoque une vigoureuse extension du pied (flexion plantaire) avec légère adduction, celle-ci dans l'extension directe étant annihilée par l'action abductive du long péronier. La paralysie du triceps rend donc impossible l'extension du pied, pour la reconnaître il faut opposer une résistance passive à ce mouvement, la jambe étant pendante, car le poids du pied à lui seul met le pied en extension, cette méthode d'exploration permet en outre d'apprécier la force. Enfin comme le triceps est accessible à la vue et au palper, on aura les autres symptômes de la paralysie (manque de contraction, atrophie). Le malade ne peut se tenir sur les orteils et marche difficilement (fig. 44 et 45).

L'action du fléchisseur profond des orteils et du long fléchisseur
du gros orteil découle de leurs noms et leur paralysie supprime
cette action. Le tibial postérieur est synergique du tibial antérieur
(adduction du pied) et antagoniste du court péronier.

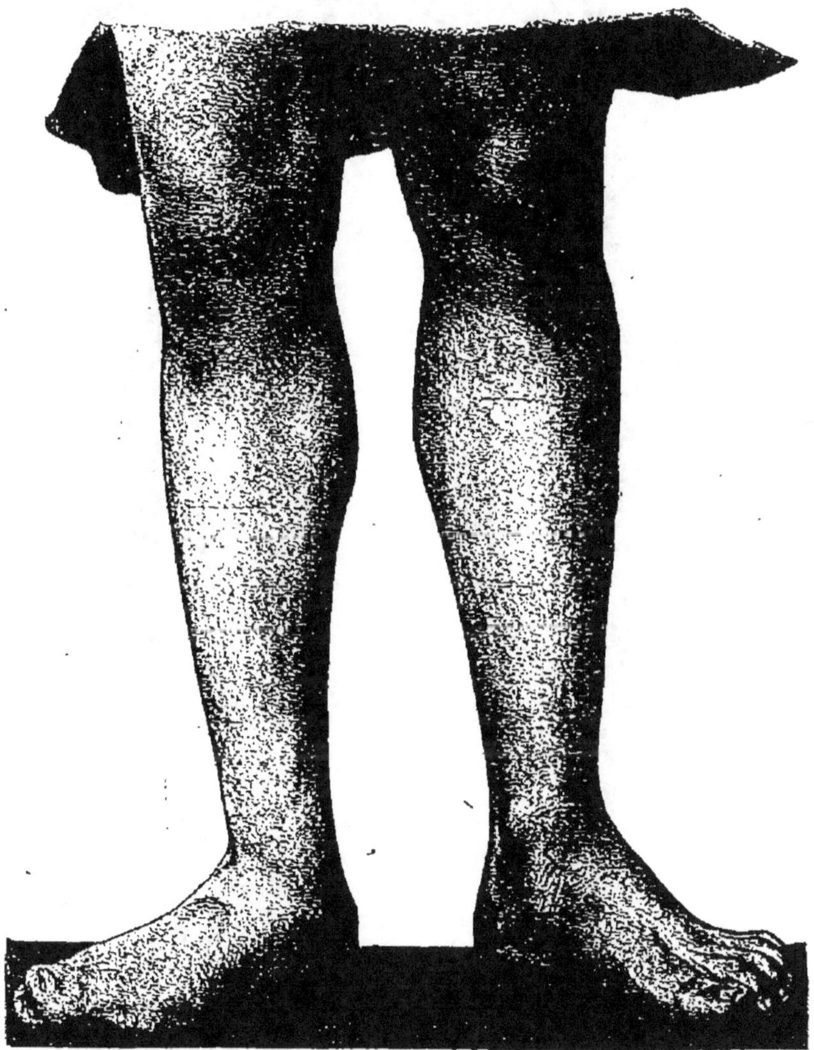

Fig. 45. — Pied plat paralytique à droite. Paralysie d'une partie des
muscles des deux groupes, groupe péronier et groupe du mollet.

La paralysie isolée des muscles du mollet est très rare à
côté de celle des péroniers, presque toujours lorsque les
muscles du mollet sont paralysés les péroniers le sont aussi
et ils sont d'autant plus affectés que la vulnérabilité du nerf

péronier est considérablement plus grande. Aussi ne voit-on presque jamais en pratique l'attitude spéciale à la paralysie,

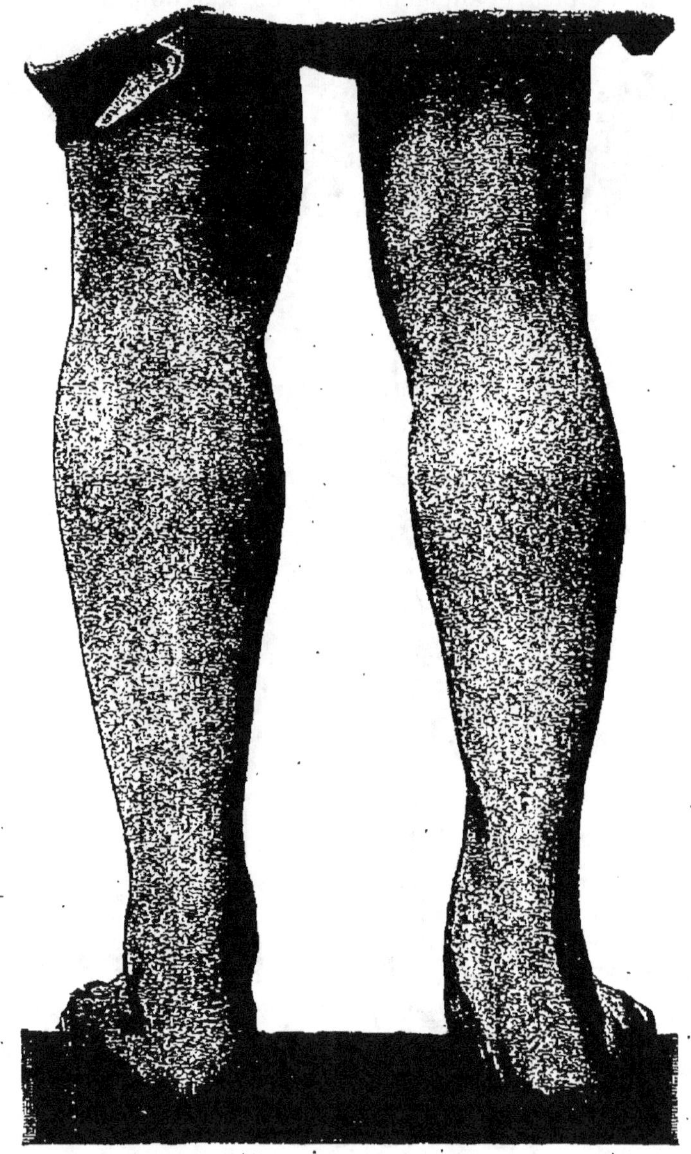

Fig. 46. — Même cas vu en arrière.

des muscles du mollet (pied en crochet par contraction du groupe péronier antagoniste), de même la paralysie isolée d'un muscle en particulier de l'un de ces groupes est rare, mais comme la déformation qui en résulte est beaucoup plus grande que la déformation légère et facilement réductible qui succède à la paralysie de tous les muscles qui meuvent le pied le paradoxe de Duchenne est pleinement autorisé : Il est meilleur de perdre tous les muscles du pied que d'en conserver quelques-uns. (Voyez du reste pour le traitement, le chapitre orthopédie).

Les déformations du pied par suite de paralysie ou de contractions musculaires sont d'une importance pratique considérable surtout pour le traitement orthopédique et chirurgical. Voici résumées les principales formes :

Déformation du pied par suite de paralysie musculaire :

1. Pied équin : paralysés : extenseur commun des orteils, tibial antérieur, long extenseur du gros orteil (nerf péronier).

2. Pied varus équin : paralysés : tout le groupe péronier c'est-à-dire les précédents plus le long et le court péronier (nerf péronier).

3. Pied talus, pied en crochet : paralysés : triceps sural (nerf tibial).

4. Pied plat paralytique : paralysé principalement le muscle long péronier (nerf péronier).

5. Pied en griffe : paralysés : muscles interosseux et lombricaux (nerf péronier).

Déformation du pied par suite de contractures musculaires.

1. Pied équin : contracturés : m. triceps et long péronier.

2. Pied varus équin : contracturés : m. triceps sural.

3. Pied talus, pied en crochet : contracturés : groupe péronier (tibial antérieur, extenseur commun, extenseur propre, péroniers.

4. Pied creux : contracturé ; long péronier.

CUISSE

Les extenseurs et les fléchisseurs de l'articulation du genou sont situés dans la cuisse. Les extenseurs se composent des quatre parties du *muscle quadriceps*, le *droit antérieur*, le *vaste interne*, le *vaste externe* et le *crural*. Le droit outre son action d'extension du genou est fléchisseur de la hanche. On recherche la paralysie le malade étant couché en le priant d'étendre le genou fléchi, si le malade est assis la recherche est encore plus simple. Outre le défaut d'action on voit et on sent facilement le défaut de contraction. La station n'est pas troublée, mais la marche est impossible à moins de provoquer avec les mains une extension passive du genou, autrement le malade court le danger de se fracturer le genou et de tomber. Cette flexion passive exagérée développe facilement un genu recurvatum.

Le quadriceps est innervé par le nerf crural.

Les fléchisseurs du genou : biceps fémoral, semi-tendineux, semi-membraneux, droit interne sont situés à la face postérieure, le couturier à la face antérieure de la cuisse. Les trois premiers sont les fléchisseurs principaux du genou et sont en même temps extenseurs de la hanche. Aussi dans leur paralysie le bassin et le tronc ont-ils tendance à tomber en avant. Les malades luttent contre cette tendance en fléchissant fortement en arrière le tronc grâce aux muscles propres du tronc. Cette paralysie rend difficile la marche, et tout à fait impossible la course, le saut, etc.

Le muscle couturier soutient l'action des fléchisseurs, mais il fléchit aussi légèrement la hanche, et tourne le membre inférieur en dehors. Le droit interne a comme fonction accessoire l'adduction et la rotation en dedans ; le muscle poplité est également fléchisseur et rotateur en dedans de la cuisse.

La paralysie isolée des fléchisseurs du genou est toujours rare, ils peuvent jusqu'à un certain point être suppléés par les gastro-cnémiens, agissant le pied étant fixé.

Les trois fléchisseurs principaux : biceps, semi-tendineux et semi-membraneux sont innervés par le sciatique, le droit interne par l'obturateur, le couturier par le crural.

4. MUSCLES DE LA HANCHE

Les mouvements dans l'articulation de la hanche ont pour effet de déplacer le bassin et le tronc d'une part, la cuisse et tout le membre inférieur d'autre part. C'est ce dernier mouvement qui frappe le plus les yeux, aussi distingue-t-on les muscles en *extenseurs*, *fléchisseurs*, *adducteurs*, *abducteurs* et *rotateurs* de la cuisse.

L'extension résulte de l'énergique contraction du grand fessier, mais si ce muscle étend en arrière la cuisse libre sur le bassin préalablement fixé, il étend aussi en arrière le tronc et le bassin lorsque la cuisse est au contraire fixée. La contraction des deux grands fessiers durcit et rapproche les deux fesses l'une de l'autre. Cette contraction visible et palpable manque lorsqu'ils sont paralysés. L'extension de la cuisse sur le bassin ou réciproquement est le mouvement fondamental dans l'acte de monter un escalier, monter une montagne, se relever lorsqu'on est assis ou baissé, etc., il est aussi indispensable dans l'acte de porter une lourde charge, dans le saut, etc., toutes manœuvres impossibles dans la paralysie du grand fessier (voir fig. 77 à 81). L'action de ce muscle ne peut être qu'imparfaitement suppléée. Par contre il n'est pas nécessaire dans la station debout ou dans la marche sur terrain plat, les fléchisseurs du genou suffisent à étendre le bassin (biceps, semi-tendineux, semi-membraneux). Lorsque la paralysie dure longtemps, les fléchisseurs se contracturent et la cuisse se place à angle aigu sur le tronc (voy. plus loin figure représentant la compression médullaire chez une jeune fille de 12 ans (chap. Contracture).

Innervation : racines du plexus sacré.

La *flexion* de la hanche est produite par le *psoas iliaque* et le *muscle tenseur du fascia lata*. Comme le psoas iliaque est légèrement rotateur en dehors, et le tenseur légèrement rotateur en dedans, leur action combinée donne une flexion directe : suivant le degré de leur paralysie la marche est plus ou moins troublée, dans la paralysie complète elle est impossible. Seul le tenseur du fascia lata est accessible à la vue et au palper. En général, on explore la flexion en priant le malade couché sur un plan horizontal de lever le membre inférieur par flexion de la hanche, normalement lorsque le genou est en extension, on obtient un angle de 60 à 70°, et un angle aigu lorsque le genou est en flexion (ces angles sont beaucoup plus aigus dans l'hypotonie (Voy. Hypotonie dans le tabès dorsal).

Innervation : nerf crural.

L'*adduction des deux membres inférieurs* l'un contre l'autre ou l'un par-dessus l'autre est réalisée par l'action du *muscle pectiné* et des *adducteurs, grand adducteur, moyen adducteur, petit adducteur*. La vue et le palper permettent d'apprécier, à la partie moyenne de la cuisse, la contraction des adducteurs, l'exploration est facile et on reconnaît leur force motrice en s'opposant avec les mains à l'adduction des jambes préalablement écartées. Leur paralysie fait marcher en écartant les jambes Leur contracture, qui est très fréquente empêche au contraire l'écartement des jambes. Ils sont suppléés par le droit interne, leur fonction accessoire est une légère flexion de la hanche.

Innervation : nerf obturateur.

L'*abduction des jambes* est réalisée surtout par le moyen

et le petit fessier qui ont accessoirement une légère action de rotation en dedans. Si la jambe est fixée, le tronc et le bassin ont tendance à tourner de côté. Dans la marche et la station debout ces muscles, au contraire, fixent le tronc pour l'empêcher de tourner de côté. Aussi, dans leur paralysie bilatérale, la station est-elle peu sûre et la *marche dandinante* Dans la paralysie unilatérale le bassin penche de côté pendant la marche et la station par l'action du grand fessier et du petit fessier sains, et pour compenser cette action le tronc est penché du côté paralysé (v. fig 47). La situation profonde de ces muscles en empêche la palpation, leur paralysie supprime l'abduction et la rotation en dedans du membre inférieur, grâce à la prédominance des rotateurs en dehors. L'exploration portera donc aussi sur ce point. Les abducteurs sont accessoirement rotateurs.

Innervation : branches du plexus sacré.

La *rotation en dehors* s'exécute par les *muscles pectiné, obturateur interne, obturateur externe, jumeaux, quadriceps fémoral*, dont la paralysie ne se reconnaît que par leur manque d'action. Ils sont suppléés par le psoas iliaque, les adducteurs et le grand

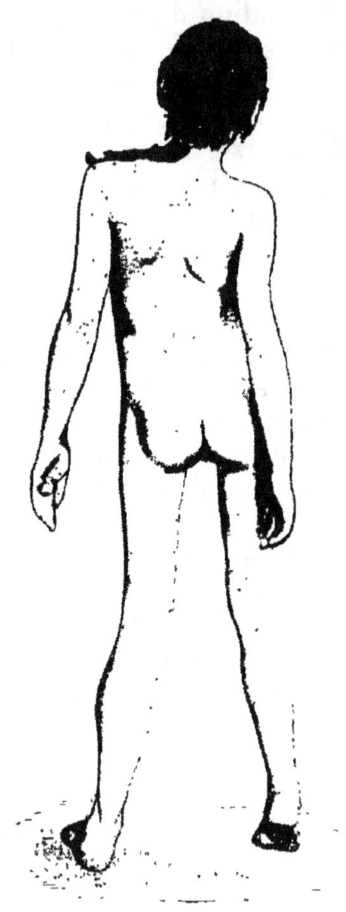

Fig. 47. — Démarche dandinante dans la dystrophie musculaire progressive. On voit le relèvement exagéré du genou droit par suite du pied tombant (démarche du stepper). Toute la musculature des muscles inférieurs est atrophiée.

fessier. La *rotation en dedans* se fait par le moyen et petit fessier, le tenseur du fascia lata et les adducteurs.

Innervation : rameaux du plexus sacré.

5. MUSCLES DU TRONC

L'extension du tronc se fait par les longs muscles du dos qu'on réunit sous le nom d'*érecteur du tronc* ou de *muscles sacro-spinaux*. Isolément ils agissent en courbant la colonne vertébrale de telle façon que le tronc penche du côté actif. Leur paralysie bilatérale produit une lordose lombaire (ensellure) v. fig. 48, mais n'est pas un obstacle à la marche. La nature paralytique de cette lordose se démontre par sa disparition dans la position couchée; dans la position assise, la colonne vertébrale présente une forte cyphose et les malades s'opposent à l'action prédominante des fléchisseurs du tronc en appuyant les mains sur les cuisses. On ne peut voir ou palper la contraction des extenseurs que chez les individus très maigres.

La *flexion du corps en avant* se fait par la muscu-

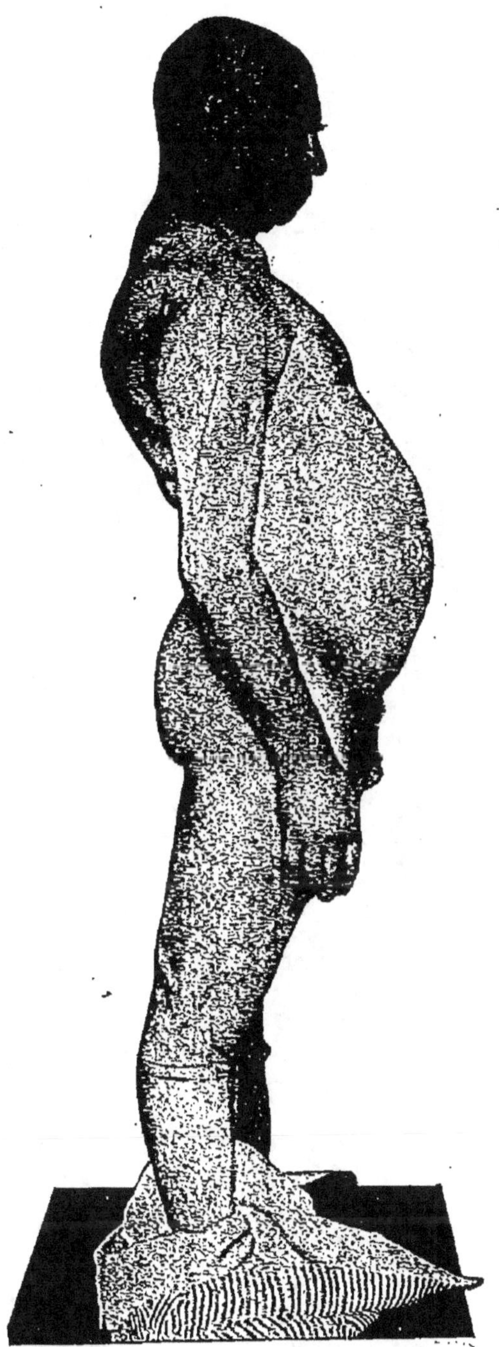

Fig. 48. — Dystrophie musculaire progressive avec lordose lombaire et paralysie des muscles de la ceinture scapulaire et du tronc.

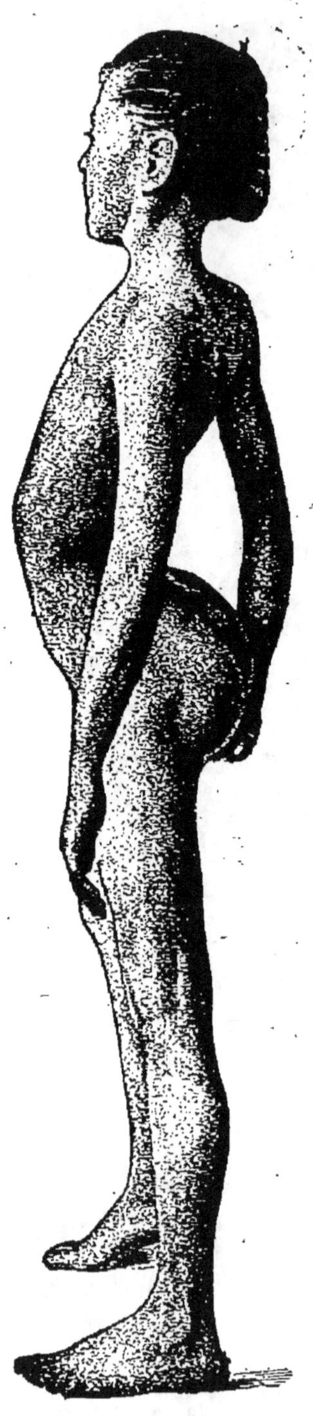

lature du ventre avec son innervation bilatérale : *muscles droits
de l'abdomen, grand oblique et
petit oblique*. Dans la paralysie
des muscles du tronc, c'est d'a-
bord leur durcissement qui fait
défaut, puis la presse abdominale est paralysée et toutes ses
fonctions troublées. c'est-à-dire
la miction, la défécation, la toux,
le cri ; il se développe également
une lordose lombaire mais avec
un fort abaissement du bassin
et une saillie exagérée des fesses
(v. fig. 49). La marche est encore possible, mais le malade ne
peut se relever sans aide lorsqu'il est couché sur le dos. La
figure 49 montre le développement de la lordose lombaire
aussi bien par paralysie des extenseurs que par paralysie des
fléchisseurs ; si les deux groupes
musculaires sont également paralysés, la station droite est tout
à fait impossible.

La *flexion latérale du tronc*
se fait par le *carré lombaire* et
l'action unilatérale des *muscles
de l'abdomen*. S'ils sont paralysés, la prédominance d'action
de ceux du côté sain amène une
scoliose convexe du côté paralysé,
mais on voit rarement cette paralysie.

La *rotation du tronc* se fait

Fig. 49. — Atrophie musculaire progressive avec lordose lombaire et
abaissement du bassin. On voit que
dans le mouvement en avant de la
jambe droite, le bassin est en position oblique, plus bas à gauche qu'à
droite (marche dandinante, marche
du canard).

par les *petits muscles vertébraux*, c'est-à-dire les *muscles demi-épineux, multifides du rachis, rotateurs du dos* et *intertransversaires*.

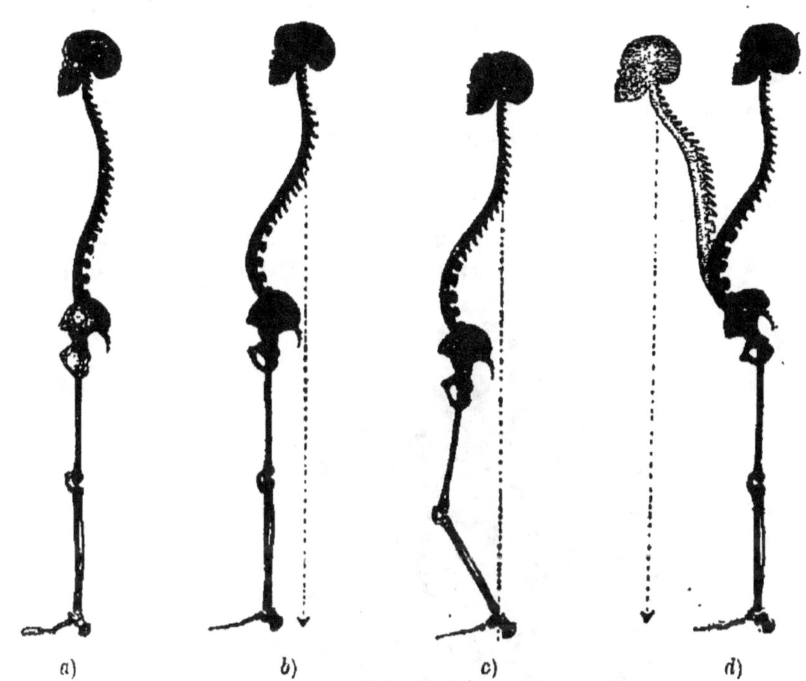

Fig. 50. — Schéma du développement de la lordose lombaire dans l'atrophie des muscles du tronc.

a) Position normale avec les courbures physiologiques de la colonne vertébrale.

b) et c) Dans la paralysie des extenseurs (erector trunci) les fléchisseurs (muscles abdominaux) provoqueraient une flexion excessive et une chute en avant grâce à la pesanteur, si le haut du corps n'était pas tiré en arrière, ce qui produit une forte lordose lombaire. Mais comme alors la verticale du centre de gravité tombe en arrière du plan de sustentation (b) il faut corriger cette attitude par la flexion des genoux et des hanches ou par une courbure antérieure compensatrice de la partie supérieure du tronc et de la colonne cervicale (cpr. fig. 48).

d) Dans la paralysie des fléchisseurs il y aurait de même à craindre une chute en arrière si le bassin n'était porté en avant. Mais cet abaissement du bassin doit être effacé pour le maintien de l'équilibre par le rejet en arrière du haut du corps. Ainsi se développe également une lordose lombaire (fig. 49).

Leur paralysie est pratiquement sans grande importance et ne se voit pour ainsi dire pas isolément.

Tous les muscles du dos sont innervés par les branches des nerfs spinaux.

6. — LES MUSCLES MOTEURS DE LA TÊTE

Le principal muscle moteur de la tête est le *sternocléïdo-mastoïdien*. Lorsque les deux muscles agissent ensemble de l'un et l'autre côté ils portent la tête en avant, tout en maintenant le menton élevé, dans la position couchée ils soulèvent la tête au-dessus du plan du lit. Dans l'action unilatérale la tête et la face se tournent du côté opposé en même temps qu'elles s'inclinent du côté actif.

On tiendra donc compte de cette action dans l'exploration de ce musle; elle manque s'il est paralysé et de plus le

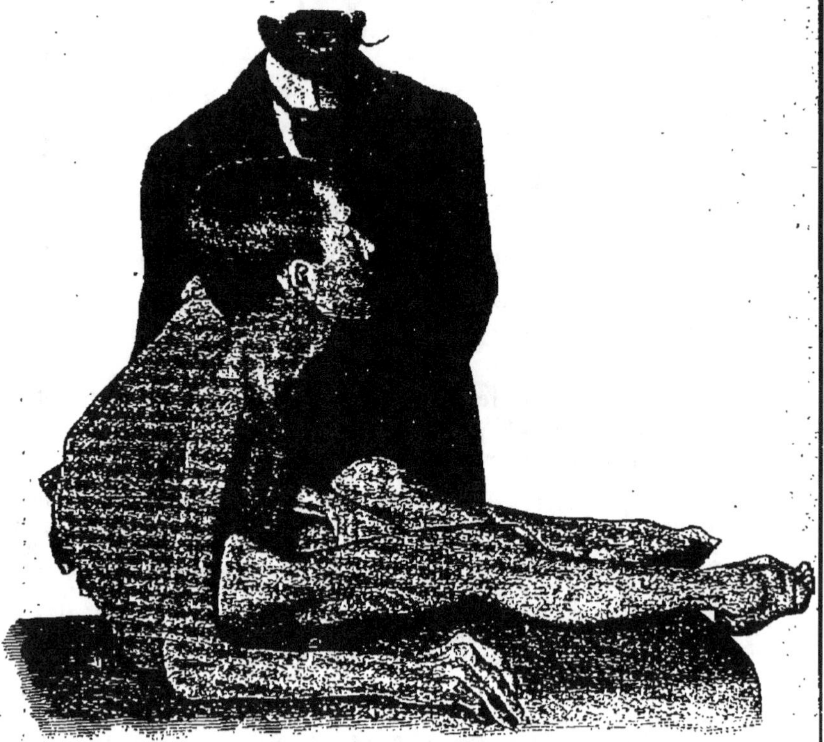

Fig. 51. — Cas avancé d'atrophie musculaire progressive. Forte cypho-scoliose par suite de la disparition de la musculature du tronc, les déformations frappantes du pied se sont aussi développées secondairement à l'atrophie musculaire.

bourrelet visible chez les personnes qui ne sont pas trop grosses lorsqu'il se contracte fortement est peu sensible, s'il y a parésie et manque complètement dans la paralysie complète.

L'absence d'action est très remarquable surtout lorsqu'elle est unilatérale car elle provoque une attitude anormale qui est l'inclinaison et la torsion de la tête et de la face du côté correspondant à l'action du muscle resté sain (v. fig. 76).

Innervation : nerf spinal et quelques racines du plexus cervical.

Les muscles qui inclinent la tête sont les grand et petit droits antérieurs qui fléchissent la tête en avant dans l'articulation atloïdo-occipitale.

Les *extenseurs de la tête, les grand et petit droits postérieurs de la tête, l'oblique supérieur*, portent la tête en arrière. Ils sont soutenus dans ce mouvement par le splénius, le complexus et le digastrique qui dans leur action unilatérale tournent la tête de côté.

Les *muscles qui inclinent la tête de côté* sont les *droits latéraux de la tête* (petit complexus et transversaire du cou), ils rapprochent la tête des épaules.

Les *rotateurs de la tête, muscles obliques inférieurs ou grands obliques*, tournent la tête autour d'un axe vertical.

On connaît peu la paralysie de ces muscles qui ne se démontre guère que par l'absence des mouvements qu'ils doivent provoquer. Encore y a-t-il, comme nous l'avons vu, de larges suppléances parmi lesquelles le trapèze et les scalènes font les principales.

Les muscles qui ne meuvent que les parties limitées de la colonne cervicale peuvent être passés sous silence.

L'innervation des muscles moteurs de la tête vient des 4 nerfs cervicaux supérieurs.

7. — LA PARALYSIE DES MUSCLES DE LA FACE

Les muscles de la face comprennent dans leur action tous les jeux de la physionomie et de l'expression. Ce sont des muscles très délicats qui naissent et se terminent dans la peau, et dont la contraction est à peine sensible; leur paralysie peut cependant entraîner des troubles marqués dans la vie des malades (fig. 52 et 53).

On divise en général ces muscles suivant la région de la face où ils se trouvent. Les plus importants sont :

1. *Front : Muscle frontal.* Action : plisse transversale-

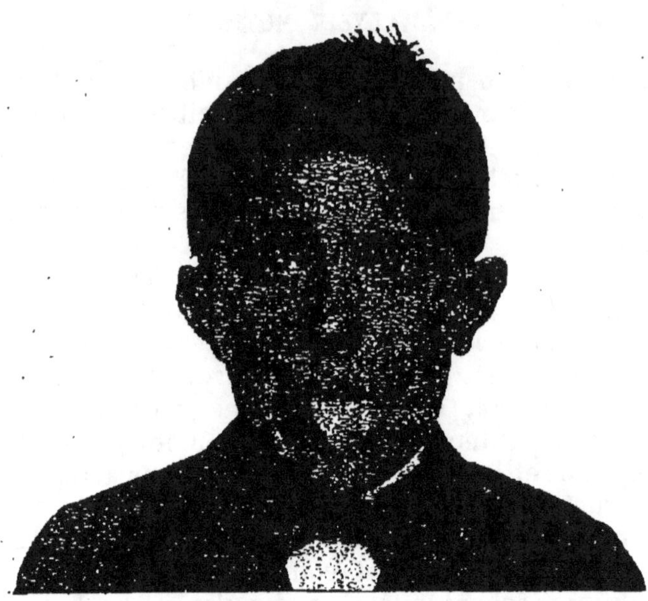

Fig. 52. — Paralysie faciale gauche rhumatismale. Le malade est prié de froncer le front et de tirer la langue. Celle-ci paraît déviée vers la gauche parce que les muscles du côté droit de la bouche se contractant seuls tirent seuls la commissure droite en dehors tandisque les muscles du côté gauche étant paralysés ne tirent pas la commissure gauche. De plus on voit que tout le côté gauche du front reste lisse et que la paupière inférieure gauche descend plus bas que la paupière inférieure droite (ptosis de la paupière inférieure gauche).

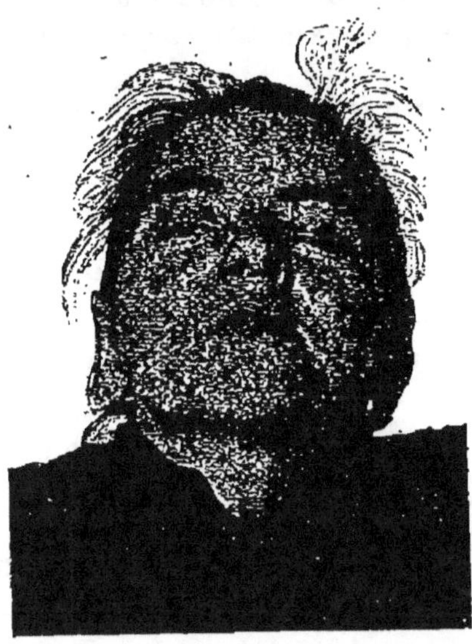

Fig. 53. — Paralysie faciale droite, section du nerf dans une opération sur l'oreille. La malade cherche à fermer les yeux : lagophtalmie droite.

ment le front, tire les sourcils par en haut, donne l'expression de l'étonnement. Paralysie : impossibilité de froncer le front en haut ; le front reste lisse.

Muscle sourcilier. Action : Fronce les sourcils en dedans et en bas, plisse la peau de la glabelle en plis verticaux, donne l'expression de la méditation, de la menace, de la sévérité.

2. *Yeux. Muscles orbiculaires des yeux.* — Action : ils ferment les paupières et plissent la peau l'entour, dilatent le sac

lacrymal. Paralysie : impossibilité de fermer les yeux qui restent constamment ouverts (Lagophtalmie).

Lorsque le malade essaye de fermer les yeux on voit les yeux comme cela a lieu normalement dans l'acte de fermer les yeux, tourner en haut et en dehors (phénomène de Bell). Danger de la conjonctivite.

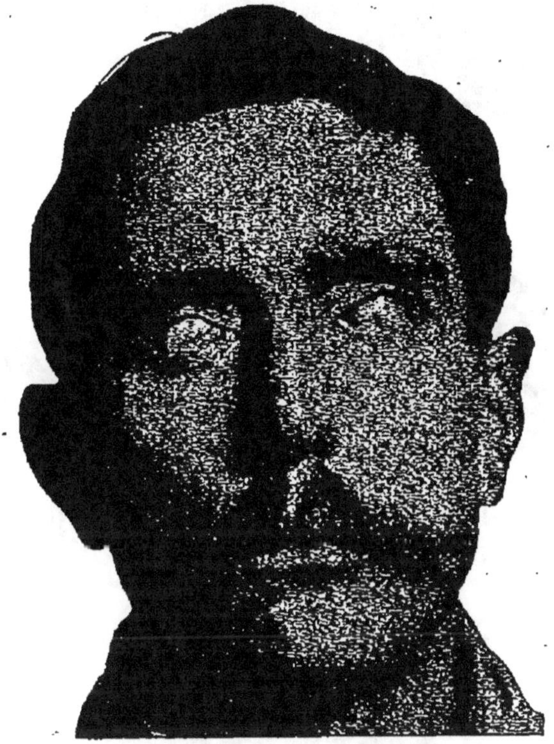

3. *Nez et joue. Muscle zygomatique.* — Action : tire la commissure buccale en dehors et en haut, plisse les joues, donne l'expression de la joie et du rire. Paralysie : abaissement des commissures, effacement du sillon naso-labial.

Fig. 54. — Paralysie faciale bilatérale par fracture de la base du crâne. Le patient essaye de fermer les yeux, les paupières ne se ferment pas : lagophtalmie, mais la cornée disparait sous la paupière supérieure : phénomène de Bell, cfr. fig. 115, où le même malade n'essaye pas de fermer les yeux.

Muscle élévateur commun de l'aile du nez et de la lèvre supérieure et élévateur propre de la lèvre supérieure. — Action : relèvement de la lèvre supérieure et de l'aile du nez, fait le visage pleureur et contrarié. Paralysie : comme le zygomatique.

Muscle dilatateur propre des narines. — Action : mouvement de reniflement.

Muscle buccinateur. — Action : presse les joues contre les dents. Paralysie : relâche les joues de telle sorte qu'elles sont soulevées dans l'expiration ; les joues perdent le contact avec les dents de telle sorte que pendant la mastication les aliments restent dans les poches des joues.

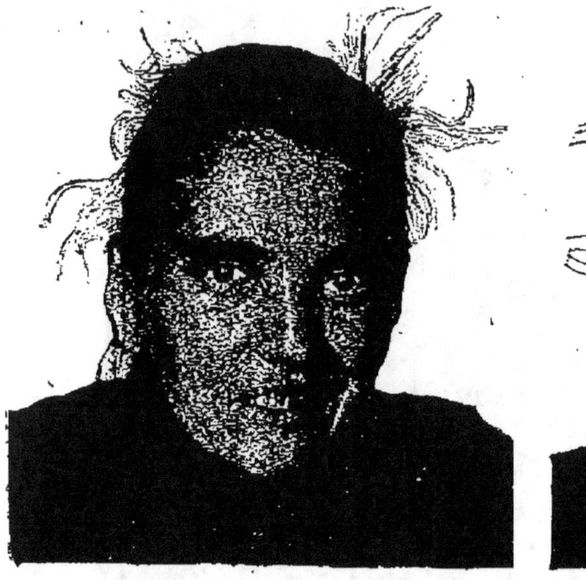
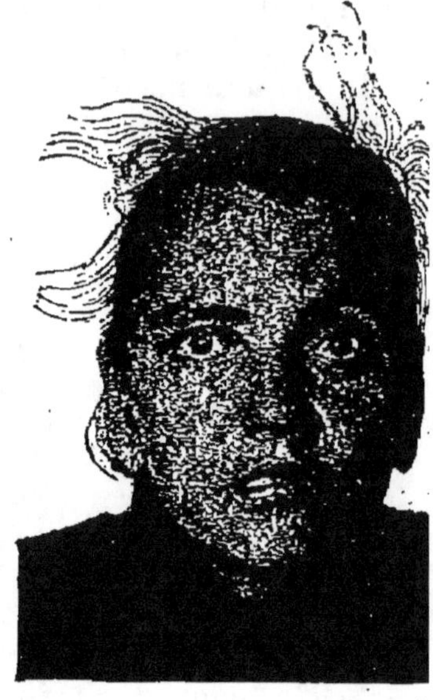

a)   b)

Fig 55. — Même malade que dans la fig. 49 : *a*) elle rit, *b*) elle plisse le front : la moitié droite du visage paralysée reste lisse. Asymétrie faciale.

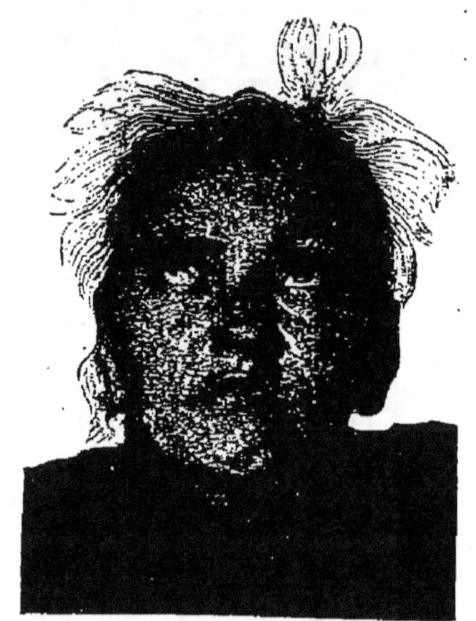

Fig. 56. — Même malade avec son expression habituelle à l'état de repos. On est déjà frappé de la forte asymétrie et de l'état lisse du côté droit du visage en opposition avec le côté gauche qui est en innervation normale. Là aussi existe un certain degré de ptosis de la paupière inférieure.

4. Lèvres et menton. Muscle orbiculaire des lèvres. — Action : ferme les lèvres et les appuie contre les dents, rétrécit l'orifice buccal et agit dans la prononciation des lettres : o, u, b, p, v, w, f et m. Paralysie : la bouche reste entr'ouverte, la salive s'écoule, impossibilité de siffler, de sucer, etc., trouble de la prononciation des lettres susdites.

Muscle carré du menton. — Action : tire en bas et renverse en dehors la lèvre inférieure.

Muscle triangulaire des lèvres. — Action : tire la commissure en bas et en dehors, agit dans le pleurer, donne l'expression de dégoût.

Muscle canin. — Action : soulève le menton et tire en haut la lèvre inférieure. Agit dans le claquement des lèvres, donne l'expression de l'orgueil et du mépris.

5. *Cou. Muscle peaucier.* — Action : abaisse la lèvre inférieure pour découvrir les dents.

La paralysie isolée de ces muscles en particulier est rare. Le plus souvent toute une moitié du visage ou du moins la plus grande partie de cette moitié est paralysée. Dans la paralysie faciale d'origine cérébrale le rameau frontal est respecté. En face de ce visage tordu, de travers, contrastant avec la placidité des régions atteintes le diagnostic de cette paralysie est facile.

Tous les muscles de la face sont innervés par le nerf facial (voir aussi p. 135-136).

8. PARALYSIE DES MUSCLES DES YEUX

On distingue :

1. Les *muscles externes* qui meuvent le globe de l'œil et les paupières ;

2. Les *muscles internes* qui règlent les mouvements de la pupille et la courbure du cristallin, c'est-à-dire l'accommodation ;

3. Les *muscles lisses de l'orbite.*

I. *Musculature externe.* —Les muscles du globe de l'œil ont tous une action de rotation, le droit supérieur tourne le globe en haut et en dedans, le droit inférieur en bas et en dedans, le droit externe en dehors, le droit interne en dedans, des deux muscles obliques le supérieur dirige l'œil en bas et en dehors, l'inférieur en haut et en dehors.

Les symptômes habituels de la paralysie des muscles de l'œil en tant du moins que tous les muscles de la face ne sont pas atteints, non plus que deux muscles synergiques (par exemple le droit externe, droit et le droit interne gauche) se groupent ainsi :

a) *Défaut de mouvement* variant suivant le muscle pris ;

b) *Position anormale de l'œil :* strabisme par suite de l'action des antagonistes ;

c) *Diplopie.*

d) *Eventuellement vertige et attitude inclinée de la tête.*

Pour diagnostiquer le muscle paralysé on recherche d'abord la mobilité des yeux en priant le malade de suivre le doigt qu'on lui présente dans toutes les directions Bien que l'excursion de l'œil soit très variable suivant les différents individus on peut considérer comme une moyenne normale les mouvements en dedans ou en dehors capables de porter le bord de la cornée jusqu'à l'angle de l'œil et de la faire disparaître, en haut ou en bas sous le bord de la paupière. Il n'est pas possible de spécifier un trouble peu accentué. Il existe sans qu'il y ait de paralysie musculaire une certaine insuffisance de quelques muscles dans les anomalies de réfraction (myopie) et dans les états de dépression du système nerveux. Le plus souvent c'est une insuffisance du droit interne dans la fixation des objets rapprochés.

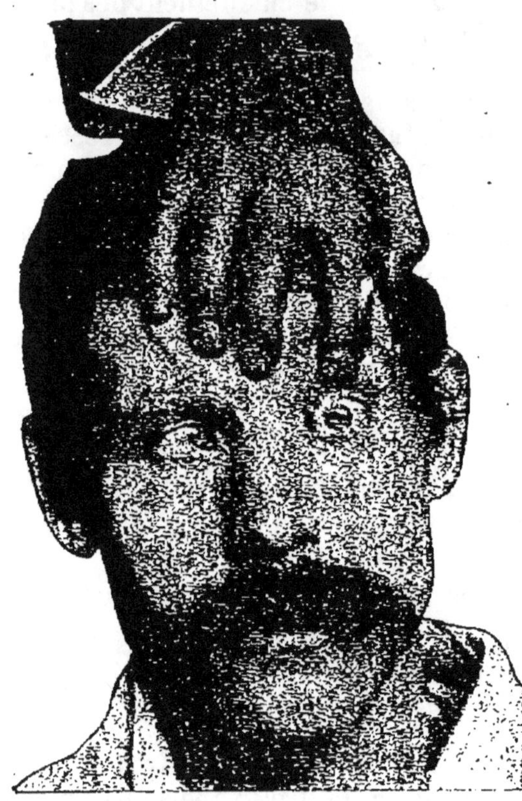

Fig. 57. — Ophtalmoplégie totale de l'œil gauche, c'est-à-dire paralysie de tous les muscles de l'œil, suite de méningite tuberculeuse de la base (confirmée par l'autopsie). Il y a à gauche : ptosis, immobilité complète du globe oculaire et de la pupille. Le malade, au moment où il a été photographié, est prié de regarder vers la gauche. L'œil droit obéit seul à ce mouvement. Il y a donc paralysie du moteur oculaire commun, du moteur oculaire externe et du pathétique.

Si l'un des mouvements de l'œil est supprimé, il est possible de déterminer le muscle qui est atteint. Si la motilité paraît normale, il n'en faut pas moins rechercher la diplopie ; car s'il s'agit de parésie seulement, on peut avoir la diplopie sans trouble apparent des mouvements. La diplopie est ainsi le symptôme le plus important de la paralysie des muscles de l'œil. On la recherche en déplaçant dans une direction déterminée le doigt ou un objet étroit comme la flamme d'une bougie devant les yeux du malade, il arrive un moment où l'image est vue double. On observe de plus si cette double image est située dans la moitié supérieure ou inférieure, externe ou interne du champ visuel ; 2° si les deux images sont situées à côté l'une de l'autre à la même hauteur ou l'une au-dessus de l'autre, ou obliquement l'une au-dessus de l'autre, 3° si leur écartement augmente lorsque le regard se dirige en dehors, en dedans, en haut ou en bas, 4° si ces images sont croisées ou homonymes.

Il y a diplopie homonyme quand l'image fausse est du côté de l'œil malade, diplopie croisée quand l'image fausse vue par l'œil malade est du côté de l'œil sain. La distinction de l'image vraie et de l'image fausse se fait en plaçant un verre coloré devant l'œil sain : l'image fausse est celle qui n'est pas colorée. Si l'on ferme un œil et que ce soit l'image du côté de cet œil qui disparaisse, la diplopie est homonyme.

Un autre signe diagnostic du muscle paralysé est la *déviation secondaire de l'œil sain*. On ferme l'œil sain et l'on fait fixer un doigt placé le plus possible en dehors s'il s'agit par exemple de la paralysie du droit externe, on ouvre brusquement l'œil sain, il est fortement dévié en dedans, car le muscle droit interne a reçu pendant l'occlusion une surcharge d'innervation correspondant à celle du muscle droit externe de l'œil malade. Cette déviation secondaire est en outre un signe certain de la nature paralytique du strabisme, elle n'existe pas dans le strabisme concomitant.

La paralysie des muscles se déduit encore mieux de la nature du strabisme qui ne manque presque jamais : le *strabisme est convergent* ou *divergent*. Si c'est le droit interne ou le droit externe qui est paralysé, l'œil dévié en dedans ou en dehors reste dans la ligne horizontale de la fente palpébrale, dans la paralysie des autres muscles au contraire il y a aussi une déviation en dedans ou en dehors mais en même temps il existe une déviation en haut ou en bas. Voici la règle qu'il faut suivre :

1. La paralysie d'un rotateur en dedans donne un strabisme divergent, la paralysie d'un rotateur en dehors un strabisme convergent.

2. Par suite dans le strabisme convergent il y a diplopie homonyme, et diplopie croisée dans le strabisme divergent.

Les trois rotateurs en dedans sont le droit externe, le droit supérieur et le droit inférieur ; les trois rotateurs en dehors, le droit externe, le grand oblique et le petit oblique.

Le tableau suivant donne une revue rapide de tous ces signes :

Tableau diagnostique des paralysies des muscles oculaires.

	Diplopie homonyme par paralysie des			**Diplopie** croisée par paralysie des		
	Droit ext.	grand obliq.	petit oblique	Droit int.	Droit sup.	Droit infér.
Dans quelle partie du champ visuel apparaissent les images.	externe	inférieure	supérieure	interne	supérieure	inférieure
Situation des deux images l'une par rapport à l'autre.	à côté l'une de l'autre	l'une au-dessus de l'autre	obliquement l'une au-dessus de l'autre	à côté l'une de l'autre	l'une au-dessus de l'autre	obliquement l'une au-dessus de l'autre
L'écartement des images augmente.	en dehors	en dedans	en haut et en dehors	en dedans	en haut	en bas
Où est le globle de l'œil.	en dedans	en haut et en dedans	en bas et en dedans (peu)	en dehors	en bas et en dehors	en haut et en dehors
	Strabisme convergent			Strabisme divergent		
Innervation par :	N. moteur oculaire externe	N. pathétique	Nerf moteur oculaire commun			

S'il s'agit, comme c'est le cas le plus souvent d'une paralysie de tous les muscles, excepté du droit externe et du grand oblique, en d'autres termes s'il s'agit d'une paralysie du moteur oculaire commun, l'œil est dirigé en dehors et en bas, les deux images se montrent presque dans toute l'étendue du champ visuel et il y a le plus souvent du vertige (v. fig. 58). La présence du ptosis suffit à montrer qu'il s'agit du moteur oculaire commun.

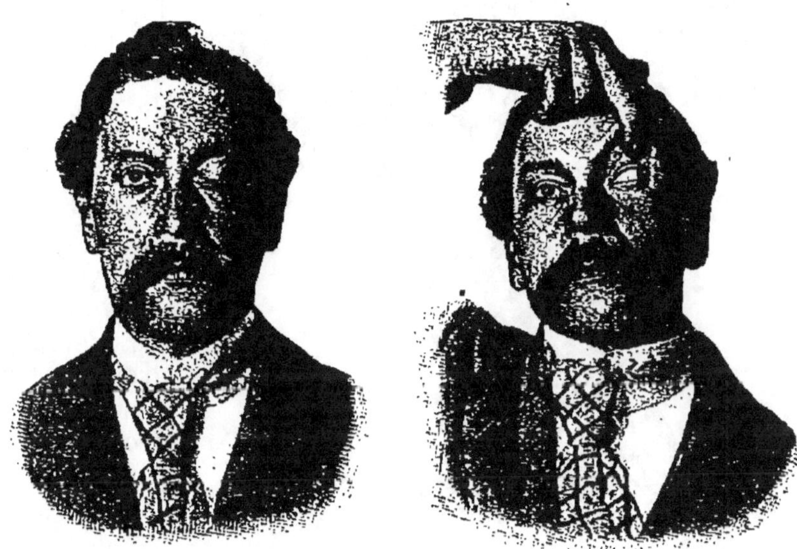

Fig. 58. — Paralysie de l'oculo-moteur commun du côté gauche : ptosis, globe de l'œil en forte abduction (contraction du droit externe) et presque tout à fait immobile (état final d'une paralysie périodique du moteur oculaire commun dans la migraine).

Le vertige dans les paralysies oculaires est consécutif à la fausse projection du champ visuel, conséquence elle-même de l'excès d'innervation des muscles. Comme l'œil projette les objets extérieurs dans la zone de son champ visuel à une place où ils ne sont pas en réalité, l'orientation dans l'espace en est troublée. Cette désorientation produit le vertige qui dure tant que le malade n'a pas appris à neutraliser l'image pathologique, pendant tout ce temps d'ailleurs il cherche à corriger ce défaut en donnant à sa tête une attitude telle qu'il ne puisse utiliser que la partie du champ visuel où il n'y a pas de diplopie, ou mieux en fermant l'œil malade. Le vertige consécutif à la paralysie oculaire est surtout marqué pendant la marche ou l'ascension d'un escalier.

Dans les paralysies de vieille date il se développe une

forte contracture des antagonistes (v. fig. 58), mais il peut y avoir dans l'hystérie par exemple (v. fig. 59), une con-tracture primitive simulant la paralysie des antagonistes. Les contractures de cette sorte sont presque toujours de nature fonctionnelle, passagères et disparaissent sous le chloroforme (v. aussi fig. 60-61).

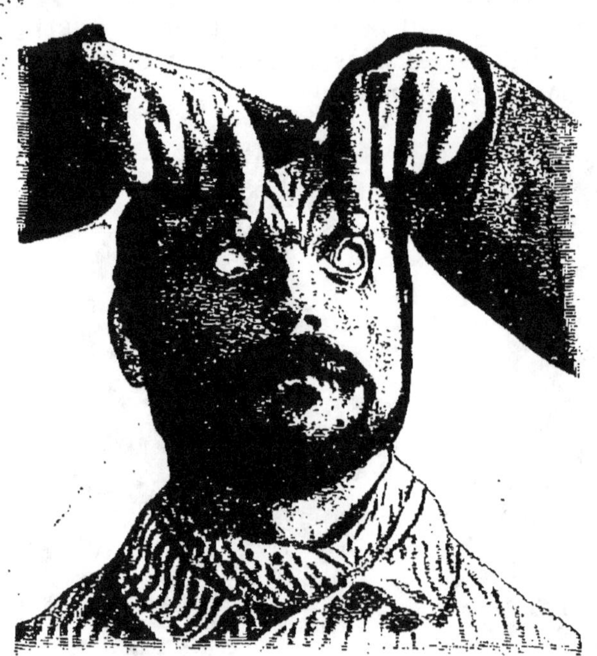

Fig. 59.— Paralysie et contracture hystérique chez un malade atteint d'hystérie traumatique: ptosis double, contracture du droit inférieur du droit in-terne avec myosis et immobilité pupillaire. Tous les symptômes disparaissent dans la narcose chloroformique. Guéri par la suggestion (Clini-que de Halle).

Sous le nom de *paralysie oculaire con-juguée* ou *as-sociée* on dési-gne la paraly-sie synergique des deux yeux, par exemple du droit externe et du droit interne gauche. On ne rencontre cette association que dans les mala-dies du cerveau et du pédon-cule cérébral. Elle coïncide le plus souvent avec une torsion de la tête du même côté : déviation con-juguée de la tête et des yeux.

Aux muscles oculaires externes appartient encore le rele-veur de la paupière supérieure, qui est également innervé par le moteur oculaire commun. Il relève la paupière supé-rieure, ouvre l'œil et le tient ouvert. La paralysie donne le ptosis, c'est-à-dire la chute de la paupière supérieure, allant jusqu'à la fermeture complète de l'œil (v. fig. 58 et 62). C'est seulement par l'élévation des sourcils (muscle frontal innervé par le nerf facial) qu'on peut encore esquisser l'ou-verture de l'œil (v. fig. 99 et 123).

II. La *musculature interne de l'œil* se compose des petits

muscles de l'iris : le *sphincter de la pupille*, le *dilatateur de la pupille* et le *muscle ciliaire*

L'examen de la *pupille* est indispensable et de la plus grande importance chez tout malade du système nerveux. Il faut rechercher :

1. La largeur de la pupille ;
2. L'égalité des deux pupilles ;

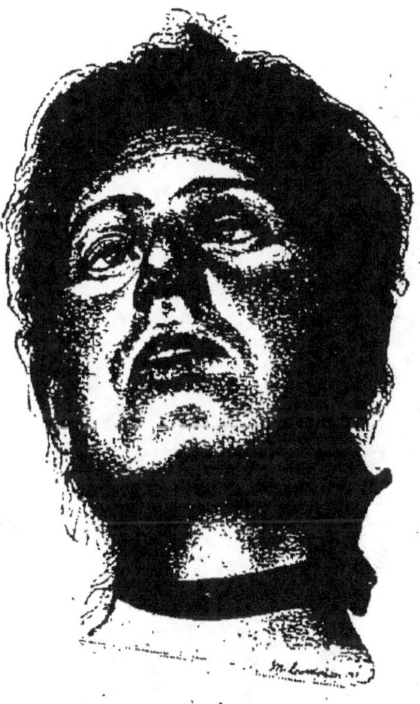

Fig. 60. — Contracture hystérique des muscles oculaires, principalement des droits internes. Strabisme convergent.

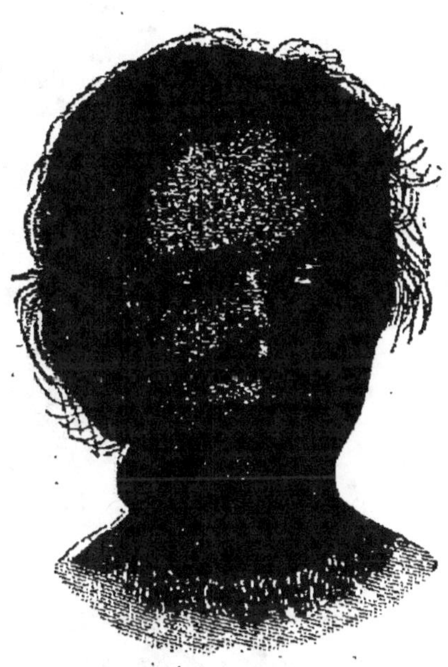

Fig. 61. — Contracture hystérique de l'orbiculaire droit (blépharospasme).

3. La réaction de la pupille à la lumière, à l'accommodation, à la convergence.

La largeur de la pupille normale et bien mobile en plein jour ou à la lumière artificielle est environ de 3 à 4 millimètres 1/2 ; elle varie beaucoup suivant les individus et suivant l'éclairage. A l'éclairage moyen on dit pathologique une pupille large comme une tête d'épingle (c'est-à-dire de 1 mm. 1/2 à peu près) ou au contraire qui atteint 8 millimètres. Lorsque l'étroitesse pupillaire est persistante on l'appelle *myosis*, et *mydriase* lorsque c'est l'élargissement. Ces deux états sont consécutifs à la paralysie ou à la contraction du dilatateur ou du sphincter irien. Une distinction plus précise est absolument impossible.

Normalement les deux pupilles sont égales, on appelle leur inégalité *anisocorie*. Si elle est accentuée elle confirme le soupçon de maladie organique du système nerveux central, si elle est peu marquée elle n'a cette signification qu'au cas où il y aurait d'autres signes de maladie nerveuse organique.

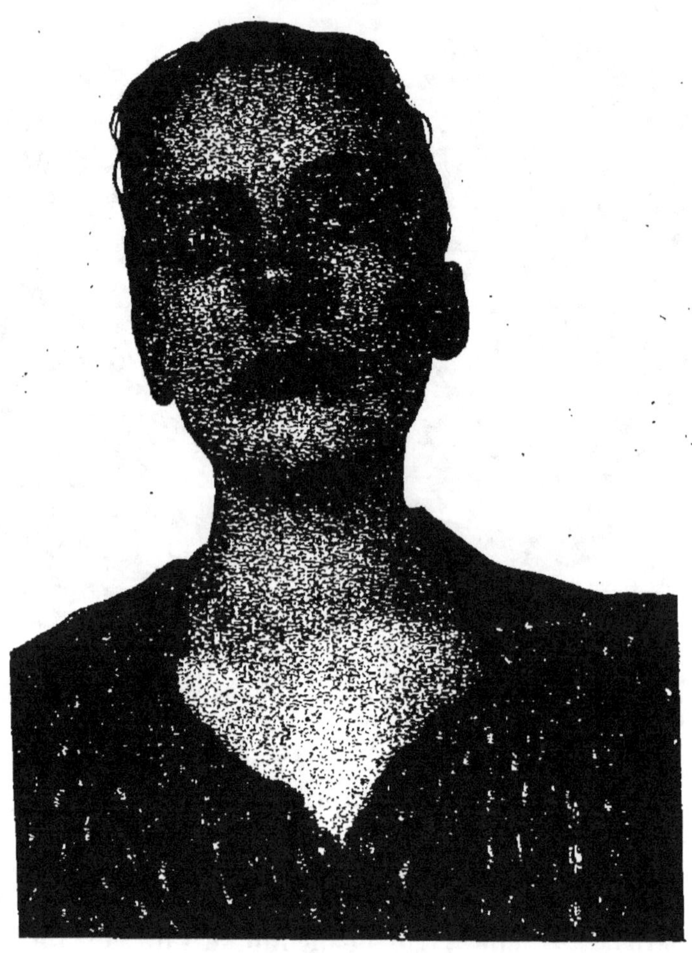

Fig. 62. — Ptosis incomplet du côté gauche dans la maladie de Basedow (Goître et exophtalmie).

La recherche de la réaction des pupilles est de toute importance. Il faut toujours la faire isolément pour chaque œil, en fermant l'un des yeux et en projetant sur l'autre la lumière la plus vive (la lumière de la fenêtre ou dans l'obscurité la lumière d'une source artificielle). La réaction à la lumière consiste dans une rapide contraction, si elle ne se produit pas on a l'immobilité pupillaire à la lumière qui est toujours un symptôme de maladie organique du système nerveux.

[Si l'on éclaire seulement un œil, l'autre étant à l'abri de la lumière, la pupille de ce dernier se contracte aussi bien que celle de l'œil éclairé, c'est ce qu'on appelle la réaction consensuelle.

Piltz a remarqué que lors de l'occlusion énergique des yeux il y avait dans le tabès ou la paralysie générale, contraction de la pupille, tandis que chez l'individu normal il y a dilatation, le réflexe dû à l'interception des rayons lumineux étant ici plus fort que la tendance au resserrement de la pupille qui accompagne la contraction de l'orbiculaire et le déplacement en haut et en dehors du globe oculaire.

La pupille se dilate encore à l'occasion d'une douleur vive telle que celle qui succède au pincement d'un point quelconque de la surface cutanée. Enfin l'influence psychique est également active et penser à un objet lumineux fait contracter la pupille, comme penser à un objet sombre la fait dilater (Piltz).

La réaction pupillaire hémiopique se comprend facilement; elle succède aux lésions de la bandelette optique qui amènent une hémiopie homonyme. Lorsqu'on dirige le faisceau lumineux sur la moitié de rétine insensible par ce fait, la pupille est immobile, elle se contracte au contraire lorsque le faisceau lumineux frappe la moitié de la rétine qui a conservé sa sensibilité].

Malgré l'immobilité à la lumière la réaction pupillaire peut encore exister à l'accommodation à la distance ou à la convergence des axes oculaires. Si ces deux réflexes manquent on a l'absence complète de réaction de la pupille. On recherche la réaction à la distance en faisant fixer un objet éloigné d'abord puis un objet rapproché ; la réaction de convergence en faisant regarder le bout du nez. Ces deux réactions ne se font pas toujours dans le même sens, car la dernière peut manquer aussi par suite de la paralysie des muscles de la convergence, les droits internes. La réaction à la distance et la réaction à la convergence sont très souvent conservées, malgré l'immobilité à la lumière, c'est ce qu'on appelle le *signe d'Argyll Roberston*.

Sous le nom de *mydriase* oscillante on désigne une variation anormale de l'ouverture pupillaire telle que la *mydriase* s'observe tantôt à droite, tantôt à gauche. Ce symptôme est rare, il se montre dans les maladies organiques et dans les maladies fonctionnelles, mais s'observe aussi chez les individus sains.

L'immobilité pupillaire, comme l'inégalité pupillaire est un symptôme caractéristique du tabès, de la paralysie générale, de la syphilis cérébrale et cérébro-spinale, elle n'est pas rare non plus dans les hémorrhagies cérébrales, les tumeurs, la méningite, la sclérose en plaques, etc. Dans le tabès et la paralysie générale, ces symptômes pupillaires précèdent souvent de plusieurs années l'explosion des symptômes plus graves, mais ils peuvent aussi manquer lorsque le tableau de la maladie est déjà très chargé. Ces deux symptômes ne sont nulle-

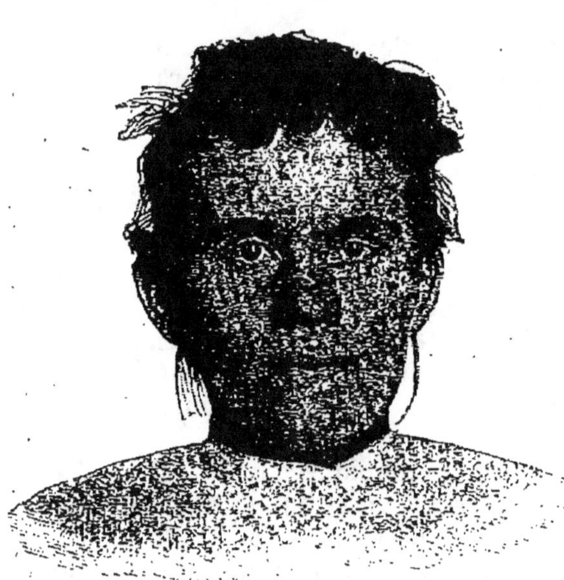

Fig. 63. — Les fentes palpébrales ne sont pas semblables, la gauche plus étroite que la droite ; suite d'une lésion de la moelle cervicale par piqûre. Il existe en même temps des troubles de la motilité et de la sensibilité dans le bras et la main du côté gauche.

ment liés l'un à l'autre, et l'inégalité pupillaire est proprement un symptôme très fréquent et presque aussi important que l'immobilité pupillaire.

Le *muscle ciliaire* règle l'accommodation grâce à la courbure du cristallin. S'il est paralysé, le malade ne peut plus accommoder son œil pour la vision de près, l'écriture, etc., tandis qu'il voit bien de loin ; cette paralysie survient le plus souvent consécutivement à la diphtérie et comme paralysie partielle de l'oculomoteur commun.

III. Les *muscles lisses de l'orbite* (muscle palpébral supérieur et inférieur, muscle de Müller) sont situés partie dans les paupières et élargissent la fente palpébrale, partie au bord de l'orbite et ils tirent en avant le globe oculaire. Ils sont innervés par le sympathique. Leur paralysie cause le rétrécissement de la fente palpébrale, la rétraction du globe et par suite de la paralysie concomitante des vasomoteurs une diminution de la tension intra-orbitaire (fig. 63).

Ainsi pendant que

Le *moteur oculaire commun* rétrécit la pupille (sphincter irien) et élargit la fente palpébrale (releveur de la paupière);

Le *sympathique* élargit la pupille (dilatateur de la pupille) et élargit aussi la fente palpébrale (muscles lisses).

La paralysie des muscles lisses et ses conséquences sur la fente palpébrale et le globe oculaire s'observent fréquemment dans les lésions du sympathique, dans la syringomyélie, dans la paralysie du plexus cervical inférieur (paralysie de Klumpke) dans la carie de la colonne cervicale, dans la myélite par compression et ainsi de suite.

9. PARALYSIE DES MUSCLES DE LA MACHOIRE ET DE LA MASTICATION

Les *muscles masseter* et *temporal* tirent fortement en haut la mâchoire inférieure. Aidés des *muscles ptérygoïdiens externes et internes* ils donnent à la mâchoire inférieure les mouvements de latéralité et de broiement qui sont nécessaires à la mastication. Le ptérygoïdien externe seul porte la mâchoire inférieure en avant, les deux ptérygoïdiens d'un même côté provoquent un mouvement de latéralité du maxillaire inférieur vers le côté opposé.

Inervation : nerf trijumeau.

Lorsqu'il y a paralysie des muscles masticateurs le malade ne peut mâcher que du côté sain, la mastication est très entravée ou même impossible des deux côtés. Outre cette absence d'action on constate facilement la paralysie du masseter et du temporal par la palpation. On reconnaît la paralysie des ptérygoïdiens au déplacement latéral du maxillaire inférieur vers le côté sain et à son élévation vers le côté malade (voir fig. 64).

Le maxillaire inférieur est tiré en bas (par conséquent la bouche ouverte) par l'action du *muscle digastrique de la mâchoire* et du *stylohyoïdien*. Pour cette action la fixation de l'os hyoïde par le *génohyoïdien*, l'*omohyoïdien*, le *sternohyoïdien*, le *thyrohyoïdien* (tous innervés par l'hypoglosse) et le *mylohyoïdien* (innervé par le trijumeau) est indispensable. On n'observe presque jamais la paralysie isolée de ces muscles de la mâchoire et de l'os hyoïde. Ils peuvent se suppléer facilement. Dans la paralysie bulbaire, la syringomyélie haut située, l'atrophie musculaire progressive ils sont atteints tous à la fois et on observe des troubles de la parole, de la déglutition et de la mastication. Dans les lésions unilatérales comme dans l'hémiplégie ils sont suppléés par l'action des muscles du côté sain.

Innervation : trijumeau pour le ventre antérieur du digastrique, facial pour le ventre postérieur du digastrique et le muscle stylohyoïdien.

10. PARALYSIE DES MUSCLES DE LA LANGUE

Il n'est pas nécessaire d'énumérer ici les muscles de la langue, car on ne voit presque jamais leur paralysie isolée. Il s'agit en pratique presque toujours d'une paralysie unilatérale ou bilatérale de toute la langue. Si la paralysie est unilatérale, la langue tirée hors de la bouche est déviée vers le côté malade par le muscle génioglosse sain, tandis que la langue rétractée dans la cavité buccale paraît tournée vers le côté sain. La motilité du côté malade est abolie, et cette moitié de la langue paraît molle et flasque, elle est manifestement ridée et diminuée de volume dans l'atrophie. Si la paralysie n'est pas rapide, la parole et la déglutition restent possibles (v. pl. 2).

Par contre dans la paralysie bilatérale de la langue tous les mouvements sont très difficiles, la parole, la déglutition, la mastication, le mouvement des aliments dans la bouche extraordinairement troublés. Aussi bien dans la bouche que dehors la langue paraît flasque. molle, ridée. Tous les mouvements se font lentement, maladroitement et sans force, ils sont tout à fait impossibles dans la paralysie complète.

On recherche tous ces troubles en ordonnant au malade de porter rapidement la langue de côté et d'autre, en haut et en bas, en lui faisant articuler des mots difficiles ou répéter l'alphabet. On remarque alors un trouble du langage principalement en ce qui concerne les linguales : c'est-à-dire que l, n, r, s et z sont prononcées aussi mal que possible. La parole devient alors bégayante et inintelligible.

La déviation de la langue par rapport à la ligne médiane

n'est pas toujours un signe de paralysie unilatérale ; de petites déviations s'observent chez des gens normaux et de fortes déviations dans la paralysie unilatérale des muscles masticateurs lorsque tout le maxillaire inférieur est entraîné avec la

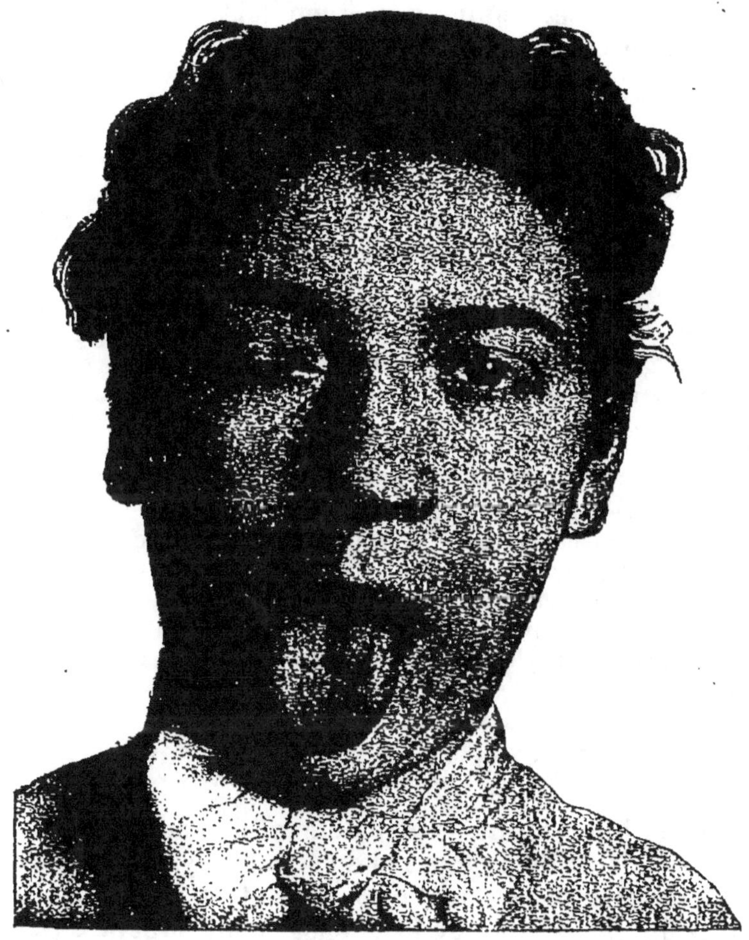

Fig. 64. — Paralysie du moteur oculaire commun et du trijumeau dans la syphilis de la base du cerveau. Par suite de la paralysie des muscles du côté droit innervés par le trijumeau, tout le maxillaire inférieur est porté vers le côté malade (action du ptérygoïdien gauche sain) la déviation de la langue est secondaire car le raphé est dans tout son parcours parallèle à la ligne médiane de la face, la langue est déplacée vers la droite en même temps que le maxillaire inférieur.

langue vers le côté malade (fig. 64) et aussi dans la paralysie faciale où la langue est tirée de travers pour que son bord ne vienne pas toucher la commissure buccale (voir aussi fig. 48). Le signe diagnostique de la déviation de la langue par pa-

ralysie des masticateurs consiste dans la situation du raphé qui
est dévié en totalité et reste ainsi parallèle à la ligne médiane. L'apparente déviation de la langue dans la paralysie
faciale sera reconnue en tirant passivement la commissure
pour en redresser l'obliquité, et en faisant alors tirer la
langue qui se montre droite.

Les muscles de la langue sont innervés par le nerf hypoglosse.
Ce nerf purement moteur n'a du reste aucune autre fonction à l'exception de l'innervation de quelques muscles hyoïdiens. La paralysie
de la langue résulte donc toujours de la paralysie de l'hypoglosse.
Celle-ci est périphérique ou nucléaire, c'est-à-dire sous la dépendance d'une lésion des noyaux de la moelle allongée, aussi l'atrophie accompagne-t-elle souvent la paralysie ainsi que la réaction de
dégénérescence et les contractions fibrillaires ; si la paralysie est
supranucléaire ou cérébrale, par exemple dans l'hémiplégie, ces signes de dégénérescence manquent.

La paralysie linguale bilatérale est un des plus importants symptômes de la paralysie bulbaire. La présence ou l'absence d'atrophie
et les signes de contracture des membres permettent de reconnaître
s'il s'agit de paralysie bulbaire vraie ou de paralysie supra-nu-
cléaire, ou cérébrale, d'une paralysie pseudo-bulbaire.

L'atrophie musculaire de la langue survient encore dans la syringomyélie et le tabes dorsal. La paralysie périphérique de l'hypoglosse qui peut aussi bien être bilatérale qu'unilatérale succède
au traumatisme, à l'inflammation, aux tumeurs du cou, de la région du trou condyloïdien et du trou occipital, et de la base du
crâne.

11. PARALYSIE DES MUSCLES DU PHARYNX
ET DE L'ISTHME DU GOSIER

La déglutition résulte principalement de l'action des muscles constricteurs du pharynx et du stylopharyngien auxquels
s'ajoutent les muscles de l'œsophage et de la bouche. Les
muscles du pharynx et de l'œsophage sont innervés par le
nerf spinal, nerf accessoire du vague (le stylopharyngien
seulement est innervé par le glossopharyngien). Leur paralysie entraîne une difficulté dans la déglutition, surtout dans
la déglutition des aliments solides et à cause de la fermeture
défectueuse du larynx les malades s' « étranglent » souvent.
Elle se manifeste encore par l'absence du réflexe buccal
(mouvement d'étranglement lorsqu'on touche la paroi pos-

Planche II. — Hémiatrophie de la langue dans la syringomyélie
(partie supérieure du noyau du grand hypoglosse).

térieure du pharynx avec une cuiller ou un objet quelconque). On recherche les troubles de déglutition en faisant avaler devant soi au malade des aliments liquides ou solides.

La déglutition ne dépend pas seulement des muscles du pharynx et de l'œsophage, mais aussi des muscles du voile du palais, de la langue et des lèvres. On ne trouve une paralysie complète de la déglutition que dans les cas où ces muscles sont également atteints. C'est d'ailleurs ce qui arrive habituellement dans la paralysie bulbaire tandis que l'on ne constate que peu ou pas de troubles de la déglutition dans les maladies isolées du spinal quand les muscles pharyngiens et éventuellement les muscles du voile du palais sont pris exclusivement. Cette atteinte isolée des muscles innervés par le spinal survient dans toutes les maladies du nerf spinal : névrite périphérique, tumeurs de la base du crâne, etc.

Les muscles du voile du palais : releveur du voile, tenseur du voile, releveur de la luette, glosso-palatin, pharyngo-palatin, ne sont pour ainsi dire jamais paralysés isolément mais toujours ensemble d'un côté ou des deux côtés à la fois. Leur action principale est de séparer la cavité nasale des cavités buccale et pharyngienne, les conséquences de leur paralysie consistent seulement dans le rejet par le nez des aliments liquides et dans le caractère nasonné de la voix. Il y a aussi disparition du réflexe du voile lorsqu'on le touche avec une cuiller ou un corps étranger quelconque. La motilité du voile est abolie ou diminuée, ce qu'on voit en regardant le voile pendant que le malade, la bouche ouverte, prononce la voyelle *a*. Mais le voile présente des mouvements très variables suivant les individus à l'état normal, et cet examen ne donne pas de résultats absolument sûrs. La position droite ou oblique de la luette n'a aucune importance pour le diagnostic des paralysies du voile. Un grand nombre d'individus sains ont une luette oblique. Les muscles du voile du palais sont principalement innervés par le spinal. L'action du nerf facial est très douteuse et l'hémiparésie du voile dans la paralysie faciale très rare. Les causes de la paralysie du voile sont les mêmes que celles de la paralysie des muscles de la déglutition.

12. PARALYSIE DES MUSCLES DU LARYNX

Dans une série de maladies du système nerveux les paralysies des muscles du larynx constituent un symptôme

fréquent de grande importance diagnostique et pronostique.
Les conséquences de ces paralysies se traduisent par des
troubles de la parole (troubles de la phonation) et par des
troubles respiratoires.

Les muscles du larynx sont innervés par des rameaux du spinal (1),
le nerf laryngé supérieur qui innerve seulement le muscle cricothy-
roïdien, tenseur des cordes vocales et les muscles de l'entrée du
larynx (*muscles thyroépiglottique et aryépiglottique*) et le nerf
récurrent ou laryngé inférieur qui innerve tous les autres muscles.
Ces derniers sont ordinairement divisés en dilatateur des cordes
vocales, *muscle cricoaryténoïdien postérieur* et constricteurs des
cordes vocales, *muscle cricoaryténoïdien latéral, aryténoïdien
transverse et oblique* et *thyroaryténoïdien interne.*

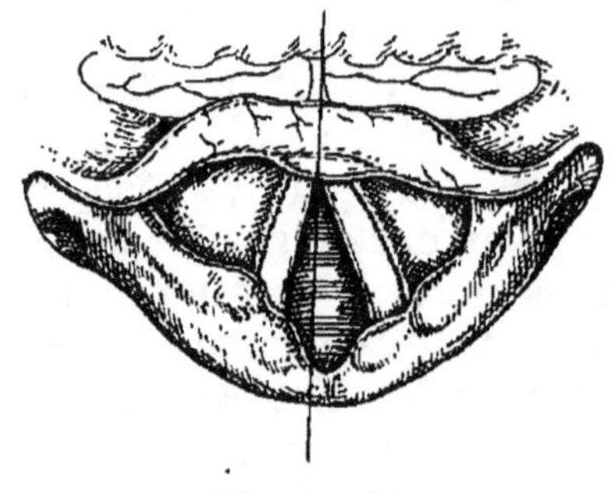
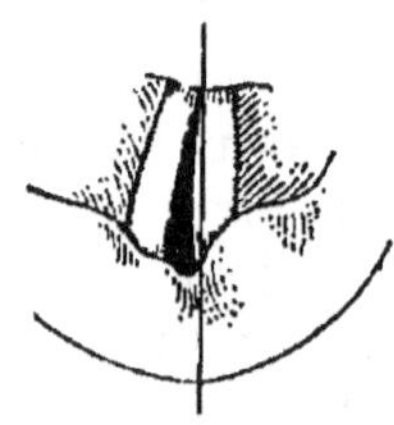

a) Respiration.   *b*) Phonation.

Fig. 65. — Paralysie du récurrent droit. En *a*) et *b*) corde vocale immobile en position cadavérique. En *a*) le cartilage aryténoïde droit, en
b) le gauche est entraîné un peu en avant.

Le plus souvent les paralysies ou parésies siègent dans le
territoire du nerf récurrent ou d'un de ses rameaux. Le
diagnostic précis des paralysies laryngiennes en particulier
a un intérêt diagnostique et de localisation plutôt. laryngo-
logique que neurologique. En pratique il suffit de distinguer les trois types principaux suivants : la paralysie
totale du récurrent, la paralysie postérieure et la paralysie

(1) Les multiples manières de désigner le nerf spinal viennent de
l'union intime de l'origine des rameaux du vague et du spinal
(accessoire du vague) dans la moelle allongée Ce qui appartient
spécialement aux territoires de ces deux nerfs périphériques dans
le noyau du vague ou dans le noyau du spinal, n'est pas nettement
délimité, c'est-à-dire que les frontières respectives vraies de ces
deux noyaux ne sont pas encore définitivement séparées.

interne. Le laryngoscope montre facilement la paralysie des cordes vocales, il faut toujours s'en servir même quand les autres symptômes de paralysie font défaut.

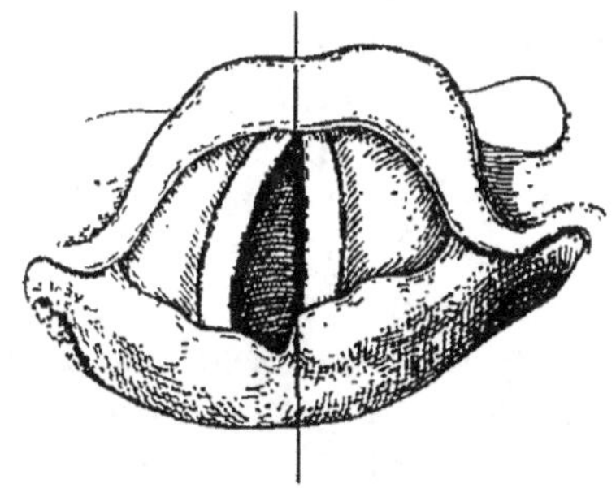

Fig. 66. — Paralysie postérieure du côté gauche. La corde vocale gauche reste sur la ligne médiane dans la respiration comme dans la phonation.

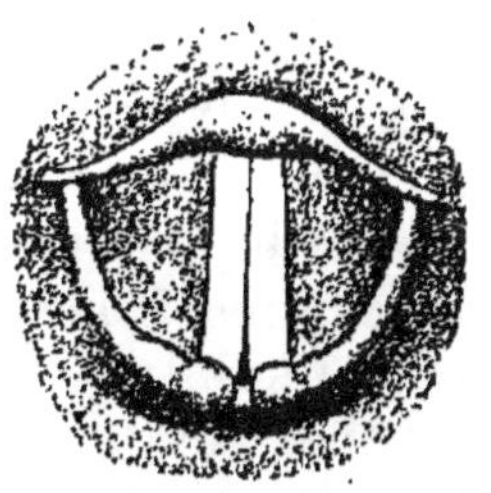

Fig. 67. — Paralysie postérieure bilatérale (inspiration).

Dans *la paralysie du récurrent* la corde vocale atteinte reste immobile dans la position cadavérique (v. fig. 65), si la paralysie est bilatérale il y a aphonie complète et forte dyspnée.

Dans *la paralysie postérieure* (muscle cricoaryténoïdien postérieur) la corde vocale est en adduction, la glotte rétrécie quand la paralysie est bilatérale, l'inspiration est alors très difficile (v. fig. 66 et 67).

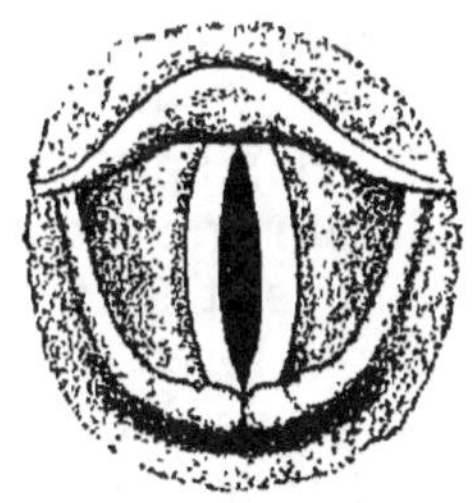

Fig. 68. — Paralysie interne bilatérale.

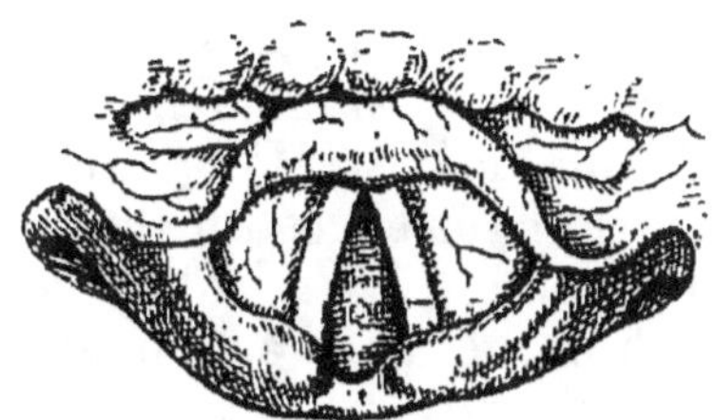

Fig. 69. — Aphonie hystérique. Si le malade essaye de parler, les cordes ne dépassent pas la position cadavérique, mais elles se rapprochent davantage dans la toux. Pas la moindre apparence d'inflammation.

Dans *la paralysie interne* (muscle thyroaryténoïdien interne), la corde vocale est également en adduction mais échancrée en ovale, si bien que dans la paralysie bilatérale un espace ovale reste béant pendant la phonation. La voix est enrouée (v. fig. 68).

Les paralysies des cordes vocales surviennent dans les lésions périphériques du nerf pneumogastrique (anévrysmes de l'aorte, tumeurs du médiastin) et dans les affections du bulbe. Elles sont particulièrement fréquentes et on les trouve dans la polynévrite, la syringomyélie, le tabès, les tumeurs du cerveau et de la base du crâne. L'*hystérie* simule assez souvent la paralysie organique des cordes vocales, mais on la reconnaît à la nature psychique de la cause, au développement subit (le plus souvent suite de peur) à une expression spéciale (aphonie absolue), au défaut de l'image laryngoscopique caractéristique, enfin à l'influence de la suggestion.

13. PARALYSIE DES MUSCLES RESPIRATOIRES

L'inspiration résulte du soulèvement des côtes par le diaphragme et les muscles intercostaux. Le diaphragme est innervé par le nerf phrénique, principalement par le quatrième nerf cervical, les muscles intercostaux par les différents nerfs intercostaux.

La paralysie du diaphragme et des intercostaux est absolument mortelle. La paralysie du diaphragme seul cause la dyspnée, la difficulté de la toux et de la défécation ; à l'inspiration la région épigastrique est déprimée. La paralysie des muscles intercostaux s'associe le plus souvent à la paralysie des muscles respirateurs accessoires et il en résulte un bombement de l'épigastre pendant la respiration qui est alors exclusivement diaphragmatique, les parties supérieures du thorax sont immobiles et l'expiration est difficile. L'expiration est causée par la force élastique du thorax et par l'action active des muscles de l'abdomen. Lorsque ceux-ci sont paralysés, toutes les fonctions dépendantes de l'expiration sont troublées, par exemple la miction, la défécation, la toux, le chant, etc.

Les principaux muscles accessoires du diaphragme et des intercostaux sont les scalènes, le sternocléidomastoïdien. le trapèze, le grand et le petit dentelé, les élévateurs des côtes. Il suffit de les nommer.

La paralysie des muscles respiratoires succède aux polynévrites de toute origine, la paralysie du diaphragme également aux polynévrites et aussi aux lésions de la moelle cervicale localisées au niveau du 4e segment. Les lésions de la moelle allongée menacent le centre respiratoire et par là provoquent souvent la mort subite.

14. PARALYSIE DE LA VESSIE, DU RECTUM ET DES ORGANES GENITAUX

Une des plus importantes questions qu'on se pose en face d'une maladie nerveuse est celle-ci :

Y a-t-il quelques troubles dans l'émission de l'urine ou des matières fécales? comment se comportent le sphincter de la vessie et celui du rectum ? enfin y a-t-il impuissance?

Les muscles qui interviennent ici sont pour la vessie le *sphincter* et la *tunique musculeuse de la vessie,* pour le rectum, le *sphincter anal,* les *muscles de l'intestin,* la *presse abdominale,* le *releveur de l'anus,* pour l'appareil génital, le *bulbo-caverneux,* l'*ischio-caverneux* et le *transverse du périnée.*

La paralysie du sphincter vésical cause l'*incontinence d'urine,* la perte involontaire des urines.

La paralysie de la tunique musculeuse de la vessie cause la *rétention d'urine,* l'ischurie.

La paralysie du sphincter anal cause l'*incontinence* fécale, la perte involontaire des fèces.

La paralysie de la sangle abdominale et du releveur de l'anus (et de la musculature propre de l'intestin) cause la rétention des fèces, la constipation.

La paralysie de l'ischio-caverneux et du transverse du périnée cause l'*impuissance* (dans l'érection l'influence vaso-motrice du sympathique joue un grand rôle).

La paralysie du bulbocaverneux (éjaculation) cause également l'impuissance.

Aussi rare est la paralysie isolée de ces muscles que fréquente est leur paralysie combinée. Ils sont en général innervés par les rameaux du plexus sacré qui sortent de centres séparés siégeant dans le segment le plus inférieur de la moelle (moelle sacrée et cône terminal) le centre de l'érection, le centre de l'éjaculation, et le centre anovésical).

Les muscles sont mis en mouvement par un réflexe compliqué qui passe par la moelle et le cerveau et émerge dans la conscience, besoin d'uriner, de déféquer, etc. Aussi ces fonctions peuvent-elles être troublées par la lésion :

1. Des *portions périphériques* de la voie réflexe : les rameaux sensibles de la vessie, du rectum, des organes génitaux d'une part, les rameaux moteurs de ces organes d'autre part.

2. Les *voies centrales ascendantes* et *descendantes* dans la moelle et le cerveau (on ne sait pas encore dans quelle partie de ces organes elles cheminent).

En tous cas ce qui est important c'est qu'une paralysie de la vessie, du rectum et l'impuissance peuvent survenir dans les affections du cerveau, de la moelle et des nerfs périphériques. Le plus souvent nous les voyons dans le tabès et les affections transversales de la moelle : myélite transverse, compression et lésion de la moelle à toute hauteur.

Dans quelques cas il est intéressant, s'il s'agit par exemple de troubles vésicaux, de se demander :

1. S'il s'agit d'incontinence ou de rétention ;

2. En cas d'incontinence, si le besoin d'uriner ou la sensation de la vessie pleine sont perçus ;

3. S'il est ou non possible à la volonté de s'opposer à l'écoulement de l'urine ;

4. S'il y a écoulement permanent involontaire (ischurie paradoxale, écoulement goutte à goutte) ce qui est en faveur d'une lésion des centres vésicaux, ou bien s'il y a miction involontaire par jet, ce qui est probablement en faveur d'une maladie de la moelle au-dessus du centre vésical.

II. ATROPHIE MUSCULAIRE

Déjà dans l'étude des paralysies des muscles en particulier, nous nous sommes souvent aidé du symptôme atrophie pour le diagnostic de la paralysie. En effet l'atrophie dans toutes les affections des nerfs périphériques et des cornes antérieures de la moelle accompagne, phénomène important, les paralysies, mais il y a plus, et dans toute une série de maladies l'atrophie musculaire n'est plus le phénomène accessoire mais le symptôme capital.

L'atrophie musculaire se manifeste dans les muscles superficiels de la façon suivante :

1. Par l'inspection et la palpation : le volume du muscle est diminué, le relief qu'il donne à la région correspondante est plus ou moins modifié. La sensation de dureté et d'élasticité manque et fait place à une sensation de mollesse et de flaccidité. Dans certains cas d'atrophie dégénérative, il y a du tremblement fibrillaire dans le muscle atrophié, mais ce symptôme n'est jamais suffisant pour affirmer l'atrophie et n'a de valeur que s'il s'ajoute à d'autres signes, car il se

trouve quelquefois aussi chez les individus dont les muscles sont sains, lorsqu'on met le corps à nu, sous l'influence du froid, chez les neurasthéniques, etc. Assez souvent une atrophie même avancée est masquée par le tissu graisseux sous-cutané.

2. La force motrice est diminuée.

3. La réaction électrique est modifiée (v. ch. VII).

4. La *réaction mécanique* à la percussion du muscle avec le marteau montre dans certains cas un trouble de nutrition, une atrophie dégénérative par la secousse traînante et paresseuse qu'elle produit. Les résultats de cette exploration ne sont pas toujours sûrs et décisifs.

5. Dans l'atrophie de tout un groupe musculaire des extrémités, par exemple au bras ou à la cuisse, la *mensuration de la circonférence* du membre avec un ruban montre une différence entre le côté sain et le côté malade. Les mesures n'ont de valeur que par la comparaison avec le côté sain du même malade, on ne peut les comparer aux mensurations d'une autre personne. On mesure en général à la partie la plus volumineuse de l'avant-bras et de la jambe, au milieu du bras et à 10 ou 15 centimètres au-dessus du bord supérieur de la rotule exactement à la même place des deux côtés.

On distingue pratiquement l'atrophie simple qui correspond à un amaigrissement indépendant d'une cause organique de l'atrophie dégénérative. Celle-ci est un signe indubitable de lésions matérielles des nerfs conducteurs et des centres trophiques dont dépendent les muscles atteints.

C'est elle qui s'accompagne de la réaction électrique de dégénérescence et éventuellement du tremblement fibrillaire et de l'excitabilité mécanique paresseuse.

L'*atrophie simple* est en comparaison de l'atrophie dégénérative peu importante pour la pathologie nerveuse. Nous la rencontrons sous forme d'amaigrissement généralisé ou localisé dans les maladies somatiques, dans l'immobilisation : atrophie d'inactivité sous les appareils inamovibles, etc., et dans les maladies des articulations au niveau des muscles du voisinage (v. fig. 70), le plus souvent au deltoïde dans les maladies de l'articulation de l'épaule, au quadriceps dans les maladies du genou, aux fessiers dans les maladies de la hanche

Ces atrophies musculaires péri-articulaires sont d'après les vues récentes indépendantes de l'inactivité, mais résultent des

troubles de l'arc réflexe constitué par les nerfs de sensibilité de l'articulation, les racines postérieures, les rameaux
réflexes allant des racines postérieures aux cornes antérieures
et enfin les cellules ganglionnaires des cornes antérieures.

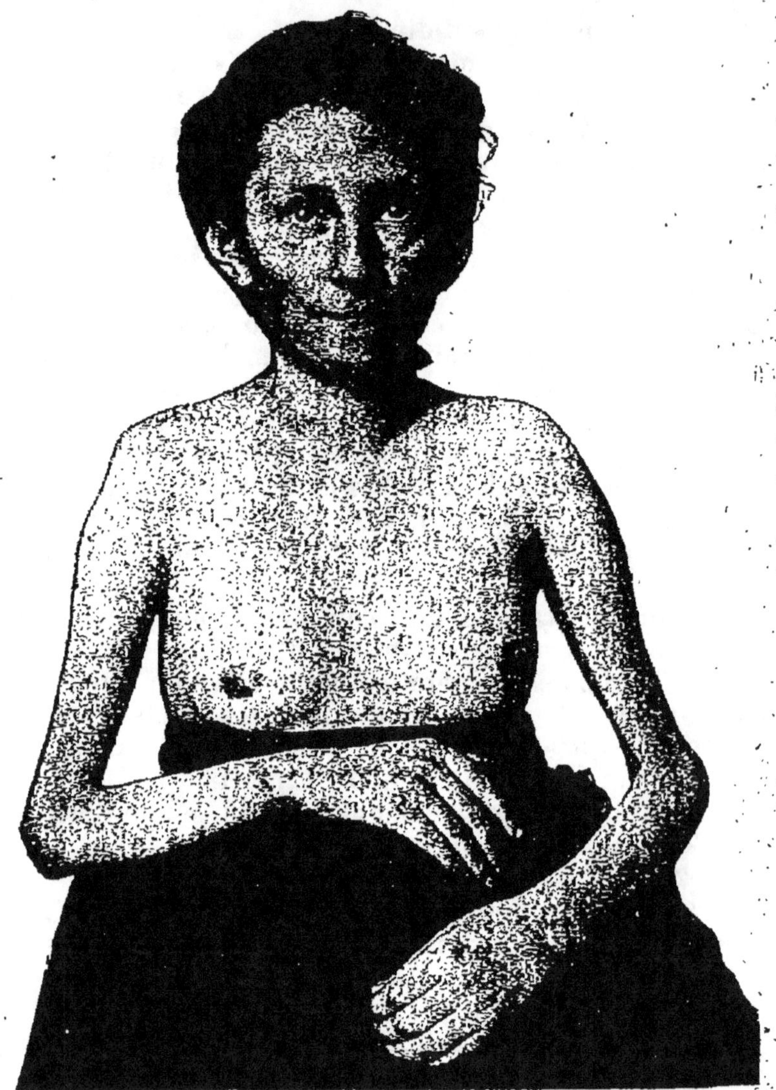

Fig. 70. — Atrophie considérable mais simple dans toute la musculature
du bras suite de rhumatisme articulaire chronique. Il n'y a malgré
l'énorme atrophie aucun trouble des fonctions motrices, aucun
changement de l'excitabilité électrique.

[Le signe caractéristique de ces atrophies musculaires
réflexes est l'exagération des réflexes tendineux des muscles

atteints et leur excitabilité directe à la percussion. Ce fait seul suffit le plus souvent à les distinguer des atrophies dégénératives qui s'accompagnent au contraire d'une diminution ou d'une suppression des réflexes. Nous devons cependant faire remarquer qu'il existe parfois au début des névrites périphériques un certain degré d'exagération des réflexes, mais cette exagération fait rapidement place à la diminution lorsque l'atrophie s'accentue.]

Les maladies dans lesquelles l'atrophie musculaire est le symptôme capital doivent être étudiées avec plus de détails. Ce sont les formes spinale et myopathique de l'atrophie musculaire progressive.

[Cette division de l'atrophie musculaire progressive primitivement décrite comme maladie autonome, distincte des paralysies, en deux variétés dites l'une myélopathique ou spinale et l'autre myopathique scindée elle-même en un certain nombre de formes ou types, tend à être abandonnée aujourd'hui pour laisser de nouveau la place à la doctrine uniciste. L'étude des atrophies musculaires rares du type Charcot-Marie, de la névrite interstitielle hypertrophique et progressive, du type Werdnig-Hoffmann permet de retrouver le lien général qui réunit les diverses variétés de l'atrophie musculaire progressive. L'importance purement doctrinale de ces faits ne doit pas empêcher toutefois de conserver la distinction pratique éminemment caractéristique des atrophies spinales et des myopathies.]

L'atrophie musculaire spinale (type Aran-Duchenne) est une maladie spéciale consistant en une dégénérescence progressive des cornes antérieures de la moelle. Elle commence presque toujours par une atrophie dégénérative des petits muscles de la main. Un des premiers symptômes qui éveillent l'attention est la main de singe ou la main en griffe ou la combinaison de ces deux attitudes vicieuses (v. fig. 12, p. 19 et fig. 71). D'un bond elle saute alors le plus souvent des muscles de la main à la ceinture scapulaire et arrive ainsi à l'atrophie étendue des muscles des bras, des épaules et du dos. A la place des reliefs musculaires normaux on trouve à un stade avancé des dépressions (v. fig. 72), des creux, des parties osseuses saillantes, principalement les contours de l'omoplate. Les muscles atrophiés et ceux qui sont en voie d'atrophie sont souvent le siège de contractions fibrillaires. La recherche de l'excitabilité électrique donne les signes de la réaction de dégénérescence c'est-à-dire une modification appréciable quantitative et qualitative de cette excitabilité.

Souvent l'atrophie reste longtemps limitée à un côté et souvent la progression n'est pas la même des deux côtés. L'excitabilité réflexe des membres supérieurs atteints est diminuée ou abolie. On ne trouve jamais dans cette forme d'atrophie musculaire l'hypertrophie ou la pseudo-hypertrophie, jamais de troubles de la sensibilité ; la faiblesse musculaire consécutive à l'atrophie est au début minime mais elle peut aller plus tard jusqu'à la paralysie complète.

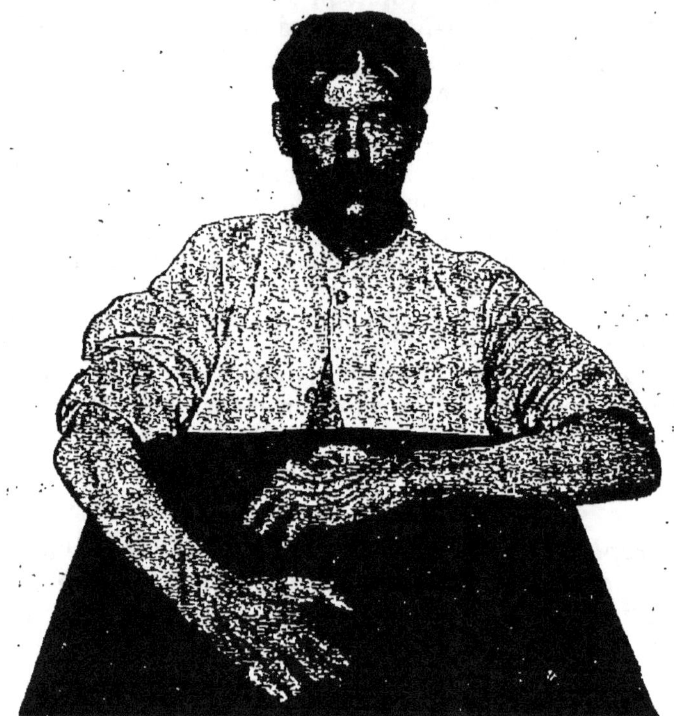

Fig. 74. — Atrophie musculaire spinale type Aran-Duchenne, combinaison de la main en griffe et de la main de singe.

Le commencement de la maladie a presque toujours lieu dans l'âge moyen de la vie et l'affection n'est presque jamais familiale ou héréditaire. A l'exception des cas dans lesquels les muscles des épaules sont pris les premiers elle se conforme à la règle qui les fait toujours commencer par les petits muscles de la main. L'extension de la maladie aux membres inférieurs est tout à fait inhabituelle : c'est du côté du bulbe que progresse l'affection et c'est ainsi qu'elle conduit à la mort.

La seconde forme clinique de l'atrophie musculaire est

l'*atrophie musculaire progressive myopathique* ou *dystro-phie progressive des muscles* (myopathie atrophique pro-gressive de Landouzy-Déjérine). En opposition à la forme spinale nous avons ici un début non par la périphérie des membres mais par leur racine, et l'affection n'a pas de prédo-

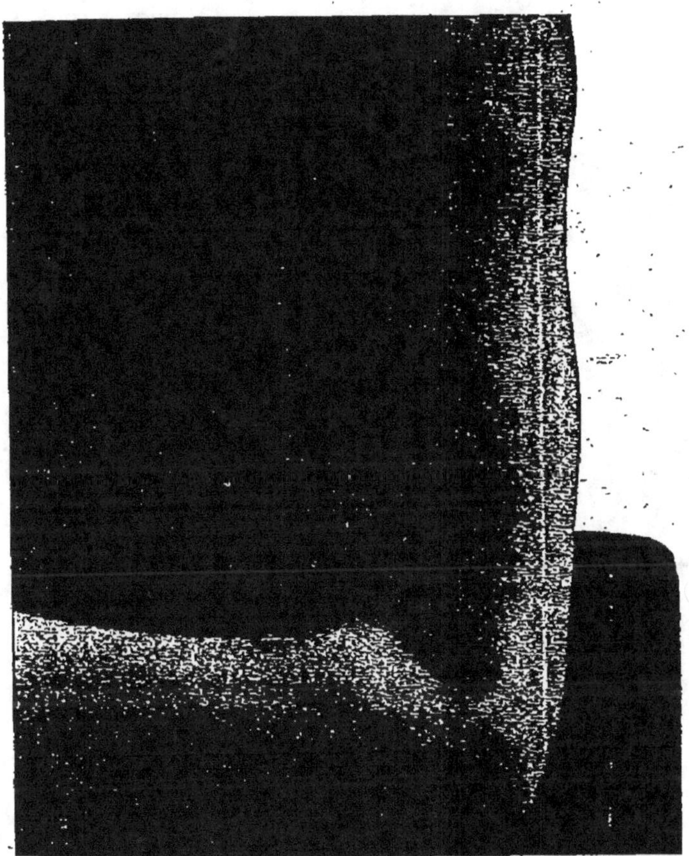

Fig. 72. — Atrophie du muscle long supinateur dans l'atrophie mus-culaire progressive. Profonde dépression à la place du muscle. Il existe en outre de l'atrophie des extenseurs et des fléchisseurs de l'avant-bras et du triceps des deux côtés.

minance quasi exclusive pour les membres supérieurs comme dans la forme spinale, elle commence presque aussi souvent par la ceinture pelvienne que par la ceinture scapulaire. Déjà au premier coup d'œil, la localisation à la racine des membres ou à leur extrémité permet de présumer la forme

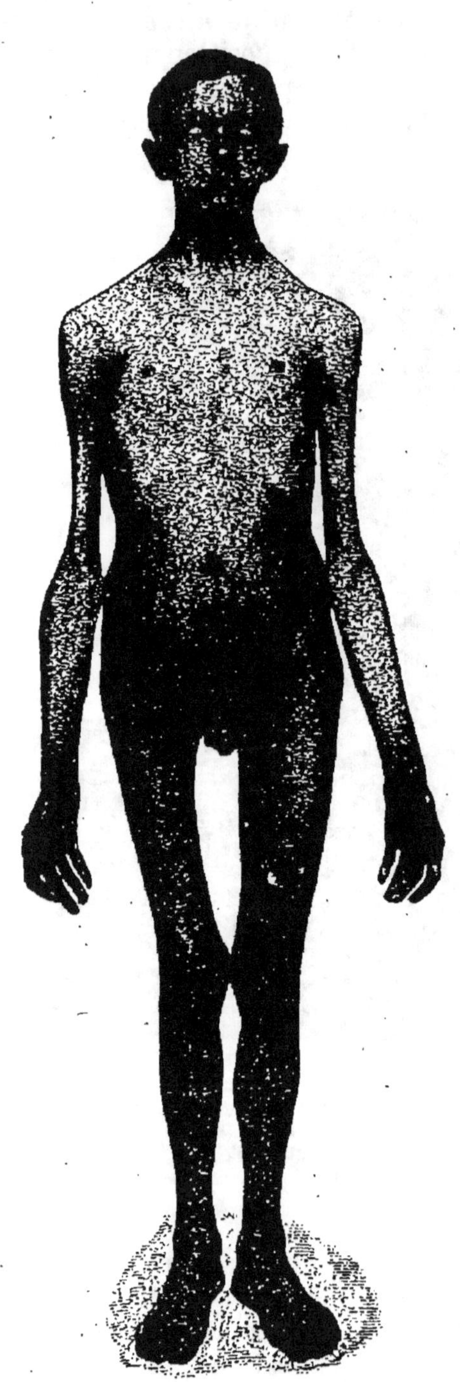

Fig. 73. — Garçon de 23 ans atteint de myopathie (dystrophie musculaire progressive). Forme juvénile. Type facio scapulo-huméral. En dehors de la forte atrophie du tronc et des membres on remarque la lagophtalmie quand le malade essaye de fermer les yeux.

d'atrophie. Cependant cette présomption n'équivaut pas à une certitude car là aussi on trouve des exceptions.

Les autres signes caractéristiques sont les suivants :

1. La dystrophie myopathique se présente plus souvent que l'atrophie spinale comme une affection entièrement symétrique.

2. A part quelques rares exceptions elle est exclusivement une affection juvénile, ou de la puberté.

3. Elle se montre souvent héréditaire ou familiale.

4. Elle ne donne aucune trace de réaction de dégénérescence, mais seulement des changements quantitatifs de l'excitabilité suivant le degré de la fonte musculaire.

5. Elle s'associe assez fréquemment avec un développement exagéré de certains groupes muscu-

laires : *pseudo-hypertrophie*, et aussi dans quelques muscles avec des hypertrophies localisées en bourrelet, en boules principalement dans le deltoïde et dans le biceps.

6. Le développement est beaucoup plus lent que celui de l'atrophie spinale et demande des années et des dizaines d'années.

7. Il n'y a pas de secousses fibrillaires.

La distinction en forme *juvénile* et *infantile* est sans importance réelle. On sépare d'après la localisation de la dystrophie les types suivants :

a) Le *type facio-scapulo huméral :* atrophie et faiblesse musculaire dans les muscles du visage, des épaules et des bras. Début fréquent par la face où survient de la faiblesse dans le territoire du facial et comme conséquence le facies myopathique, expression molle, presque démente, impossibilité de toute mimique, impossibilité de siffler, de plisser le front, de fermer

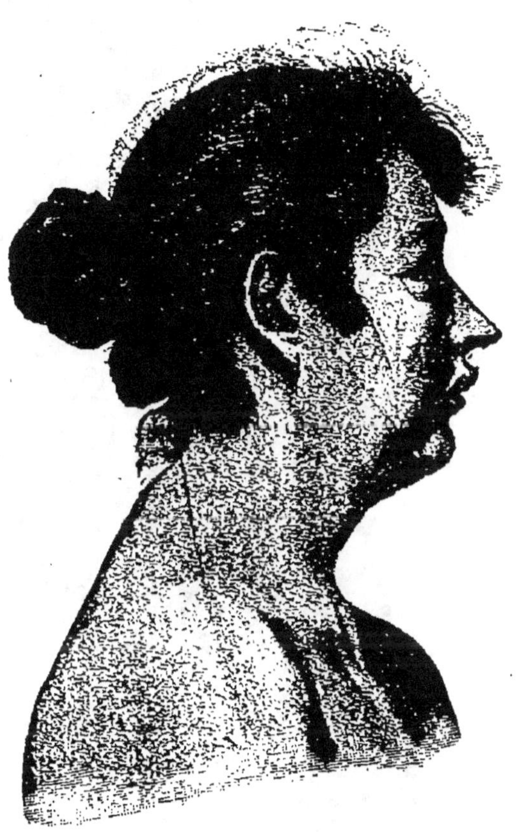

Fig. 74. — Lèvre de tapir (proéminence de la lèvre supérieure) dans la myopathie (dystrophie musculaire progressive). — Type facio-scapulo huméral.

les yeux (v. fig. 73). Le rire ne se manifeste pas comme normalement par le relèvement des commissures buccales (v. chap. V, fig. 120 et 121), mais par l'élargissement de la bouche dans le sens transversal (rire transversal). On désigne sous le nom de *lèvre de tapir* la pseudo-hypertrophie de la lèvre supérieure gonflée qui s'observe parfois (v. fig. 74). La

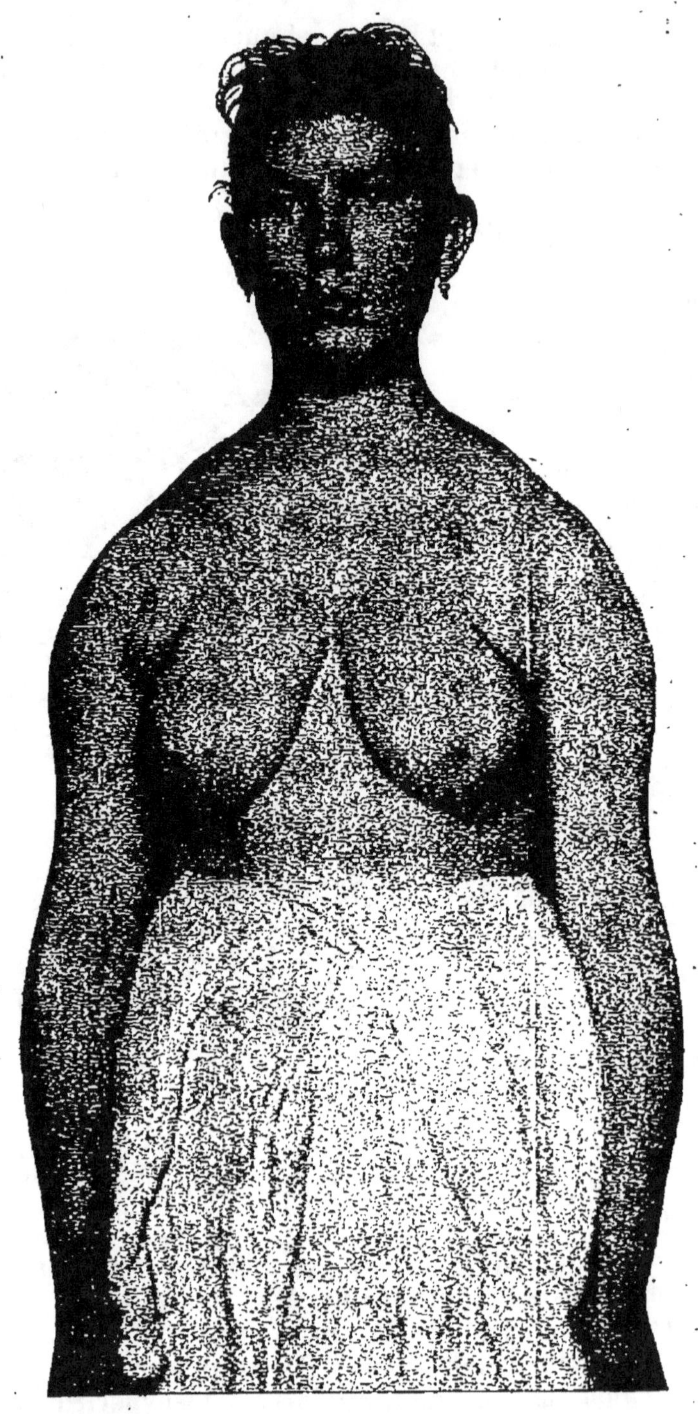

Fig. 75. — Myopathie du type scapulo-huméral chez une jeune fille de 20 ans. Les épaules et les bras ont un contour serpentin. Epaules tombantes, plis de l'aisselle très marqués.

myopathie infantile qui débute dans le jeune âge présente
souvent ce type.

b) Le *type scapulo-huméral* n'est qu'un fragment du type
précédent dans lequel l'atrophie reste limitée aux épaules et
aux bras, principalement au deltoïde, pectoral, biceps, brachial interne, long supinateur, triceps et aussi aux muscles
de l'omoplate. Les fléchisseurs de la main et des doigts comme
aussi les petits muscles de la main restent presque toujours

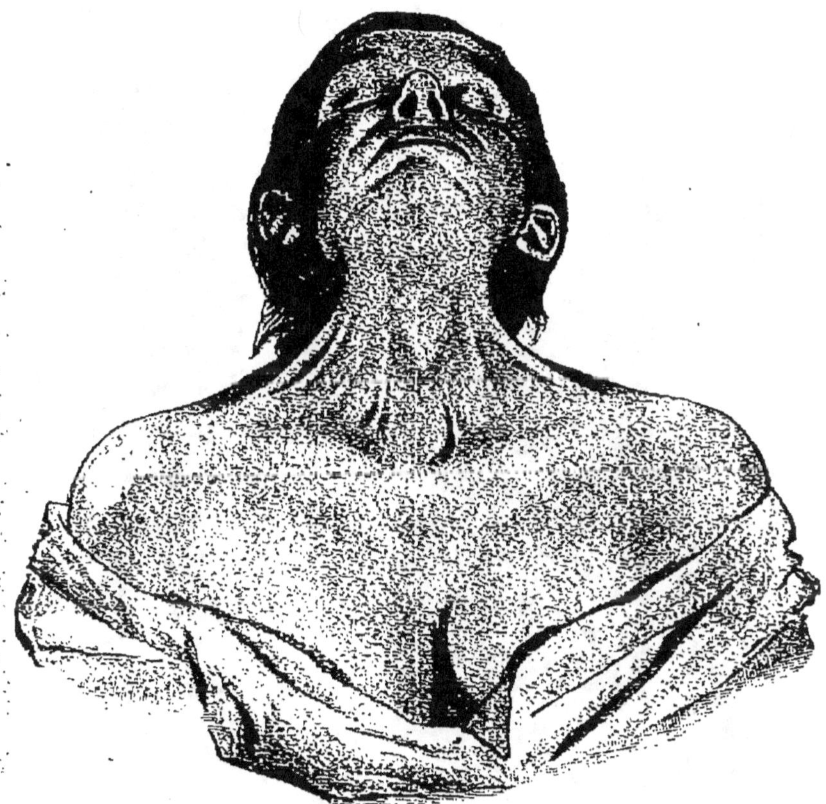

Fig. 76. — Atrophie complète (absence) du muscle sterno-cléidomastoïdien dans la myopathie généralisée. La malade essaye de fléchir en
avant sa tête renversée en arrière. A la place du muscle on voit seulement des plis de la peau qui sont dus à la contraction du peaucier.

libres pendant que l'excessive atrophie et même la disparition
complète des muscles fixateurs de l'omoplate impressionne
l'observateur. Les déformations de la ceinture scapulaire se
manifestent principalement par l'écartement en forme
d'ailes des omoplates (scapulæ alatæ) qui laissent entre elles
une dépression profonde et ne sont absolument pas main-

tenues (symptôme des épaules détachées) à ce point qu'elles paraissent débarrassées de toute connexion, pendues simplement en haut du bras dont elles suivent tous les mouvements (voir fig. 36 et 37, p. 41).

En regardant en avant on voit souvent une configuration frappante des épaules qui sont fortement abaissées et du pli de l'aisselle qui est très accentué (voir fig. 75). L'atrophie du sternocléidomastoïdien et des autres muscles qui meuvent la tête se manifeste par les modifications des contours du cou

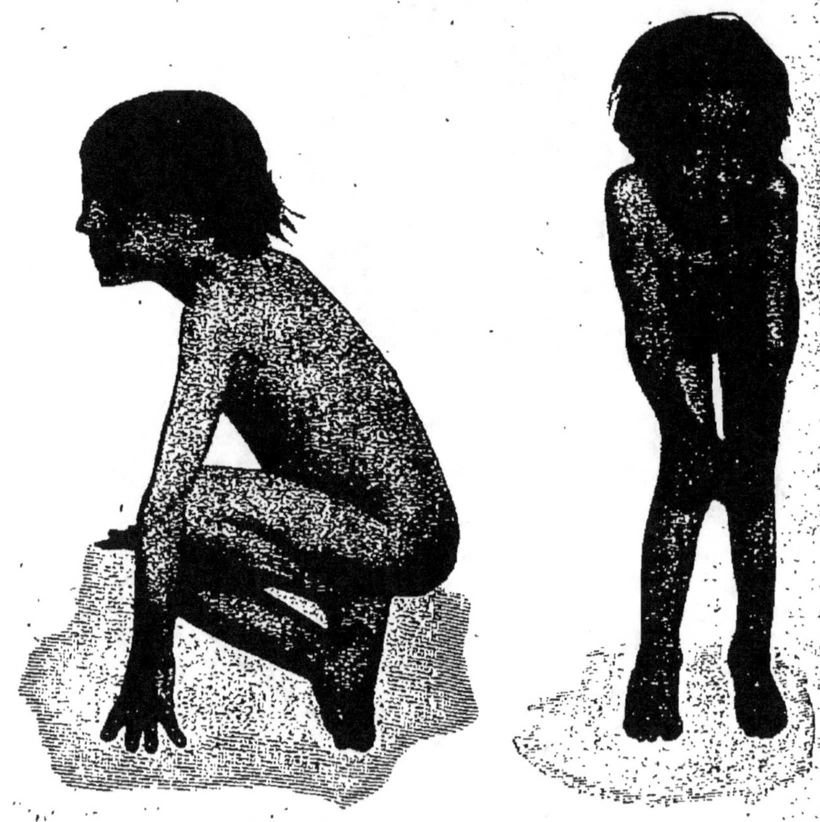

Fig. 77 et 78. — Myopathie infantile : fillette de 6 ans se relevant de terre. Type lombofémoral (crural).

et l'impossibilité de fléchir la tête en avant ou en arrière (voir fig. 76). Les muscles qui servent à la mastication, à la déglutition, les muscles moteurs du globe oculaire, les muscles de la parole et de la respiration demeurent toujours intacts sauf rarissimes exceptions.

c) *Type crural*. Ici ce sont les membres inférieurs et au début les muscles du bassin et de la cuisse, plus tard les mus-

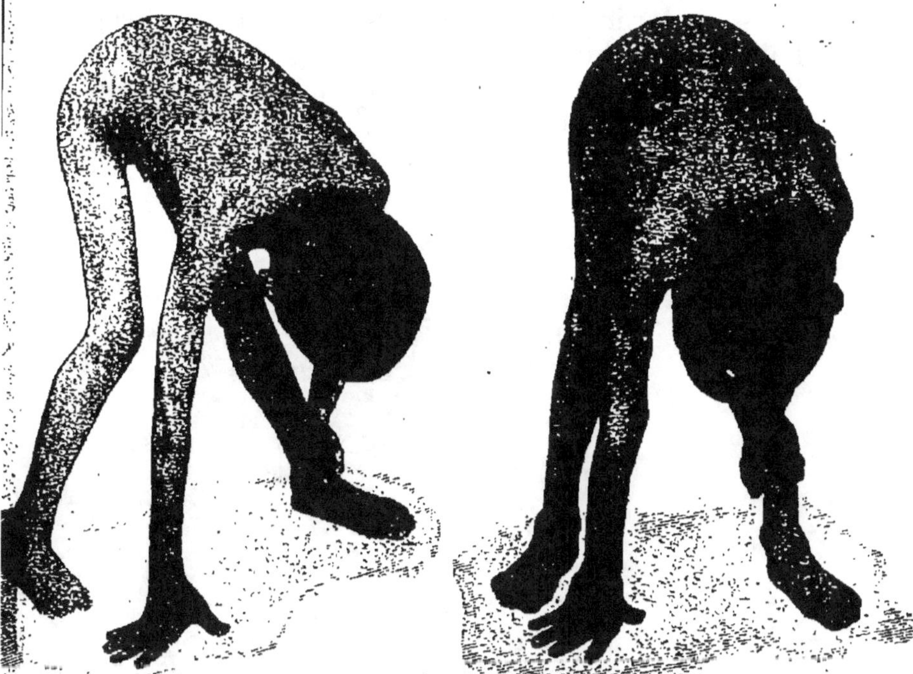

Fig. 79 et 80 — Frère de la fillette précédente âgé de 8 ans et atteint de la même affection. Il cherche à se relever.

cles péroniers et ceux du mollet qui sont pris. Ici aussi l'atrophie se localise de préférence à la racine du membre. Les muscles du ventre et du dos sont pris également souvent de bonne heure, et il en ré-

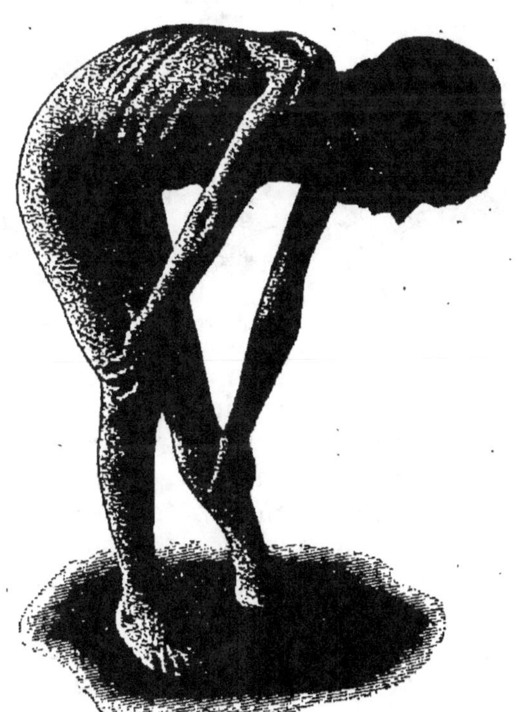

Fig. 81. — Le jeune myopathique de 8 ans grimpe le long de ses propres jambes. Combinaison du type lombo-crural et du type brachial, forte atrophie de tous les muscles du tronc, surtout des intercostaux.

sulte un lordose lombaire caractéristique. L'atrophie et la faiblesse des muscles de la hanche et de la cuisse surtout des fessiers entraîne ces troubles de la marche dandinante, démarche du canard et cette difficulté de se relever d'une chaise ou du sol qui sont des signes presque pathognomoni-

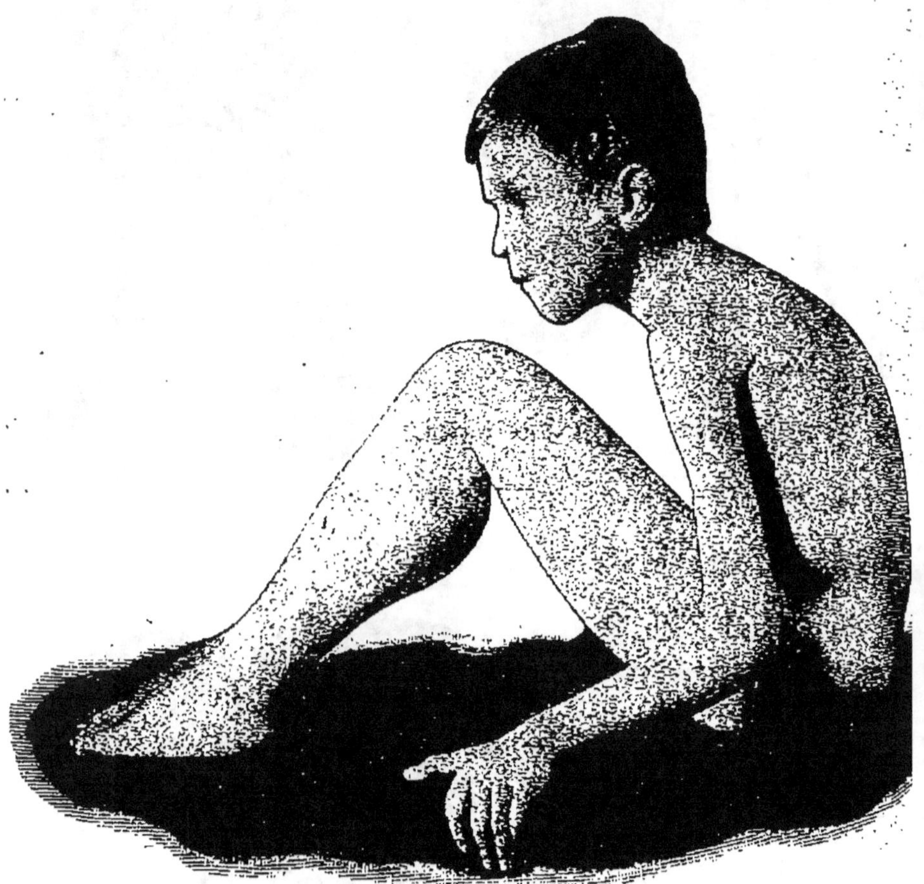

Fig. 82. — Pseudohypertrophie des muscles du mollet dans la myopathie. Contraste avec les épaules et les bras atrophiés.

ques de la myopathie. Si on prie ces malades de se lever une fois assis ou couchés par terre ils ne le font pas vivement et surtout pas comme les individus sains, mais ils grimpent le long d'eux-mêmes c'est-à-dire qu'ils se soutiennent dans une large mesure avec leurs mains qu'ils posent d'abord sur le sol, puis sur les jambes, les cuisses et les hanches et n'atteignent l'attitude droite qu'après un temps long et de visibles efforts. Ces manœuvres pour arriver à la station verticale rappellent les acrobates qui se relèvent de la position horizontale en portant sur leurs épaules une autre personne ou un fardeau. L'action de monter un escalier est aussi extrèmement difficile pour ces malades.

Tôt ou tard la localisation scapulo-humérale s'associe à ce type lombocrural. Souvent aussi ces deux types sont simultanés absolument comme lorsque le type lombocrural s'associe plus tard au type brachial.

Dans la *forme pseudohyper-trophique* ces deux types sont réunis et montrent à la fin l'atrophie excessive de certains muscles et l'hypertrophie exagérée de certains autres (v. fig. 83-84).

Cette hypertrophie n'est pas une hypertrophie réelle, elle résulte du développement de tissu graisseux et de tissu conjonctif dans les muscles ou de la tuméfaction dégénérative des muscles. Cette hypertrophie a une préférence spéciale pour les muscles du mollet, les fessiers et souvent aussi le deltoïde et le triceps. Les muscles atteints donnent à la

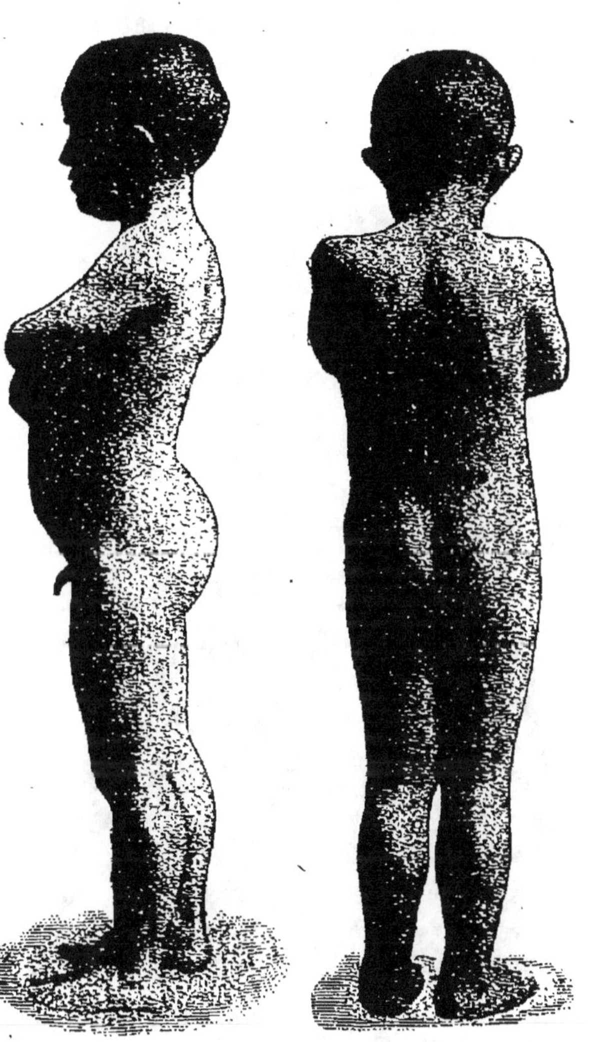

Fig. 83 et 84. — Pseudohypertrophie des muscles des fesses et des jambes chez un enfant de 6 ans atteint de myopathie typique. Les muscles sont épaissis et sont extrémement durs.

palpation une résistance particulière souvent mamelonnée, souvent dure comme du bois.

Cette forme pseudohypertrophique ne se distingue pour le reste en aucune façon des autres formes, elle se particularise en ce qu'elle atteint presque toujours les enfants et est plus souvent encore que les autres formes héréditaire ou familiale. Sauf une diminution et même une abolition des réflexes tendineux et périostiques dans le territoire des muscles atrophiés, on ne trouve dans ces affections aucun autre symptôme objectif du côté du système nerveux, mais seulement quelques troubles vasomoteurs, cyanose, refroidissement de la peau des extrémités.

Entre l'atrophie myopathique pure et l'atrophie spinale on rencontre par ci par là des formes de transition. (Nous avons nommé déjà l'atrophie type

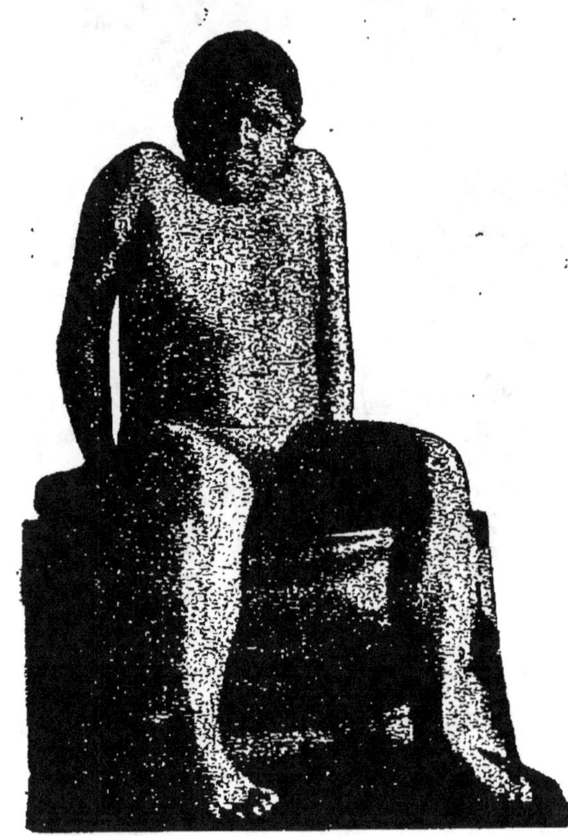

Fig. 85. — Pseudohypertrophie avec obésité chez un jeune myopathique de 15 ans qui présente d'ailleurs les symptômes typiques (clinique de Halle).

Charcot-Marie, la névrite interstitielle hypertrophique et progressive, le type Werding-Hoffmann).

Aux atrophies d'origine spinale qui se relient au type de l'atrophie musculaire progressive spinale appartiennent encore une série d'autres formes qui ne sont pas comme celles-ci des affections indépendantes, autonomes, mais constituent seulement un symptôme important au milieu des

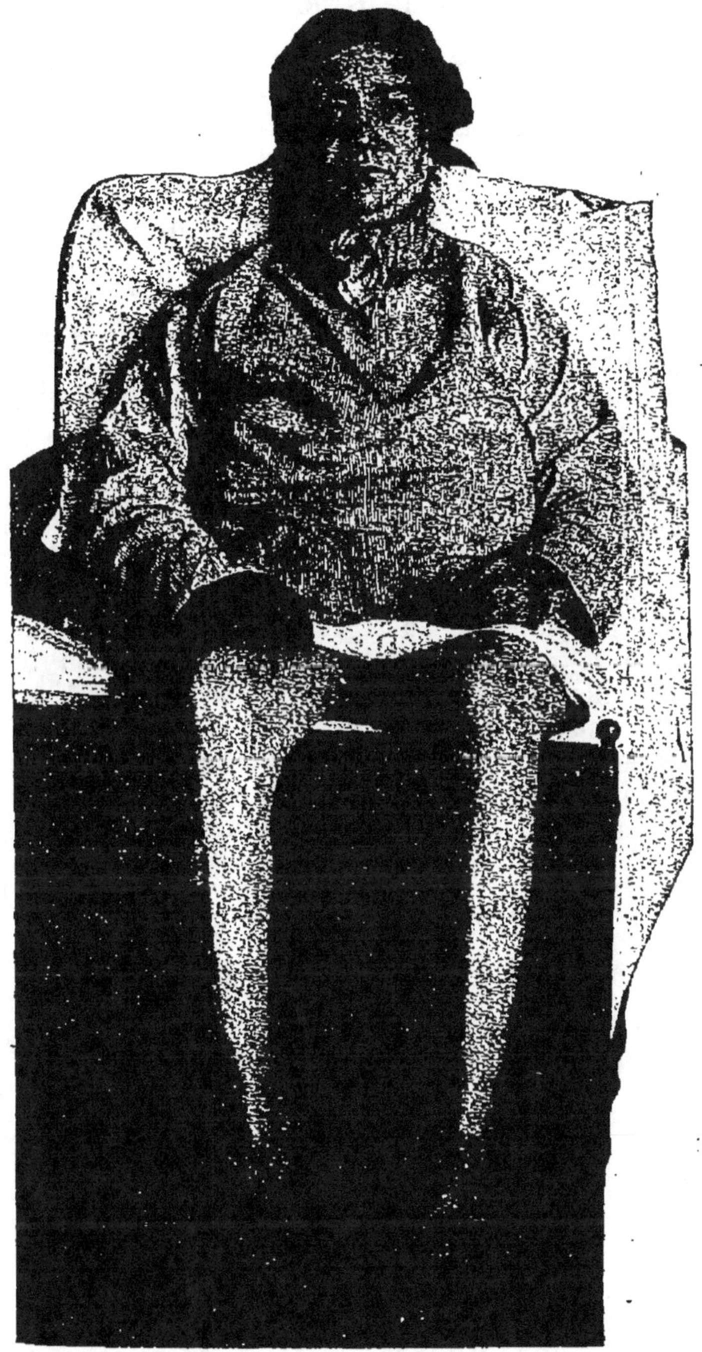

Fig. 86. — Atrophie et paralysie des muscles péroniers dans la polynévrite, les pieds pendent inertes en varus equin. On voit nettement
la saillie de la créte tibiale par suite de l'atrophie des muscles
voisins.

autres signes de la maladie. Il y a des atrophies musculaires dans la poliomyélite antérieure aiguë (paralysie infantile spinale), la poliomyélite chronique des adolescents, la sclérose latérale amyotrophique, la syringomyélie et l'hématomyélie. Suivant la hauteur de la moelle où siègent ces affections on a des types qui ressemblent davantage au type périphérique de l'atrophie spinale progressive ou au type de la racine des membres de la myopathie ou même se localisent d'une façon tout à fait inaccoutumée. Cependant la syringomyélie de la moelle cervicale prend le plus souvent le type Aran-Duchenne et provoque la main de singe ou la main en griffe.

L'atrophie dans toutes ces formes est bien de nature dégénérative.

Une forme particulière est enfin caractérisée par l'*atrophie neuritique*. C'est le symptôme le plus important et le plus grave par ses conséquences des névrites et polynévrites de toute étiologie. Elle aussi est de nature dégénérative et se localise de préférence à la périphérie des membres et ressemble alors à l'atrophie progressive spinale. Elle s'établit le plus souvent aux membres inférieurs (voy. fig. 86) où elle reste limitée dans les cas les plus simples au territoire péronier (marche de steppeur), dans les cas plus accentués elle donne une paraplégie complète et une atrophie en masse.

III. — TROUBLES DE LA COORDINATION

Sous le nom de coordination on désigne cette faculté du système nerveux qui règle la coopération bien ordonnée de certains groupes musculaires pour un but déterminé.

Tous nos mouvements normaux se font sous l'influence de la coordination. Si elle est troublée, le mouvement se fait :

1. Avec exagération de la force musculaire dépensée ;

2. Avec mise en œuvre d'une trop grande quantité de muscles ;

3. Avec une suite de manifestations motrices qui n'appartiennent pas à l'innervation musculaire requise.

Aussi résulte-t-il des troubles de la coordination que, pour faire un mouvement, même le plus simple, le malade dépense trop de force, que son mouvement dépasse le but et même qu'il est remplacé par un mouvement tout contraire à celui qui était recherché. Un tel trouble de la coordination s'appelle aussi ataxie. Ses causes sont de nature complexe.

Si l'on admet que l'activité coordinatrice du système nerveux central vient de ce qu'il est renseigné à chaque instant par les excitations centripètes venues des parties superficielles et profondes des régions périphériques du corps sur la situation de ce corps dans l'espace et sur chacun de ses mouvements, on doit voir survenir — et c'est en effet le cas — ce trouble de coordination aussi bien dans les maladies périphériques que dans les maladies centrales, dans la maladie périphérique parce que la conduction des excitations centripètes venues de la peau, des muscles, des articulations, des ligaments, des aponévroses, des organes des sens est interrompue ; dans les maladies centrales parce que l'influence régulatrice de l'organe central est troublée et même tout à fait abolie.

Il est donc tout naturel d'envisager deux formes d'ataxie : une forme périphérique et une forme centrale. On dit aussi, suivant le siège de la maladie : ataxie cérébrale, cérébelleuse, bulbaire, spinale et périphérique, sans que ces formes s'individualisent toujours cliniquement et puissent se diagnostiquer, seule l'ataxie cérébelleuse a une symptomatologie clinique particulière.

Par sa fréquence, par son importance neuropathologique nous décrirons en première ligne :

L'Ataxie dans le tabes dorsal.

On considère aujourd'hui le tabes comme une maladie des racines postérieures de la moelle entraînant secondairement la dégénérescence des cordons postérieurs. En ce sens on peut considérer l'ataxie tabétique comme une ataxie périphérique.

[En réalité l'accord est loin d'être fait sur cette question de la nature du tabès, beaucoup de théories ont été proposées pour expliquer l'ataxie tabétique, et un certain nombre d'auteurs considèrent cette ataxie comme d'origine cérébrale, tandis que d'autres font intervenir les lésions spinales.

Déjérine et Thomas font remarquer que vraisemblablement les altérations de la racine vestibulaire jouent chez certains malades un rôle important dans les phénomènes de déséquilibration et que, d'autre part, les troubles de la coordination occasionnés par l'atrophie des racines postérieures sont d'une physiologie très complexe, leurs principaux facteurs étant : 1° les troubles de la sensibilité ; 2° les perturbations fonctionnelles des centres dont l'action est régu-

larisée plus ou moins directement par les excitations périphériques ; 3° l'altération ou la suppression des mouvements
réflexes ; 4° l'hypotonie musculaire].

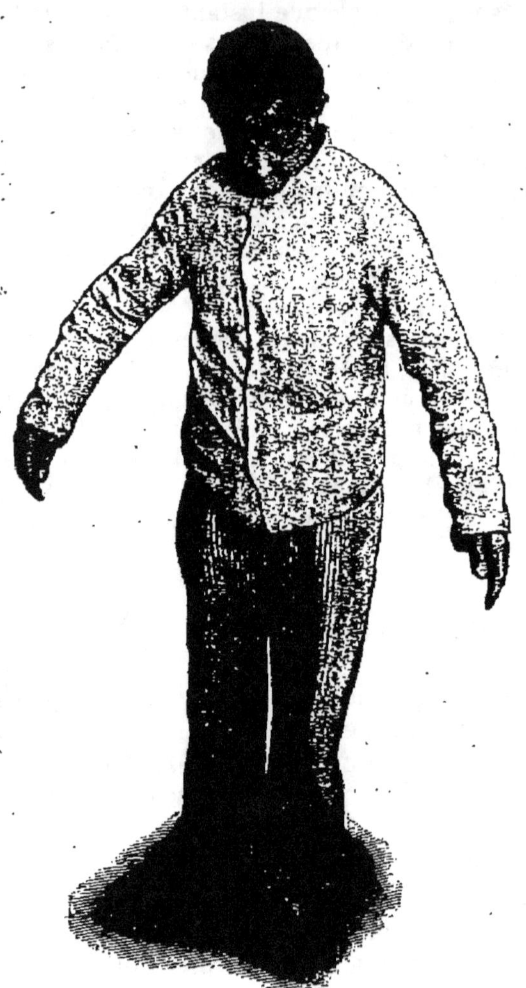

Fig. 87. — Attitude pendant la marche chez
un tabétique avec ataxie.

L'ataxie est telle-
ment le symptôme
fondamental dans la
pathologie du tabès
qu'on désigne les
deux premiers sta-
des de la maladie
sous le nom de préa-
taxique et d'ataxi-
que, ils aboutissent
ordinairement en
quelques années au
stade paralytique.
Extrèmement sou-
vent l'ataxie est le
premier symptôme
important qui attire
l'attention du ma-
lade et celle du mé-
decin.

Déjà auparavant
le malade a souffert
de troubles de la sen-
sibilité, de paraly-
sies des nerfs encé-
phaliques et d'au-
tres symptômes du
stade préataxique,
on l'entend alors se
plaindre de l'inhabi-
leté de la main pour
l'écriture, la coutu-

re, le piano, de l'incertitude de la marche dans l'obscurité, du
dérobement subit des jambes, de la difficulté de monter les
escaliers, etc. Ces plaintes souvent très précoces indiquent
déjà la présence de l'ataxie. Un peu plus tard l'ataxie devient
impossible à méconnaître surtout aux membres inférieurs.
La marche est incertaine, talonnante, les jambes sont à chaque pas relevées trop haut et lancées brusquement en avant,
en dehors sans raison. La marche et la station debout se

font les jambes écartées, le tronc fléchi en avant, les yeux ne se détachent pas du sol et ne quittent pas les pieds pour contrôler chaque pas (voir fig. 87). L'ataxie atteint aussi les membres supérieurs, tous les mouvements sont manqués, l'écriture est défigurée, les travaux de chaque jour comme s'habiller, prendre une épingle, une allumette deviennent malaisés et même tout à fait impossibles.

Plus tard l'ataxie devient si marquée que les malades ne peuvent avancer que soutenus des deux côtés et même ne peuvent plus avancer du tout, ne peuvent plus s'asseoir, ne peuvent plus se redresser dans leur lit sans être lancés de ci de là par des mouvements ataxiques, ou sans tomber par terre. Les membres supérieurs peuvent aussi devenir tout à fait incapables du moindre service.

L'ataxie est le plus souvent symétrique, frappe plus souvent et plus vivement les membres inférieurs et le tronc que les membres supérieurs, et rarement la tête, le cou, le visage, les muscles de la parole, de la mastication et de la déglutition.

Comment recherche-t-on l'ataxie au début ?

L'observateur attentif reconnaît déjà l'ataxie des membres inférieurs aux petites particularités que présente le malade quand il marche, tourne, s'arrête, s'assied ou se lève. Même lorsque ces troubles des mouvements s'écartent très peu de la normale ils n'échappent pas à un œil pénétrant. En poussant plus loin l'examen ces troubles caractéristiques se dévoilent alors pleinement, voici comment il faut procéder pour cela.

MEMBRES INFÉRIEURS

a) Station debout les pieds rapprochés. Même un faible degré d'ataxie cause une certaine incertitude, et en examinant les muscles de la cuisse, le malade étant déshabillé, on constate une continuelle oscillation de l'innervation, c'est-à-dire des contractions musculaires.

b) Station habituelle mais les yeux fermés : cela suffit dans certains cas pour avoir de l'incertitude et même des oscillations du tronc.

c) Station les yeux fermés et les pieds joints : oscillation dans les cas légers, à un degré plus élevé le malade chancelle et même tombe à terre. Ce symptôme suivant la terminologie commune s'appelle « signe de Romberg ». Même dans les cas les plus légers d'ataxie sa recherche réclame la plus grande attention du médecin pour s'opposer à la chute du malade.

d) Marche en suivant une ligne droite, sur les fentes du parquet en plaçant les pieds directement l'un devant l'autre : grande irrégularité, oscillations.

e) Prier le malade de se lever et de marcher immédiatement en avant : le malade ne peut faire rapidement cette succession de mouvements, entre le moment où il se lève et celui où il se met en marche il y a une certaine pause, un retard comme pour chercher l'équilibre. Et le tout se fait avec une incertitude manifeste.

f) S'arrêter et faire demi-tour au commandement : cela n'est possible qu'avec la plus grande difficulté et non sans oscillation.

g) Monter et descendre les escaliers : n'est possible qu'avec les plus grandes précautions et en s'appuyant.

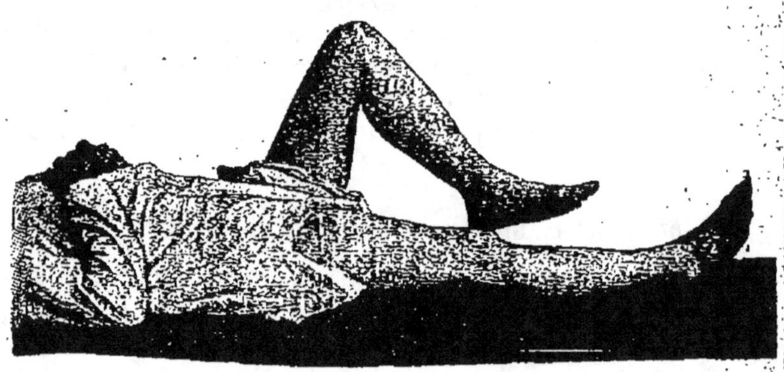

Fig. 88. — Exercice pour la recherche de l'ataxie.

h) Etant couché : *la recherche du genou-talon*, c'est-à-dire faire placer le talon d'un côté sur la rotule du côté opposé, d'abord les yeux ouverts, puis les yeux fermés (v. fig. 88). Le mouvement se fait en tâtonnant, se manque et finalement n'arrive pas à se réaliser. On peut du reste proposer au malade une série d'autres buts à atteindre avec le pied ; suivant la difficulté du mouvement ou le degré de l'ataxie, on sera renseigné sur le symptôme.

i) Les yeux fermés faire mettre les jambes l'une par-dessus l'autre ou l'une à côté de l'autre ; elles sont lancées au delà ou en deçà du but.

MEMBRES SUPÉRIEURS

a) Le patient rapproche lentement jusqu'à ce qu'ils se touchent par leur extrémité ses deux index d'abord éloignés. Les mouvements sont déjetés, sans assurance, tâtonnés et finalement ne réussissent pas à atteindre le but.

b) Faire atteindre avec l'index le bout du nez, une tête d'épingle qu'on présente au malade, l'ouverture du stéthoscope et cela alternativement avec l'index droit ou l'index gauche de façon à apprécier la différence de l'ataxie des deux côtés.

c) L'écriture est irrégulière, malhabile.

TRONC

a) S'asseoir sur une chaise les yeux fermés : le malade oscille de ci de là et menace de tomber.

b) Fléchir le tronc en avant les yeux fermés : même oscillation et même menace de tomber.

Qu'on se souvienne toujours que tous les symptômes ataxiques augmentent et sont toujours plus accentués lorsque les yeux sont fermés, et vice versà que les malades peuvent corriger leur ataxie par le contrôle rigoureux de la vue.

L'ataxie est dite locomotrice ou statique selon qu'elle se produit à l'occasion de mouvements ou dans des positions de repos comme la station debout, la main étendue, etc.

Il s'agit toujours d'une seule et même ataxie.

Exceptionnellement l'ataxie est plus accentuée aux membres supérieurs qu'aux membres inférieurs dans le tabes à ocalisation cervicale prédominante. L'ataxie de la tête et de la face se manifeste par des mouvements de tête branlante, une articulation maladroite du langage, des grimaces à l'occasion de la parole, du rire, du manger ; ces symptômes sont cependant fort rares. Ils ont une certaine ressemblance avec les mouvements choréiques mais ils s'en distinguent en ce qu'ils sont liés aux mouvements volontaires et n'ont pas lieu au repos. Ce signe diagnostique est également applicable à la différenciation de l'ataxie et de la chorée des membres.

Pour diagnostiquer l'ataxie du tremblement intentionnel, il faut remarquer que, dans ce dernier, les mouvements anormaux ont un caractère rythmique, ce qui n'a pas lieu dans l'ataxie ; la distinction n'est difficile que dans le tremblement intentionnel excessif.

A côté de ce prototype de l'ataxie périphérique qui est l'ataxie tabétique, les autres formes de cette même ataxie restent tout à fait dans l'ombre. Notons surtout l'ataxie dans la polynévrite (conséquence des intoxications alcoolique, saturnine, arsenicale et autres). Dans son expression clinique, elle se distingue nettement de l'ataxie tabétique.

Dans les *affections de la moelle* qui atteignent de préférence les voies centripètes, c'est-à-dire les cordons posté-

rieurs, le cordon de Gowers, le cordon cérébelleux et la co
lonne de Clarke, on trouve souvent, à côté des troubles d
la sensibilité l'ataxie au premier plan du tableau morbid
A ces affections appartiennent les *affections systématiqu
combinées* de la moelle, conséquence de l'anémie perni
cieuse, de la cachexie, de la syphilis et d'autres manifest
tions infectieuses ou toxiques.

Ce groupe de maladies encore peu connues et dont les frontiè
cliniques sont mal délimitées, se manifeste en général par des sym
tômes qui frappent d'une manière prédominante tantôt les cordo
postérieurs, tantôt les faisceaux cérébelleux et le système de Gowe
tantôt les cordons pyramidaux (telle est la paraplégie ataxique si
baiguë). Il y a ainsi une réunion des troubles sensibles, ataxiqu
et moteurs. L'ataxie dans ces affections ne se distingue en rien d
l'ataxie tabétique et c'est pourquoi on appelle ces maladies des t
bès combinés.

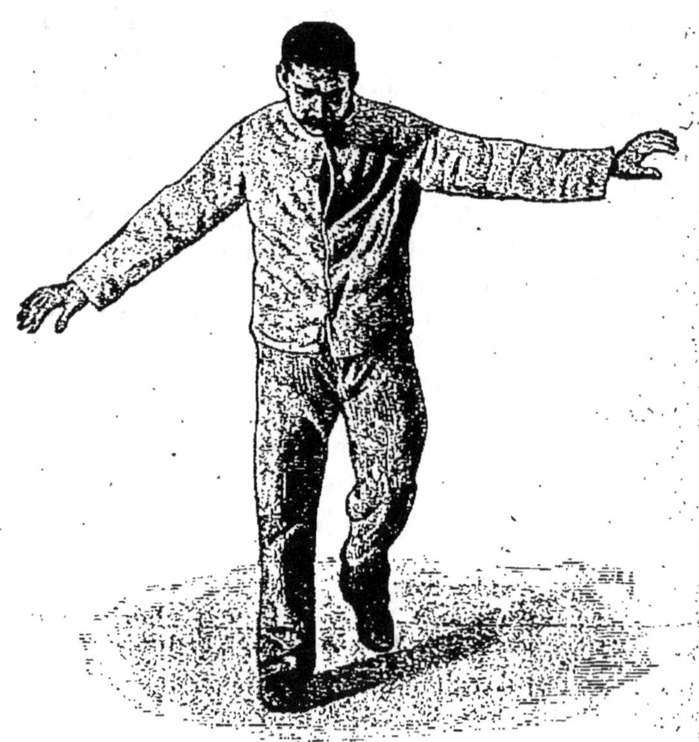

Fig. 89. — Troubles dans la marche, de forme cérébelleuse chez u
malade de 24 ans atteint de maladie de Friedreich, un frère d
15 ans souffre de la même maladie. Début de l'affection chez les deu
frères vers 10-11 ans. Parents sains.

Le représentant le plus important quoique rare encore de ce groupe est la *maladie de Friedreich* ou *ataxie héréditaire* dont le symptôme capital est une ataxie des membres inférieurs et qui frappe souvent plusieurs personnes dans une même famille. La démarche de ces malades est d'un côté semblable à celle des tabétiques c'est-à-dire talonnante et les jambes écartées, d'un autre côté semblable à la démarche de l'ataxie cérébelleuse, laquelle ressemble à celle des gens ivres. Elle est donc à la fois oscillante, titubante et en zigzag. Charcot a donné à ce double caractère d'ataxie tabétique et d'ataxie cérébelleuse le nom de « *Démarche tabéto-cérébelleuse* ».

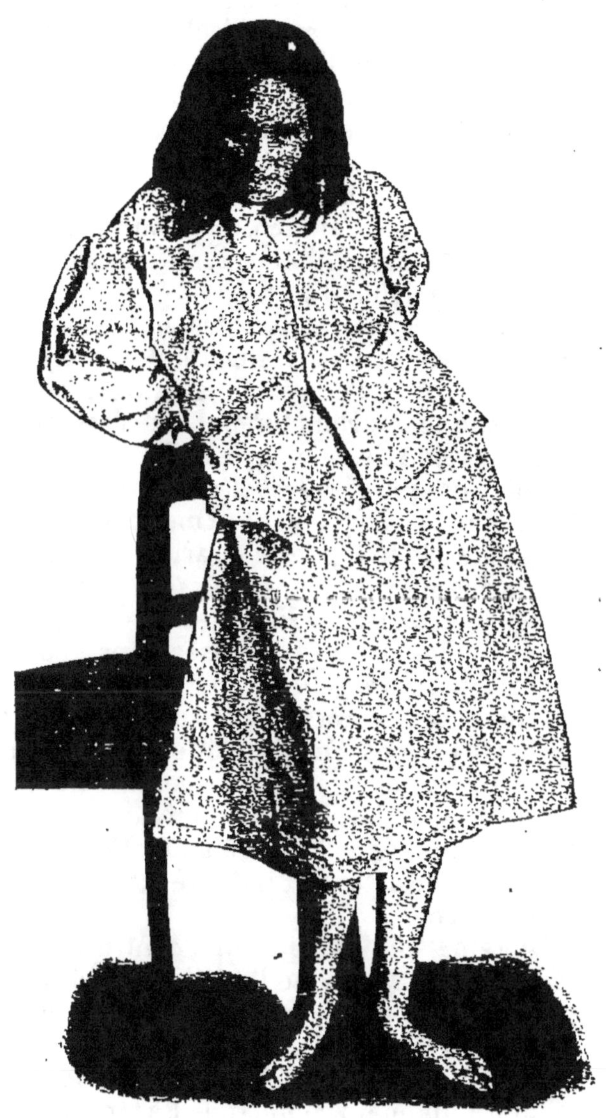

Fig. 90. — Astasie-abasie. Impossibilité complète de se tenir debout et de marcher chez une hystérique (Clinique de Halle).

A un moindre degré les membres supérieurs et les muscles de la face sont également atteints d'ataxie (v. fig. 89).

On peut réunir dans l'ataxie de cause centrale, l'ataxie des

maladies du cervelet et celle des maladies du cerveau. Pratiquement la plus importante est l'ataxie cérébelleuse. Elle
se manifeste seulement dans la station debout et la marche et
non dans les mouvements isolés des membres. Elle est surtout un trouble de l'équilibre. Le malade se tient les jambes
écartées pour avoir une base de sustentation aussi large que
possible ; il oscille et chancelle inclinant le corps de ci de là
dans la station debout, dans la marche il s'avance en zigzag
et souvent en jetant ses jambes l'une par dessus l'autre hors
de la ligne droite, si bien que pour tous ceux qui le voient
il marche comme s'il était ivre. Assis ou couché il n'y a aucun degré notable d'ataxie.

[Cette intégrité relative des mouvements isolés des membres le corps reposant sur un plan horizontal tandis que la
station debout et la marche sont très troublées est déjà caractéristique, surtout lorsqu'elle s'associe à l'asthénie, à la
fatigue rapide des membres. Elle résulte de ce que Babinski
appelle l'*asynergie cérébelleuse* ou perturbation de la faculté
d'associer les mouvements. On recherche l'asynergie 1° dans
la marche ; le tronc reste en arrière et ne suit pas les mouvements des membres inférieurs ; 2° dans la station ; si on fait
porter le tronc en arrière les membres inférieurs restent
fixes, rigides et ne se fléchissent pas, comme chez l'homme
normal, pour rétablir l'équilibre ; 3° quand le malade est
couché et veut se mettre sur son séant, les cuisses se fléchissent et les talons s'élèvent; 4° si le malade assis veut toucher
du pied un objet placé au-dessus et au-devant de lui, la
cuisse et la jambe s'étendent en deux temps inégaux, comme
par un mouvement de détente. Ce syndrôme asynergique
peut être hémilatéral et indique alors une lésion cérébelleuse
du même côté.

On remarque en outre que contrairement à ce qui a lieu
dans l'ataxie tabétique l'équilibre volitionnel statique peut
être conservé même quand l'équilibre cinétique est profondément troublé c'est-à-dire que le malade peut maintenir dans
la fixité absolue plus longtemps même qu'à l'état normal le
membre qu'on lui commande de tenir étendu, tandis que les
mouvements de ce membre seront absolument désordonnés.
Enfin le malade ne peut exécuter rapidement des mouvements
successifs, s'il peut par exemple porter sa main en pronation
ou en supination il ne peut répéter ce mouvement aussi rapidement et aussi longtemps qu'un individu sain, c'est un trouble de la diadococinésie. C'est également à la perturbation de

cette fonction qu'on peut rapporter les caractères spéciaux de l'écriture cérébelleuse].

Ces diverses sortes de troubles de la coordination constituent des symptômes très habituels des tumeurs, des foyers de sclérose (dans la sclérose en plaque) et de l'atrophie en masse du cervelet.

On les trouve aussi dans une forme morbide séparée de l'ataxie héréditaire de Friedreich par Pierre Marie sous le nom d'*hérédoataxie cérébelleuse*, en admettant qu'il s'agit dans un cas d'un processus purement spinal, dans l'autre d'un processus purement cérébelleux. Cette distinction est très problématique car il existe des cas de transition entre les deux formes et l'ataxie de la maladie de Friedreich a tout à fait le caractère cérébelleux. Il est à penser que les conducteurs de coordination qui se rendent au cervelet peuvent être interrompus à divers endroits et non pas seulement dans le cervelet, de sorte que la notion d'ataxie cérébelleuse corresponde à un trouble fonctionnel et non pas à une lésion du cervelet.

L'ataxie qui survient dans *les affections du cervelet* est sous la dépendance de troubles de la sensibilité spécialement de troubles du sens musculaire qui sont encore peu étudiés. A la suite de ces troubles de la sensibilité (qui portent souvent spécialement

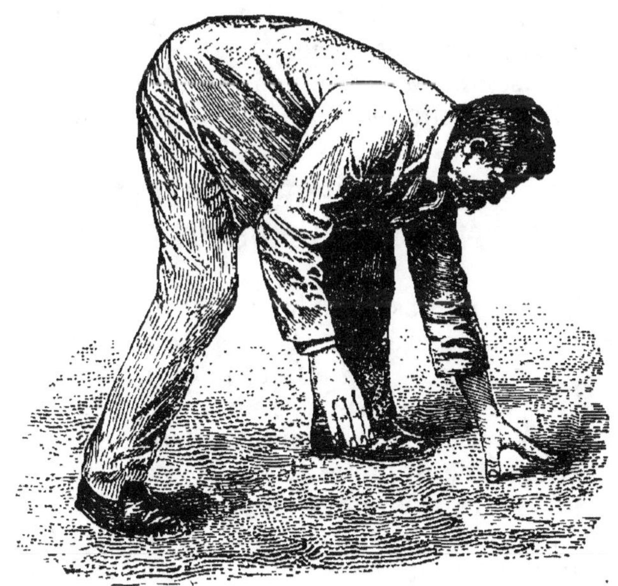

Fig. 91. — Abasie dans l'hystérie. Le malade tombe en avant et marche à quatre pattes.

sur la perception stéréognostique de la main c'est-à-dire la faculté de reconnaître les objets au toucher), l'écorce cérébrale perd les points de repère dont elle a besoin pour l'exécution des mouvements coordonnés. Particulièrement dans les maladies du cerveau (tumeurs) il a été observé dans ces derniers temps une certaine ataxie qui frappe en première ligne les mouvements du tronc et qu'on appelle « frontal ataxie ». Elle atteint rarement le degré d'évidence de l'ataxie cérébelleuse et de l'ataxie tabétique.

Les affections du labyrinthe s'accompagnent parfois d'une ataxie qui ressemble à l'ataxie cérébelleuse. Le diagnostic en est facile par la coexistence des autres symptômes labyrinthiques.

On trouve enfin dans l'hystérie et chez les traumatisés atteints d'accidents hystéro-neurasthéniques une sorte d'ataxie qui est parfois semblable à l'ataxie cérébelleuse, mais parfois prend la forme d'une impotence absolue des membres inférieurs. On dit dans ce cas qu'il y a astasie-abasie : les malades sont incapables de se tenir debout et de marcher par suite du manque de la coordination nécessaire à ces fonctions (v. fig. 90-91). C'est comme s'ils avaient perdu l'innervation nécessaire à la marche et à la station debout. Entre ces deux formes il y a beaucoup d'intermédiaires et le tableau est très varié.

L'ensemble des troubles morbides montre qu'il s'agit de troubles fonctionnels, de troubles d'origine psychique.

IV. — PHÉNOMÈNES D'EXCITATION MOTRICE. CONTRACTIONS MUSCULAIRES ANORMALES

En dehors des troubles de la motilité que nous avons décrits jusqu'à présent, il existe encore d'autres anomalies de mouvement tout à fait indépendantes de la volonté et qu'on peut réunir sous le nom de phénomènes d'excitation motrice ou de contractions musculaires anormales. Ce sont :

1. **Le tremblement.** — Il s'agit ici d'une oscillation involontaire rythmique du corps ou d'une partie du corps. Si l'on met de côté le tremblement fibrillaire qui se manifeste seulement dans quelques muscles et est le plus souvent l'expression d'une dégénérescence musculaire, il faut dans le tremblement proprement dit considérer les points suivants :

a) Le tremblement est-il généralisé ou localisé, par exemple à la tête, ou seulement aux mains, aux lèvres, etc. ?

b) Est-il constant, permanent ou survient-il seulement dans certaines circonstances comme l'agitation, l'effort ?

c) Existe-t-il seulement dans certains mouvements intentionnels, dans une certaine position de la partie du corps qui est atteinte ou bien existe-t-il au repos? On dit dans le premier cas qu'il est un « tremblement intentionnel ».

d) Le tremblement est-il à grandes ou à petites oscillations?

e) Le rythme en est-il rapide (8-9 oscillations par seconde) ou lent (4-5 oscillations par seconde)? Ces deux dernières questions peuvent être dans la pratique résolues par simple vue avec une approximation suffisante.

Le tremblement est parfois le symptôme capital, au premier plan du tableau morbide comme dans la *paralysie agitante* où il est constant, à grandes oscillations et de rythme lent. Il frappe tantôt une partie limitée du corps, tantôt la plus grande partie de la totalité des muscles. Ce qui est surtout caractéristique c'est le tremblement des mains et des doigts qui font le mouvement de rouler une pilule ou de compter de l'argent. Des mouvements actifs ou passifs peuvent interrompre pour un moment le tremblement, il est peu influencé par la volonté, il cesse dans le sommeil.

On peut lui opposer le tremblement intentionnel de la *sclérose en plaques*. Plus grande est l'étendue du mouvement commandé, par exemple d'atteindre le nez ou le bout du doigt, plus grande est l'amplitude, le tremblement intentionnel est tellement irrégulier qu'il rappelle l'ataxie dans les cas graves. Par contre la partie atteinte est-elle au repos, soutenue, il n'y a aucun tremblement. Ce tremblement est, lui aussi, à grandes oscillations et de rythme lent.

Le tremblement est encore un symptôme important de la *maladie de Basedow* où il est souvent très menu et vibratoire, on le reconnaît en appliquant la main sur le malade.

Dans toutes les autres névroses fonctionnelles il est aussi un symptôme fréquent, particulièrement dans la neurasthénie, l'hystérie, l'épilepsie.

Dans la *paralysie générale progressive* le tremblement se manifeste d'une manière tout à fait caractéristique dans la main ainsi que dans les muscles de la face et de l'articulation des sons (les lèvres et les joues) quand le malade parle ou rit. Rien qu'à cette parole hésitante, trémulante on peut presque toujours formuler le soupçon de paralysie générale.

Presque toutes les *intoxications*, plomb, alcool, mercure, café, thé, tabac, morphine, arsenic, etc., comptent le tremblement parmi leurs symptômes constants, il est particulièrement notoire dans le délirium tremens.

Le tremblement des vieillards, tremblement sénile, est regardé comme un signe de l'âge, il n'a aucune signification pathologique. Cependant il faut penser au début d'une paralysie agitante. Assez souvent il se produit dans l'hémiplégie un hémitremblement du côté paralysé, et ce tremblement revêt souvent les caractères du tremblement parkinsonien.

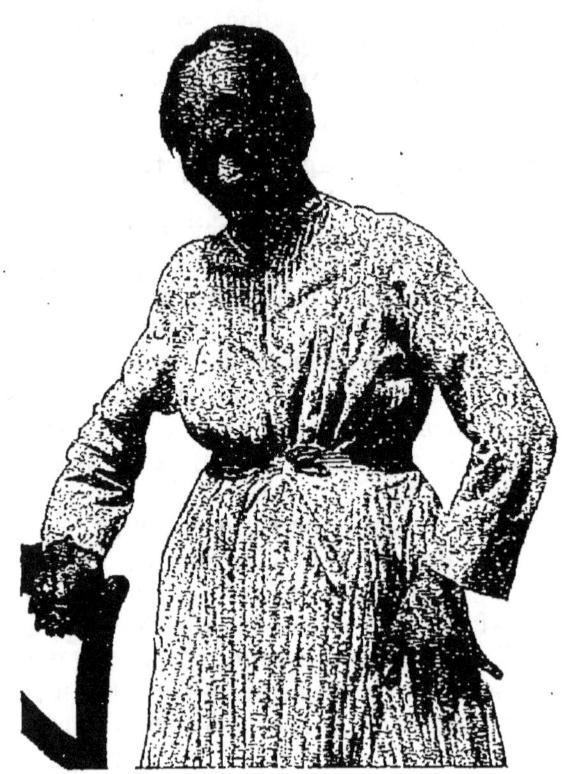

Fig. 92. — Hémiathétose gauche (main) chez une vieille femme frappée d'apoplexie avec hémiplégie gauche (Clinique de Halle).

2. **L'athétose** (1). Sous le nom de mouvements athétosiques on désigne des mouvements de caractère spasmodique, involontaires, qui se localisent à l'extrémité périphérique des membres et aussi à la face (v. fig. 92). Ils sont irréguliers, lents, moins accentués au repos mais ils ne cessent tout à fait que très rarement, ils augmentent par les excitations psychiques et les mouvements actifs. Ils cessent pendant le sommeil, la volonté les influence peu.

Cette sorte de troubles moteurs s'observe le plus souvent sous forme d'*hémiathétose* en rapport avec les affections aiguës du cerveau principalement après la paralysie cérébrale infantile ou après l'apoplexie avec hémiplégie des adultes. Mais elle se montre aussi bilatérale et congénitale, l'athétose

____

(1) αθετος = sans repos.

double congénitale coïncide dans la plupart des cas avec des troubles de l'intelligence allant jusqu'à l'idiotie. Le trouble moteur est toujours le même et on ne peut mieux le décrire qu'en reproduisant l'observation suivante qui si elle appartient à une forme rare d'athétose double congénitale donne cependant un tableau fidèle des troubles de mouvement :

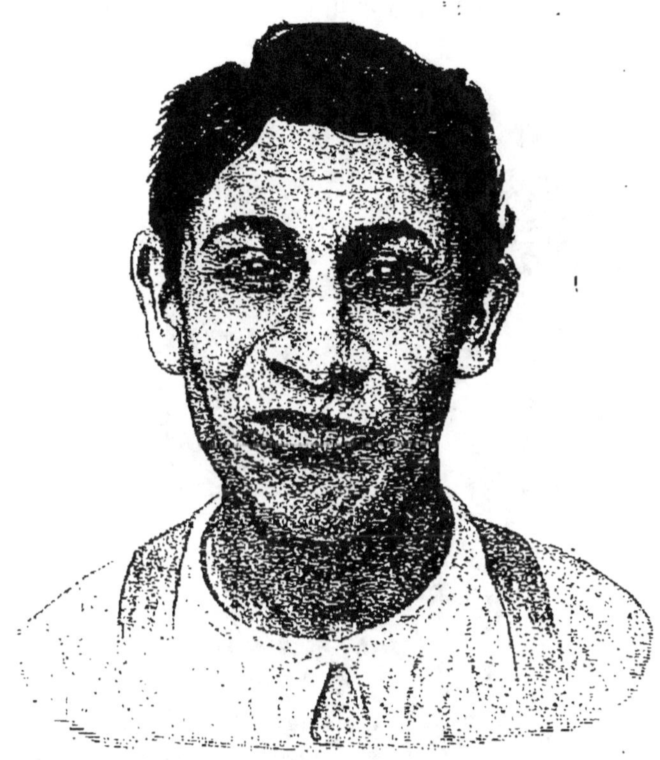

Fig. 43. — Athétose de la face chez un malade atteint d'athétose généralisée congénitale.

Le malade âgé de 22 ans est né en état d'asphyxie apparente si bien qu'on dut recourir aux manœuvres usuelles pour le rappeler à la vie. Le troisième jour après sa naissance il a eu des convulsions. Depuis sa naissance tout son corps est le siège des secousses musculaires qui constituent la maladie actuelle. Il a toujours mal marché à cause d'elles, il est incapable d'exécuter les mouvements délicats, à l'école il peut écrire sur un tableau mais pas sur du papier ; malgré cela il ne reste pas en arrière, il était par rapport aux autres un bon élève.

État actuel : Développement corporel, organes internes, intelligence normaux. Tout le corps du malade montre une agitation perpétuelle ; sans interruption des secousses involontaires, arythmiques de la face, de la nuque, du tronc, des extrémités éclatent qui augmentent pendant les mouvements intentionnels, la conversation, diminuent lorsque le malade n'est pas observé et cessent pendant le sommeil.

Le visage grimace d'une façon ininterrompue et montre un perpétuel changement passant de l'expression de la joie à celle de la crainte, de la colère, de la curiosité et de l'étonnement sans rapport bien entendu avec l'état psychique. Dès qu'il commence à parler

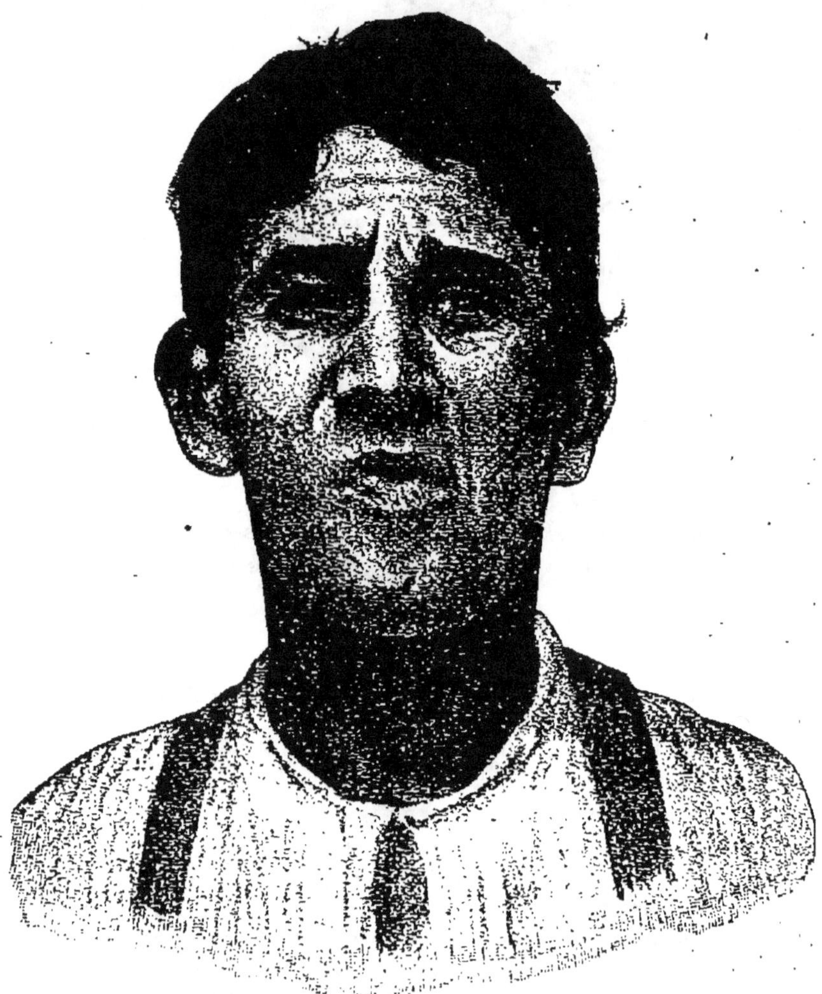

Fig. 94. — Même malade à un autre instant.

ou à manger, ces grimaces augmentent et deviennent exagérément violentes, de temps en temps on entend un claquement de langue, celle-ci est tirée instantanément et projetée ou retirée avec force à travers la bouche ouverte.

Parler coûte des efforts visibles, on voit et on sent quelle victoire doit remporter le malade pour lutter contre les mouvements involontaires de la langue et des organes de la parole, et les forcer à la coordination. Mais à la suite il se montre des troubles convulsifs, particulièrement les sons sifflants sont fortement accentués et allongés.

La tête se fléchit, s'étend et se tourne dans toutes les directions sans aucune règle. Les épaules sont continuellement élevées et abaissées, le tronc poussé tantôt en avant, tantôt en arrière. Les bras pendant l'entretien oscillent sans arrêt dans la flexion modérée, l'extension, la rotation, la supination et la pronation. Les doigts de la main sont animés de tous les mouvements physiologiquement possibles et bien souvent le mouvement dépasse les limites physiologiques, on voit la main s'ouvrir et se fermer, se fléchir et s'étendre, se porter en abduction et en adduction, les doigts se chevaucher les uns les autres (voir fig. 95-96), l'extension de l'articulation métacarpophalangienne est particulièrement énergique. L'écriture est pleine de contrainte, irrégulière, souvent interrompue ou défaillante entre chaque lettre, et possible seulement à l'aide d'un crayon et en appuyant fortement sur la table.

Aux membres inférieurs mêmes mouvements convulsifs, pas si étendus qu'aux membres supérieurs cependant, mais toujours plus marqués à la périphérie qu'à la racine. La démarche est légèrement spasmodique, oscillante, et se fait plutôt sur la pointe du pied.

Les réflexes tendineux ne sont pas augmentés mais il y a une résistance passive, une certaine rigidité musculaire opposée aux mouvements communiqués.

Sensibilité, etc., normale.

La coexistence avec les symptômes spasmodiques et le développement vraisemblablement dû à l'accouchement (asphyxie, convulsions) plaident dans ce cas comme dans les autres pour une lésion du système pyramidal. Peut-être s'agit-il d'une lésion de l'écorce cérébrale par un foyer hémorragique dans les méninges ou dans l'écorce elle-même.

Dans les autres cas d'athétose spécialement d'hémiathétose de l'hémiplégie, etc., on admet maintenant comme cause une lésion de ces faisceaux encore peu connus qui unissent le cervelet à la région sous-thalamique et au noyau rouge. On envisageait autrefois l'athétose comme une excitation des faisceaux pyramidaux par un foyer morbide quelconque.

Le diagnostic de l'athétose et des autres formes de troubles moteurs est simple. La chorée peut seule être confondue avec elle, mais il faut penser que la chorée s'accompagne de mouvements vifs, incoordonnés et non pas spasmodiques. Au lieu de l'état souvent spasmodique des muscles dans l'athétose on trouve généralement dans la chorée une certaine

laxité musculaire et aussi une certaine mollesse de l'excitabilité réflexe.

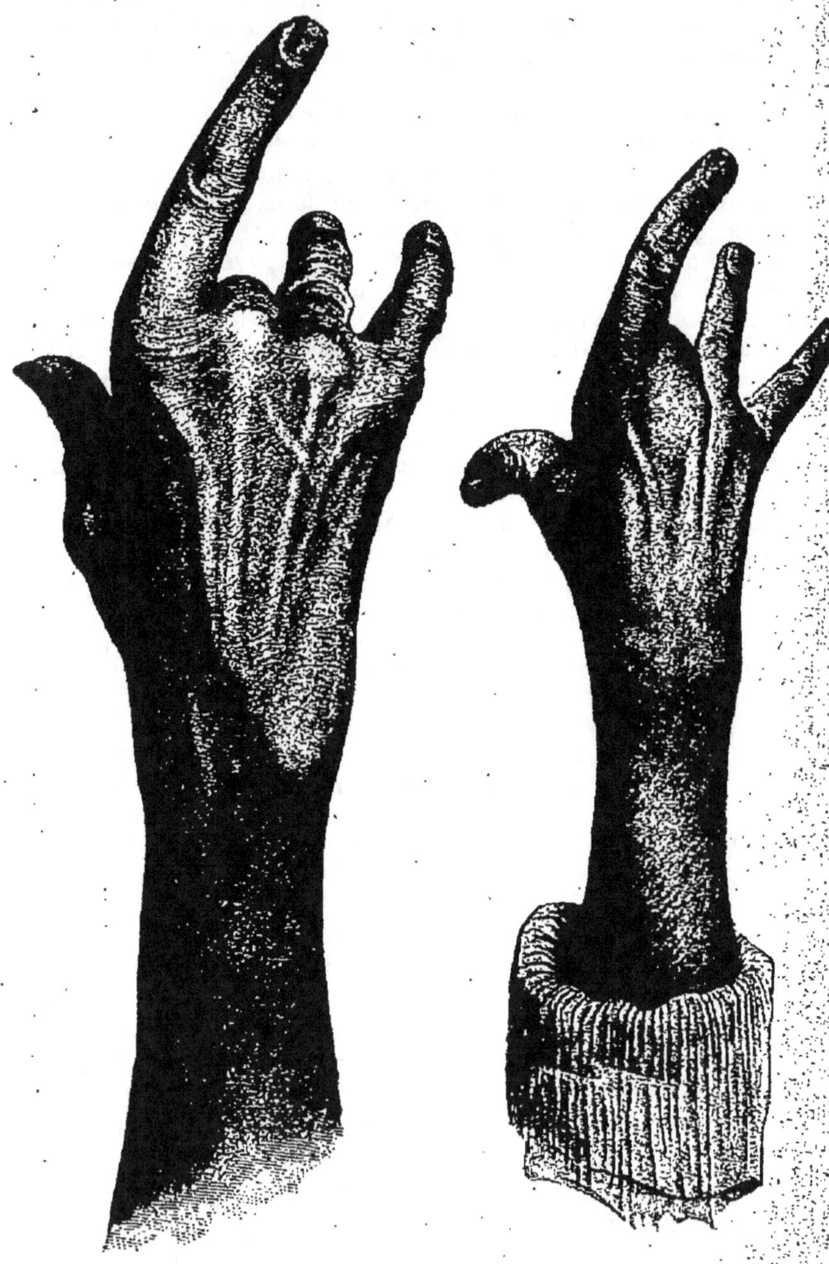

Fig. 95-96. — Athétose des mains chez un malade atteint de
paralysie cérébrale infantile.

3. **Mouvements associés.** — Ils sont d'un grand intérêt pathologique sans importance diagnostique d'ailleurs. Ils surviennent au cours des paralysies non seulement dans les parties atteintes, mais aussi dans les parties saines. Ainsi par exemple un hémiplégique gauche peut à l'occasion d'un mouvement du membre supérieur droit comme l'extension de la main droite ouvrir aussi sa main gauche (syncinésie). Le phénomène contraire est également possible et l'impulsion motrice destinée au côté paralysé peut provoquer un effet moteur dans le côté sain. On observe le plus souvent les mouvements associés dans les paralysies d'origine cérébrale.

4. **Chorée.** — On désigne sous le nom de mouvements choréiques des mouvements involontaires, sans but, brusques, qui se succèdent sans aucune règle, existant aussi bien pendant le repos qu'à l'occasion des mouvements volontaires dont la coordination est extrêmement troublée. A un degré élevé ils peuvent rendre impossible la coordination des mouvements volontaires et déjouer toutes les intentions. Les choréiques de cette sorte sont le jouet de ces troubles morbides, ils sont jetés de ci de là et sujets à des contusions dangereuses.

Une telle gravité de l'affection est rare, dans la plupart des cas, il s'agit d'accidents légers ou de gravité moyenne qui laissent encore au malade un certain degré de motilité volontaire. Les mouvements choréiques peuvent être limités à un membre isolément, à une partie du membre ou frapper tout le corps ou la moitié du corps. Au visage, ils simulent les grimaces, la tête se meut dans toutes les directions sans motif. La parole est troublée par les mouvements choréiques des lèvres, de la langue, du voile du palais, jusqu'à être impossible. La mastication, la déglutition peuvent être troublées et par suite la nutrition. Les mouvements des membres et toutes les fonctions qui en dépendent, comme la marche, sont plus ou moins troublés par ces mouvements caractéristiques.

Les mouvements choréiques peuvent passer inaperçus s'ils sont peu accentués ou être pris pour de la maladresse, une mauvaise habitude. Ils sont légèrement augmentés si l'on demande au malade un effort psychique, quand on l'excite ou seulement par le simple fait de l'examen. Prend-on la main d'un enfant dont le diagnostic de chorée est encore douteux dans sa propre main et vient-on à lui poser quelques questions, on sent aussitôt les secousses involontaires dans son membre. La chorée se manifeste aussi dans les efforts physiques, la marche en ligne droite, l'action de soulever un fardeau, d'écrire, etc. La volonté n'a aucune action d'arrêt sur les mouvements lorsqu'ils sont bien nets, et le sommeil seul, le profond sommeil, les fait cesser.

Les mouvements choréiques sont le symptôme capital de cette névrose fonctionnelle qu'on nomme chorée mineure, chorée de Sydenham ; ils sont aussi le symptôme capital de la chorée chronique progressive de Huntington. La première survient, comme on le voit de préférence dans l'enfance, la chorée des femmes enceintes mise à part, et elle est curable, tandis que la seconde, héréditaire ou familiale, est une affection de l'âge moyen qui ne guérit pas, mais qui progresse en s'accompagnant de troubles intellectuels qui aboutissent à la démence complète.

Les mouvements choréiques par contre n'existent pas comme symptôme de ce que l'on appelait autrefois la *chorée majeure* dans laquelle il n'y a pas de chorée mais des phénomènes hystériques caractérisés par des attaques de clownisme. Il existe aussi des mouvements choréiques qui surviennent comme l'athétose assez fréquemment à la suite des affections cérébrales : telle l'hémichorée posthémiplégique. On lui assigne les mêmes causes anatomiques qu'à l'hémiathétose.

Comme la chorée simple est parfois purement hémilatérale ou a une prédominance unilatérale il peut s'élever des difficultés diagnostiques, le tableau complet de la maladie et les circonstances concomitantes les font distinguer.

5. **Tics.** — Il faut séparer le *tic convulsif* du *tic impulsif*.

[La distinction des tics en tics convulsifs et en tics impulsifs répond à une nécessité absolue, malheureusement ces termes sont loin d'avoir été adoptés par tous les auteurs avec la même signification. Le tic impulsif, en effet, est caractérisé par un phénomène moteur qui rentre absolument dans le cadre des convulsions, convulsion tonique ou clonique, variable dans sa forme, son intensité, sa fréquence et sa localisation; aussi a-t-on fait usage de la qualification de tic convulsif pour l'un et l'autre de ces tics, réservant au premier le nom de tic convulsif matériel reproduisant cloniquement un état physiologique déterminé et au second le nom de tic convulsif psychomental, reproduisant cloniquement un acte physiologique déterminé. Toutefois il vaut mieux réserver le nom de spasme au tic matériel (convulsif des Allemands) et conserver au tic psychomental seul le nom de tic (tic impulsif des Allemands). Nous dirons donc que le spasme est une réaction motrice résultant de l'irritation d'un point d'un arc réflexe spinal ou bulbo-spinal tandis que le tic est un mouvement involontaire reproduisant un acte fonctionnel et accompagné d'un état mental spécial seul élément indispensable à sa constitution].

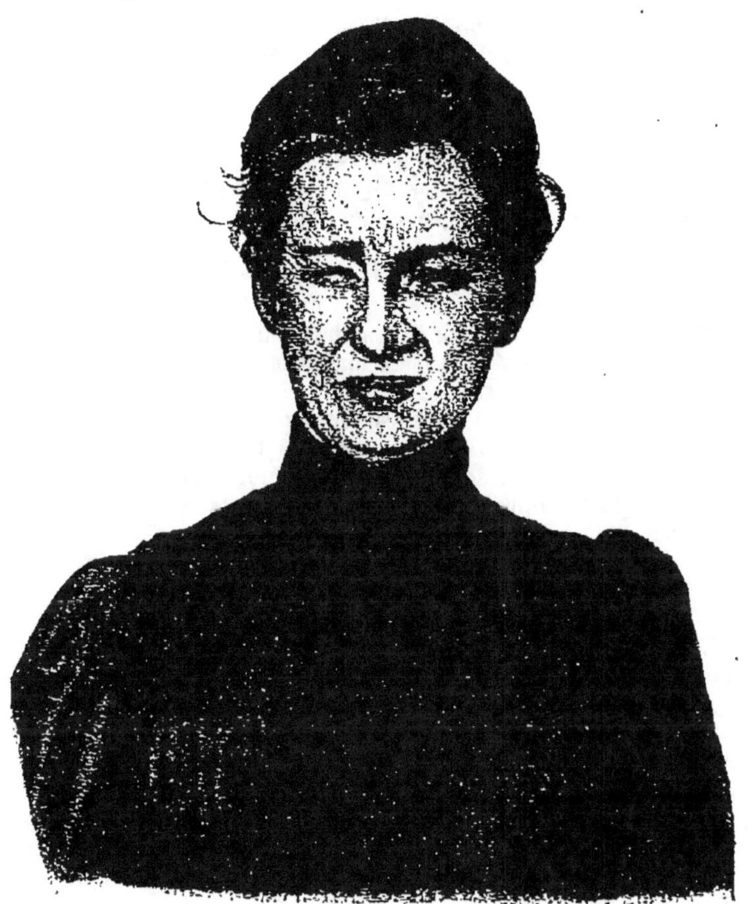

Fig. 97. — Tic impulsif de la face.

Le *tic convulsif* (spasme) au sens étroit du mot est particulier au territoire du facial, ce n'est pas autre chose qu'une convulsion faciale comme il y a des convulsions dans le territoire musculaire de n'importe quel nerf (v. p. 123). Il appartient donc aux convulsions c'est-à-dire aux mouvements absolument involontaires.

Par contre les *tics impulsifs* (tics proprement dits) ne sont pas absolument indépendants de la volonté. Ils font l'impression de mouvements coordonnés en vue d'un but, par exemple le tic de clignement comme pour se défendre contre un corps étranger de l'œil (v. fig. 97), la contraction de la bouche d'un seul côté, le soulèvement des épaules. Une tension énergique de la volonté peut les interrompre, il en résulte seulement un besoin plus fort de les manifester ensuite sans qu'ils soient toujours pleinement conscients. On désigne alors ces tics sous le nom de volontaires inconscients ou *impulsifs*.

Ils ont ce caractère commun avec d'autres mouvements anormaux, surtout avec la chorée, qu'il ne se limitent pas comme le tic convulsif à un territoire nerveux ou musculaire déterminé, mais qu'ils sautent d'un territoire à l'autre, de la face au cou, du cou à la nuque et d'un côté au côté opposé. Les membres sont également le siège de ces tics impulsifs, un de nos malades empoignait tantôt son dos, tantôt le vide comme s'il saisissait un objet, tombait brusquement sur les genoux, jetait les mains à terre, etc.

Les mouvements de cette nature sont bien entendu variés à l'infini tout en conservant les caractères plus haut notés Dans les cas graves il coexiste un tic de la parole si bien que les malades sont contraints de répéter souvent le même mot et souvent un mot obscène (écholalie, coprolalie). On appelle échopraxie la répétition des mouvements vus chez d'autres personnes.

Très souvent il s'agit de dégénérés, la plupart du temps les tics se combinent avec la neurasthénie ou l'hystérie, avec des hallucinations intenses, avec les stades de début d'une psychose.

Les tics impulsifs ne sont jamais l'expression d'une affection organique du cerveau, mais toujours un signe de constitution psychopathique.

Sous le nom de *myokymie* et de *paramyoclonus multiplex* on décrit des mouvements anormaux caractéristiques d'une affection spéciale. Leur existence est si rare, leur nature et leur place nosologique si douteuses que tout le monde ne les reconnait pas comme entité morbide. Le paramyoclonus multiplex se distingue peu en apparence des tics ou de certaines formes de mouvements convulsifs hystériques.

Sous le nom de myoclonie Raymond a réuni le tremblement fibrillaire, le paramyoclonus multiplex, la chorée fibrillaire, la chorée électrique, le tic non douloureux de la face, la maladie des tics, autant de modalités qui sont l'expression ou le produit de l'état de dégénérescence.

L'hystérie surtout peut simuler tous les mouvements anormaux que nous venons de décrire, et cela si bien que le diagnostic peut être difficile. On la reconnait aux autres symptômes hystériques et au tableau général de la maladie.

6. Convulsions. — Les contractions involontaires de cer-

tains muscles ou de groupes musculaires étendus qu'on désigne sous le nom de convulsions doivent être étudiés surtout
à trois points de vue:

1. Selon *leur forme*;

2. Selon *leur extension*;

3. Selon les *symptômes concomitants* du côté des autres
fonctions du système nerveux.

La *forme* des convulsions est ou *tonique*, ou *clonique*, ou
à la fois *tonique* et *clonique*.

On entend par convulsions toniques des convulsions caracté-
risées par la longue durée des contractions musculaires, par le
tétanos des muscles atteints; et par convulsions cloniques celles où des contractions musculaires courtes et brusques
succèdent au relâchement des muscles atteints.

La maladie dans laquelle les convulsions forment le
symptôme capital est l'épilepsie. On confond souvent dans le public
et même chez

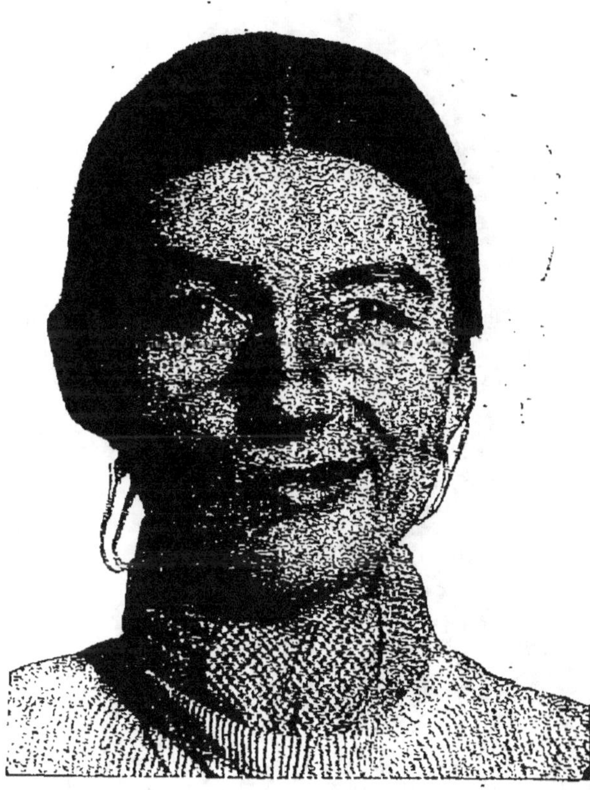

Fig 98. — Contracture faciale gauche hystérique. On
voit le rétrécissement de la fente palpébrale et l'é-
lévation de la commissure buccale. Développée
sous l'influence de causes psychiques, guérie par
la suggestion.

les médecins l'épilepsie et les convulsions, c'est à tort car une série
de maladies qui n'ont rien de commun avec l'épilepsie, comptent les convulsions parmi leurs symptômes cardinaux. Le langage
usuel distingue aussi en s'appuyant sur leur forme les convulsions

hystériques et les convulsions épileptiques bien que la forme des contractions ait beaucoup moins d'importance diagnostique que l'ensemble des phénomènes de l'attaque convulsive. On emploie aussi les mots de convulsions partielles, d'épilepsie partielle qui ont la même signification que épilepsie Jaksonienne ou épilepsie corticale ; ces convulsions se distinguent des autres par ce fait qu'elles tirent leur origine exclusivement de l'un quelconque des centres corticaux qui correspondent aux territoires moteurs, centres du bras, de la jambe, de la face, etc.

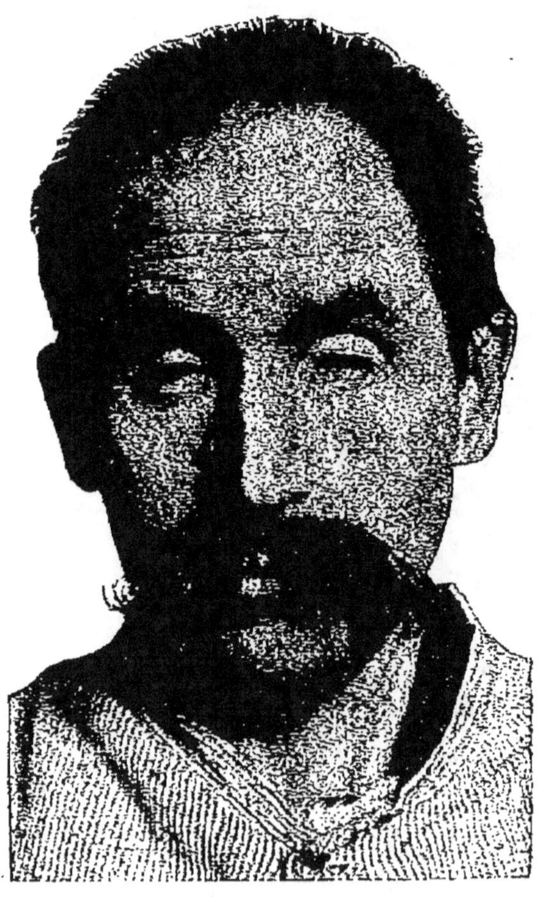

Fig. 99. — Blépharospasme chez un traumatisé (hystéro-neurasthénie traumatique). Plissement du front pour ouvrir la fente palpébrale presque entièrement fermée.

L'extension des convulsions peut se limiter à quelques muscles et l'on dit alors quand des groupes musculaires particuliers sont pris qu'il s'agit de convulsions localisées, en opposition aux convulsions généralisées qui éclatent dans tous les muscles du corps.

Les plus importantes des formes localisées c'est-à-dire celles qu'on rencontre le plus souvent dans la pratique sont :

Le *tic convulsif, convulsion ou spasme facial* qui est souvent une convulsion réflexe suite d'une affection douloureuse dans le territoire du trijumeau, affection de la cornée, de la conjonctive, ou des dents dans la névralgie du trijumeau (1).

(1) Le tic douloureux, dénomination française, de la névralgie du trijumeau, n'est pas identique avec le tic convulsif mais ce dernier vient souvent à la suite du tic douloureux.

La convulsion faciale survient aussi dans les affections organiques du cerveau comme une sorte de contracture dans la paralysie faciale et d'une manière psychique dans l'hystérie. Elle est le plus souvent clonique, parfois tonique, mais aussi à la fois tonique et clonique (v. fig. 98).

Un symptôme partiel de la convulsion faciale est la convulsion isolée de l'orbiculaire de la paupière qu'on appelle *blépharospasme* (v. fig. 61) quand il est tonique et blepharo-clonus ou *nictitation* (v. fig. 99) quand il est clonique. On le trouve chez les individus névropathiques par action psychique ou à la suite d'excitation douloureuse, de l'œil par exemple.

La contracture des muscles masticateurs est également fréquente, surtout la forme tonique désignée sous le nom de *trismus*. Le plus souvent on la trouve dans le tétanos (v. fig. 103-104), la méningite, dans les crises épileptiques et épileptiformes et dans les inflammations de l'articulation de la mâchoire.

Les convulsions localisées dans les muscles du cou ne sont pas fréquentes si l'on met à part le *torticolis*, qui est le plus souvent de nature rhumatismale ou traumatique (acquis ou congénital), mais n'est pas à proprement dire, spasmodique. Il résulte d'un raccourcissement du sternocléidomastoïdien ou de la partie supérieure du trapèze (v. fig. 100). Le vrai torticolis spasmodique est rare. (Il existe un torticolis dit torticolis mental, véritable tic d'origine psychique). Si c'est un autre groupe musculaire qui est atteint on a d'autres états convulsifs, par exemple la convulsion rotatoire des muscles du cou : spasme nutans. Toutes ces formes sont le plus souvent cloniques, plus rarement toniques, ou quelquefois tonique et cloniques. Elles se développent sur un terrain névropathique ou psychopathique.

Une forme rare de convulsions localisées est la *contracture de la langue*, spasme lingual, on l'observe surtout chez les hystériques (fig. 101, p. 126).

Naturellement, ces diverses contractures font partie des convulsions généralisées. La connaissance de l'action des muscles, telle que nous l'avons exposée dans les premiers chapitres, simplifie le diagnostic topographique des spasmes localisés, elle explique aussi les attitudes anormales des parties atteintes et qui résultent de la contracture d'un ou plusieurs muscles.

Les *phénomènes nerveux qui accompagnent* les convulsions consistent en douleurs, paresthésie, troubles vasomoteurs et sécrétoires dans le territoire malade ou dans les autres parties du corps, rarement en une élévation de la température, extrêmement souvent par contre en une perte de connaissance. Ces phénomènes concomitants, la manière dont ils surviennent, leur absence ou leur présence constituent un renseignement diagnostique important pour résoudre cette question :

Quel est le point de départ de la convulsion?

On sait que les convulsions, de beaucoup les plus fréquentes, se développent par réflexe, c'est-à-dire par le passage d'une excitation sensitive ou sensorielle au centre moteur ou centre réflexe qui réagit pathologiquement non par une contraction simple mais par une convulsion.

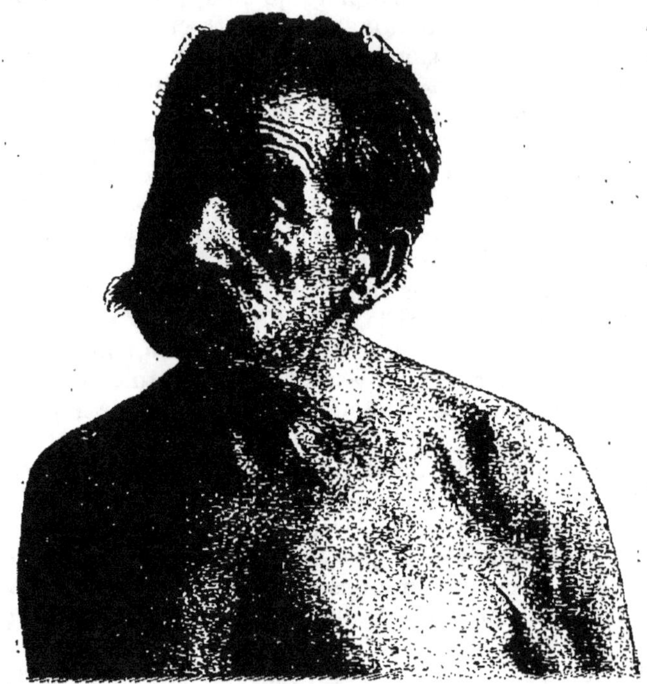

Fig. 100. — Inclinaison de la tête par suite de rhumatisme (?) des muscles du cou d'un côté. On voit la saillie du stémocléidomastoïdien et du peaucier. La portion supérieure du trapèze est également en état de contracture permanente.

Presque toujours il s'agit d'une excitabilité morbide exagérée du centre atteint.

Comme les paralysies, les spasmes peuvent se diviser en périphériques, spinaux, cérébraux et fonctionnels, selon que la cause convulsivante agit en un point ou en un autre. Elle siège par exemple dans les nerfs périphériques sensitifs ou dans les nerfs viscéraux en cas d'épilepsie cicatricielle, de crampes professionnelles, de convulsions épileptiques par excitation de l'intestin consécutive aux vers intestinaux, par affection génitale, etc.

Elle est spinale dans l'intoxication par la strychnine et dans le tétanos. Nous ne connaissons pas d'autres convulsions d'origine purement spinale jusqu'à présent.

Mais le plus grand nombre des convulsions est d'origine cérébrale et de nature corticale. Toutes les convulsions épileptiques et épileptiformes ou toutes les convulsions de cause organique appartiennent à cette catégorie.

Les convulsions fonctionnelles parmi lesquelles il faut comprendre toutes les convulsions hystériques forment une classe à part.

Une grande partie des convulsions qui n'appartiennent pas aux trois premières catégories et avant tout l'épilepsie essentielle sont naturellement de nature fonctionnelle, mais seulement autant que le substratum en reste inconnu, car on peut affirmer sûrement qu'il existe Les convulsions hystériques au contraire sont sans aucun doute purement fonctionnelles, psychiques.

En pratique la question la plus importante, celle qui se pose le plus souvent est celle-ci : les convulsions, dans tel cas donné, sont-elles hystériques ou épileptiques voire épileptiformes? La réponse à cette question a la plus grande portée pour l'intelligence, le pronostic et le traitement de la maladie.

Il faut toujours avoir pour règle quand c'est possible d'assister soi-même à l'attaque convulsive car dans beaucoup de cas la nature des convulsions se reconnaît à première vue. Si cela n'est pas possible on demandera au malade et à son entourage une description exacte de l'attaque, de ses prodromes et de ses suites directes. Ici les questions doivent être extrêmement précises, circonscrites.

Les points principaux sont les suivants :

1. Y a-t-il eu avant l'attaque une aura c'est-à-dire des prodromes tels que : mauvaise humeur, sensation d'angoisse, de chaleur, paresthésie dans les membres, hallucination de la vue, de l'ouïe, du goût, de l'odorat, vertige, sueurs, coloration de la face, etc. ?

2. Peut-on admettre une coïncidence de temps ou de cause entre l'attaque et une excitation psychique quelconque?

3. Comment a débuté l'attaque? Cri subit ?

4. De quelle nature étaient les convulsions, en quelle partie du corps se manifestaient-elles ? Étaient-elles localisées, hémiplégiques ou généralisées ?

5. Le malade est-il tombé ou bien a-t-il eu le temps de s'étendre sur un siège, sur son lit ?

6. A-t-il perdu connaissance ?

7. Comment réagissait-il aux appels, etc. ?

8. Y a-t-il eu cyanose de la face, convulsion des yeux et dans quel sens?

9. Morsure de la langue ? Ecume de la bouche ? Perte involontaire des urines et des matières fécales?

10. Durée de l'attaque proprement dite ? .

11. Celle-ci est-elle survenue la nuit ou le jour ?

12. Comment s'est trouvé le malade après la crise ? Y a-t-il des plaies, des blessures ?

13. Y a-t-il quelque souvenir de ce qui s'est passé ?

Les remarques diagnostiques suivantes servent de fil conducteur :

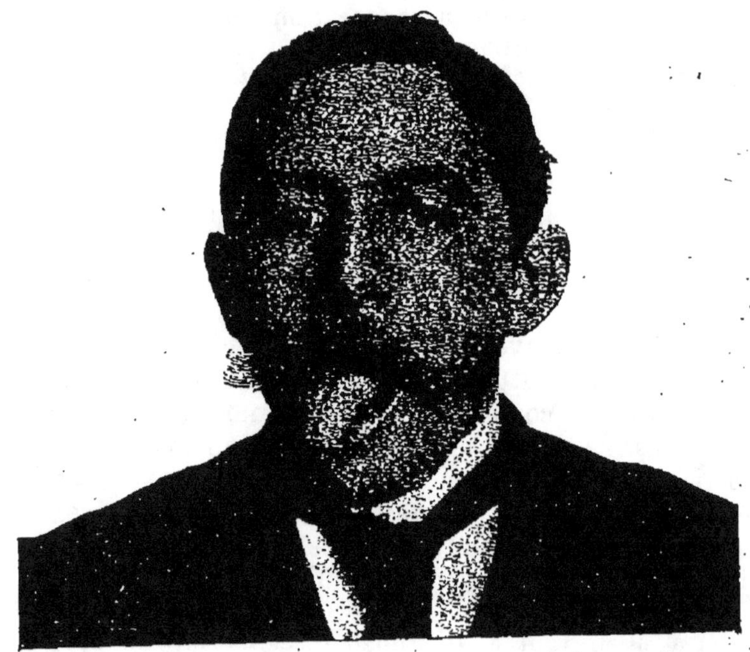

Fig. 101. — Hémispasme lingual dans l'hystérie traumatique.

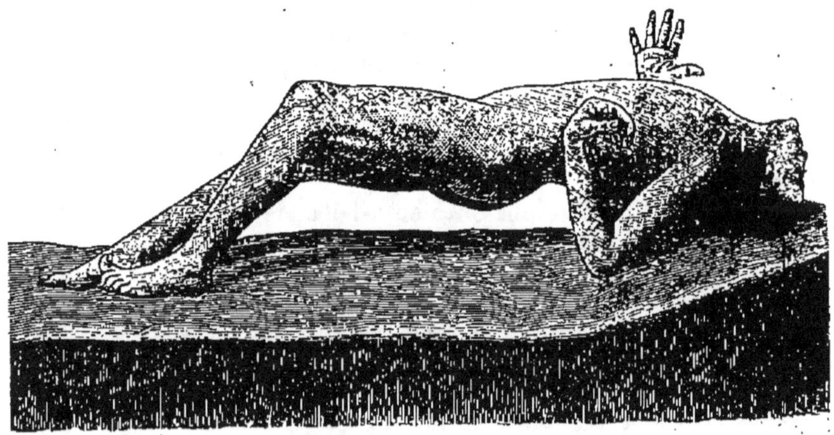

Fig. 102. — Arc de cercle dans la crise hystérique.

Attaque épileptique.	*Attaque hystérique.*
Début subit de l'attaque, souvent sans aucune excitation psychique antérieure.	Excitation psychique antérieure fréquente. Chagrin, peur, soucis, douleurs.
Cri strident subit, chute subite comme une masse	Le début n'est pas si fulgurant, il n'y a pas de chute qui détermine une blessure.
Souvent aura avant l'attaque.	Pas d'aura caractéristique.
Le caractère des secousses n'est pas celui des mouvements coordonnés en vue d'un but, c'est plutôt une secousse subite de tous les muscles à la fois.	Les convulsions peuvent simuler tous les mouvements volontaires.
La morsure de la langue, la perte des urines et des matières fécales, la perte absolue de la connaissance plaident en faveur de l'épilepsie et sont très rares dans l'hystérie.	Attitudes passionnelles des membres et du corps, arc de cercle sur le lit, parler, rire, pleurer pendant l'attaque sont caractéristiques de l'hystérie.
L'immobilité des pupilles plaide pour l'épilepsie, la réaction normale des pupilles est exceptionnellement observée.	L'immobilité de la pupille parle contre l'hystérie, elle peut cependant exister mais rarement.
Courte durée de chacune des attaques, se comptant en général par minutes	La longue durée de l'attaque d'un quart d'heure jusqu'à plusieurs heures éveille sans aller plus loin le soupçon d'une attaque hystérique si on peut exclure une maladie cérébrale organique,
On observe plus souvent dans l'épilepsie que dans l'hystérie, le caractère nocturne de l'attaque.	L'influence de la suggestion sur l'attaque, son arrêt par la persuasion, ou la pression des ovaires de même que le dénouement d'une attaque par la suggestion en état de veille ou en hypnose décide en faveur de l'hystérie.
Un profond sommeil après l'attaque plaide plutôt en faveur de l'épilepsie que de l'hystérie.	

Les attaques épileptiformes dans les maladies cérébrales qu'on nomme par opposition à l'épilepsie essentielle : *épilepsie symptomatique* se distinguent des vraies attaques par l'absence de régularité dans leur apparition. Elles n'ont jamais cette évolution ponctuelle : l'aura, le premier stade tonique puis le stade clonique non plus que l'apparition à intervalles déterminés comme l'épilepsie vraie. Souvent elles sont localisées à un membre ou à une partie d'un membre ou à une moitié du corps (v. planche 3). Elles commencent dans les doigts et s'étendent ensuite aux muscles de l'avant-bras, du bras, de l'épaule jusqu'à ce qu'elles se généralisent, c'est-à-dire qu'elles prennent la forme de l'épilepsie corticale jaksonienne. Mais le signe le plus important de l'épilepsie symptomatique c'est son union avec d'autres signes d'affection cérébrale qui se montrent dans l'intervalle des crises et aussi ce fait que l'épilepsie développée dans l'âge moyen de la vie est presque toujours consécutive à une affection cérébrale tandis que l'épilepsie vraie est par excellence une maladie héréditaire, et se développe dans l'enfance le plus souvent.

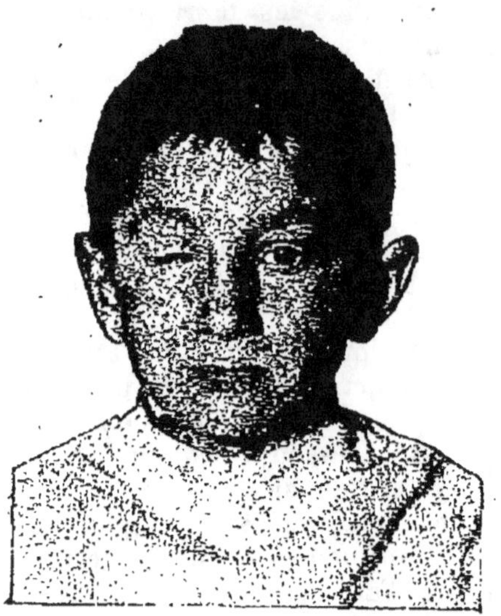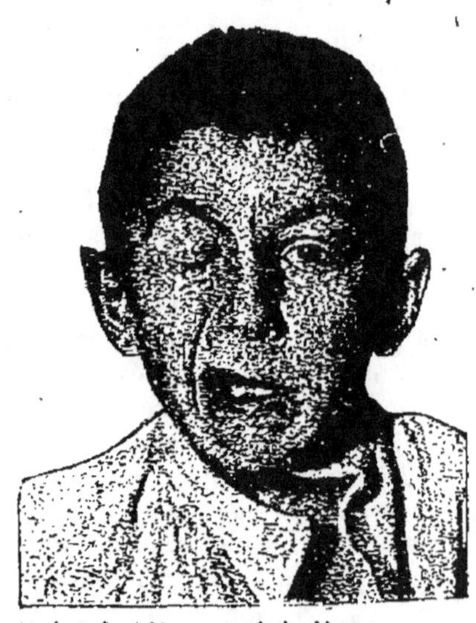

Fig. 103-104. — Enfant de 12 ans, atteint de tétanos céphalique.

Fig. 103, au repos : l'œil droit est fermé spasmodiquement, la lèvre inférieure proéminente par suite du trismus, l'expression du visage figée.

Fig. 104. — Le malade essaie d'ouvrir la bouche et montre ainsi la contraction tétanique de la moitié droite de la face, pendant que la moitié gauche est paralysée par la toxine tétanique dont la porte d'entrée est visible sous forme d'une blessure au sourcil gauche. La figure représente l'écartement maximum des mâchoires (1).

(1) Le tétanos céphalique est une forme très rare du tétanos qui se limite principalement à la face, à la mâchoire, aux muscles de la déglutition et du cou et survient à la suite d'une blessure de la face.

Planche III. — Attaque d'épilepsie corticale, le côté gauche du corps seul est en convulsion. L'attaque commence chaque fois par des secousses cloniques des doigts et de la main gauches qui s'étendent à l'avant-bras, au bras, à l'épaule, au cou et à tout le côté gauche du corps. Après les attaques on constate une hémiparésie gauche avec exagération des réflexes (Autopsie : Tumeur de l'hémisphère droit au niveau du sillon rolandique).

Les convulsions épileptiques peuvent survenir comme symptôme de presque toutes les maladies organiques du cerveau. Elles ont une importance prédominante pour le diagnostic de localisation des tumeurs, des abcès, des gommes et tubercules, des foyers d'inflammation ou de ramollissement

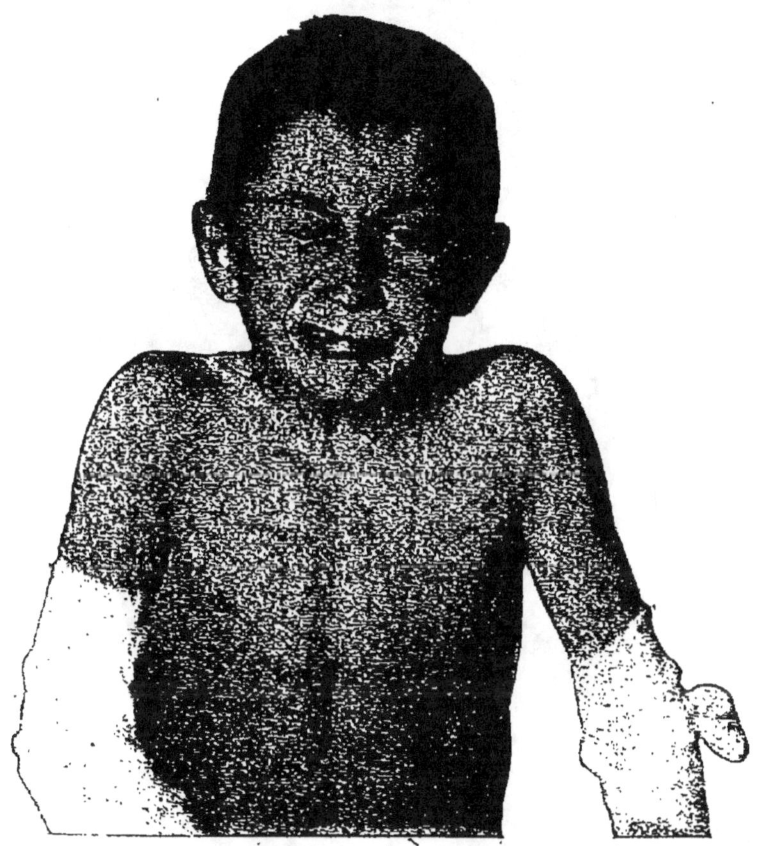

Fig. 105. — Le même malade au milieu d'une crise tétanique grave, contracture des muscles de la face (excepté la partie gauche), des muscles de la mâchoire, du cou et des épaules. Angoisse et difficulté de respirer considérables. Le malade a été guéri en six semaines après l'injection d'antitoxine tétanique.

du cerveau. Mais elles ont aussi leur importance dans les maladies non circonscrites du cerveau, telles que la paralysie générale, les diverses formes de méningite, la sclérose en plaques, etc.

Les convulsions qui surviennent dans l'urémie, l'éclampsie des enfants et des femmes en couches sont faciles à diagnostiquer.

Une forme particulière appartient aux convulsions du *tétanos*,

presque toute la musculature du corps se trouve en état de convulsion tétanique qui s'exagère de temps en temps en paroxysmes.
On ne peut méconnaître la maladie à cause de l'expression contrac-

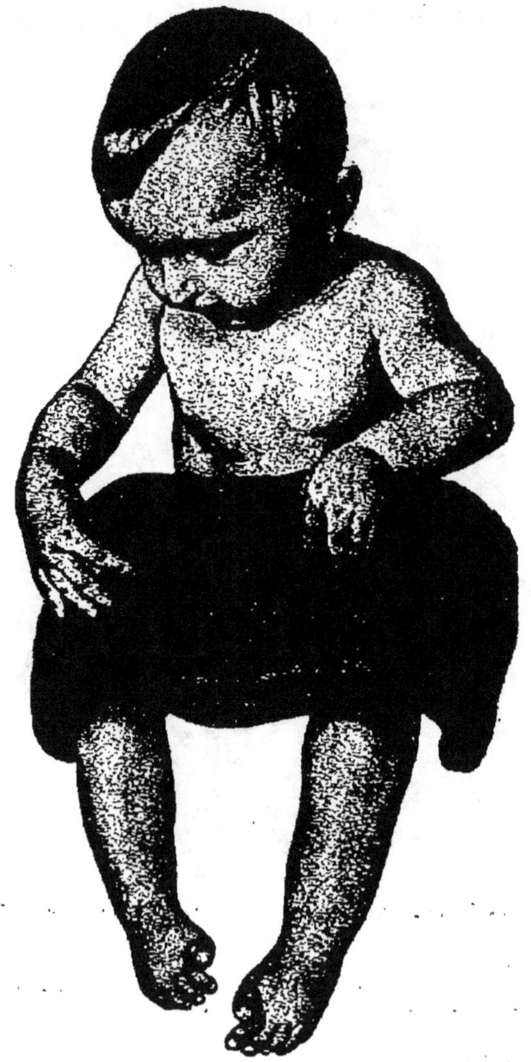

Fig. 106. — Attitude des doigts et des orteils dans la tétanie infantile.

turée de la face, du trismus (contraction des mâchoires), de la rigidité
des muscles du ventre et du dos (opisthotonos) (v. fig. 103 et 105).

Planche IV. — Attitude de la main et du pied dans la tétanie
pendant une crise.

Les convulsions dans la rage sont toujours de forme tétanique mais elles se limitent habituellement aux muscles de la déglutition:

Dans la *tétanie* les convulsions ressemblent aussi à celles du tétanos mais elles sont le plus souvent limitées aux membres (main d'accoucheur) et à la face. L'augmentation de l'excitabilité électrique et mécanique des nerfs ne laisse aucun doute pour le diagnostic (v. fig. 106 et 107).

Les convulsions qui surviennent dans la méningite, et les tumeurs de la base du crâne et du cervelet sont également tétaniques, elles se manifestent surtout par la raideur de la nuque, s'accentuent d'une manière paroxystique et vont jusqu'à l'opisthotonos (v. fig. 108-109).

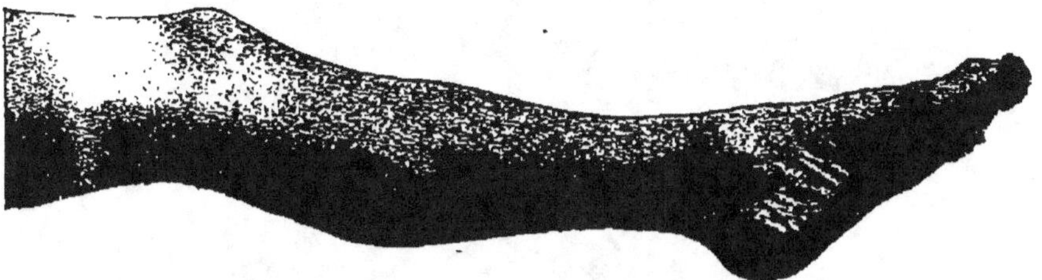

Fig. 107. — Spasme des muscles du mollet dans la tétanie.

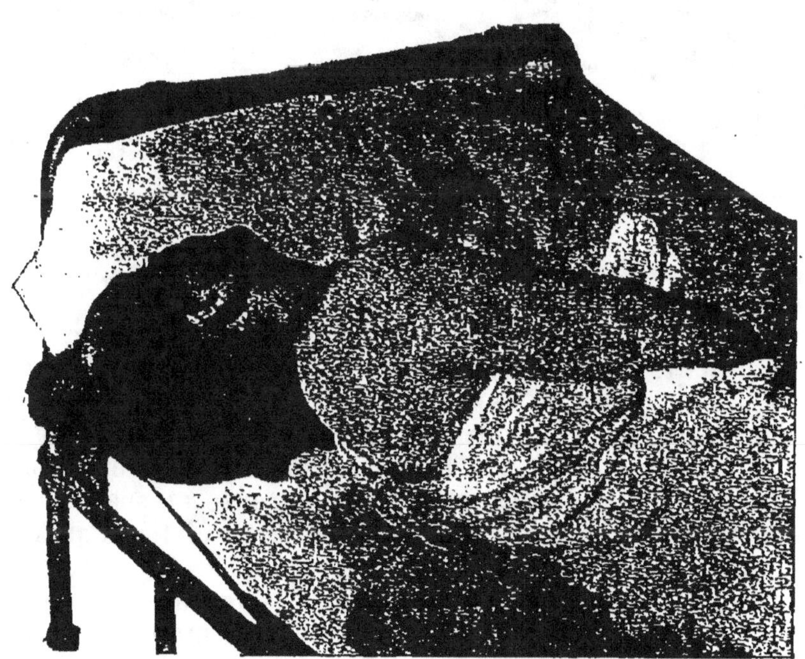

Fig. 108. — Raideur de la nuque chez une femme atteinte de méningite cérébro-spinale épidémique (Clinique de Halle)

La *simulation* des convulsions est excessivement difficile lorsqu'on considère toutes les manifestations qui compliquent les convulsions telles que nous les avons décrites.

Même les convulsions hystériques se déroulent d'une façon si caractéristique que leur durée seule suffirait à empêcher l'observateur prévenu d'être trompé par un imposteur.

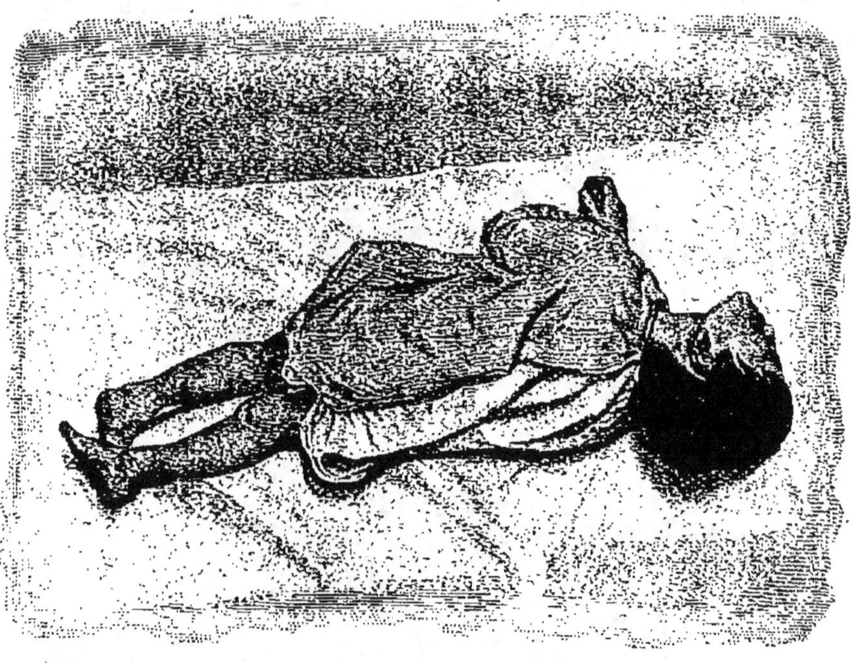

Fig. 109. — Raideur de la nuque chez un enfant de cinq ans atteint de tumeur du cervelet (Autopsie : gliosarcôme du cervelet).

Nous devons signaler ici en appendice les *crampes professionnelles* qui se développent le plus souvent sur un terrain neurasthénique. Elles frappent toujours les groupes musculaires qui, par suite d'une profession spéciale, sont soumis à un fonctionnement exceptionnellement répété. Ils en viennent alors à un état de contracture douloureuse et spasmodique ou au contraire à un état de faiblesse paralytique qui rend impossibles les mouvements effectués par ces muscles. Le diagnostic est facilité par ce fait que ces contractures relèvent d'une certaine profession déterminée ou de mouvements également déterminés.

En dehors de la plus commune des crampes professionnelles, la *crampe des écrivains*, on connaît la *crampe* dans presque toutes les professions qui demandent une action répétée des membres supérieurs ou inférieurs : pianistes, violonistes, télégraphistes, fabricants de cigares, trayeurs de vache, danseurs, couturières, etc. (1).

Ces crampes professionnelles ne doivent pas être confondues avec les paralysies professionnelles qui surviennent plutôt dans des professions déterminées par suite de la distension ou de la pression prolongée de certains nerfs ou muscles par exemple la paralysie des petits muscles de la main chez les tailleurs de limes, chez ceux qui se servent du rabot, du vilebrequin, la paralysie des nerfs péronier et tibial chez ceux qui travaillent dans la position à genoux, etc.

V. TROUBLES DE L'EXPRESSION DE LA FACE DE L'ATTITUDE DU CORPS ET DE LA MARCHE DANS LES MALADIES NERVEUSES

L'expression de la face, qui dépend en grande partie du système moteur, *l'attitude du corps* et *la démarche* trahissent souvent à première vue l'affection dont il s'agit, nous donnent au moins certaines présomptions, une certaine orientation pour diriger notre examen. Un certain nombre de maladies nerveuses marquent ainsi de leur empreinte caractéristique la face, l'attitude, la démarche.

Déjà en étudiant les paralysies des muscles en particulier nous avons fait remarquer l'attitude anormale des membres atteints, ainsi la main tombante dans la paralysie radiale (fig. 111, 112), la main en griffe, la main de singe, le pied équin, etc. Dans la paralysie des muscles oculaires, les anomalies de position du globe oculaire, nous ont également donné des indications diagnostiques.

. L'*expression de la face* est naturellement troublée au maximum ainsi que la *mimique* tout entière *dans la paralysie faciale*, et certes les malades sont socialement plus atteints dans la paralysie unilatérale que dans la paralysie bilatérale ; dans cette dernière les efforts de mimique ne sont

(1) Dans beaucoup de cas parmi ces crampes professionnelles, il s'agit moins d'une crampe proprement dite que d'une faiblesse motrice avec hyperesthésie, l'état douloureux des muscles atteints étant la conséquence de leur tension continuelle.

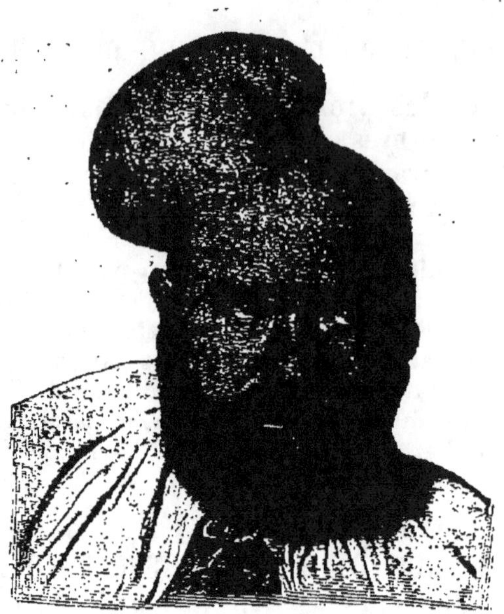

Fig. 110. — Déformation de la tête par une tumeur du cerveau développée à l'extérieur. Gliosarcome de l'hémisphère droit. Une tentative d'opération montre que la tumeur est inopérable, qu'elle naît de ce point pour atteindre son développement principal à l'extérieur.

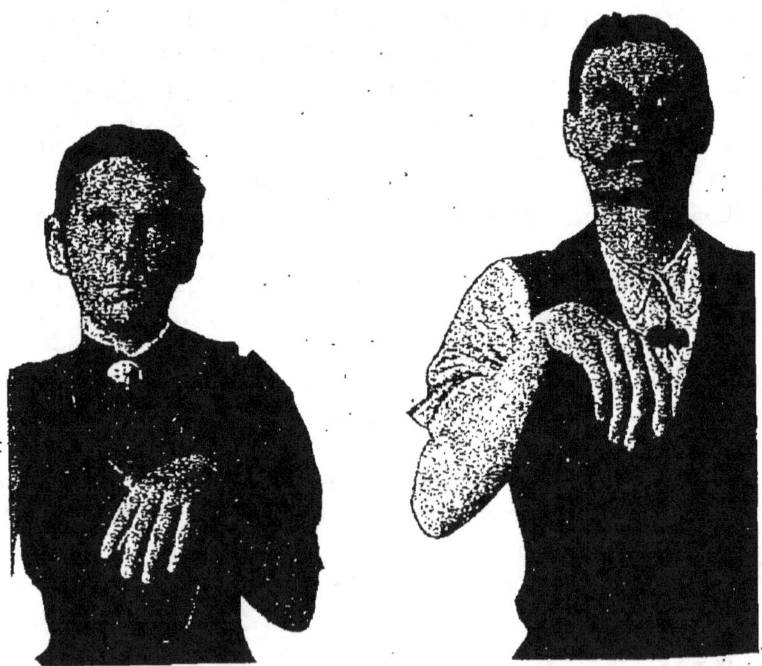

Fig. 111-112. — Paralysie radiale par compression (sommeil) : gauche chez une femme, droite chez un homme. Le bras est placé sous la tête pendant le sommeil et il se fait une compression du nerf. Attitude anormale typique.

suivis d'aucun effet, mais non plus d'aucune asymétrie de la face, d'aucune déviation, comme le rire, la parole, etc., en font

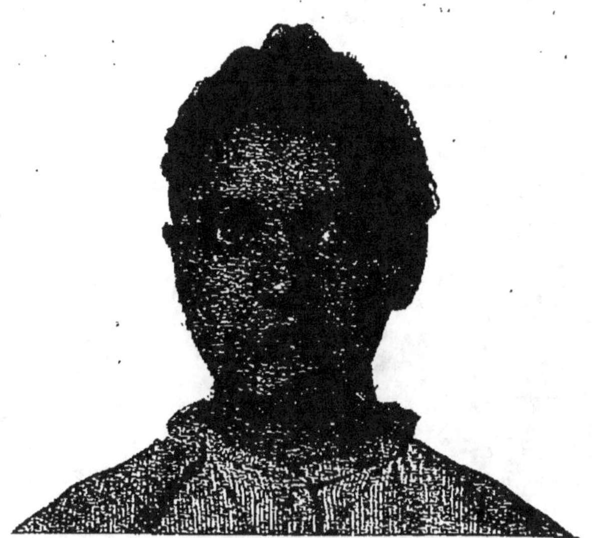

Fig. 113. — Paralysie faciale droite au repos.

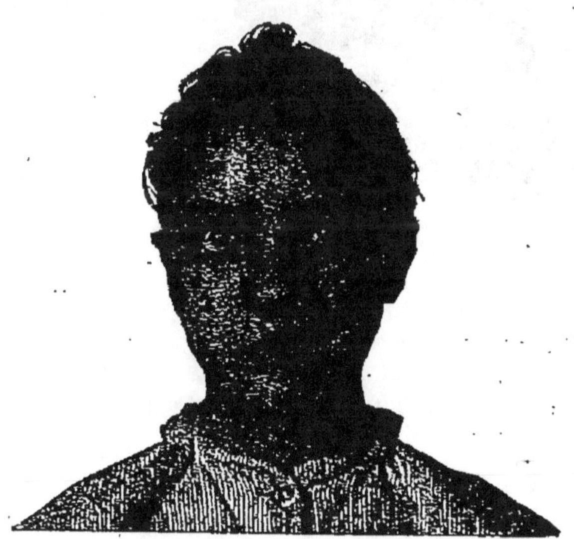

Fig. 114. — Paralysie faciale droite, pendant le rire.
La fente palpébrale est plus large à droite qu'à gauche par suite du ptosis de la paupière inférieure. La moitié droite du visage reste immobile pendant le rire.

éclater chez ceux qui sont paralysés d'un seul côté (voir fig. 113-114). Dans la diplégie faciale les malades ne peuvent exprimer par leur mimique ni la joie, ni la tristesse, ni aucun autre sentiment, dans leur parler les lettres labiales manquent, ils dorment les yeux ouverts (lagophtalmie, phénomène de Bell) et ont de la difficulté pour manger (voir fig. 115 et 50).

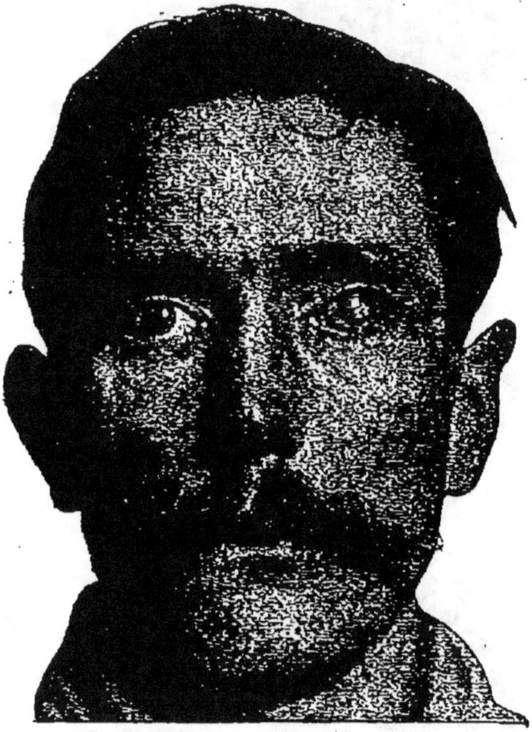

La *maladie de Basedow* fait que le malade « ouvre de grands yeux », et ce changement d'expression de la physionomie est caractéristique, il est dû à l'exophtalmie. On dit aussi que c'est l'expression de la colère, ou l'expression tragique. Qu'il s'ajoute à cela un goître, et déjà l'on a les deux symptômes capitaux de l'affection. Parfois on trouve encore

Fig. 115. — Expression dans la face dans la diplégie faciale (le même fig 50). La cornée gauche est altérée par un leucôme, suite de kératite.

l'impossibilité d'abaisser la paupière supérieure simultanément avec le globe oculaire dans le regard en bas (*symptôme de Graefe*) (voir fig. 116).

On recherche ce symptôme en faisant fixer au malade le doigt du médecin alternativement levé et abaissé devant lui. Le *symptôme de Stellwag*, rareté du clignement des paupières, est peu fréquent et de moindre importance. Il est important de savoir qu'il y a nombre de cas de maladie de Basedow privés des symptômes cardinaux comme

Planche V. — Maladie de Basedow, goître, exophtalmie, tremblement, palpitation, sueurs, diarrhée, angoisse, prostration générale, chez une jeune fille de 18 ans.

l'exophtalmie ou le goître, ce sont les formes frustes. Les palpitations, le tremblement, l'excitabilité mentale, l'anxiété, la tendance aux sueurs, à la diarrhée, la faiblesse corporelle croissante, etc., feront alors le diagnostic.

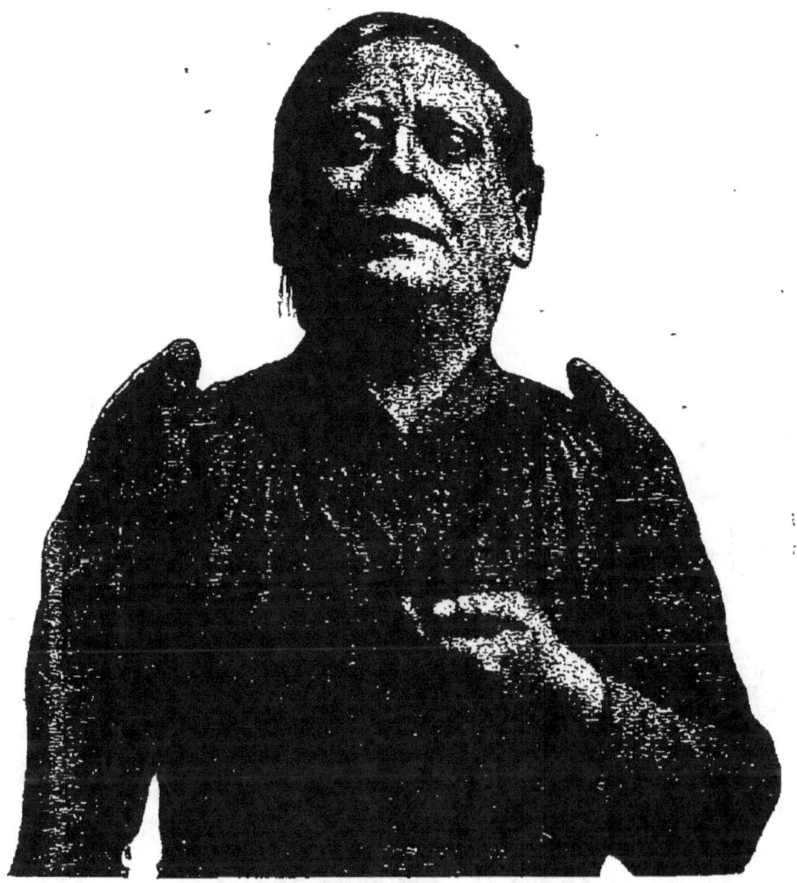

Fig. 116. — Symptômes de Graefe dans la maladie de Basedow, exophtalmie, tremblement, palpitations, etc.; pas de goître.

L'expression des individus atteints de *paralysie agitante* est caractéristique (voir fig. 117). La face est figée, tendue, le front plissé, la motilité de tout le visage extrèmement diminuée. On dit que les malades semblent avoir un masque qui représente tantôt l'étonnement, tantôt l'angoisse, l'effroi.

Dans la *paralysie bulbaire*, la *paralysie pseudobulbaire*, la *sclérose latérale amyotrophique*, la paralysie de la face, de la langue, du voile du palais et des muscles masticateurs donnent souvent à la face une expression spéciale qui se caractérise avant tout par un état tendu, angoissé (voir fig.

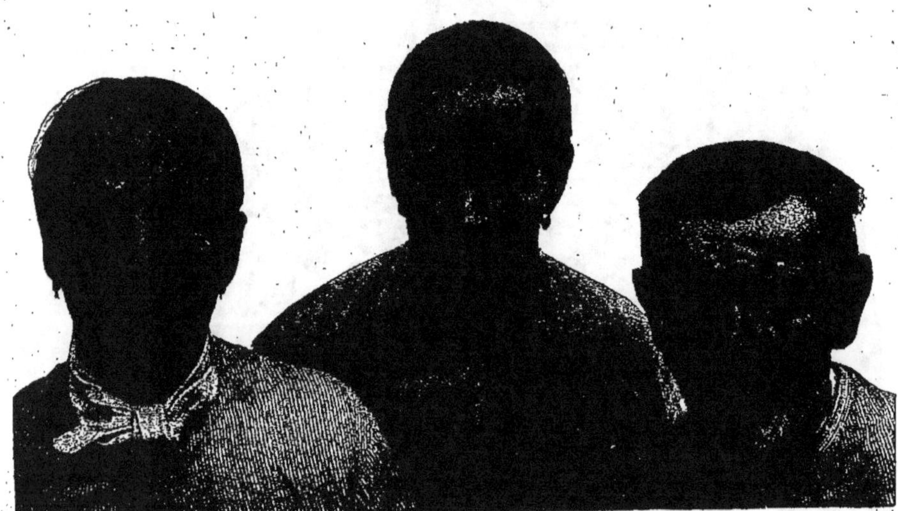

Fig. 117. — Expression de la face dans la paralysie agitante.

118-120). Le maxillaire inférieur est souvent abaissé, la bouche entr'ouverte et la salive s'écoule involontairement. Dans le rire la bouche se tend en travers (rire transversal).

Nous avons déjà décrit sous le nom de *faciès myopathique* l'expression

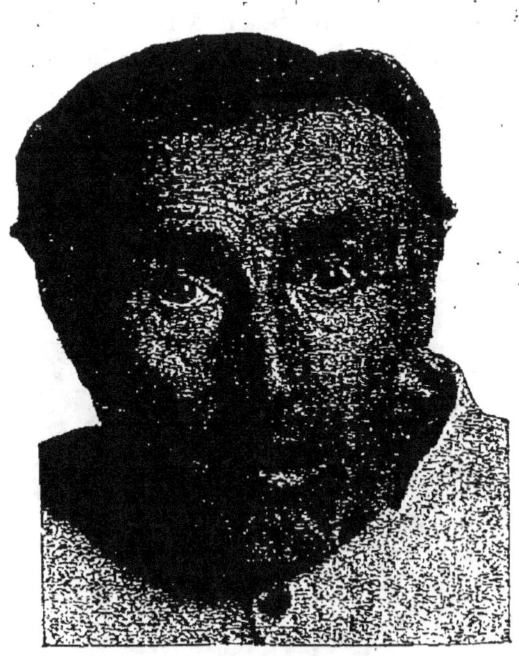

Fig. 118. — Faciès tendu et angoissé d'un homme de 66 ans atteint de paralysie bulbaire dans la sclérose latérale amyotrophique.

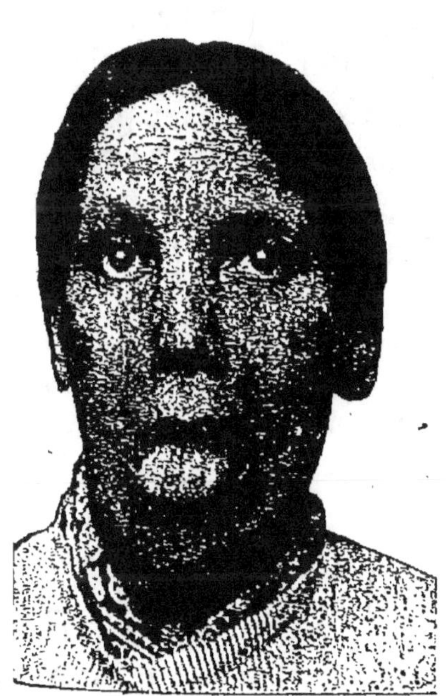

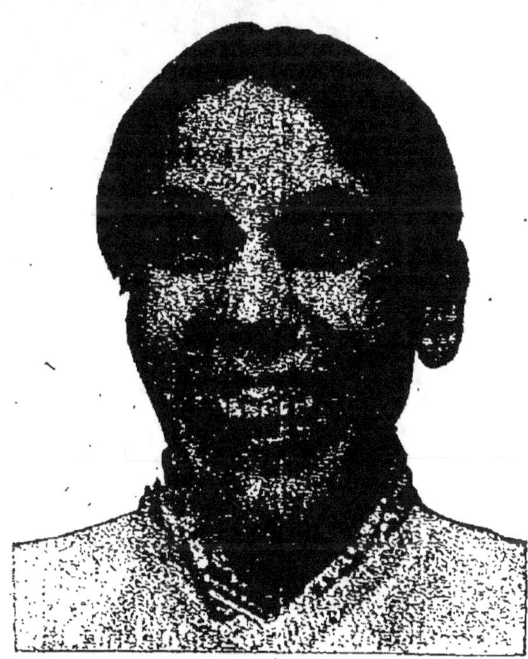

Fig. 119 et 120. — Faciès d'une femme de 45 ans atteinte de paralysie bulbaire. L'atrophie de la langue est peu appréciable dans l'image de gauche.

de la physionomie chez les malades atteints d'atrophie musculaire progressive, type facio-scapulo-huméral. Cette expression vient de l'atrophie et de la parésie des diverses régions de la face, la pseudo-hypertrophie des lèvres les rend saillantes (lèvres de tapir) leur faible motricité trouble les mouvements de la bouche dans la parole, dans le rire, l'atrophie des orbiculaires des paupières provoque la lagophtalmie (v. fig. 73-74).

Le *faciès d'Hutchinson* se trouve chez les ophtalmoplégiques, ils contractent

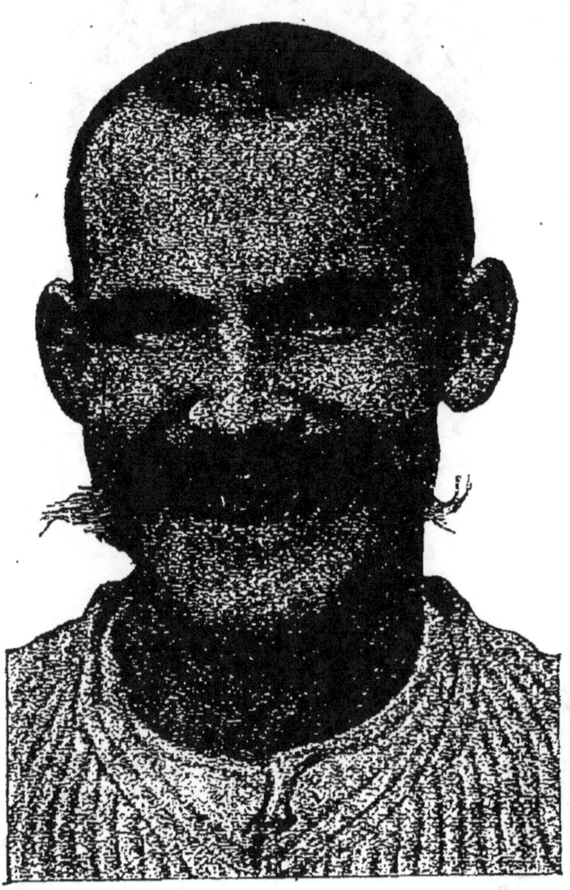

Fig. 121. — Rire transversal chez un bulbaire.

leurs muscles du front pour soulever leurs paupières en ptosis (v. fig. 99 et 123).

L'*attitude des malades* et *leur démarche* sont tout aussi notables. C'est le cas dans l'immense majorité des *hémiplégies cérébrales*, suite d'apoplexie, embolie, thrombose, encéphalite, etc. Déjà l'attitude de ces hémiplégiques spasmodiques est caractéristique par l'abaissement de l'épaule atteinte, l'adduction du bras contre le tronc, la flexion du coude, la pronation et la flexion de la main et des doigts. La jambe malade est légèrement placée de côté et le malade craint de tomber dans les mouvements un peu étendus du

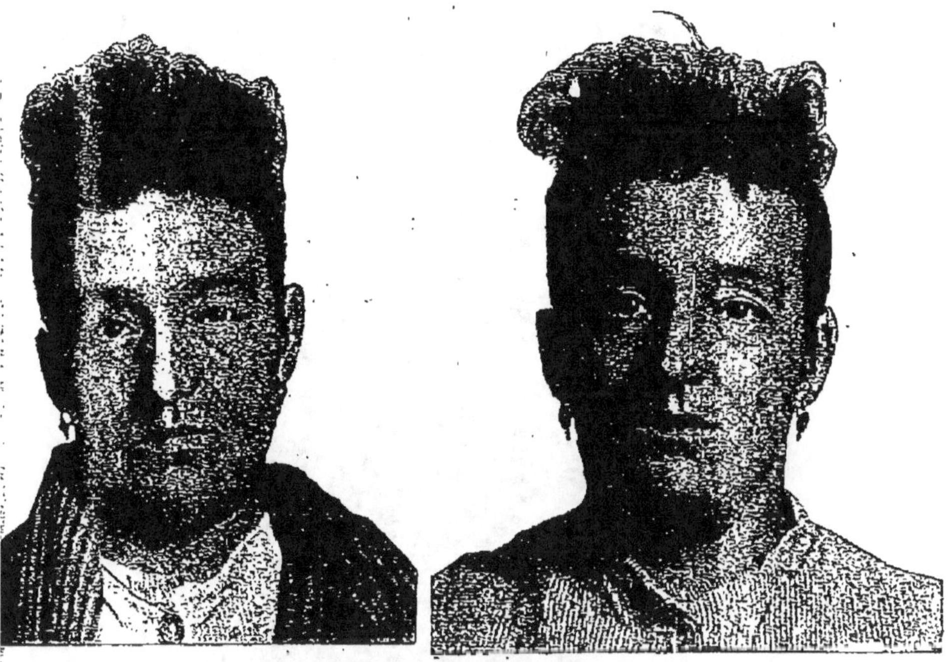

Fig. 122. — Faciès d'une femme de 34 ans atteinte de myasthénie pseudo-paralytique (v. plus loin). *a*) Les traits sont mous, certain degré de ptosis à gauche. *b*) Pendant le stade de rémission : l'expression fatiguée, molle est devenue plus vivante.

tronc. Se met-il en mouvement alors on voit la *démarche hémiplégique* caractéristique, la jambe malade est portée tout d'une pièce en avant. après avoir décrit un demi-cercle en dehors, la pointe du pied traîne sur le sol

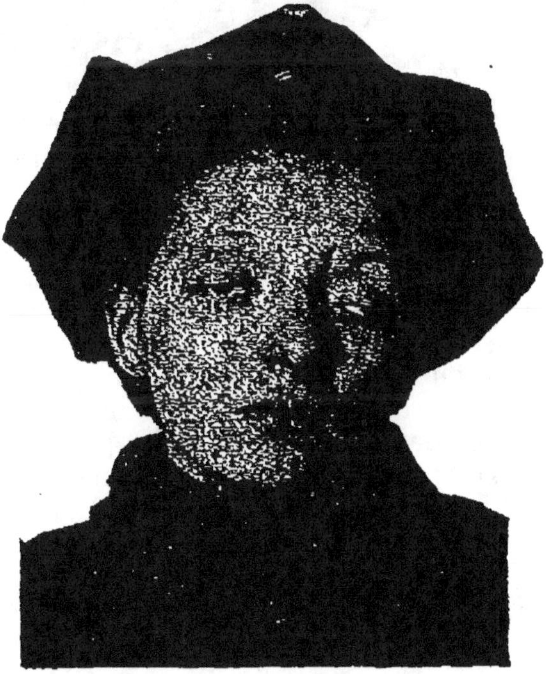

Fig. 123. — Faciès d'Hutchinson, relèvement des sourcils dans la double paralysie du moteur oculaire commun avec ptosis.

et la hanche se relève et s'abaisse d'une manière exagérée : pendant ce temps le membre supérieur est collé immobile contre le tronc dans la position que nous avons décrite. Ainsi la démarche est typique et se reconnaît de loin (v. fig. 125-126).

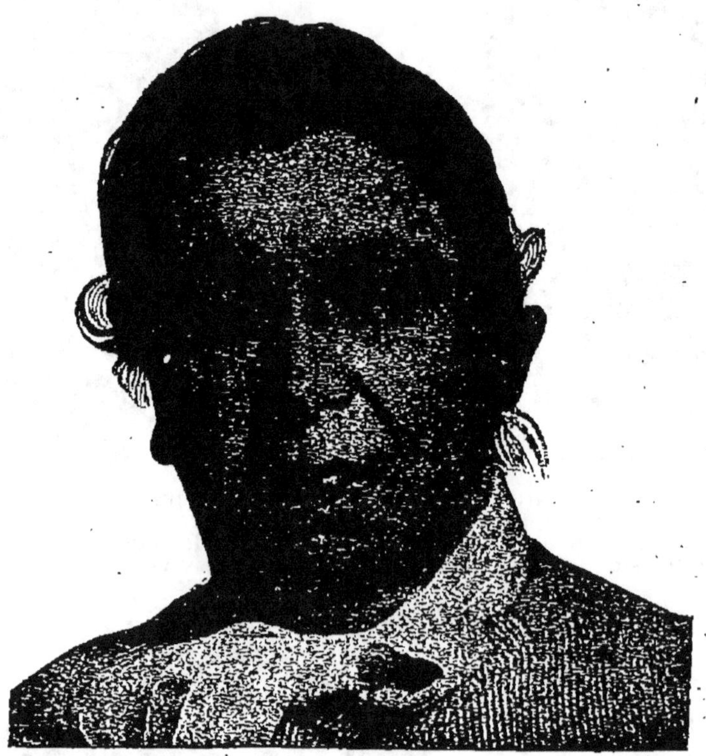

Fig. 124. — Faciès myasthénique, ptosis plus marqué à droite qu'à gauche, flaccidité de tous les muscles de la face et du langage.

Une forme spéciale de maladie cérébrale infantile, la *maladie de Little* ou rigidité congénitale des membres qui atteint surtout les membres inférieurs donne aux malades une attitude tout à fait caractéristique, les membres inférieurs sont faiblement fléchis à la hanche et au genou, en adduction et rotation en dedans, les pieds en extension ; en outre, dans les muscles qui provoquent cette attitude, il existe un état spasmodique une contracture qui ne peut être vaincue même passivement (v. fig. 127). Les malades sont souvent incapables de marcher ; si la marche est possible, elle est très troublée surtout par le spasme des adducteurs, les membres inférieurs chevauchent l'un devant

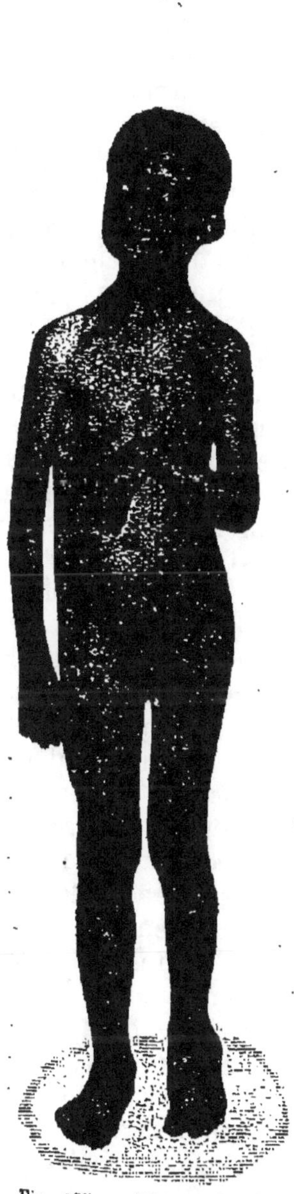

Fig. 125. — Hémiplégie
gauche, suite d'encé-
phalite aiguë.

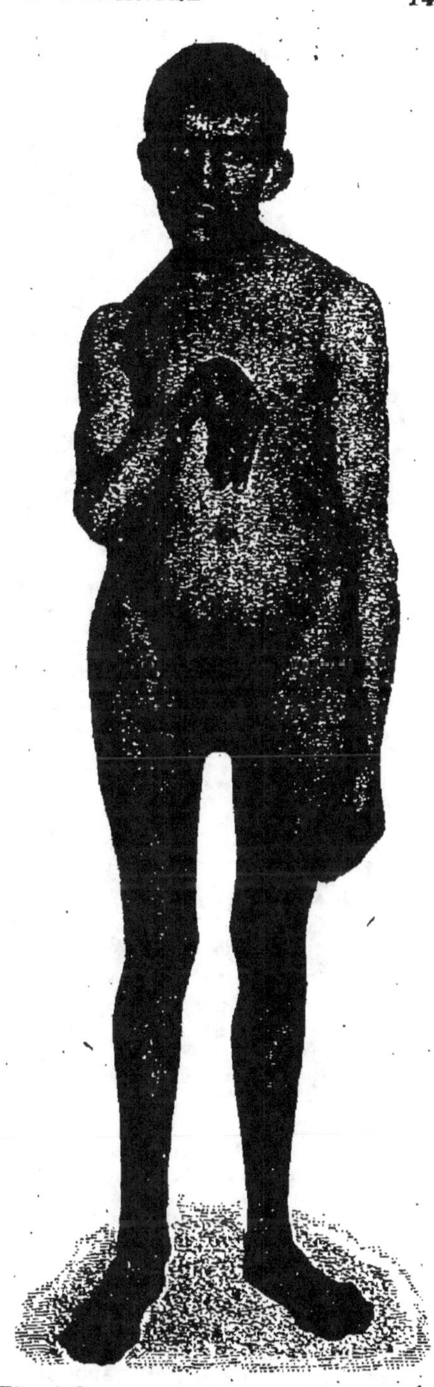

Fig. 126. — Attitude dans l'hémiplégie
droite, suite de paralysie cérébrale
infantile. Contracture en flexion du
bras et de la main.

l'autre ou frottent par leur face interne. La flexion des hanches et des genoux n'est que difficilement vaincue et le malade marche sur la pointe des pieds la jambe tournée en dedans.

On désigne cette démarche sous le nom de spasmo-paralytique. Ce caractère spasmo-paralytique s'observe aussi dans la démarche hémiplégique, mais seulement du côté malade.

La démarche spasmo-paralytique peut survenir dans toutes les affections de la moelle, siégeant au-dessus du renflement lombaire et dans toutes les affections du cerveau et de la moelle allongée.

La démarche de la *paralysie flasque* en est la contre-partie : elle est ordinairement circonspecte, incertaine, les jambes légèrement écartées, les pieds traînant sur le sol, à tout petits pas (démarche parétique simple) ou bien seulement dans les degrés élevés de la paralysie des membres inférieurs, il se produit une flexion exagérée de la hanche pour éviter que les pieds traînent sur le sol et ballants ne fassent

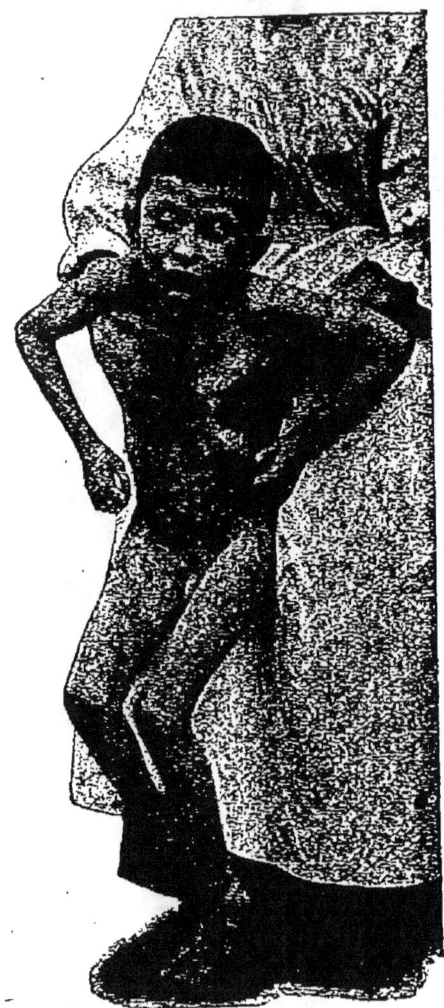

Fig. 127. — Attitude des membres inférieurs chez un enfant de 7 ans atteint de maladie de Little. Naissance à 7 mois : début de la maladie à la naissance : parésie spasmodique des membres inférieurs, pied en-varus équin, exagération des réflexes, clonus du pied. Vessie et rectum normaux, sensibilité normale, tremblement des mains et de la face, strabisme. Membres supérieurs et nerfs encéphaliques sains. Intelligence bonne.

perdre l'équilibre. Lorsque le pied soulevé retombe, c'est d'a-

bord la pointe du pied puis le bord externe et enfin le talon qui
touchent le sol. C'est la démarche caractéristique du steppeur
ou démarche péronière. Elle s'observe dans toute paralysie

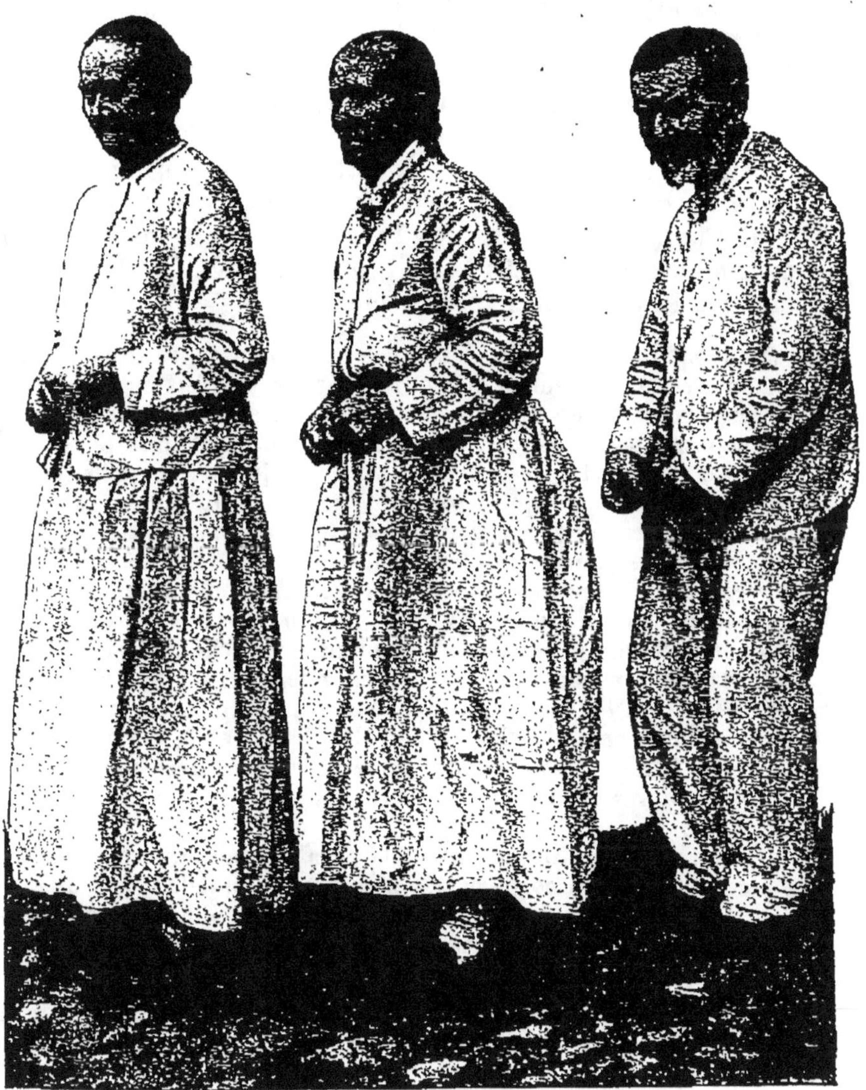

Fig. 128. — Attitude dans la paralysie agitante.

du péronier et comme le nerf péronier est atteint dans toutes
les affections périphériques des membres inférieurs et dans
beaucoup d'affections de la moelle, la démarche du steppeur
est un phénomène important dans toutes les lésions du scia-

tique et du plexus lombaire, dans la polynévrite et dans maintes formes de myélite.

Nous avons déjà plusieurs fois noté l'attitude du tronc dans la myopathie (dystrophie musculaire progressive) et la lordose, conséquence de la faiblesse des fléchisseurs ou des extenseurs du tronc (v. p. 57, 59). Les myopathiques ont souvent aussi la démarche du steppeur lorsque l'atrophie musculaire a déjà provoqué la parésie des membres inférieurs. L'attitude et la démarche sont tout à fait caractéristiques dans la *Paralysie agitante*. Le tronc est penché en avant, la tête également fléchie, l'attitude tout entière extrêmement raide comme « soudée » et l'équilibre si instable que le moindre choc suffit à déplacer les malades.

Souvent même les malades ont le sentiment d'être tirés en avant ou en arrière : propulsion et rétropulsion et parfois aussi de côté: latéropulsion. Si on les laisse se baisser ou aller en avant, ou si on les pousse un peu dans le dos la propulsion se manifeste par une rapidité progressive de la marche en avant jusqu'à ce qu'ils rencontrent un obstacle ou qu'ils tombent, ce qu'il faut éviter naturellement. On caractérise ce trouble de l'équilibre en disant que les malades semblent courir après leur centre de gravité. Les fait-on marcher à reculons ou regarder en haut, ou les tire-t-on un peu en arrière ou encore les pousse-t-on par devant, on assiste à la rétropulsion avec les mêmes phénomènes. Pendant la marche cette maladie est impossible à méconnaître : au repos, elle n'est pas moins caractérisée, grâce à l'attitude que nous venons de dire du tronc et de la tête, les bras en adduction, les coudes fléchis et la main en pronation avec flexion des articulations métacarpophalangiennes, le pouce en opposition avec les autres doigts et les doigts en adduction (voir fig. 128).

Le signe le plus important de la paralysie agitante est l'attitude soudée spéciale du corps et des membres à laquelle il faut attacher d'autant plus de poids que l'autre symptôme capital le tremblement n'est pas toujours aussi accentué et qu'il peut même manquer : paralysie agitante sans tremblement.

Les affections du cervelet donnent aussi une démarche et un maintien typiques : *ataxie cérébelleuse* (v. p. 107). Les malades au repos ou en marche ont de la peine à conserver leur équilibre. Au repos, ils se tiennent les jambes écartées, incertains, oscillant du tronc et de la tête. Ces signes s'accentuent dans la marche ; ils s'écartent alors de la ligne droite, n'atteignent pas le but proposé par le plus court chemin et chancellent fortement, si bien qu'ils ne peuvent se tenir ou marcher sans soutien. Leur trouble de l'équilibre est très

semblable à celui de l'homme ivre (v. fig. 89). Les mouvements accomplis dans la position couchée sont pas ou peu
troublés.

Cette dernière remarque n'est vraie qu'en ce qui concerne
les affections du cervelet seul ; l'ataxie cérébelleuse s'associe
le plus souvent dans la maladie de Friedreich ou dans la sclérose en plaques avec une ataxie des mouvements de chaque
membre en particulier, c'est-à-dire avec une ataxie locomotrice semblable à celle du tabès. Alors non seulement la marche est oscillante, mais encore le malade lance ses jambes,
talonne et sort de la ligne droite, c'est la démarche tabéto-
cérébelleuse.

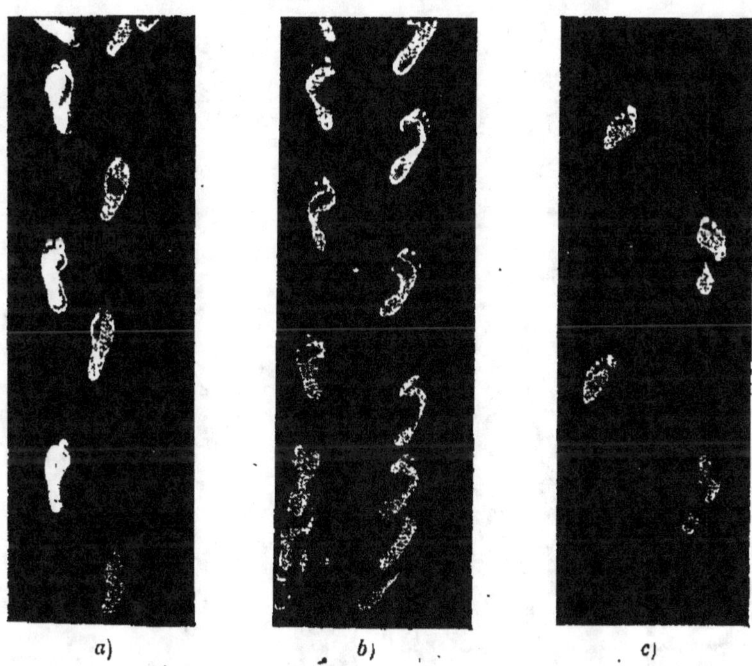

Fig. 129. — Empreintes des pieds dans l'hémiplégie. a) H. droite,
forme légère, petite traînée de la pointe du pied. b) H. gauche : forme
grave, traînée plus marquée ; au début, pas petits, jambes écartées. c)
H. gauche avec pied équin : la pointe du pied fait seule impression sur
le sol.

La démarche ataxique pure, telle qu'on l'observe mieux que
dans toute autre maladie médullaire, dans le tabès, se manifeste surtout par le lancement des jambes dans toutes les directions, par le talonnement et par le dosage irrégulier de l'intensité et de l'étendue des contractions musculaires. La
marche se fait souvent en même temps les jambes écartées ;

les malades tiennent constamment leur regard fixé sur leurs
pieds comme si la moindre distraction devait les faire tomber (v. fig. 87).

Il est facile de distinguer la *démarche choréique* par
l'irrégularité, la soudaineté et l'imprévu des différents mouve-

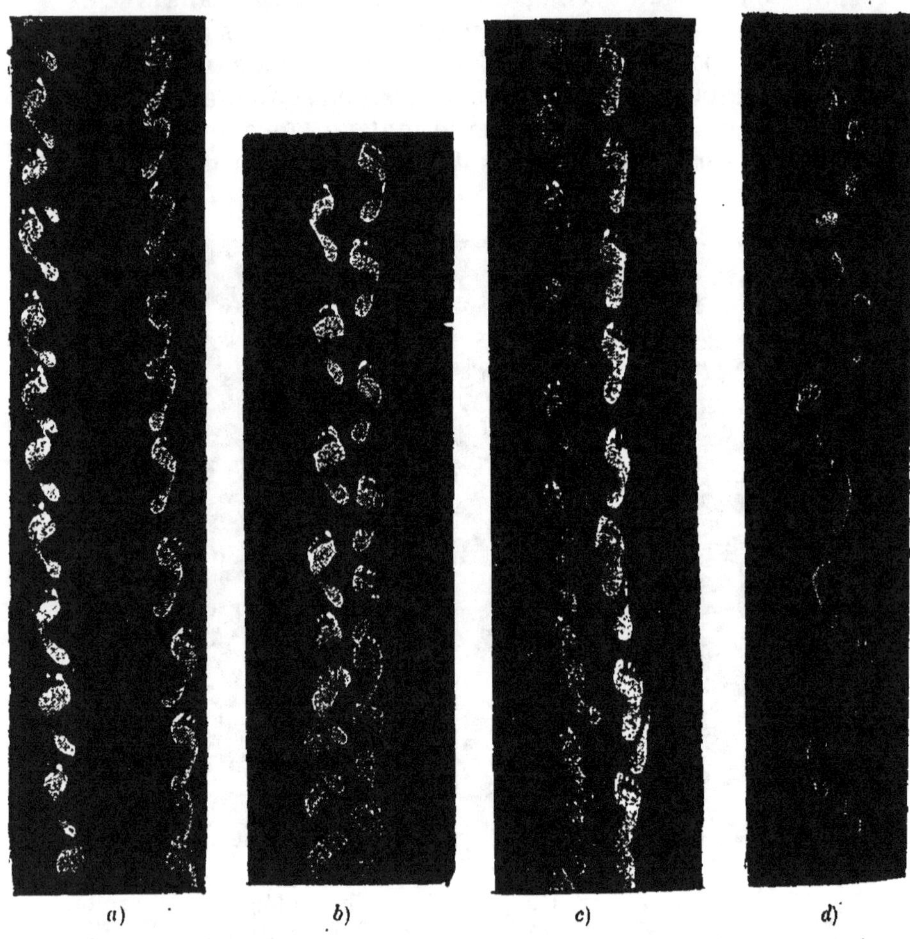

a)   b)   c)   d)

Fig. 130. — Empreintes dans la paraplégie spasmodique. *a*) Marche à
tout petits pas, pieds écartés. *b*) Petits pas, empreintes serrées, spasme
des adducteurs. *c*) Les mèmes empreintes un peu espacées. *d*) Démarche spasmodique, la pointe du pied droit traîne.

ments de tous les muscles du corps. Le choréique ne contrôle
pas sa marche par la vue.

La plupart des troubles de la marche s'inscrivent graphi-
quement (v. fig. 129-133, d'après Mœnkemœller et Kaplan)
en fixant les empreintes des pieds nus sur du papier enduit

de noir de fumée. On peut aussi se servir de papier blanc en garnissant les pieds de bas préparés chimiquement.

Les bas sont imbibés d'une solution de chlorure de fer et le papier est ensuite mouillé avec une solution éthéro-alcoolique de sulfocyanure d'ammonium (Mœnkemœller et Kaplan).

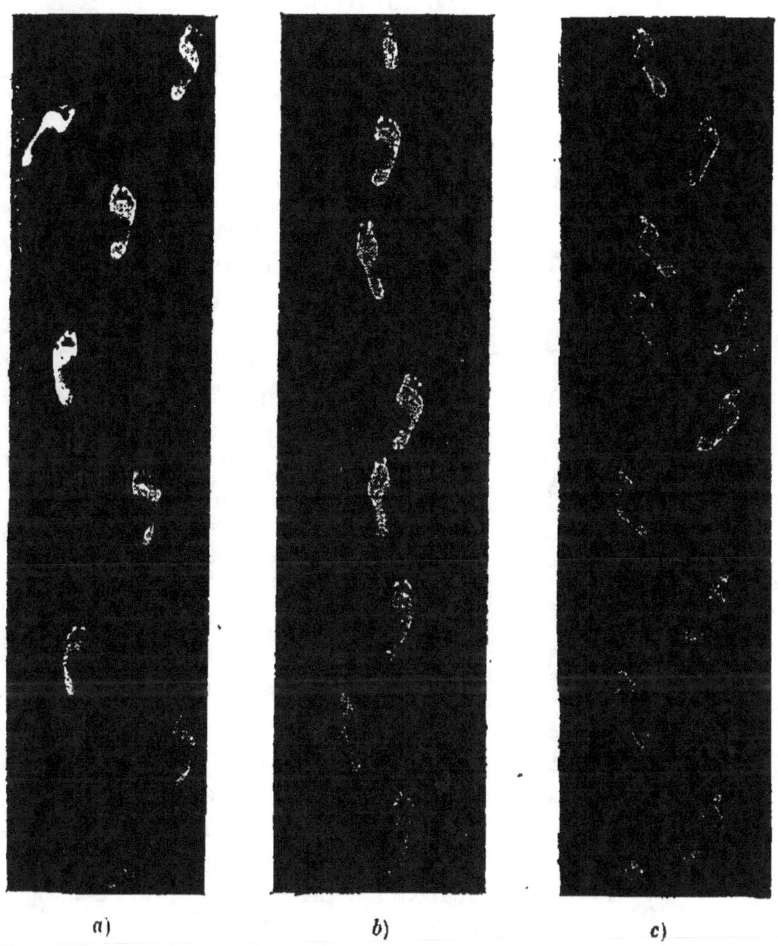

Fig. 131. — Empreintes dans l'ataxie tabétique. a) Marche pieds écartés, ataxique, s'écartant de la ligne droite. b) Le pied droit posé avec force donne une empreinte accentuée ; le gauche presse moins violemment à cause d'une arthropathie du genou. c) Démarche plus incertaine par paralysie du péronier gauche.

[Gilles de la Tourette a montré dans sa thèse tout le parti qu'on peut tirer de l'inscription graphique des troubles de la marche.]

La déviation de la colonne vertébrale que nous avons notée déjà dans la myopathie se trouve encore dans une série d'autres maladies nerveuses. Le plus souvent dans la syringomyélie il y a scoliose ou cyphoscoliose (v. fig. 135) et des déformations semblables se voient dans beaucoup de cas de maladie de Friedreich, plus rarement dans le tabes dorsalis, dans la paralysie infantile spinale. Dans toutes ces affections de la moelle on attribue la cause de la déformation tantôt aux troubles trophiques de la colonne vertébrale, tantôt à la parésie des muscles du tronc.

La sciatique est vraiment la seule maladie périphérique qui cause une semblable déviation de la colonne vertébrale. Le plus souvent il s'agit d'une scoliose, celle-ci est

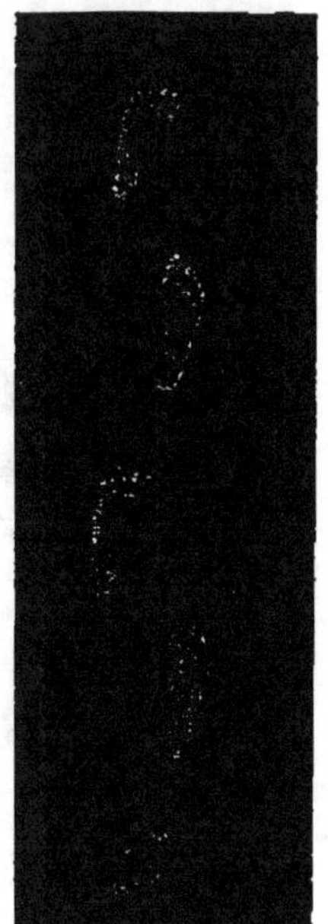

Fig. 132.— Empreintes dans la paralysie du péronier gauche. Trainée dans la direction du pied dévié en dehors.

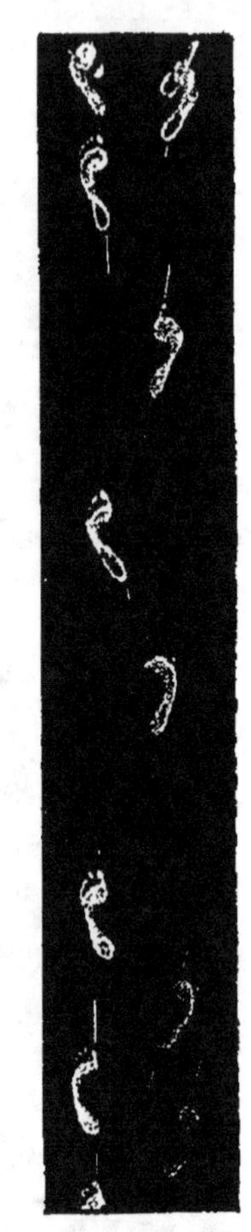

Fig. 133. — Empreintes dans la chorée, longueur irrégulière des pas et angle également changeant.

ou bien homologue, c'est-à-dire que le reste du corps est penché du côté malade, tantôt au contraire croisée ; on dit qu'elle est alternante, quand chez un seul et même malade elle se forme tantôt du côté sain, tantôt du côté malade. Elle survient rapidement après le début de la sciatique, mais pas dans tous les cas, beaucoup de malades souffrant de sciatique n'ont pas la moindre déviation de la colonne vertébrale.

La déviation est vraisemblablement due à ce que le malade prend instinctivement l'attitude dans laquelle il

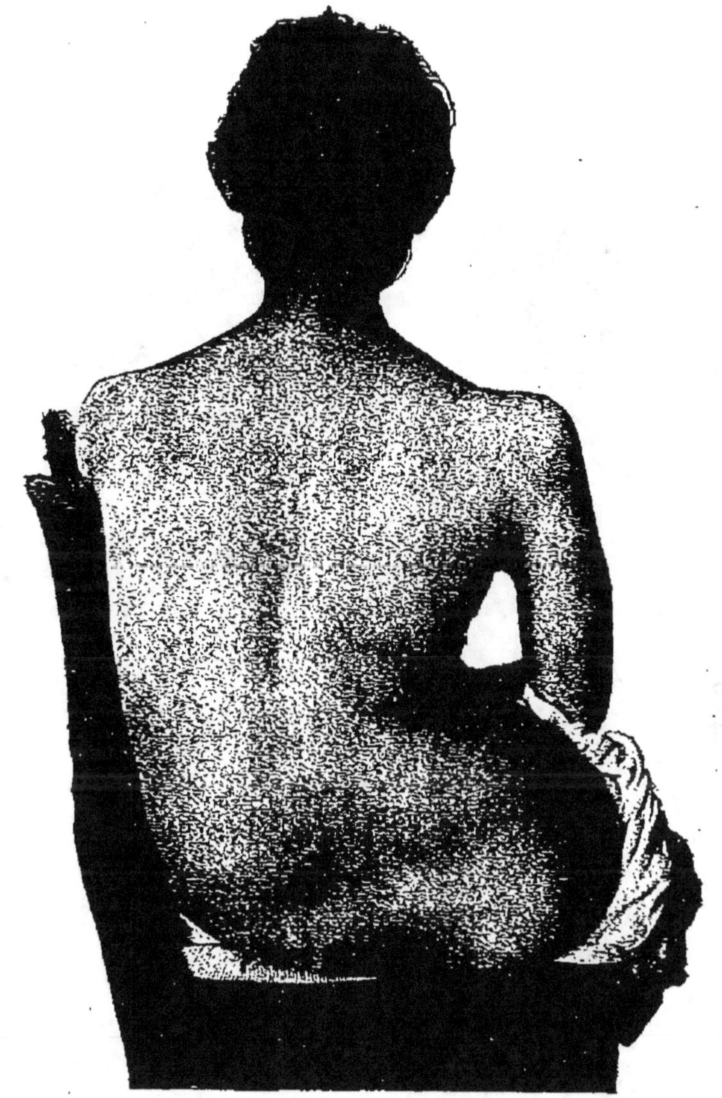

Fig. 131. — Forte scoliose chez une jeune fille de 24 ans atteinte de myopathie (dystrophie musculaire progressive).

ressent le moins de douleurs. Certaines observations font admettre qu'il peut s'agir d'une paralysie ou d'une contracture des muscles correspondants du tronc.

Comme l'hystérie simule tous les phénomènes morbides

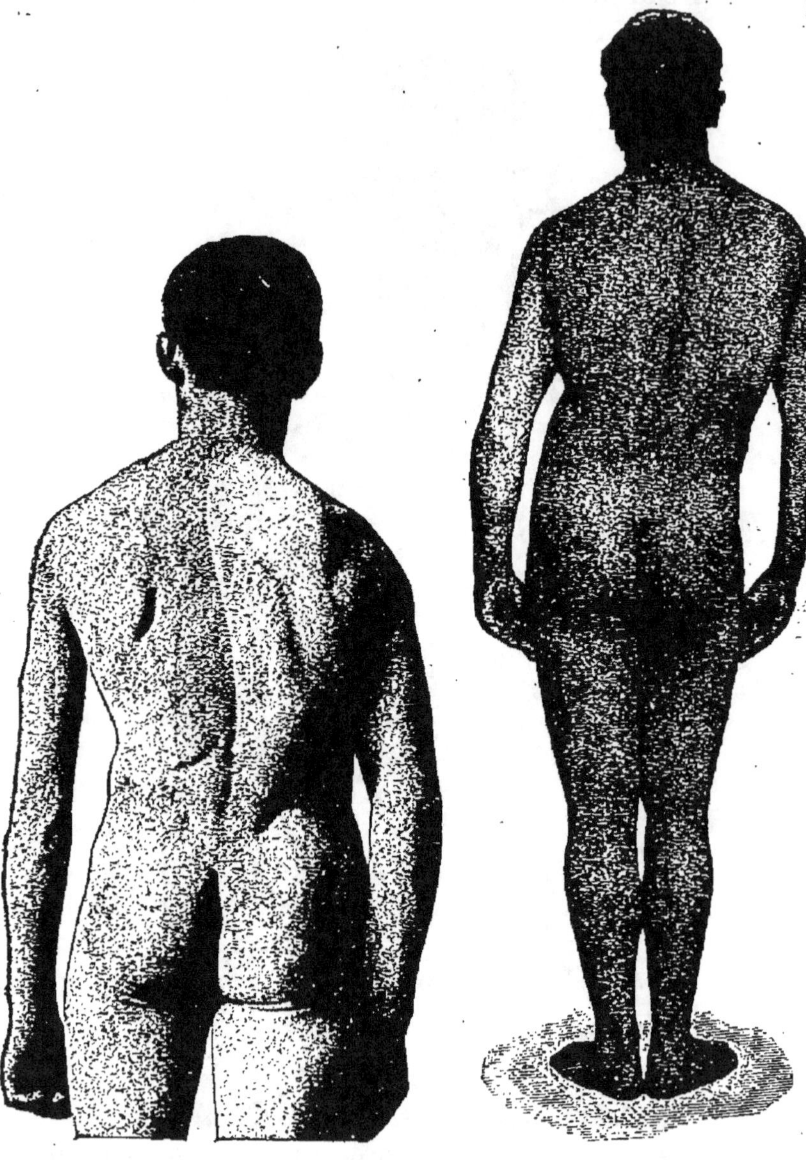

Fig. 135. — Scoliose dans la syringomyélie. Les vertèbres sont marquées
sur l'image.

Fig. 136. — Scoliose croisée
chez un malade atteint de
sciatique gauche.

elle provoque aussi les anomalies les plus variées dans l'attitude de la colonne vertébrale et du tronc (v. fig. 138).

Une déformation de la colonne vertébrale qui s'associe

souvent à des symptômes nerveux et qui cependant n'appartient pas en propre au domaine de la pathologie nerveuse, c'est l'inflammation chronique ankylosante des articulations

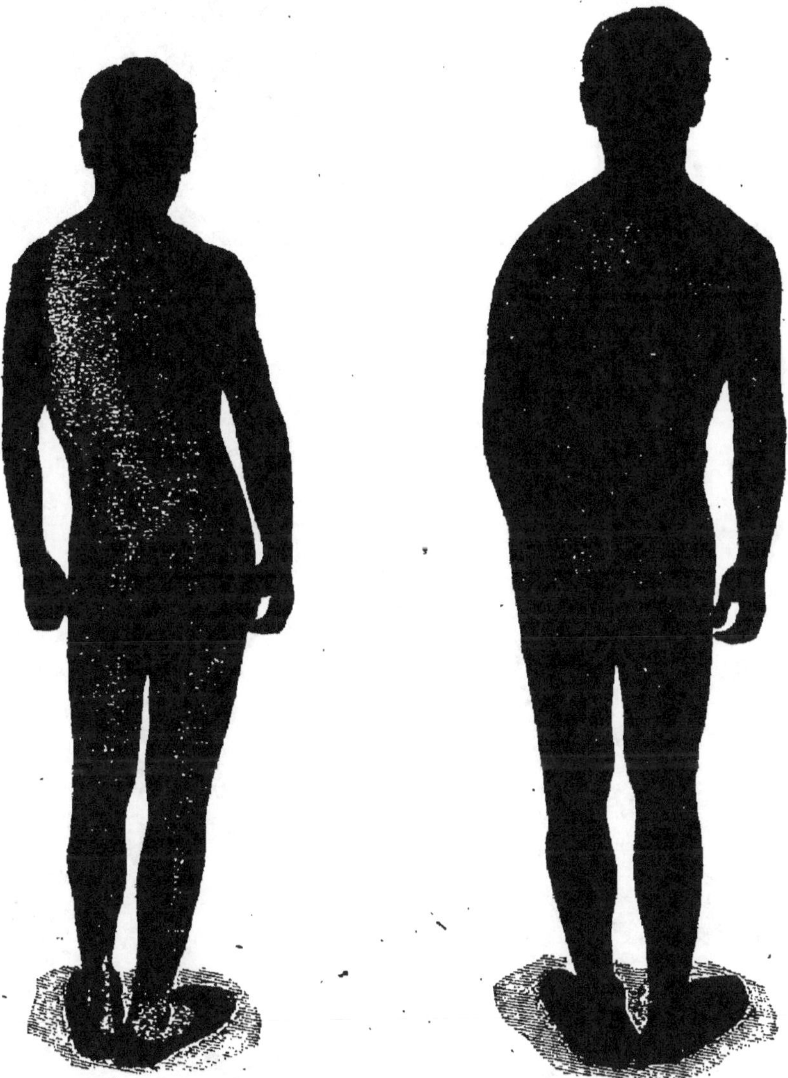

Fig. 137. — Scoliose alternante au cours d'une sciatique gauche. Le malade âgé de 24 ans montre dans l'image de gauche une scoliose homologue et à d'autres moments dans l'image de droite une scoliose croisée.

vertébrales nommée spondylose rhizomélique. Vraisemblablement il ne s'agit que d'une variété de rhumatisme articulaire chronique, ou arthrite déformante qui amène l'ankylose d'une petite ou d'une grande partie de la colonne vertébrale,

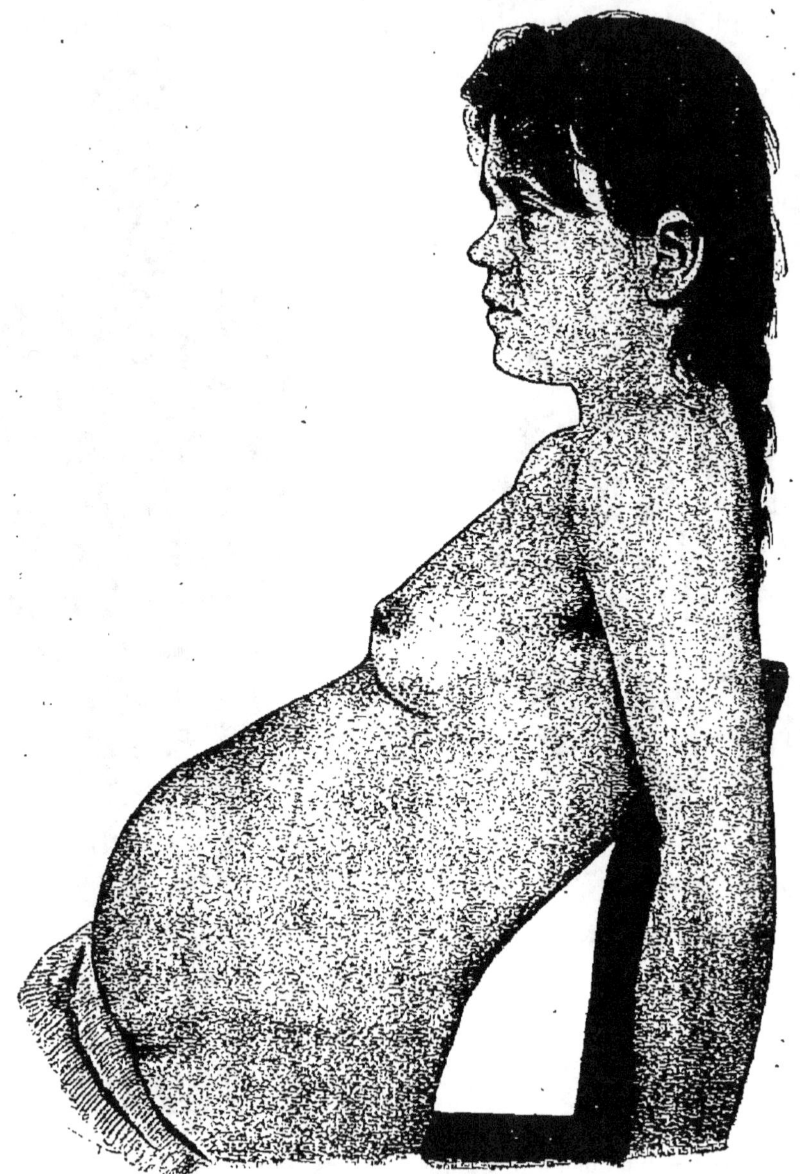

Fig. 138. — Météorisme hystérique chez une jeune fille de 27 ans
(en outre vomissements, hémoptysies, grandes attaques, contracture
des muscles oculaires, paralysie de la motilité et de la sensibilité
des membres.

la rend immobile et la fixe dans une attitude de cyphose marquée. A ces phénomènes s'ajoutent des douleurs névralgi-

ques dans certains territoires des racines nerveuses issues
de la moelle (par exemple, névralgie intercostale, névralgie

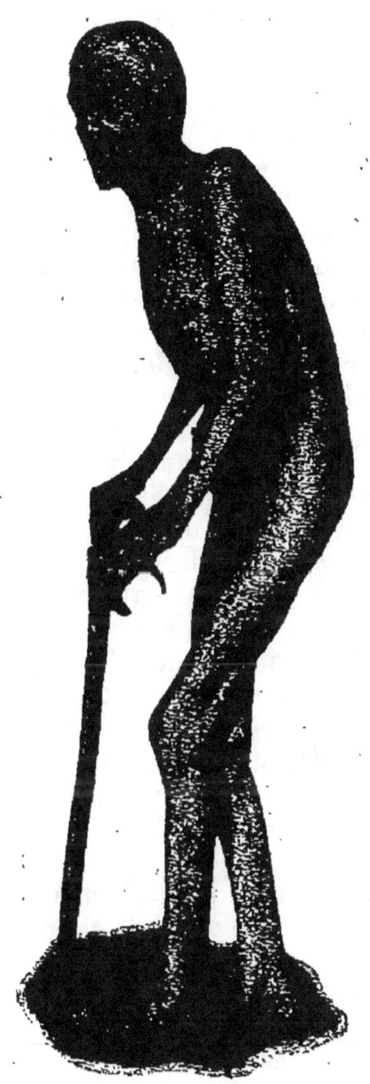

Fig. 139. — Inflammation chronique ankylosante des articulations
de la colonne vertébrale. Attitude raide, cyphotique (Homme de
72 ans.) Pas d'autre symptôme d'affection nerveuse.

brachiale), on peut même trouver de l'atrophie musculaire
et de la parésie dans ces mêmes territoires (v. fig. 139).

VI. — LES TROUBLES DU LANGAGE ET DE L'ÉCRITURE

On comprend sous le nom de langage entendu au sens le plus large du mot, la faculté des mouvements nécessaires à l'expression de la pensée, leur emploi correct et leur intelligence ; les troubles de la parole, de l'écriture et de la lecture appartiennent donc à ce chapitre. Cette faculté de l'expression est surtout une fonction cérébrale et ses troubles sont, dans l'immense majorité des cas, de nature cérébrale.

On ne peut cependant pas ne pas remarquer que dans les mouvements nécessaires au langage les segments extra-cérébraux des conducteurs nerveux, comme les noyaux des nerfs de la langue, des lèvres, du voile du palais et des muscles respirateurs, ces nerfs eux-mêmes et leurs muscles jouent un rôle de la plus haute importance. Pendant que les lésions cérébrales réalisent des troubles du langage que l'on réunit sous le nom d'aphasie, les maladies bulbaires et les affections périphériques causent surtout des troubles de l'articulation qu'on dénomme dysarthrie ou anarthrie. Ces deux sortes fondamentalement différentes de troubles de la parole doivent être rigoureusement séparées. Les reconnaître et les diagnostiquer n'est pas trop difficile dans la pratique.

L'aphasie (1) est motrice quand le malade comprend ce qu'on lui dit mais est dans l'impossibilité de traduire par la parole ses pensées et ses idées. Il sait à quoi servent les objets qu'on lui présente, il peut aussi reconnaître si un autre a bien ou mal nommé ces objets mais il ne peut pas prononcer lui-même le nom de l'objet, la parole est ainsi tout à fait ou presque tout à fait perdue. Le siège de l'aphasie motrice est dans la partie postérieure de la troisième circonvolution frontale gauche (circonvolution de Broca); chez les gauchers la lésion causale de l'aphasie motrice siège en général à la place correspondante de l'hémisphère droit.

L'aphasie sensorielle consiste au contraire dans l'im-

(1) Nous ne ferons pas une étude plus approfondie des problèmes physiologiques et pathologiques soulevés par cette question, car elle a déjà été traitée dans l'*Atlas manuel du Système Nerveux* de Jacob, seconde édition française, par A. Rémond et Clavelier, Paris, 1900, p. 135.

possibilité de comprendre ce que disent les autres personnes ; la faculté motrice des expressions verbales est conservée, le malade entend ce qu'on lui dit, mais il ne le comprend pas, c'est pourquoi on nomme aussi l'aphasie sensorielle : surdité verbale. Le siège de cette forme d'aphasie est la circonvolution temporale supérieure gauche (centre de Wernike).

Telles sont les deux formes fondamentales de tous les troubles aphasiques qui surviennent habituellement. S'ils existent simultanément, ce qui arrive la plupart du temps, on dit qu'il y a aphasie totale. Souvent quelques restes de la faculté motrice ou sensorielle du langage sont conservés. Selon l'extension et la localisation du foyer morbide, selon les associations de préférence individuelle pour la lecture ou l'écriture il y a dans l'une et l'autre des deux formes, alexie et agraphie, c'est-à-dire impuissance de lire ou impuissance d'écrire. L'alexie isolée et l'agraphie isolée, surtout cette dernière sont rares ; elles sont causées par les lésions des conducteurs d'association qui réunissent les uns avec les autres les divers centres corticaux.

On appelle *aphasie amnésique* le trouble ou l'abolition du souvenir des mots, elle n'est la plupart du temps qu'un phénomène accessoire des formes principales.

On appelle *paraphasie* la formation anormale des mots qui survient principalement dans l'aphasie sensorielle, de telle sorte que des mots incorrects et dépourvus de sens sont articulés au milieu des mots corrects.

La dysarthrie ou l'anarthrie consistent dans la paralysie de tout ou partie des muscles de l'articulation des mots. Selon que c'est la langue, les lèvres ou le voile qui sont particulièrement touchés elle se manifeste surtout dans la prononciation des linguales, des labiales où des gutturales. La combinaison de ces troubles divers donne à la parole une physionomie spéciale et un tel caractère, qu'il suffit de l'avoir entendue pour la reconnaître, c'est la parole bulbaire. Le facteur le plus important de ce trouble est le bégaiement ; à cela viennent s'ajouter en outre d'autres facteurs qui ont été peu analysés jusqu'à présent et sont difficiles à décrire. Pour l'étudier il est toujours important de porter son attention alternativement sur la prononciation des linguales, celle des labiales et celle des gutturales. Souvent la voix bulbaire est nasonée, indistincte, lente, hésitante et interrompue par des respirations maladroites ou fréquentes.

La voix scandée appartient à cette dysarthrie en ce que l'expression des mots et des périodes est troublée par de fréquentes interruptions entre chaque syllabe et chaque mot : la voix est hachée mais aussi le plus souvent lente. On la trouve dans la sclérose en plaques.

Le simple ralentissement de la parole s'appelle bradylalie.

L'achoppement des syllabes survient dans la prononciation des mots difficiles et constitue toujours un signe grave quand il se montre dans le langage simple. Dans la plupart des cas sinon toujours il s'agit de paralysie générale. Dans des mots comme artillerie, électricité, etc., quelques syllabes sont changées, omises ou redoublées.

Le bégaiement est la conséquence d'une innervation spasmodique de certains territoires musculaires du langage. En dehors des cas où il est une affection congénitale, il se développe surtout chez les hystériques (et aussi chez les traumatisés).

Nous réservons en France le mot de bégaiement à des troubles spéciaux caractérisés par leur début dès l'enfance, leur intermittence, leur disparition dans le chant, et la coexcitence de troubles respiratoires.

L'articulation est également troublée par suite du manque de dents, ce à quoi il faudra toujours faire attention. Ce sont surtout les formes de la voix bulbaire qui peuvent être ainsi simulées.

La faculté de l'écriture peut être troublée comme celle de la parole, soit par la perte des facultés psychiques nécessaires, soit par la maladie des voies d'innervation motrice des muscles de l'écriture. La première forme l'agraphie n'est souvent qu'un épiphénomène de l'aphasie, on l'observe cependant, quoique rarement, isolée. Nous l'avons déjà mentionnée dans l'aphasie. Pour l'étudier on fait écrire le malade librement à volonté, puis sous la dictée, on le fait ensuite copier l'écriture imprimée ou l'écriture manuscrite. Il ne faut pas négliger de le faire servir de sa main non paralysée et comme ce sera alors ordinairement de la main gauche, nous aurons souvent l'écriture en miroir.

Les autres troubles de l'écriture se manifestent dans le dessin de l'écriture. On peut distinguer les variétés suivantes :

1° L'écriture tremblée de la paralysie agitante, du tremblement sénile, des neurasthéniques, hystériques, basedowiens, des intoxiqués. L'amplitude de l'écriture tremblée

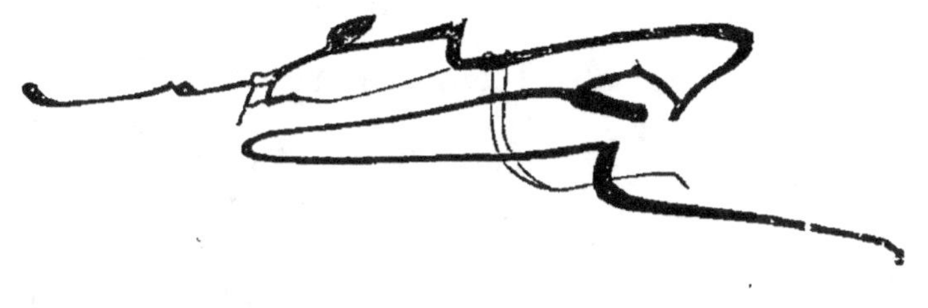

Fig. 140. — Trois tentatives faites par un malade atteint de crampe des écrivains pour écrire son nom James Ely.

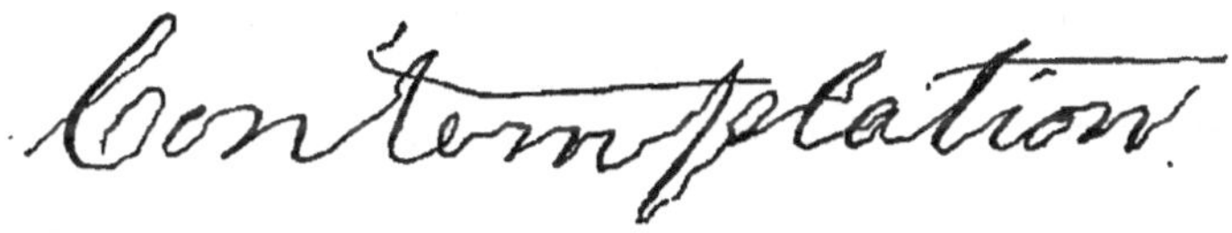

Fig. 141. — Fac-similé de l'écriture d'un malade atteint de sclérose cérébro-spinale multiple.

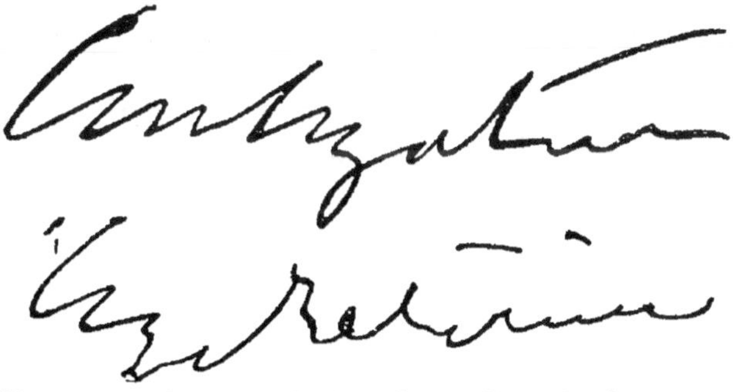

Fig. 142. — Schéma de l'écriture d'un ataxique.

est variable selon que le tremblement lui-même est à petites
ou à grandes oscillations ; et, selon que les oscillations sont
rapides ou lentes (v. p. 110-111), le caractère de l'écriture
tremblée se modifie (v. fig. 141).

2° L'écriture akinétique s'observe dans les états paralytiques des membres supérieurs, la perte des fonctions de
certains groupes musculaires du bras rend difficiles les
mouvements nécessaires à l'écriture ; de tels malades ne
peuvent pas tenir bien leur plume, ni appuyer assez fortement sur le papier, le mouvement de côté de la main est
difficile, etc. Aussi l'écriture est-elle anormale de diverses
façons.

3° L'écriture paralytique dans la paralysie générale se reconnaît à un certain désordre ou manque de lettres, de
syllabes et de mots et souvent aussi à un caractère tremblé
spécial.

4° L'écriture spasmodique dans la crampe des écrivains,
dans l'athétose est de même, tantôt irrégulière par les mouvements anormaux, tantôt par la pression exagérée sur le
papier ; beaucoup de lettres sont écrites à peine ou au contraire lourdement, souvent tout manque et le malade ne
peut écrire quelques mots qu'en tenant sa plume de manière
anormale et toute particulière. L'écriture des choréiques est
semblable.

5° L'écriture ataxique dans le tabès dorsal, l'ataxie cérébelleuse, etc., est anormale et d'autant plus anormale qu'est
élevé le degré du trouble de la coordination. L'écriture particulière au tremblement intentionnel dans la sclérose en
plaques ressemble plus à l'écriture ataxique qu'à l'écriture
des trembleurs (v. fig. 141).

Tous ces troubles de l'écriture sont d'une importance
diagnostique secondaire parce que d'autres troubles de mouvements que ceux des mouvements de l'écriture se manifestent toujours : aussi sont-ils peu caractéristiques et se
ressemblent-ils souvent entre eux. Il est cependant facile de
distinguer l'écriture du trembleur et celle du paralytique
général de toutes les autres.

VII. — LES TROUBLES DE L'EXCITABILITÉ ÉLECTRIQUE — ÉLECTRODIAGNOSTIC

Écartant toute considération théorique nous nous bornerons à rappeler brièvement ce qui est d'une certaine importance pratique pour l'électrodiagnostic.

1° *Instrumentation*. Pour la recherche de l'excitabilité électrique des nerfs et des muscles il faut un courant constant ou galvanique et un courant faradique ou induit. Aux appareils qui fournissent le courant sera annexé un galvanomètre qui mesurera en milliampères la force du courant galvanique employé ; les deux bobines du courant faradique se déplaceront sur une échelle graduée pour qu'on puisse mesurer par leur écartement la force de ce courant. On utilise surtout le courant d'induction secondaire qui est d'autant plus fort que les bobines sont plus rapprochées l'une de l'autre. Il faut aussi un collecteur d'éléments à l'aide duquel le nombre voulu des éléments galvaniques ou des groupes d'éléments puisse être utilisé. Un appareil complet contient encore un rhéostat, qui, intercalant dans le circuit une résistance variable, permet d'obtenir selon ce qu'on veut un courant progressivement plus fort ou progressivement moins fort. Enfin il est utile d'avoir un renverseur du courant de façon à pouvoir transformer rapidement la cathode en anode sans retirer les électrodes du corps (v. fig. 147). Les fils conducteurs seront insérés aux pôles de l'appareil et reliés à l'autre bout aux électrodes. L'électrode en rapport avec le pôle positif (+) est l'anode, celle qui est reliée avec le pôle négatif (—) la cathode.

Une des deux électrodes est disposée en électrode interruptrice c'est-à-dire qu'elle contient avant son extrémité un interrupteur de courant, de sorte qu'une simple pression du doigt peut ouvrir ou fermer le courant sans enlever l'électrode. L'électrode interruptrice ou différente sert d'électrode excitante en opposition avec l'électrode indifférente c'est-à-dire que c'est avec elle qu'on excitera les nerfs et les muscles explorés. Elle a ordinairement une petite dimension (3 à 10 centimètres carrés) tandis que l'électrode indifférente doit avoir au moins 50 à 100 centimètres carrés. On la place sur une partie indifférente du corps, sur le sternum ou entre les deux épaules, à la nuque ou à la région lombaire, de façon qu'on puisse explorer symétriquement les deux moitiés du corps. Plus la surface de l'électrode indifférente est large, plus la force et l'action physiologiques du courant qui s'en échappe sont faibles et plus longtemps on peut la laisser.

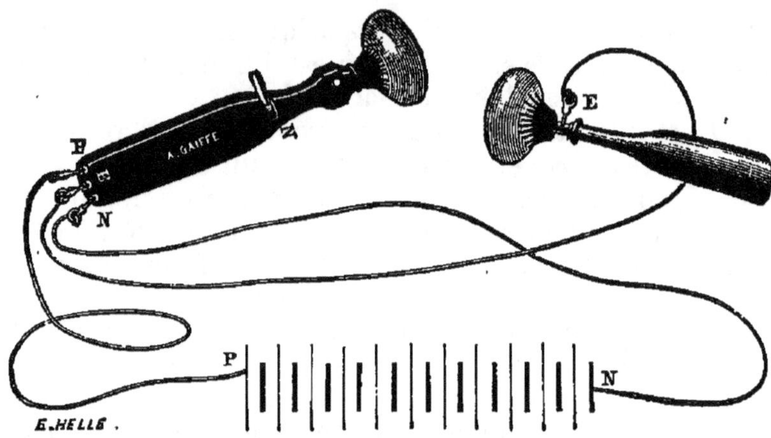

Fig. 143. — Excitateurs. Manche interrupteur renverseur.

en place sans dommage. Par contre l'électrode excitante agit d'autant plus fortement que sa surface est plus petite et que l'intensité du courant qui s'en échappe est plus grande.

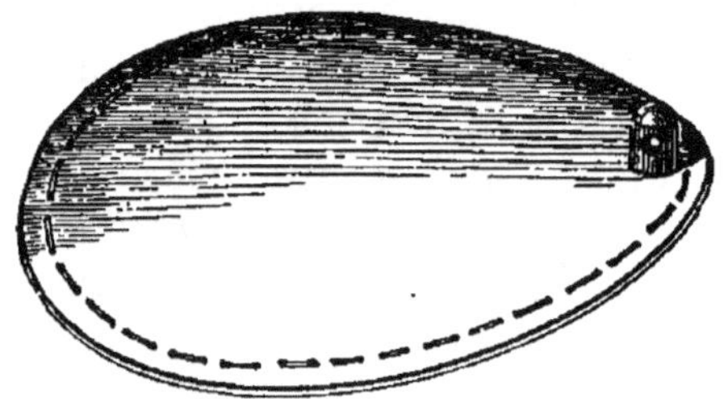

Fig. 144. — Plaque flexible en étain.

Les deux électrodes qui doivent être recouvertes d'une substance spongieuse : coton, flanelle ou toile sont trempées,

---

Planches VI-XII. — Schémas pour la découverte des points d'excitabilité électrique. La figure rappelle les rapports anatomiques des muscles ; les colorations différentes correspondent aux différents territoires innervés par les nerfs périphériques. L'innervation spinale, c'est-à-dire le segment médullaire correspondant, est notée à côté de chaque muscle.

avant qu'on ne s'en serve, dans de l'eau très chaude et placées sur la peau ainsi humides et chaudes. Des électrodes sèches ne laissent pour ainsi dire pas passer le courant.

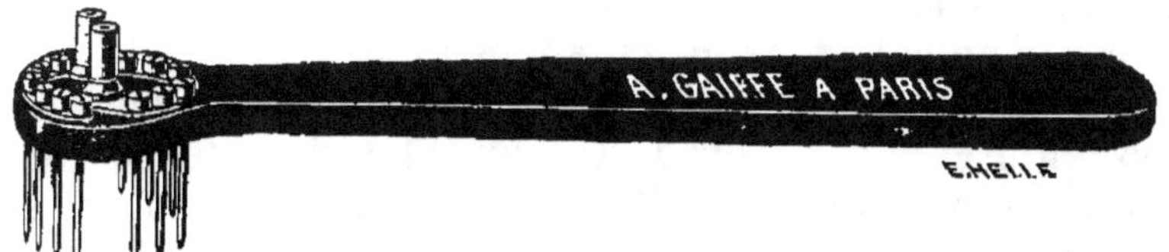

Fig. 145. — Excitateur double révulseur du docteur A. Tripier.

2. *Méthodes d'examen* : Tous les examens électriques commencent par établir l'excitabilité faradique, l'examen de l'excitabilité galvanique qui vient ensuite commence par la cathode. Il est toujours bon d'essayer le courant sur soi-même avant de l'appliquer au malade de façon à apprécier la force du courant et la réaction du malade. Des malades craintifs poussent des cris au moindre courant mais d'un autre côté les conditions de l'appareil ne sont pas si constantes qu'on ne puisse parfois causer des douleurs involontaires au malade si l'on n'a pas d'abord essayé sur soi-même. Il faut toujours commencer par appliquer les électrodes, le courant étant interrompu, puis employer le courant le plus faible possible qu'on élève ensuite graduellement à l'aide du rhéostat ou bien en rapprochant la bobine secondaire.

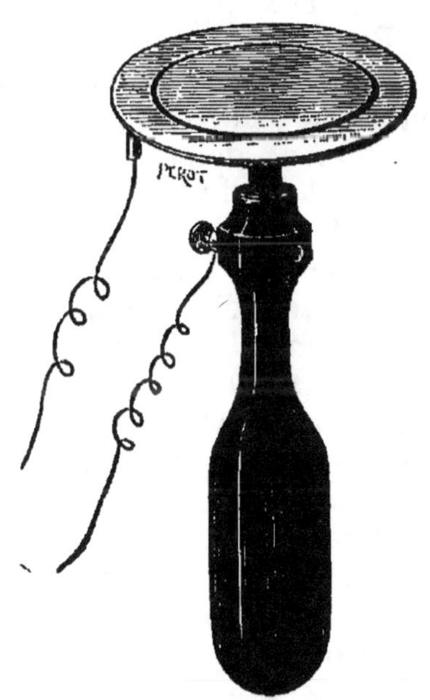

Fig. 146. — Excitateur double concentrique du Dr Boudet de Paris.

On se fera une règle dans les affections unilatérales d'explorer toujours en premier lieu le côté sain. L'excitabilité faradique sera établie en premier lieu et d'abord l'excitabilité indirecte, c'est-à-dire l'excitabilité du nerf exploré, ou du nerf qui innerve les muscles explorés. On procédera ensuite à l'excitation directe, c'est-à-dire à l'excitation des muscles eux-mêmes. En troisième lieu l'excitabilité indirecte galvanique, puis l'excitabilité galvanique directe des muscles seront recherchées.

Comme nous l'avons dit on augmente peu à peu la force de l'un et l'autre courant jusqu'à ce que la première secousse musculaire se produise. On établit cette secousse minima et on note à quelle force elle correspond, soit en milliampères (MA), soit en millimètres séparant les deux bobines. Tel est le point de départ pour fixer l'excitabilité quantitative. Dans l'examen galvanique il faut tenir compte non seulement de la secousse minima, mais encore de la force et de la durée de la secousse, normalement celle-ci est rapide, en éclair, et enfin la secousse de fermeture de la cathode est plus forte que celle de l'anode, ce qui se traduit par KSZ > ASZ.

Pour rendre l'exploration électrique plus rapide il faut connaître la situation anatomique des principaux nerfs et muscles. Pour les uns et les autres il y a des points empiriquement déterminés où l'excitation électrique est plus facile et produit un effet meilleur. Les planches ci-jointes VI-XII rappellent les rapports anatomiques de ces points d'excitabilité motrice et devront être consultées à chaque exploration électrodiagnostique.

Ajoutons cependant quelques remarques :

Le rameau commun du *nerf facial* s'explore de préférence au-devant du tragus de l'oreille ou profondément derrière le lobule en appuyant un peu fort l'électrode. Si l'on excite un de ces deux points tous les muscles du territoire du facial se contractent, c'est-à-dire tous les muscles de la face. L'excitation de la branche supérieure dans la région temporale fait contracter les muscles du front, celle de la branche moyenne dans la région de la joue les muscles orbiculaires des paupières, du nez, des joues ; celle, enfin, de la branche inférieure vers l'angle du maxillaire inférieur les muscles de la bouche et du menton. Les muscles en particulier sont faciles à atteindre ou à trouver en tâtonnant, avec l'électrode.

Dans la paralysie du facial il arrive souvent pendant l'excitation électrique qu'il survienne une contraction des masticateurs (muscle temporal et muscle masséter innervés par le trijumeau) qui peut être confondue avec des mouvements de la face. Un peu d'attention suffit à reconnaître cette erreur.

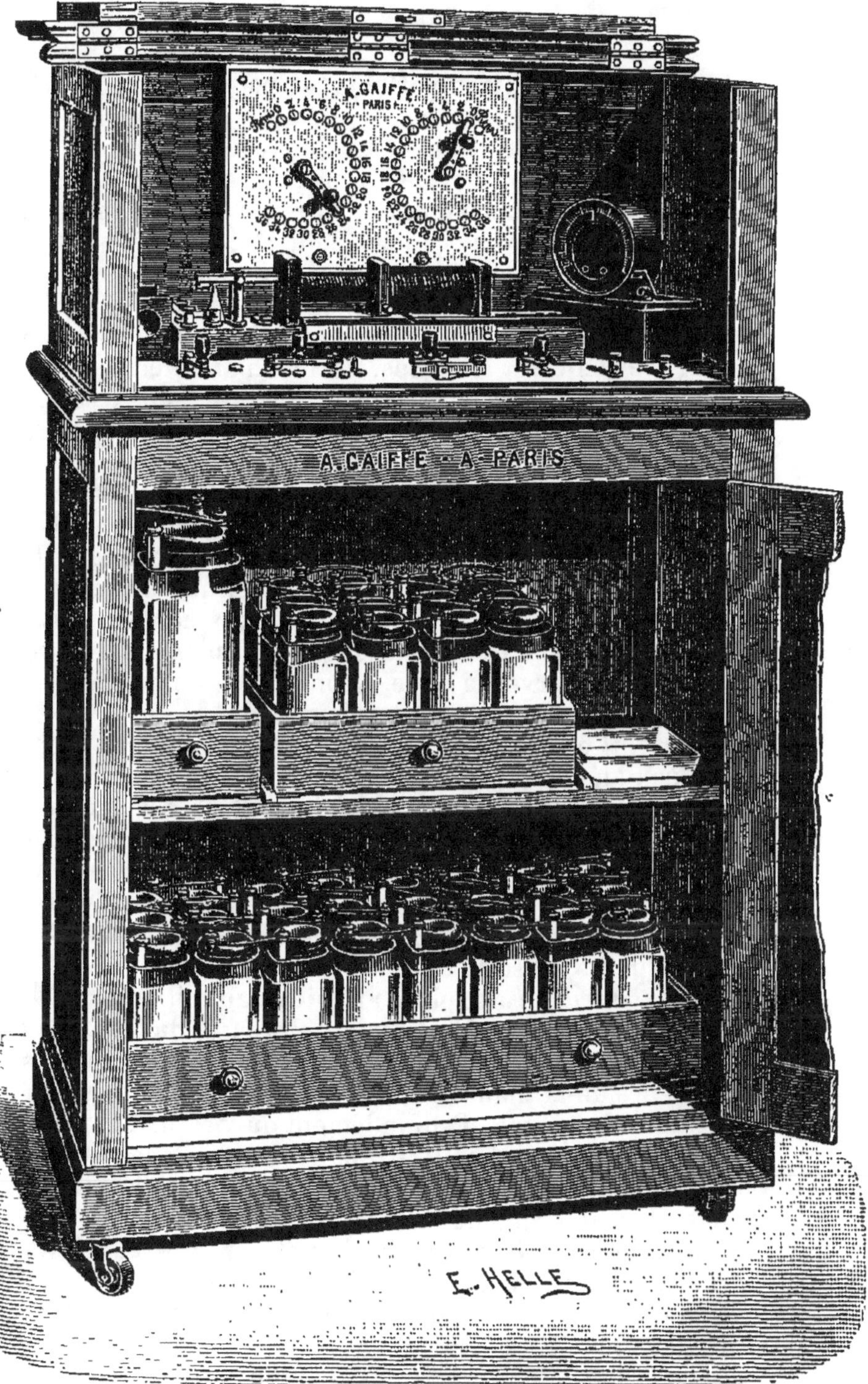

Fig. 147. — Appareil de Gaiffe, comprenant batterie voltaïque à courant continu, galvanomètre apériodique, appareil d'induction à chariot, collecteur de courant, renverseur de courant.

Au cou deux points importants : le point d'Erb et le point du spinal.

Le *spinal* est atteint au-dessus du bord du trapèze dans le triangle cervical postérieur. Son excitation fait contracter le trapèze et le sternocléidomastoïdien, la tête est rejetée en arrière, la face relevée et tournée du côté opposé.

Le *point d'Erb* siège un peu au-dessus de la clavicule et à côté du sternocléidomastoïdien, dans le lieu où l'on découvre habituellement une partie du plexus brachial. Si on l'excite, le deltoïde, le biceps, le brachial interne, le long supinateur se contractent. Le bras se lève tout à coup, le coude se met en flexion et en pronation. Les principaux muscles du cou sont faciles à exciter.

Le *nerf radial* s'explore à peu près à égale distance de l'attache du deltoïde et du condyle externe sur le bord externe du bras, en enfonçant profondément l'électrode entre le biceps et le triceps. Chez les personnes musclées ou grasses l'électrode est facilement déplacée par les muscles qui se contractent et on n'arrive pas facilement à obtenir une excitation nerveuse pure, si on réussit on a une extension brusque de la main et des doigts.

Le *cubital* est facilement trouvé dans le sillon du cubital ou un peu au-dessus et au dedans au coude. On voit alors comme effet caractéristique la main se fléchir latéralement sur son bord interne, les phalanges des trois derniers doigts se fléchir, le pouce et l'index se porter en adduction peu à peu et se fléchir. Profondément au-dessus du poignet on peut atteindre les rameaux périphériques du cubital qui vont aux petits muscles de la main.

Le *nerf médian* s'explore au mieux au milieu du pli du coude au-dessus de l'expansion fibreuse du tendon du biceps : son excitation provoque la contraction de tous les fléchisseurs de la main et des doigts avec forte pronation et opposition du pouce. Profondément au-dessus du poignet entre les tendons du petit palmaire et du long palmaire l'excitation du médian donne une contraction des muscles thénar. Les muscles du bras et de la main sont faciles à exciter isolément, il faut rechercher les interosseux du côté du dos de la main dans les espaces interosseux.

Rien de spécial pour les muscles du tronc et des épaules, v. les planches XI et XII.

Au membre inférieur l'excitation du *nerf crural* à peu près au milieu du pli de l'aine donne une contraction du quadriceps et du couturier, celle de *l'obturateur* à peu près au milieu et en arrière une contraction des adducteurs.

Pour exciter le *nerf sciatique* il faut placer les électrodes avec un fort courant au milieu de la cuisse au-dessous du sillon fessier et appuyer fortement. Si le nerf est seul excité on a flexion de la jambe et flexion du pied.

Le *nerf péronier* est facile à trouver un peu en arrière et au-dessus de la tête du péroné. Effet : flexion dorsale du pied ; le *nerf tibial* encore plus facile au milieu du creux poplité. Effet : flexion plantaire du pied et des orteils. Pour les muscles du membre inférieur, voyez les planches IX et X.

Tous ces points sont plus accessibles chez les personnes maigres que chez les grasses où souvent on arrive en tâtonnant un peu à les trouver exactement.

Parmi les nerfs et les muscles qui sont difficiles à atteindre à cause de leur situation on compte le nerf hypoglosse, le nerf axillaire, le long thoracique, le dorsal scapulaire, le musculocutané, le muscle brachial interne, le court supinateur, les muscles de la tabatière anatomique qui vont au pouce. On ne peut atteindre isolément dans les circonstances ordinaires ni le sus-épineux ni le rhomboïde, le psoas iliaque ou les autres muscles de la profondeur que d'autres muscles recouvrent.

Il est nécessaire pendant l'examen que les membres soient dans la position de relâchement et de repos.

Les altérations pathologiques de l'excitabilité électrique consistent en :

a) Diminution quantitative de l'excitabilité ;

b) Combinaison de variations quantitatives et qualitatives qu'on appelle réaction de dégénérescence (DR).

La *diminution quantitative* de l'excitabilité des nerfs et des muscles peut se manifester aussi bien au courant faradique qu'au courant galvanique. Elle se traduit par ce fait que la secousse minima c'est-à-dire la secousse qui correspond au courant le plus faible qui soit cependant actif, demande plus de courant du côté malade que du côté sain. Dans les affections bilatérales par exemple des membres supérieurs il faut comparer la secousse minima à celle des nerfs et muscles sains des membres inférieurs (nerf péronier ou nerf facial dont l'excitabilité est en général sensiblement égale à celle des nerfs du bras. Si cette comparaison n'est pas possible il faudra s'en rapporter à une personne

saine ou aux tables de Stintzing qui sont les moyennes de
l'examen d'une série d'adultes sains (voir aussi atlas de
Jacob, p. 120). Dans la pratique, l'usage et la connaissance
de son propre appareil donnent une plus grande certitude
que les chiffres obtenus avec d'autres appareils, il est donc
inutile de les donner ici. Les petites différences de un milliampère ou de 10 millimètres de RA n'ont aucune importance.

La diminution de l'excitabilité électrique, si elle est peu
considérable, n'a aucune importance, si elle l'est beaucoup
n'est pas méconnaissable. Elle survient dans toutes les paralysies périphériques, dans les polynévrites de toutes causes,

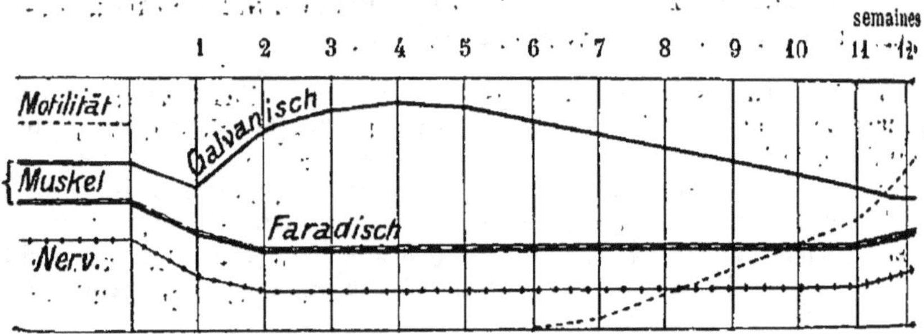

Fig. 148. — Schéma de la DR partielle.

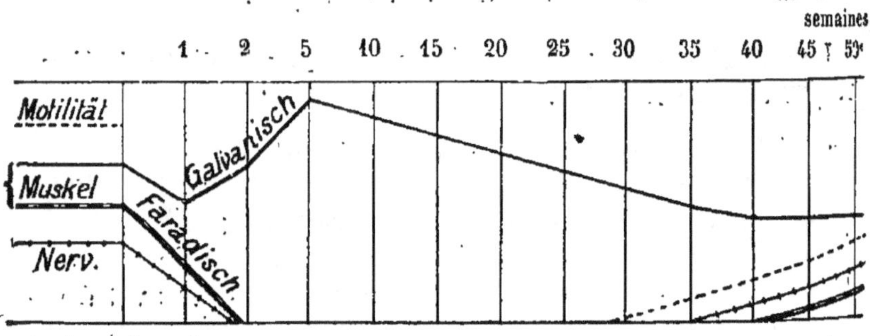

Fig. 149. — DR complète de la fin de la 2e semaine à la 40e. L'excitabilité
indirecte (du nerf) est représentée par une seule courbe pour les deux
sortes de courant. La courbe de l'excitabilité galvanique des muscles
doit exprimer en dehors de l'augmentation de l'excitabilité le caractère lent et paresseux de la secousse.

dans la myopathie et dans toutes les affections de la moelle
qui frappent les cornes antérieures : poliomyélite, atrophie
musculaire spinale, syringomyélie, sclérose latérale amyotrophique) et un peu aussi dans les paralysies cérébrales.

Existe-t-elle seule sans réaction de dégénérescence elle signifie que la maladie est relativement peu grave et que la conductibilité nerveuse du centre trophique, dans les cornes antérieures, n'est pas tout à fait interrompue.

La réaction de dégénérescence consiste à la fois dans une diminution ou une augmentation quantitative et dans une variation qualitative de l'excitabilité telle que la secousse à l'excitation des muscles n'est plus brusque, mais lente, paresseuse, vermiculaire. En même temps la loi de contraction qui dit en général que l'excitation de fermeture à la cathode est plus forte et se manifeste avec courant plus faible que l'excitation de fermeture à l'anode subit un changement sinon un complet bouleversement si bien que ASZ est plus grand et survient plus vite que KSZ. Les autres phases du phénomène peuvent aussi être modifiées, mais cela est de moindre importance pratique.

On distingue une réaction de dégénérescence complète et une réaction de dégénérescence partielle (v. fig. 148, 149). Elles se caractérisent de la façon suivante :

DR complète :

Nerf (c'est-à-dire indirecte) : excitabilité faradique perdue.
     —   —   galvanique perdue.
Muscle (c'est-à-dire directe) : excitabilité faradique perdue
     —   —   galvanique conservée,
mais a) augmentée dans les premiers temps, diminuée plus tard.
    b) secousse paresseuse.
    c) $ASZ > KSZ$ ou $ASZ = KSZ$ mais aussi comme normalement $KSZ > ASZ$.

DR partielle :

Nerf (indirecte) excitabilité faradique quantitative diminuée, jusqu'à la normale.
Nerf (indirecte) excitabilité galvanique quantitative diminuée jusqu'à la normale.
Muscle (directe) excitabilité faradique diminuée ou perdue.
Muscle (directe) excitabilité galvanique paresseuse et éventuellement $ASZ >$ ou $= KSZ$.

Entre ces deux formes principales de la réaction de dégénérescence il y a une foule d'états de transition. L'augmentation quantitative de l'excitabilité du muscle ne se trouve que dans les premiers stades du processus de dégénérescence.

Elle disparaît après quelques semaines aussi bien par la régénération que par la dégénérescence complète du nerf et des muscles. Le principal criterium de la réaction de dégénérescence est la secousse lente, paresseuse. Sans secousse lente il n'y a pas de réaction de dégénérescence, elle disparaît pendant le processus de dégénération du muscle lorsque ce processus se termine c'est-à-dire lorsque le muscle se guérit ou est supprimé par la disparition totale de la substance musculaire excitable. Si la dégénérescence après plusieurs semaines et plusieurs mois a déjà provoqué une forte disparition des muscles, on peut encore avec un courant énergique faire apparaître une secousse lente, naturellement l'excitabilité quantitative est dans ces cas énormément diminuée.

Inutile d'insister sur les formes de transition entre la DR complète et la DR partielle, sur d'autres particularités, comme par exemple la lenteur de la secousse musculaire par l'excitation indirecte faradique, etc., toutes choses de peu d'importance pratique.

La *réaction de dégénérescence* est un moyen de diagnostic indispensable pour tous les états atrophiques et paralytiques des systèmes nerveux et musculaire. Elle affirme et fait éclater aux yeux le processus anatomopathologique, sa gravité et son stade. Elle se développe tout à fait, nettement une semaine environ après le début de la maladie, atteint son maximum dans les cas légers de la 2e à la 5e semaine, dans les cas moyens de la 2e à la 10e et alors fait place au retour de la motilité et de l'excitabilité normale, tandis que dans les cas graves elle atteint en quelques semaines son maximum pour aboutir à l'inexcitabilité complète des nerfs et des muscles. La motilité reparaît souvent longtemps avant la disparition de la réaction de dégénérescence dans les cas favorables (v. fig. 148-149).

La DR survient dans toutes les lésions des nerfs périphériques de cause traumatique, toxique ou infectieuse et dans toutes les maladies des cornes antérieures de la moelle. Cependant elle peut manquer dans ces cas lorsqu'une petite partie seulement des muscles atteints participe à la dégénérescence.

La DR manque dans toutes les altérations musculaires myopathiques, dans la dystrophie musculaire progressive dans toutes les affections spinales qui laissent intactes les cornes antérieures et aussi dans toutes les maladies du cerveau dans lesquelles les nerfs bulbaires sont respectés.

Importance pronostique de la DR. — La DR complète signifie en général une maladie grave de la substance nerveuse, incurable dans certaines circonstances, mais elle n'est pas toujours de pronostic aussi absolument mauvais. S'il s'agit d'une affection aiguë, d'une lésion traumatique du nerf, de polynévrite infectieuse ou toxique, la maladie peut guérir malgré la présence pendant des mois de la réaction de dégénérescence. Mais s'il s'agit d'un processus chronique progressif par exemple dans la moelle, la variété et le degré de la DR ne peuvent donner aucun renseignement sur le pronostic et la marche ultérieure. D'ailleurs même dans les cas aigus avec DR au point de vue du pronostic de la dégénération c'est l'état général et la gravité des lésions qui ont la plus grande importance.

La DR partielle montre que la maladie est légère et est d'un bon pronostic et si 8 ou 15 jours après le début il n'y a encore aucun signe de DR, l'affection est sans gravité et guérira rapidement.

L'excitabilité électrique peut encore montrer deux particularités au cours de certaines maladies. L'une est la réaction myotonique qui existe dans la maladie de Thomsen dont elle est caractéristique. Elle consiste en une contraction tonique qui persiste longtemps après l'interruption du courant de l'excitation directe, même avec de faibles courants faradiques et galvaniques. L'excitabilité directe est non seulement augmentée, mais encore modifiée. L'excitabilité indirecte par le nerf ne donne la même contraction tonique durable prolongée qu'avec le courant faradique énergique. Si on laisse un membre pendant longtemps sous l'influence d'un courant faradique ou galvanique énergique, on a une ondulation rythmique des muscles. Ce phénomène s'obtient seulement avec le courant galvanique fort.

Cette même tension prolongée des muscles longtemps après l'excitation se retrouve dans l'excitation mécanique à l'aide du marteau à percuter. Les malades souffrent d'une raideur musculaire plus ou moins accentuée qui empêche tous leurs mouvements volontaires. Cet arrêt se montre surtout après un long repos ou par le froid et disparaît lorsque le mouvement est répété à plusieurs reprises. Cette raideur musculaire tonique existe la plupart du temps dans tous les muscles qui ont une tendance à s'hypertrophier. La maladie est congénitale, héréditaire et de cause inconnue.

L'autre trouble de l'excitabilité électrique est la réaction myasthénique, on la constate dans la myasthénie pseudoparalytique nommée aussi paralysie myasthénique, ou paralysie bulbaire sans lésion anatomique. Elle se caractérise par un épuisement de la

faculté de réaction du muscle au courant électrique, surtout au
courant faradique. Si on électrise un muscle sans interrompre le
courant pendant 1/2 ou une minute, la contraction du muscle
cesse ; si on interrompt le courant et qu'on le reprenne, la contraction est minime. Recommence-t-on souvent ces excitations succes-
sives, la contraction finit par cesser, si on laisse le muscle en
repos pendant une minute environ, il se contracte de nouveau avec
sa force du début.

Cet épuisement de la puissance de contraction se montre sous
l'influence de l'excitation volontaire, tantôt dans tous les muscles,
tantôt dans des groupes musculaires fonctionnellement déterminés,
principalement dans les muscles bulbaires. Tandis que dans la
maladie de Thomsen le malade accomplit un mouvement avec
d'autant plus de facilité qu'il le répète plus souvent pour le myasthénique un mouvement tel que parler, déglutir, marcher est d'autant plus difficile qu'il l'a répété plusieurs fois et ce n'est pas par
suite d'une raideur tonique que le myasthénique est immobilisé,
mais par suite d'une faiblesse musculaire qui finit par simuler une
paralysie réelle d'où le nom de myasthénie pseudoparalytique.

Dans les deux maladies les modifications de l'excitabilité
électrique du muscle sont parallèles aux modifications de la
contraction volontaire, le schéma suivant exprime graphi-
quement ces modifications (fig. 150).

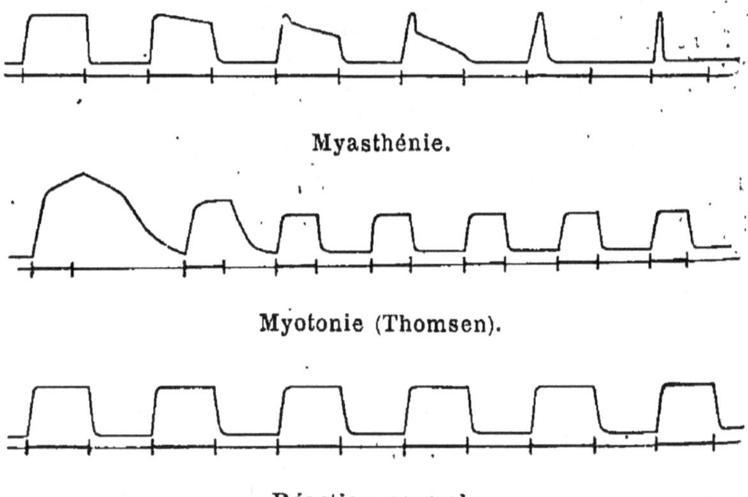

Fig. 150. — Représentation graphique de la réaction normale, myasthénique et myotonique à l'excitabilité faradique. Les traits marqués
sur l'abcisse expriment la durée de l'excitation, la courbe représente
la force et la durée de la contraction.

Appendice.

Les modifications de l'excitabilité mécanique des nerfs et des muscles peuvent dans quelques cas être considérées comme des symptômes d'une maladie. Elles ont une importance capitale dans la tétanie et dans la maladie de Thomsen (Myotonie). On recherche ces modifications en percutant le muscle avec le marteau à percussion ou en percutant les troncs nerveux.

Dans la tétanie, l'excitabilité mécanique des muscles et des nerfs est augmentée, c'est sur cette augmentation que reposent trois des principaux symptômes de cette maladie.

1. Le phénomène de Trousseau : la percussion forte du sillon bicipital au bras provoque la contraction des muscles du membre percuté.

2. Le phénomène de Chvostech ; la percussion d'un nerf quelconque fait contracter les muscles innervés par lui. Le plus simple est le phénomène du facial de Chvostech, en passant le manche du marteau sur la face, tous les muscles faciaux se contractent.

3. Le symptôme d'Hoffman ; la pression sur les rameaux sensitifs par exemple le nerf susorbitaire provoque une douleur qui rayonne dans le territoire du nerf.

L'excitabilité mécanique des muscles est plus particulièrement modifiée dans la maladie de Thomsen ; la contraction provoquée par la percussion du muscle est myotonique, c'est-à-dire que la contraction est de longue durée. Cette réaction mécanique suit pas à pas la réaction myotonique résultant de l'excitation électrique.

L'excitation mécanique est modifiée dans la paralysie dégénérative des muscles en ce sens que la secousse provoquée par le marteau est lente et paresseuse et augmentée ou diminuée suivant le stade de l'état dégénératif.

SENSIBILITÉ GÉNÉRALE ET SPÉCIALE

Nos organes centraux reçoivent les impressions sensibles qui règlent les rapports du corps avec le monde extérieur, de la peau, des muscles, des articulations, des tendons, des aponévroses, des os et des viscères aussi bien que des organes des sens qui servent aux fonctions de la vue, de l'ouïe, de l'odorat et du goût.

On divise en pratique les troubles de la sensibilité en troubles objectifs et troubles subjectifs. Tandis que ces derniers ne sont perçus que par le patient et ne sont pas objectivement appréciables, les premiers sont mis en lumière par certaines méthodes.

1. TROUBLES OBJECTIFS DE LA SENSIBILITÉ

Qualités de la sensation, méthodes d'examen.
Pratiquement on recherche au lit du malade les quatre qualités suivantes : *la sensibilité au toucher ou au contact, la sensibilité à la douleur, la sensibilité à la température et la sensibilité profonde* (c'est-à-dire la sensibilité des parties profondes, notion de position, sensation de mouvement).

La *sensibilité au contact* se recherche en touchant les différentes parties du corps à explorer très légèrement avec le doigt ou mieux avec une pincée de cheveux. Le malade ferme les yeux ou on lui ferme les yeux et doit répondre « oui » à chaque contact et aussitôt qu'il le perçoit. Il est important que le contact soit extrêmement léger pour ne pas mettre en jeu un autre phénomène, la sensation de pression qui n'est pas à proprement parler une qualité spéciale dont la recherche puisse être négligée. Les plus légers contacts du doigt ou du pinceau sont partout perçus par un organisme sain. Si la sensibilité tarde à se manifester on fixe l'étendue dans laquelle ce trouble est constaté et on marque ses limites partout où cela est possible au crayon dermographique (crayon gras) pour en prendre une connaissance plus précise et au besoin les reporter sur un schéma. Pour un examen précis de cette sorte il faut deux choses : l'attention du malade que rien ne doit distraire et la patience du médecin qui doit répéter souvent ses recherches pour contrôler l'exactitude des limites des troubles de sensibilité qu'il a trouvées. Chaque exploration ne doit pas durer trop longtemps pour éviter la fatigue du malade.

La sensibilité au contact est-elle abolie à une place quelconque, on dit qu'il y a *anesthésie* au tact ; est-elle diminuée, ce qui s'apprend par la comparaison avec les parties de peau trouvées saines et par les déclarations du malade lorsqu'il est suffisamment intelligent, on dit qu'il y a *hypoesthésie*. Il y a au contraire *hyperesthésie* quand le malade ressent douloureusement ou désagréablement de simples contacts.

Une déclaration qu'on entend souvent à propos de l'hyperesthésie c'est que les malades ressentent douloureusement le contact des vêtements sur la peau, le passage du peigne dans leurs cheveux leur fait mal, etc.

La *sensibilité- à la douleur* se recherche en pinçant la peau ou
en la piquant avec une épingle enfoncée dans la peau ou à travers
la peau. La piqûre d'épingle est en général ressentie douloureusement bien qu'il y ait des différences individuelles notables. Sur un
sujet peu sensible on soulève un pli de la peau et on le traverse,
si la douleur ne se montre pas il s'agit presque toujours d'un trouble
pathologique de la sensibilité. En général il suffit de piquer l'épingle
dans la peau.

L'absence de sensation douloureuse s'appelle *analgésie*,
sa diminution hypoalgésie. Cette dernière s'apprécie par
comparaison avec d'autres parties de la peau que l'on pré-
sume sentir normalement. Dans les territoires *hypoalgé-
siques* la piqûre de l'épingle est sentie peu douloureusement,
on dit que la douleur est sourde, etc. Avec un peu d'exercice on arrive rapidement à déterminer la sensibilité à la
douleur. On limite le territoire analgésique comme pour
l'anesthésie. On dit qu'il y a *hyperalgésie* quand il y a une
réaction exagérée à l'excitation douloureuse.

On a très souvent en pratique, par exemple chez les traumatisés, à se méfier de cette réaction disproportionnée à
l'excitation douloureuse et même au simple contact. On
observe alors tout l'habitus psychique du malade et on recherche au besoin le *symptôme de Mannkopf* qui consiste
dans l'accélération du pouls par la pression sur la zone hyperesthésique ou hyperalgésique. Cependant ce n'est pas toujours un signe de certitude. Quelquefois on peut observer
comme signe objectif l'*augmentation des réflexes* cutanés
dans les territoires hyperesthésiques et hyperalgésiques.

La sensibilité douloureuse peut aussi se rechercher à l'aide
du courant faradique qu'on applique à l'aide du pinceau faradique en augmentant peu à peu l'intensité du courant et en
comparant d'autres parties ou sa propre sensibilité ; même
avec un courant très peu intense le pinceau faradique est
perçu douloureusement par la peau normale (*sensibilité farado-cutanée*).

L'exploration avec l'épingle se fait aussi en faisant dire
« oui » au malade au moment même de la perception douloureuse. Dans certains états pathologiques en effet la sensation
n'est perçue qu'après un certain temps (sensation retardée)
ou bien la sensation est perçue double et souvent alors la
deuxième sensation a un autre caractère, un caractère de
brûlure fréquemment. Ces dernières remarques s'appliquent
surtout au tabes.

La *sensibilité à la température* est recherchée pour le froid et pour le chaud à l'aide de deux vases (verre à expérience, tube à essai) dans lesquels on met de l'eau glacée et de l'eau chaude ne dépassant pas 50°. On met les vases en contact avec la peau seulement pendant un court moment pour apprécier la sensibilité à la température.

Si cette sensibilité est abolie, on dit qu'il y a thermoanesthésie, si elle est seulement diminuée, si par exemple de faibles différences de température ne sont pas appréciées ou si le chaud et le froid sont confondus, on dit qu'il y a *thermohypoesthésie* (1).

La *sensibilité des parties profondes* se réfère à la notion de position et à la sensation de mouvement. On l'explore en donnant à un segment de membre quelconque, la dernière phalange du pouce ou du gros orteil, le pied, la jambe par exemple une position déterminée que le sujet doit reconnaître les yeux fermés. Il faut faire attention que le sujet ne fasse pas lui-même de mouvement et aussi que la pression de la main de l'observateur ne donne au patient aucun point de repère sur la situation passive du membre. On saisit fortement dans ses deux mains l'extrémité du membre qu'on veut explorer et l'on exerce la même pression assez énergique même pour les moindres mouvements. Le malade doit décrire avec précision la position du membre dans les mouvements exécutés, ou même les répéter avec le membre opposé.

Si la notion de position et de mouvement des membres est abolie, on dit qu'il y a bathyanesthésie ; on constate la présence de ce trouble par la comparaison avec le membre sain et en se rappelant que dans les circonstances normales les changements de position les plus minimes sont reconnus nettement.

Dans beaucoup de cas il est sinon d'une grande importance diagnostique, au moins d'un grand intérêt d'explorer le sens de localisation, c'est-à-dire le pouvoir de dire la place qui a été touchée ou piquée. Ce pouvoir de localisation est assez développé chez les individus sains à la face et aux mains, mais dans les autres parties du corps il est souvent en défaut et l'erreur peut atteindre, variant d'un point à l'autre, jusqu'à plusieurs centimètres ; cependant dans une série

______

(1) Les recherches délicates sur les différents points où se localisent spécifiquement le chaud et le froid (*Blix-Goldscheider*) sont très minutieuses et jusqu'ici ne sont pas entrées dans la pratique générale.

de maladies nerveuses il y a des erreurs de localisation tout
à fait excessives.

L'exploration de la *sensibilité osseuse* à l'aide du diapason (Egger-
Dejerine) n'est pas encore entrée dans la pratique générale, elle est
souvent superflue car les troubles en sont presque toujours liés à
ceux de la sensibilité profonde.

Il en est de même de la *sensation de force* c'est-à-dire de la
faculté de distinguer les valeurs diverses des poids soulevés par
tel ou tel segment du membre.

Il est souvent plus intéressant de rechercher la *perception stéréognostique* c'est-à-dire la faculté de reconnaître par le toucher les
différents objets, comme pièces de monnaie, clef, couteau, crayon,
corps stéréomatiques : cubes, cônes, etc.

Il faut se souvenir que cette faculté n'est pas une sensation spéciale mais un jugement d'après plusieurs sensations différentes
surtout les sensations de mouvement, de position et de pression.
En tous cas il faut bien observer : 1° qu'une paralysie musculaire
ne rende pas impossible le palper de l'objet ; 2° qu'il n'y ait pas de
troubles des sensations élémentaires susdites; 3o qu'il s'agit bien
alors d'un trouble de la faculté d'association du cerveau.

Bien que la perception stéréognostique : astéréognosie, puisse être
troublée dans les diverses maladies des nerfs périphériques et de la
moelle, c'est surtout dans les affections du cerveau qu'on la trouve
comme signe d'une affection du lobe temporal (paralysie du tact
de Wernicke).

2. TROUBLES DE LA SENSIBILITÉ SUBJECTIVE

Les troubles de la sensibilité subjective sont les *douleurs*
et les *paresthésies*. Ces deux phénomènes peuvent coexister
ou se montrer isolément. Fréquemment les paresthésies sont
les avant-coureurs des douleurs et des troubles de sensibilité
objective, des anesthésies.

Sous le nom de *paresthésie* nous comprenons les sensations
anormales comme le fourmillement, le picotement, l'engourdissement. Il est important pour l'observateur de se faire
décrire les sensations avec précision parce que leurs caractères et leur étendue donnent souvent un élément tout à
fait caractéristique au diagnostic et à la localisation de la
maladie. Ainsi les engourdissements en ceinture autour du
thorax, le picotement et le fourmillement du côté radial ou
cubital du membre supérieur, dans la région extérieure ou
la région postérieure du membre inférieur sont des symptômes caractéristiques et précoces du tabes. Des fourmille-
ments et d'autres troubles particuliers des sensations subjec-

tives dans tout un membre, dans la moitié de la face sont souvent précurseurs (aura) d'une attaque épileptique ou épileptiforme ou même d'une migraine.

Les paresthésies sont souvent des signes de névrite ou de polynévrite, ou de méningite du cerveau ou de la moelle, et enfin les hystériques se plaignent de paresthésies sans nombre : sensation d'une boule remontant de l'estomac, de serrement de la gorge, etc. Une variété extrêmement fréquente de paresthésie hystérique c'est la sensation d'engourdissement, de picotement et de fourmillement de l'extrémité des doigts et de la main (*acroparesthésie*).

Beaucoup plus importante à étudier est la *sensation de douleur*. Si la douleur est fréquente dans toutes les maladies organiques, elle est dans les maladies du système nerveux particulièrement un symptôme cardinal. Ici aussi la description du caractère et de l'étendue de la sensation doit être aussi précise que possible. Souvent les malades accusent comme douleurs ce que nous nommons paresthésie ou encore appellent crampes ou secousses ce qui est douleur. Le caractère subit, passant à travers un membre en forme d'éclair, lancinant de la douleur, sa forme en ceinture, la sensation douloureuse de constriction d'une jointure indique le tabès ou une autre maladie des racines postérieures ; on qualifie justement parfois ces sortes de douleurs, de douleurs radiculaires (maladies des vertèbres, méningite spinale). On observe dans la névrite, la névralgie des douleurs persistantes de brûlure, de vilebrequin, de poignard, d'arrachement, etc.

Il n'est pas rare que la douleur se présente sous forme d'hyperesthésie cutanée, les malades se plaignent que leurs cheveux leur font mal, que le contact des vêtements est douloureux, qu'ils ont la sensation que leur peau est arrachée et à vif.

Dans l'hypochondrie, dans l'hystérie la description même des douleurs suffit à montrer leur nature psychopathique. Les malades disent par exemple que leurs douleurs de tête sont telles que leur tête tout entière éclate, qu'ils sentent comme des vers qui fourmillent dedans, ou bien qu'on leur coupe un membre à coups de hache, etc.

Une forme particulière de la douleur est la *névralgie* ; on appelle ainsi une douleur qui survient *par accès* et s'étend au territoire d'un certain nerf ou de ses rameaux. Ces accès sont d'une durée plus ou moins longue et inter-

rompus par des intervalles tantôt longs tantôt courts de plus
ou moins grande tranquillité. Souvent ces accès éclatent
spontanément sans aucune cause extérieure, parfois à l'occasion de causes insignifiantes. Les névralgies constituent une
maladie à part pour laquelle on n'a pas encore trouvé de
cause anatomique. Aussi faut-il les distinguer avec soin des
crises douloureuses névralgiformes qui surviennent dans
les maladies organiques du système nerveux. Ces dernières
se reconnaissent toujours par d'autres symptômes associés,
voyez le tabes dorsalis, les tumeurs cérébrales, les méningites, les névrites et les tumeurs de la moelle épinière et
des nerfs périphériques.

La névrite se distingue de la névralgie du même nerf par
les points suivants :

Névralgie	*Névrite*
La douleur survient par accès.	La douleur est continue si elle a des exacerbations.
Il manque les autres symptômes de l'inflammation des nerfs : l'anesthésie, l'atrophie musculaire.	Les douleurs ne sont qu'un anneau dans la chaine des autres symptômes comme l'atrophie musculaire, l'anesthésie, l'abolition des réflexes tendineux.
Il existe des points — points de Valleix — dont la pression est particulièrement douloureuse et par la pression desquels on peut parfois réveiller un accès névralgique.	Le nerf est douloureux à la pression dans toute son étendue. Le nerf se sent souvent épaissi.
Le volume des nerfs n'est pas changé.	

Cette distinction ne se laisse pas cependant toujours faire
facilement et souvent il s'agit de formes de transition entre
la névrite et la névralgie.

Voici les principales et les plus fréquentes des névralgies :

La *névralgie du trijumeau* dans tout le territoire du nerf ou dans
le territoire d'un de ses rameaux ; *névralgie susorbitaire, sous-
orbitaire, sous-maxillaire*. Les points douloureux sont au niveau
de la sortie de chacune des branches principales hors de leurs
canaux osseux. Les accès sont souvent réveillés par les mouvements
de mastication, par le contact des aliments froids ou chauds, par
le rire à gorge déployée, etc. Pour le diagnostic il faut bien remarquer si une carie dentaire, une affection du nez ou des sinus, une
maladie de l'œil, une tumeur du cerveau ou de la base du crâne,
ou encore la malaria, l'influenza ne sont pas en question.

La *névralgie sciatique* se manifeste par des douleurs dans la région du siège et des lombes, dans la partie postérieure de la cuisse et de la jambe ; lorsque les malades s'assoient, marchent, se tiennent debout et souvent aussi lorsqu'ils sont couchés ces douleurs deviennent excessives. Les points douloureux siègent principalement à la sortie du nerf du bassin, sous le bord inférieur du grand fessier, au milieu du pli du jarret, et aussi dans les environs de l'épine iliaque postérieure et supérieure. Un signe diagnostic important pour différencier la névrite d'une affection de l'articulation de la hanche est le signe de Lasègue ; brusque extension du nerf par la flexion rapide de la hanche, le membre étant étendu dans ses autres articulations ; survient-il dans ces conditions une violente douleur, il s'agit d'une sciatique ; dans la coxalgie, dans la névrite des nerfs de la jambe ce sont d'autres mouvements qui réveillent les douleurs. [Le réflexe achilléen est supprimé ou affaibli dans la sciatique].

L'accès est souvent déterminé par l'action de se lever inconsidérément, par le moucher, la toux, l'éternuement ou la pression directe. Nous avons déjà décrit la scoliose qui survient dans la sciatique (v. p. 150).

On remarque que la sciatique double est presque toujours l'expression d'une maladie de la moelle ou qu'elle est sous la dépendance du diabète sucré. Dans toutes les autres névralgies il faut également du reste faire fréquemment l'examen des urines.

Les *névralgies intercostales* se reconnaissent à trois points douloureux, l'un profond près de la colonne vertébrale, un dans la ligne axillaire et un au bord du sternum ou sur le côté de la ligne blanche. Elles sont en somme rares. Beaucoup plus souvent il s'agit de douleurs intercostales névralgiformes dépendant du tabès, du zona ou des différentes affections des vertèbres ou des méninges.

Les autres névralgies, névralgies occipitale, brachiale, crurale, spermatique et la coccygodynie sont relativement rares et se reconnaissent à leur localisation.

Il nous reste à parler de trois formes spéciales de douleurs qui sont extrêmement fréquentes : la *céphalée*, la *migraine* et la *douleur du dos ou rachialgie*. Nous ne nous occuperons pas des céphalées symptomatiques de toutes les affections organiques du cerveau, des empoisonnements aigus ou chroniques (alcool, plomb, opium, oxyde de carbone, urémie, etc.), de l'anémie, de la chlorose, des affections de la bouche, de l'oreille, des yeux, du nez et de leurs sinus, dans lesquelles la céphalée présente des variétés infinies dans son caractère et dans sa localisation. Mais il reste encore une grande quantité de cas dans lesquels la céphalée à côté de quelques autres symptômes insignifiants est le seul ou le principal symptôme. Dans de tels cas on dit qu'il y a *douleur de tête habituelle*, ou *céphalée*, *céphalalgie.* Elle prend plusieurs formes différentes, elle est très opiniâtre ou dure plus ou moins longtemps. Dans le plus grand nombre des céphalées habituelles on trouve un fond hystérique ou neurasthénique, quelque surmenage, quelques excès corporel ou intellectuel, un épuisement général, des maladies des organes internes surtout dans la sphère génitale et des causes psychiques qui ne sont pas les moins importantes (excitation, chagrin, soucis, craintes, etc.). La connaissance de ces sortes de maux de tête est très importante pour pouvoir les distinguer de la migraine dans chaque cas particulier.

La *migraine* se présente de préférence mais non toujours sous forme d'une douleur de la moitié de la tête (hémicrânie), elle est souvent précédée d'une aura sensitive ou sensorielle, s'accompagne d'une langueur générale, de papillottements des yeux, de scotome scintillant (v. fig. 184 et 185), vomissements, vertige, excitabilité exagérée, mauvaise humeur. L'accès dure quelques heures ou quelques jours, il se montre à intervalles périodiques ou au contraire sans règle, après quelque occasion extérieure telle que faute de régime, soucis, surmenage, etc. La migraine est une maladie éminemment héréditaire, aussi survient-elle dans les jeunes années chez les enfants tandis que la céphalée n'a pas cette précocité.

La *rachialgie* ou *douleur du dos* est un symptôme fréquent des névroses fonctionnelles, surtout de la neurasthénie ou de l'hystérie, ou de l'affection traumatique. Des femmes anémiques, mal nourries, qui ont eu beaucoup de grossesses ou qui souffrent du bas-ventre, se plaignent presque constamment du dos ou des lombes. La combinaison des douleurs de tête et des douleurs du dos est d'ailleurs très fréquente chez ces personnes. Ce sont toutes douleurs de nature fonctionnelle qui s'expliquent par réflexes de maladies abdominales. D'un autre côté la douleur du dos est un symptôme habituel de toutes les maladies inflammatoires des méninges rachidiennes et n'est pas rare dans les affections aiguës ou chroniques de la moelle épinière.

On appelle maladie de Kummel une forme spéciale de ces douleurs du dos qui se développe à la suite du traumatisme des vertèbres et s'accompagne d'une légère gibbosité (spondylite traumatique).

Aux troubles subjectifs de la sensibilité appartiennent encore les douleurs viscérales du tabès ; elles surviennent également par accès et suivant la localisation s'appellent douleurs ou crises gastriques, intestinales, laryngiennes, vésicales, testiculaires, clitoridiennes, ovariennes, etc. De beaucoup les plus fréquentes sont les crises gastriques et intestinales ; ce sont des douleurs en forme de coliques qui siègent dans l'estomac et dans l'intestin et s'accompagnent, suivant les circonstances, de diarrhée profuse ou de vomissements. Elles sont presque toujours le signal du tabes incipiens ou d'exacerbations nouvelles lorsque le processus tabétique est resté longtemps stationnaire. On ne trouve ces mêmes crises que dans la maladie de Basedow.

Sous le nom de *méralgie paresthésique* ou maladie de Bernhardt on a décrit dans ces dernières années une affection caractérisée par des douleurs, des paresthésies et des troubles de la sensibilité objective dans le domaine du nerf fémoro-cutané externe. Elle résulte vraisemblablement d'une névrite légère isolée de ce nerf et ressemble à la névrite ou à la polynévrite pour ce qui est de son étiologie très variée.

Ces mêmes symptômes se retrouvent dans une affection localisée des membres inférieurs qu'on appelle « claudication intermittente ». Il s'agit d'une difficulté ou d'une impossibilité temporaire de la marche par suite de douleurs de paresthésie (engourdissement et sensation de froid) et de fatigue croissante de tout le membre inférieur ou seulement de la cuisse ou de la jambe. Il existe des troubles du système vasculaire principalement de la cyanose, de la coloration livide des orteils et du pied, les pulsations artérielles manquent au pied (artère dorsale du pied et tibiale postérieure), l'artério-sclérose est souvent généralisée. Au repos les sensations subjectives disparaissent, mais elles réapparaissent dès que le malade a marché quelques instants. On trouve presque toujours au fond de la maladie une diathèse névropathique, diabétique ou toxique. Dans beaucoup de cas, il faut accuser l'artérite, l'artériosclérose, dans d'autres une simple contraction des vaisseaux [mais il faut toujours porter un pronostic réservé, car l'affection se termine fréquemment par la gangrène due à l'oblitération vasculaire].

Dans les névroses fonctionnelles, principalement dans l'hystérie, la neurasthénie, l'hypochondrie, on rencontre souvent une sorte de perte de la motilité d'un membre ou de tout le corps par suite de douleurs violentes. Il s'agit alors d'une immobilisation consécutive à la douleur et non d'une véritable paralysie. On appelle ce symptôme : akinesia algera (Mœbius). Les douleurs en question sont toujours purement psychopathiques.

3. ÉTENDUE ET FORME DES TROUBLES DE SENSIBILITÉ, LEUR SIGNIFICATION TOPOGRAPHIQUE

Les troubles de la sensibilité peuvent comme ceux de la motilité se localiser dans le territoire d'un nerf périphérique ou d'un rameau de ce nerf, s'étendre à plusieurs territoires des nerfs périphériques comme dans la polynévrite ou la paralysie des plexus, se limiter au territoire d'innervation d'une racine postérieure (type radiculaire des troubles de la sensibilité dans le tabès), ou bien se disposer suivant un territoire spinal, c'est-à-dire ressortissant à la destruction d'un segment spinal ou du moins de sa partie sensible. Il existe enfin une forme cérébrale de troubles de la sensibilité et en face de toutes ces localisations, l'hystérie et les troubles fonctionnels ont encore une autre disposition.

a) Les *troubles de la sensibilité d'origine périphérique* se superposent aux territoires d'innervation de chaque nerf et peuvent donc prendre les formes les plus variées. On reconnaîtra leur caractère périphérique précisément par leur disposition (v. fig. 151 à 157 d'après les schémas de Freund). Les figures 158 à 162 en donnent quelques exemples.

Dans beaucoup de cas les troubles objectifs de la sensibilité ne se superposent pas exactement aux limites d'innervation périphérique, ils les dépassent ou ne les atteignent pas. Cela résulte en partie des anastomoses des nerfs voisins et en partie de ce fait que tous les rameaux du nerf ne sont pas forcément atteints par la maladie, aussi dans la pratique ne faut-il pas rechercher mathématiquement les limites données dans les schémas. Le schéma donne seulement des points de repère mais non une limite rigoureuse.

S'il y a une série de nerfs périphériques malades, comme par exemple dans la polynévrite ou dans une lésion d'un plexus, le trouble de la sensibilité se localise à peu près aux territoires nerveux atteints, souvent les limites dessinent une figure assez semblable à celle qu'on trouve dans les troubles d'origine spinale ou d'origine hystérique. Les autres symptômes et surtout les symptômes moteurs, donnent alors le diagnostic différentiel.

b) La connaissance des *troubles de la sensibilité d'origine radiculaire*, c'est-à-dire qui se localisent dans les territoires innervés par les racines postérieures, sont de la plus haute importance. Les territoires radiculaires de sensibilité

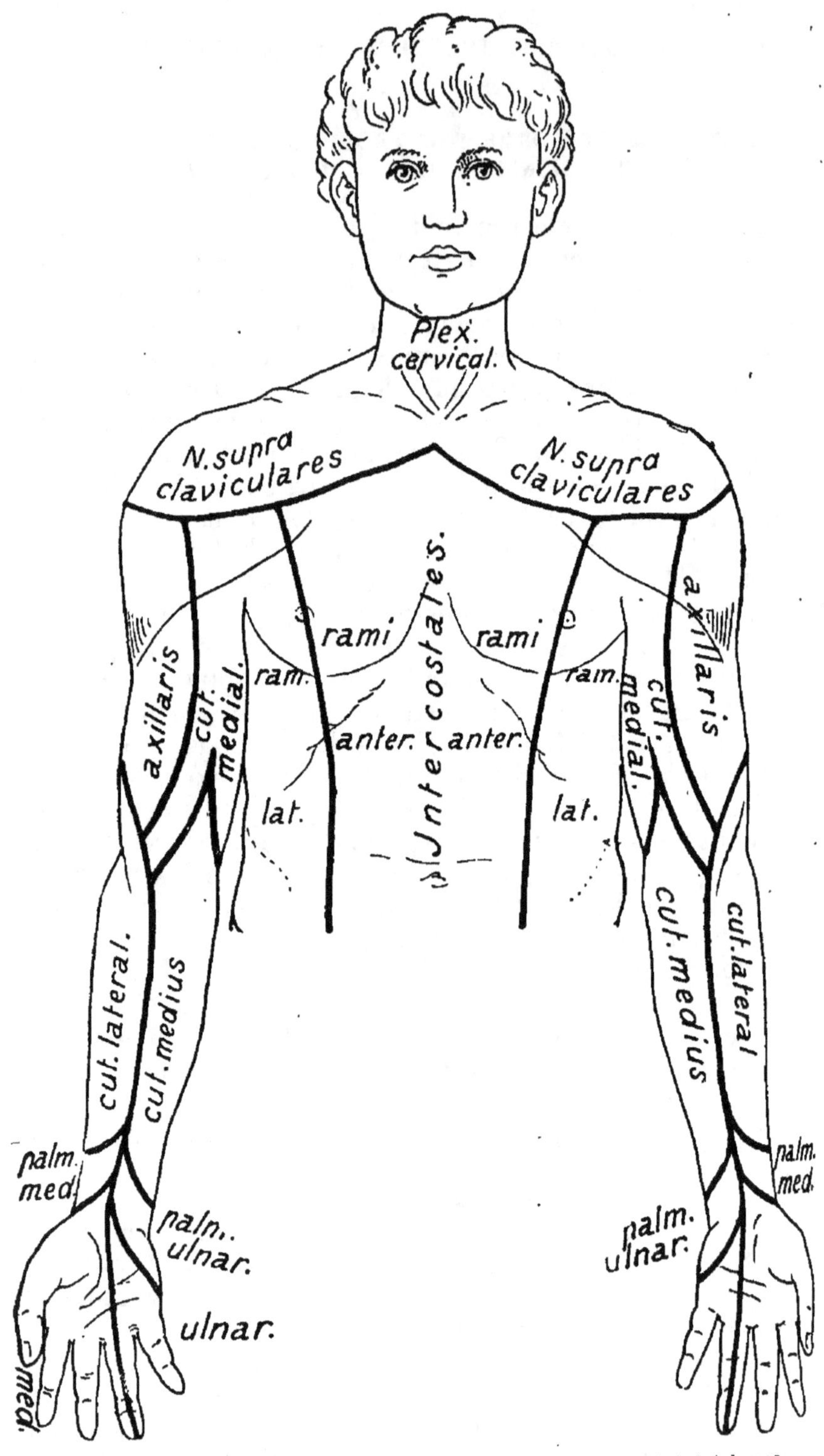

Fig. 151. — Innervation de la peau par les nerfs périphériques.

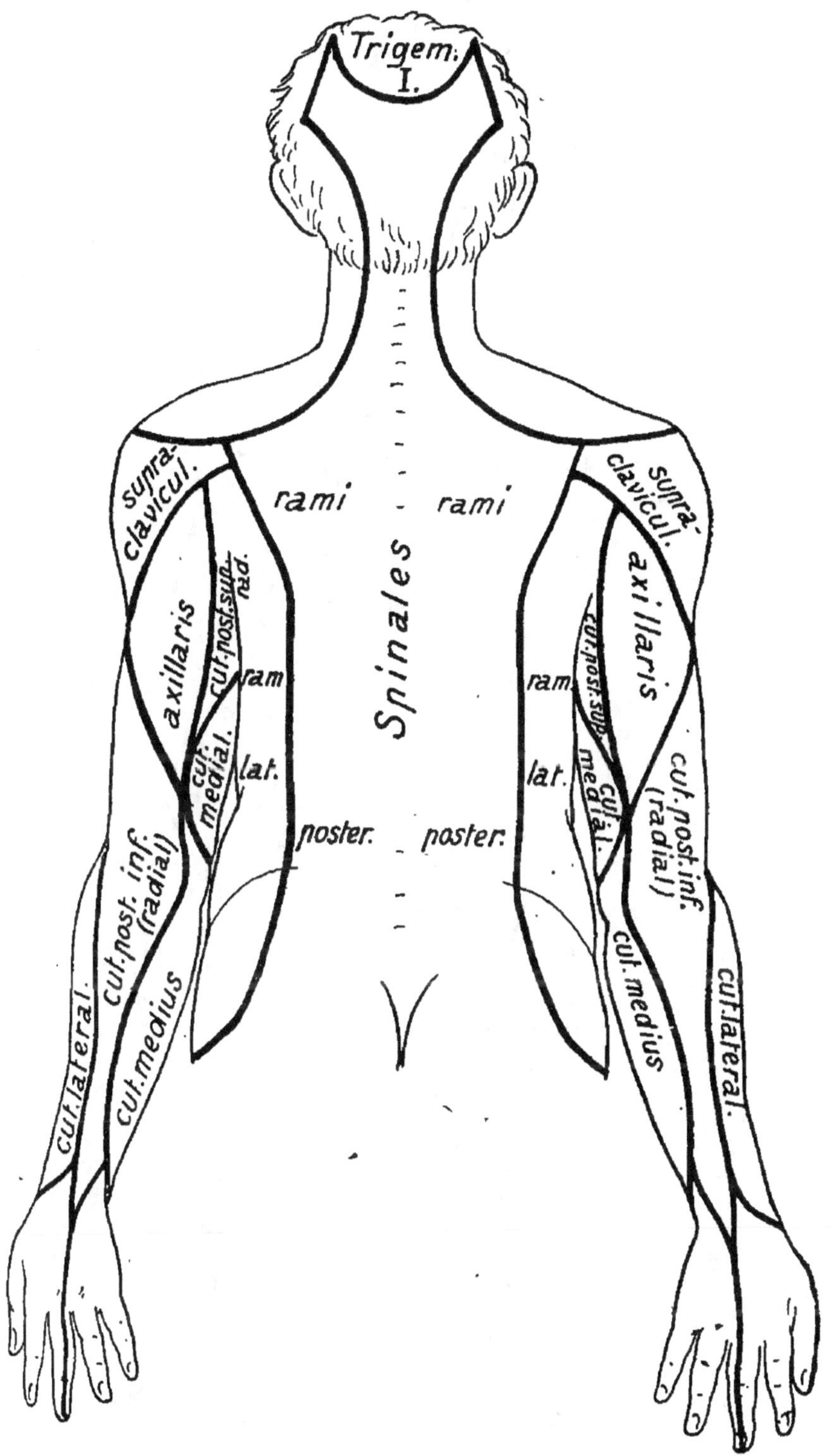

Fig. 152. — Innervation de la peau par les nerfs périphériques.

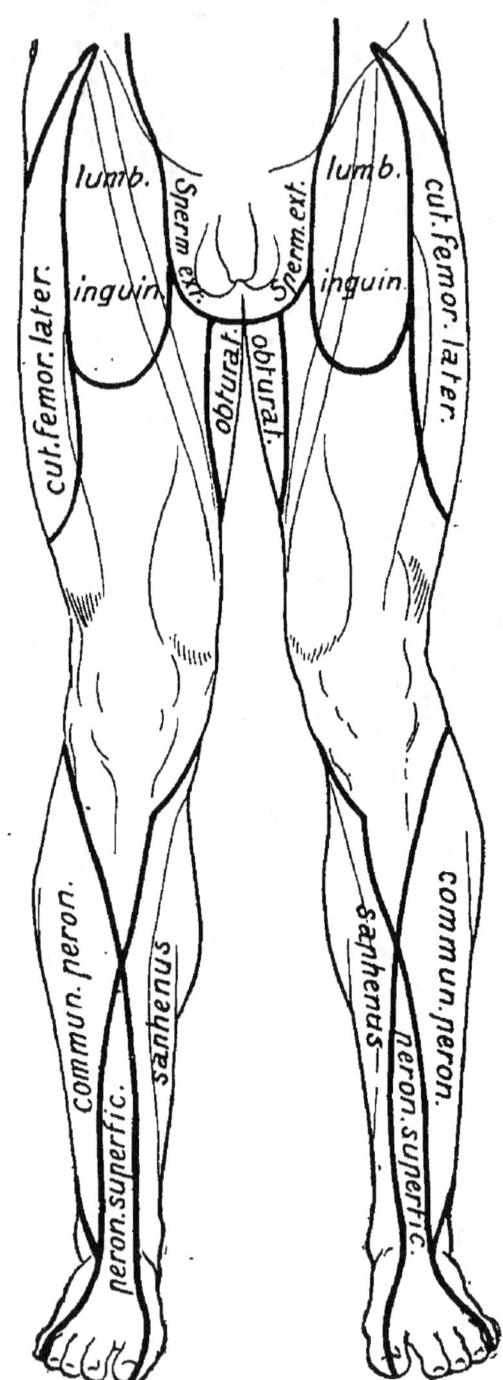

Fig. 153. — Innervation de la peau par les nerfs périphériques.

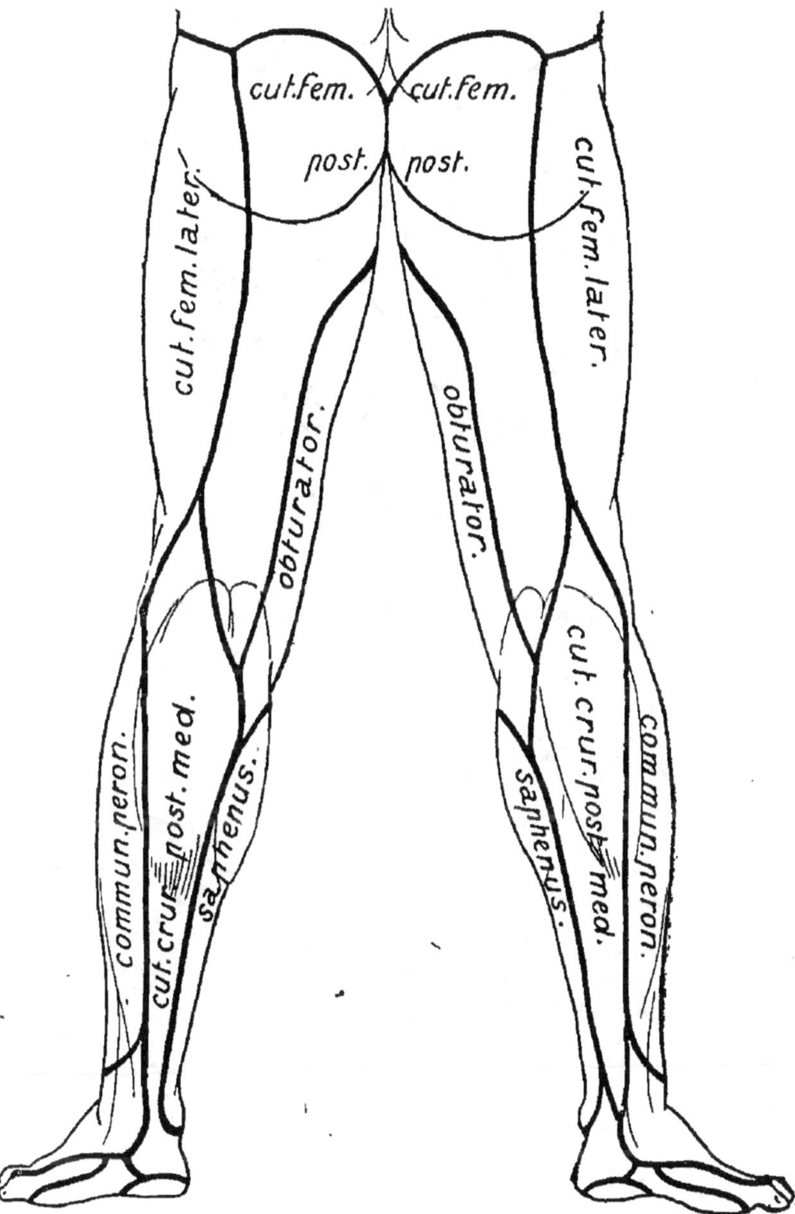

Fig. 154. — Innervation de la peau par les nerfs périphériques.

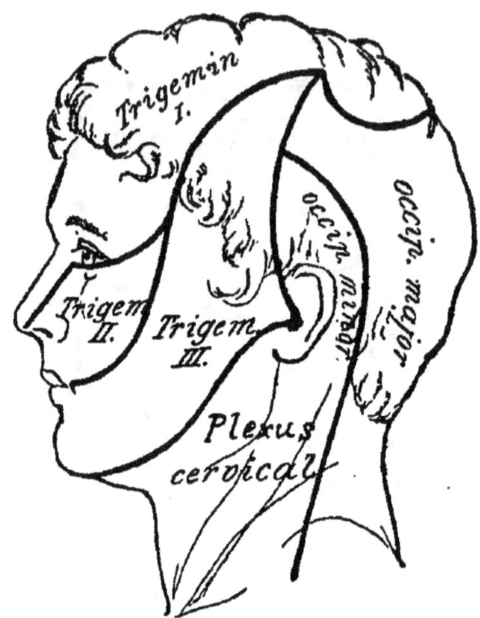

Fig. 155. — Innervation de la peau par les nerfs périphériques.

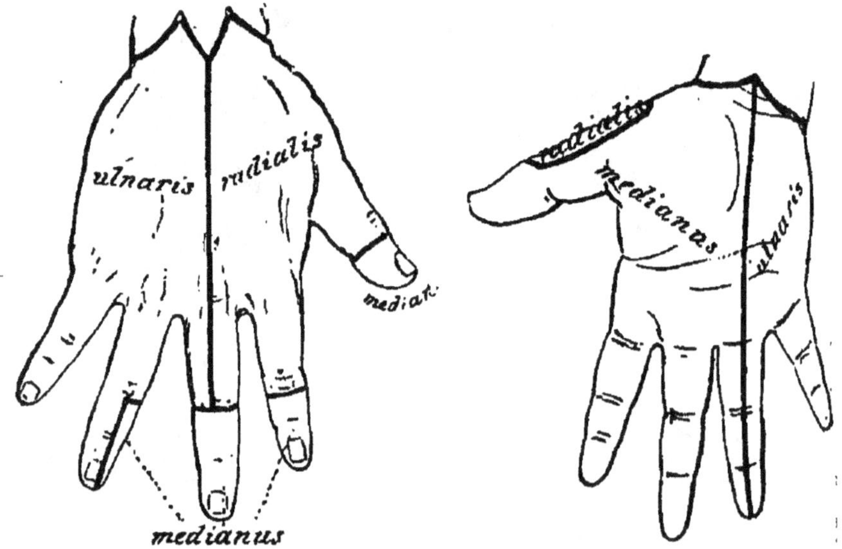

Fig. 156. — Innervation de la peau par les nerfs périphériques.

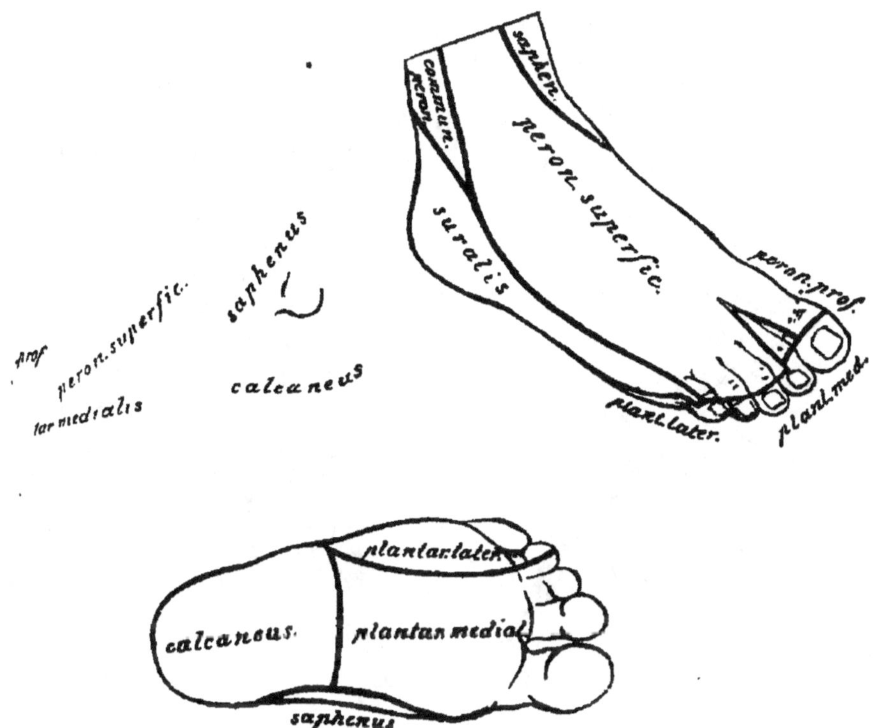

Fig. 157. — Innervation de la peau par les nerfs périphériques.

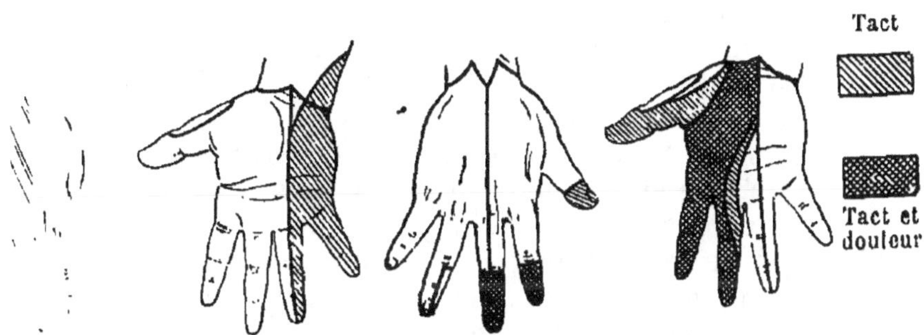

Fig. 158. — Anesthésie du territoire cubital après la section du nerf par éclat de verre.

Fig. 159. — Anesthésie et analgésie dans le territoire du médian par névrite traumatique du nerf.

prennent sur la peau une disposition en bande, au tronc
c'est une ceinture presque circulaire inclinée d'arrière en
avant et de haut en bas, sur les membres la bande a plutôt
une direction longitudinale. Les schémas des figures 163 et
164 rappellent les limites de ces zones radiculaires telles
qu'elles sont à peu près fixées par les recherches actuelles.

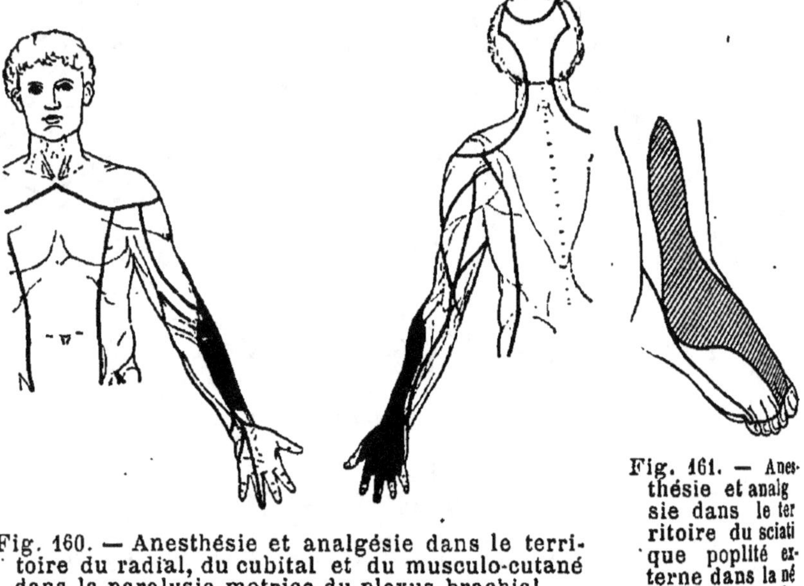

Fig. 160. — Anesthésie et analgésie dans le territoire du radial, du cubital et du musculo-cutané
dans la paralysie motrice du plexus brachial.

Fig. 161. — Anes-
thésie et analg
sie dans le ter
ritoire du sciati
que poplité ex-
terne dans la né
vrite de ce nerf.

Ces zones se superposent toujours à leur périphérie de
sorte qu'un point quelconque d'une zone donnée est aussi
innervé par la zone sus-jacente et par la zone sous-jacente.
Ce sont ces dispositions radiculaires qu'affectent les troubles de sensibilité dans le tabès et dans toutes les maladies possibles des racines médullaires et de la moelle :
fractures et luxations des vertèbres, carie vertébrale avec
lésion des racines et myélite par compression, méningite
spinale syphilitique, tumeur du canal vertébral, de la dure-
mère, de la moelle et toute une série de maladies primitives
de la moelle elle-même, par exemple la syringomyélie, la
myélite disséminée, etc. (fig. 162, 165-166).

La forme et l'étendue caractéristiques des *troubles radiculaires de la sensibilité* sont d'une importance considérable pour la localisation des tumeurs et autres maladies

semblablement limitées de la moelle parce que le siège des
troubles de la sensibilité à lui seul permet d'affirmer le
siège du foyer morbide de la moelle ou de ses racines. Cette
forme de troubles sensitifs est également d'une haute im-

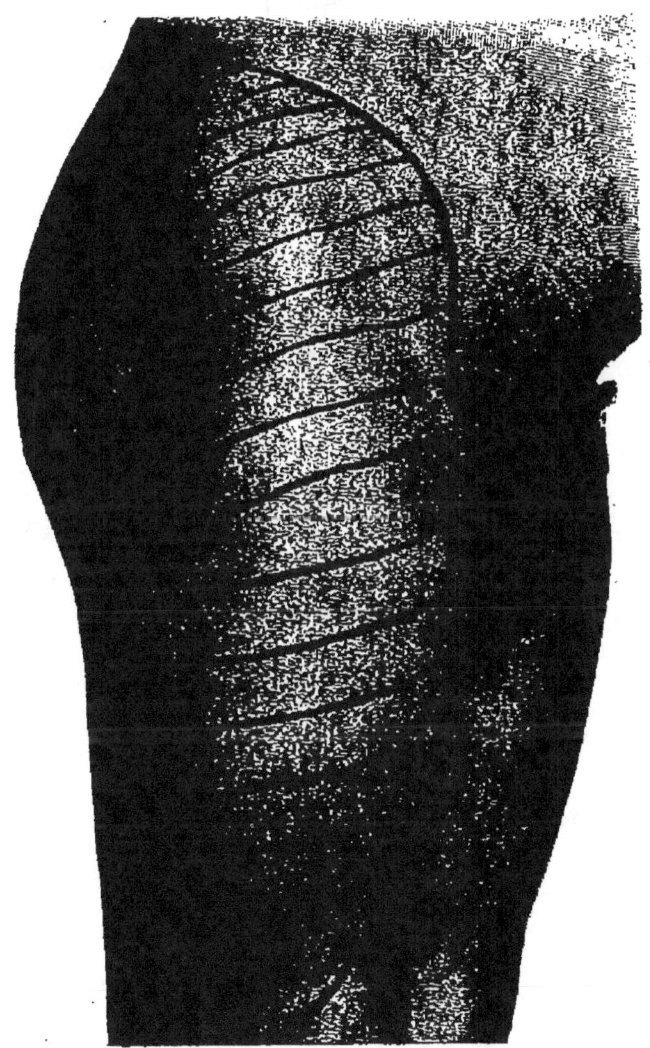

Fig. 162. — Zone analgésique chez un tabétique :
territoire des 1re et 2e racines lombaires.

portance pour le diagnostic précoce du tabès qui présente très
souvent parmi ses premiers symptômes caractéristiques
(v. fig. 165-166) des *hypoesthésies et des hypoalgésies en*

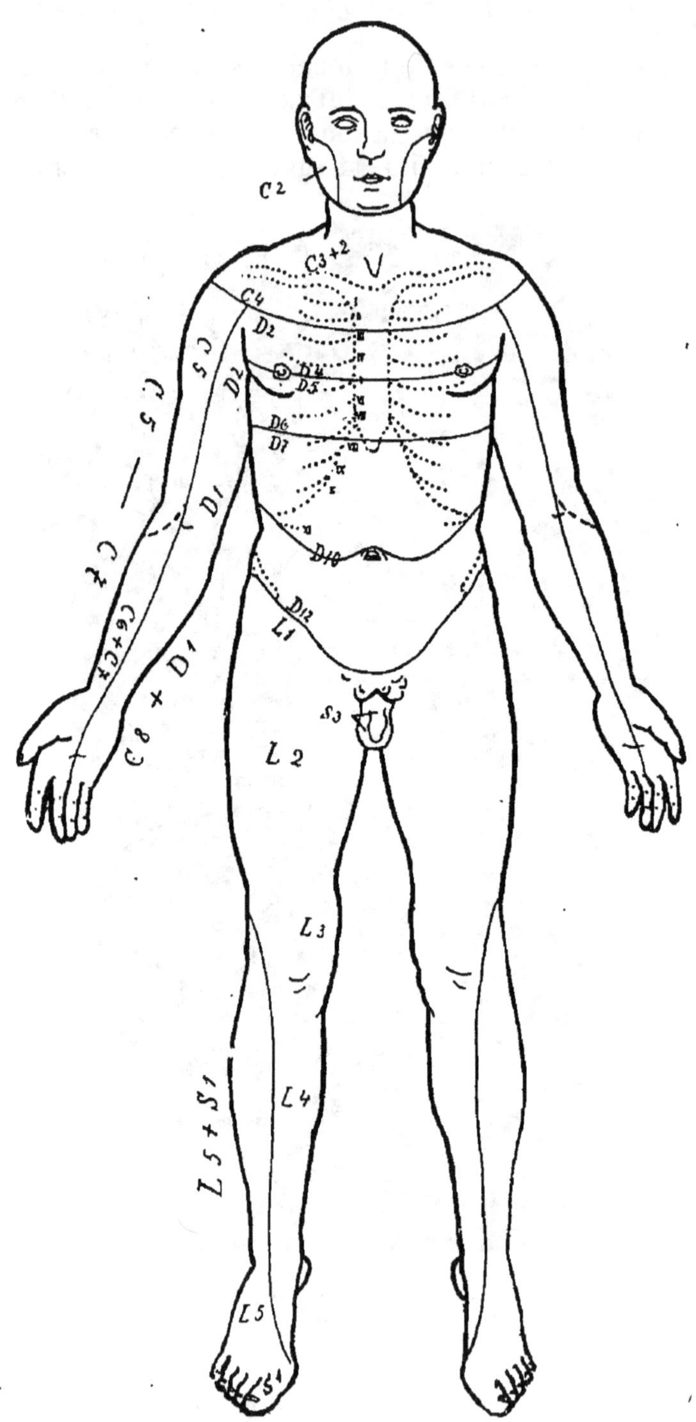

Fig. 163. — Innervation de la peau par les racines médullaires sensitives (schéma de la sensibilité spinale).

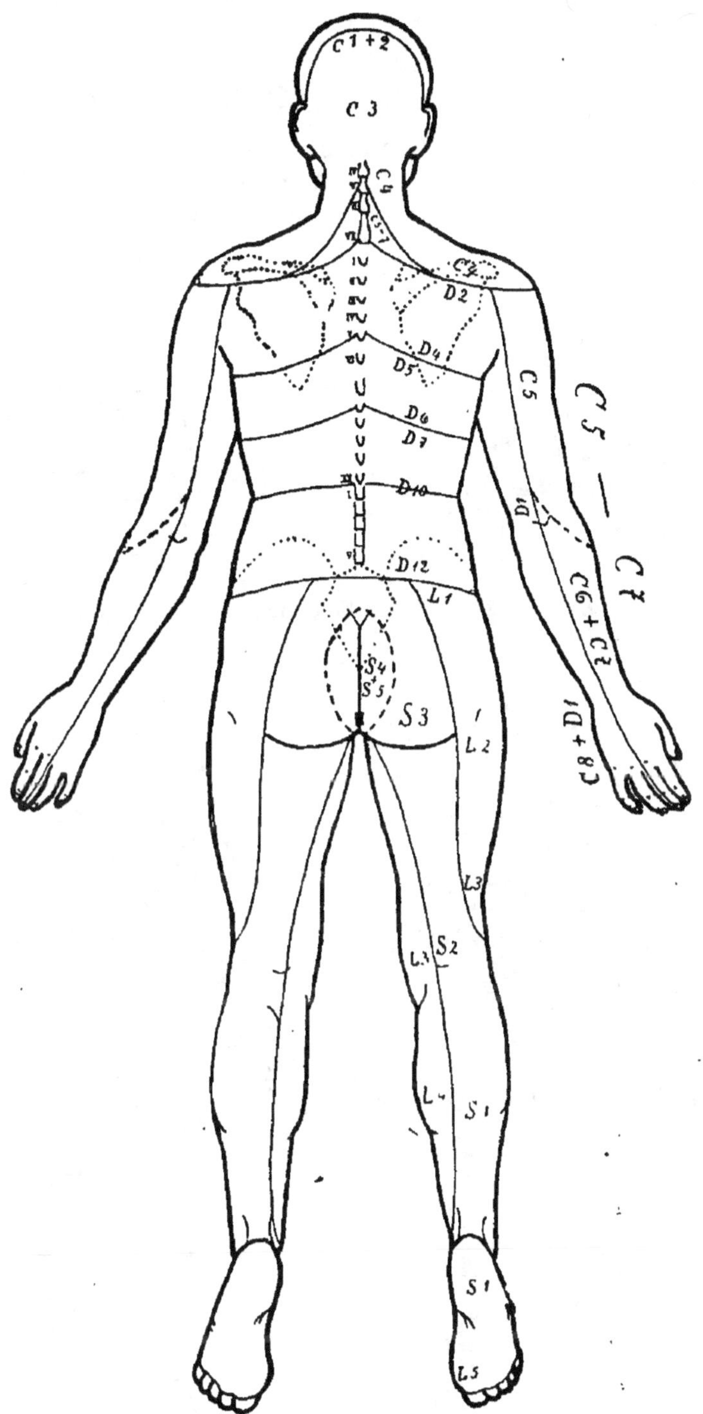

Fig. 164. — Schéma de la sensibilité spinale (face dorsale).

Dans les fig. 163 et 164 les limites des territoires radiculaires sont marquées nettement; en réalité elles chevauchent partout les unes sur les autres.

forme de bandes. Les troubles de sensibilité en *forme de caleçon ou de selle* sont également caractéristiques d'affection du segment inférieur de la moelle (cône médullaire)

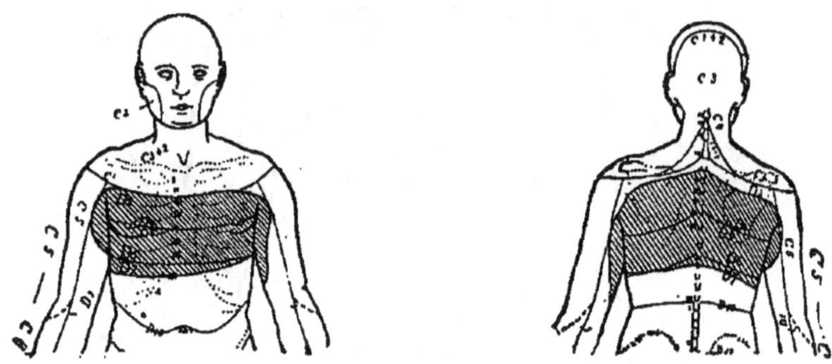

Fig. 165. — Zone hypoesthésique au début du tabès.

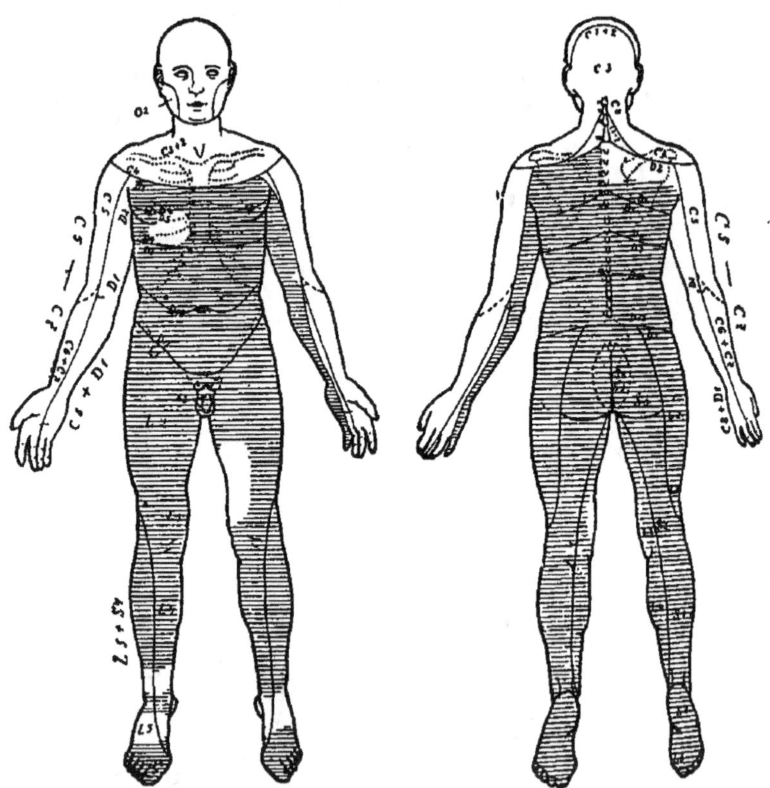

Fig. 166. — Disparition totale de la sensibilité à l'exception de quelques petits îlots hypoesthésiques dans un tabès avancé. Remarquer l'anesthésie du bord cubital du bras gauche.

ou des dernières racines sacrées comme à la face l'*anes-thésie en visière* l'est de maladies de la moelle cervicale supérieure (v. fig. 168-169).

Comme nous l'avons dit plus haut une série de maladies spinales présente le caractère radiculaire des troubles sensitifs parce que les fibres des racines postérieures ayant pénétré dans la moelle restent plus ou moins groupées pendant encore un certain temps au milieu des autres faisceaux médullaires. Dès lors il est difficile de distinguer le caractère exclusivement spinal des troubles de la sensibilité; un segment déterminé de la moelle épinière représentant dans sa projection de sensibilité la coupe d'une certaine quantité de racines dans leur trajet ascendant.

c) Seuls certains troubles de sensibilité montrent un caractère spinal parfait, ce sont ceux qui surviennent dans la *lésion hémilatérale de la moelle type Brown Séquard*. Ils sont disposés de telle sorte que du côté du corps qui n'est pas paralysé il y a une abolition de la sensibilité pour les sensations de douleur et de température et parfois aussi de tact tandis que du côté de la paralysie motrice il existe, dans la plupart des cas, mais non constamment une **hyperesthésie et une hyperalgésie** avec troubles de la sensibilité profonde (v. fig. 171).

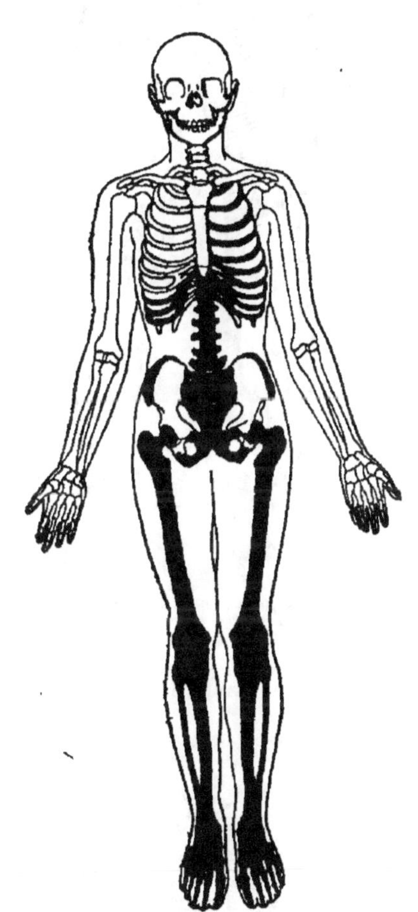

Fig. 167. — Disparition de la sensibilité osseuse dans le cas précédent (en noir).

Une autre forme de troubles de sensibilité d'origine spinale serait celle que Brissaud a décrite comme *disposition métamérique des troubles de sensibilité*, elle prend

les membres par segments et se limite par une ligne circulaire — cette forme serait dès lors très facile à confondre

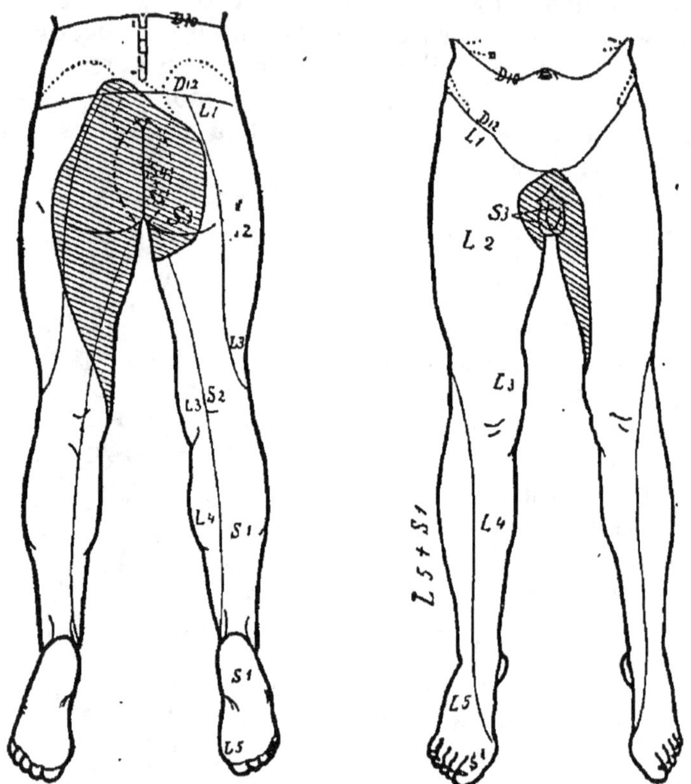

Fig. 168. — Anesthésie en garniture ou en selle par affection
syphilitique des dernières racines spinales.

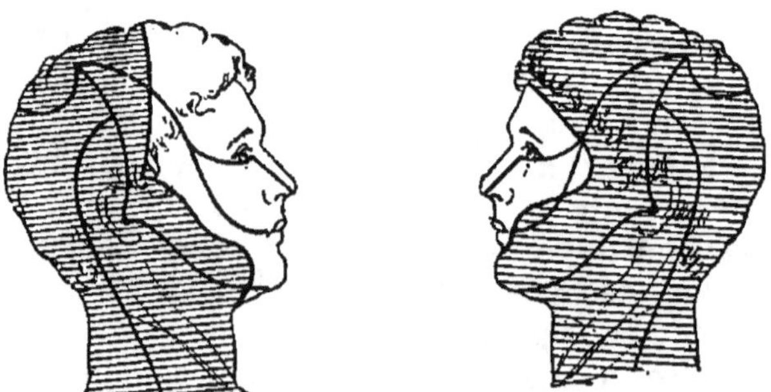

Fig. 169. — Distribution caractéristique de l'anesthésie de la face
dans deux cas différents de syringomyélie.

avec les troubles de sensibilité d'origine hystérique — mais elle a jusqu'à présent été rarement trouvée à l'état pur (elle existerait surtout dans la syringomyélie, v. fig. 172).

Si les territoires de sensibilité des segments spinaux sont détruits en un point quelconque, il survient une paralysie de la sensibilité de toutes les parties du corps qui sont innervées par les racines médullaires sous-jacentes à ce segment (v. fig. 173).

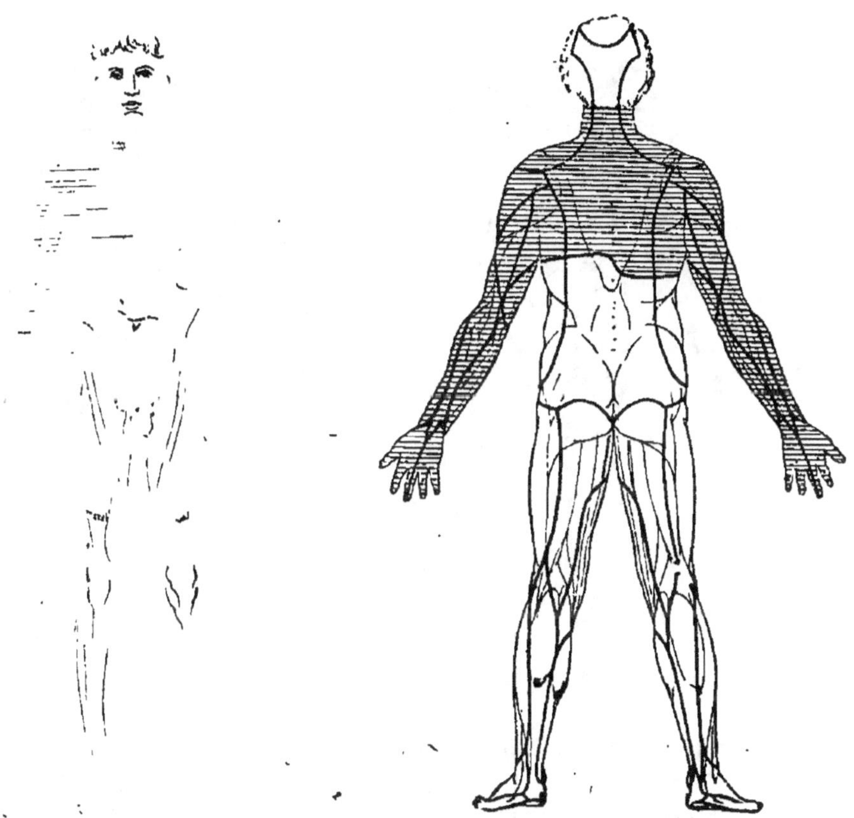

Fig. 170. — Anesthésie typique dans un cas de syringomyélie, malade des fig. 7 et 8.

d) Les *troubles de sensibilité d'origine cérébrale* ont presque toujours le caractère hémiplégique. Ils se distinguent des troubles hémiplégiques d'origine spinale par ce fait que la paralysie motrice est localisée du même côté et que les modifications de la sensibilité de ce côté sont générales et non pas seulement partielles et qualitatives. Si le

foyer morbide est dans la capsule interne tous les modes
de sensibilité sont atteints, il n'en est pas de même dans les
lésions des couches corticales du cerveau qui ne retentissent
pas sur toutes les qualités de la sensibilité et troublent plutôt l'élaboration psychique des impressions sensitives.

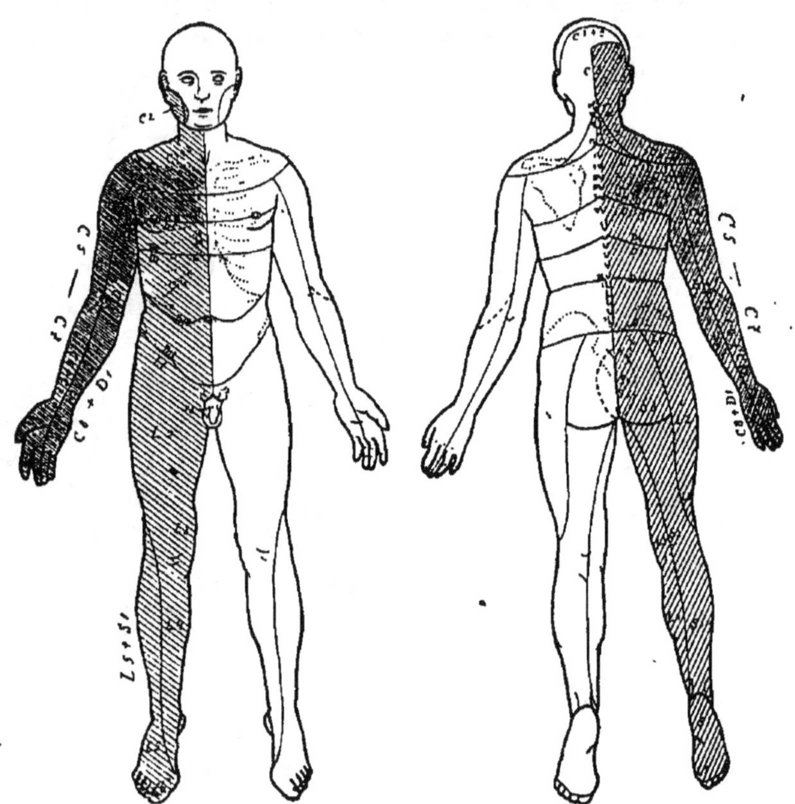

Fig. 171. — Anesthésie hémilatérale à la douleur et à la température
dans une lésion hémilatérale de la moelle type Brown-Séquard
(gliome de la moelle cervicale). L'autre moitié du corps est en partie
paralysée, les parties ombrées indiquent un trouble plus marqué de
la sensibilité.

[L'hémianesthésie d'origine cérébrale est toujours plus
marquée, comme la paralysie d'ailleurs, aux membres qu'au
tronc ou à la face, et sur les membres elle s'accentue à
mesure qu'on s'éloigne de la racine du membre ; c'est ainsi
que la main est plus anesthésiée que l'avant-bras et celui-ci
que le bras.

Le degré de l'hémianesthésie est d'ailleurs tout à fait in-

dépendant du degré
de la paralysie. En
général, l'anesthésie
n'est jamais totale et
absolue comme elle
l'est dans l'hystérie,
elle s'atténue plus ou
moins rapidement et
il faut la rechercher
dès les premiers mo-

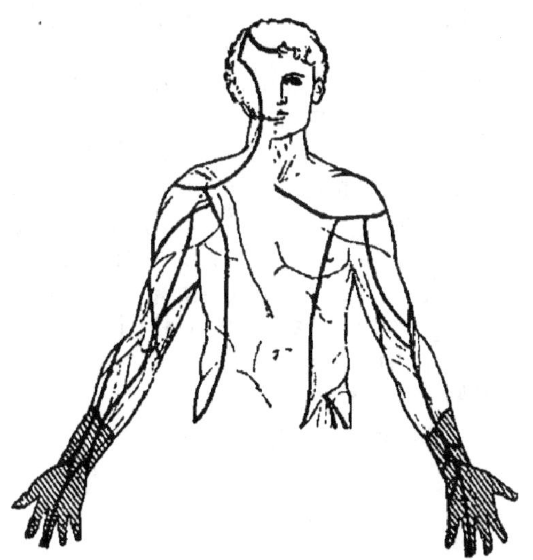

Fig. 172. — Territoire
d'anesthésie dans un
cas de syringomyélie
(forme de Brissaud).

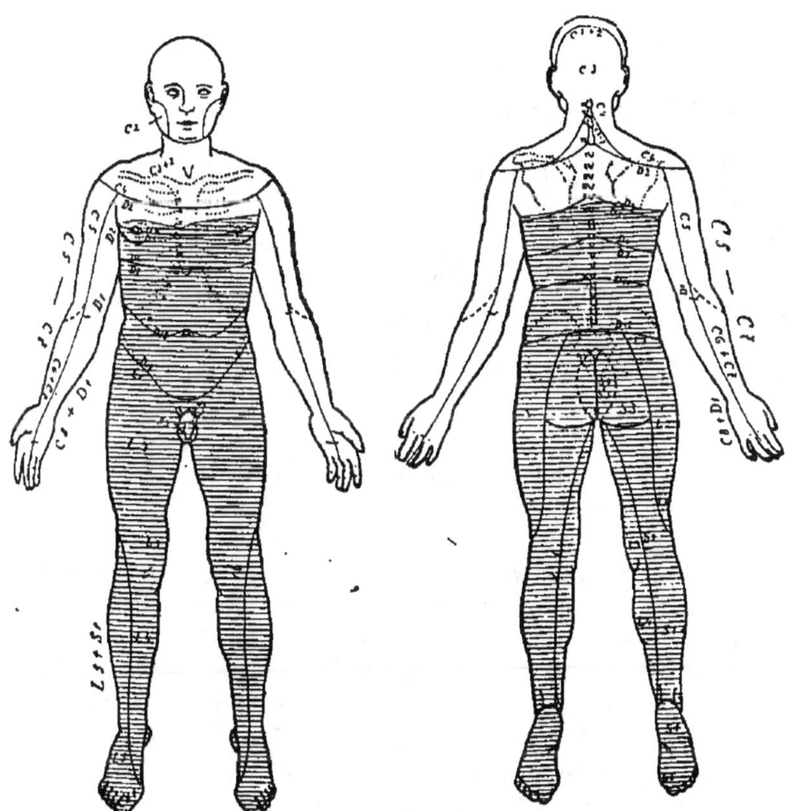

Fig. 173. — Anesthésie totale pour toutes les sensibilités au tronc et
aux membres inférieurs après fracture vertébrale (2ᵉ vertèbre dorsale) et compression de la moelle. Il existe en outre une paralysie
spasmodique des jambes et de la paralysie de la vessie et du rectum.

ments de l'hémiplégie, parfois cependant elle persiste presque indéfiniment.

Enfin, cette hémianesthésie frappe les parties superficielles et aussi les parties profondes ; à peine perceptible à
un examen minutieux pour ce qui est des sensations cutanées : tact, douleur, température, elle peut être chez le
même sujet très accusée pour les sensations musculaires et
articulaires. Ces sensibilités sont assez délicates à rechercher, mais leur absence affecte notablement la perception
stéréognostique qui est le plus souvent extrêmement troublée
dans l'hémiplégie d'origine cérébrale.]

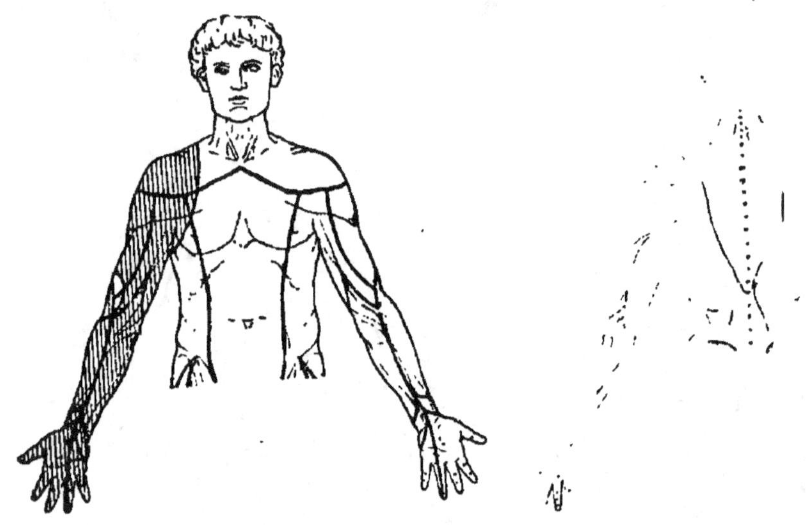

Fig. 174. — Anesthésie hystérique totale du bras droit chez un
traumatisé après contusion de l'épaule

e) Les *troubles de sensibilité d'origine fonctionnelle* ou
les troubles hystériques au sens étroit du mot frappent surtout des segments du corps ou des membres, par exemple
tout le bras, une jambe, la partie antérieure de la tête, etc.
Plus souvent encore ils se limitent à tout un côté : face,
tronc et membres (v. fig. 174 à 177). Ils ne répondent à
aucun territoire anatomique soit des nerfs périphériques,
soit des racines, ils s'associent presque toujours avec d'autres symptômes fonctionnels et se caractérisent par leur
mode particulier de début et l'influence de la suggestion
à leur égard. Dans tous les cas le type radiculaire ou la

distribution suivant un territoire nerveux périphérique plaident absolument contre la nature hystérique des troubles de sensibilité.

En dehors de la forme et de l'étendue on doit tenir compte du caractère de la perte de sensibilité qui est totale, c'est-à-dire qui atteint à la fois tous les modes de sensibilité, ou bien au contraire ne frappe que l'un quelconque de ces modes, laissant les autres absolument intacts, c'est-à-

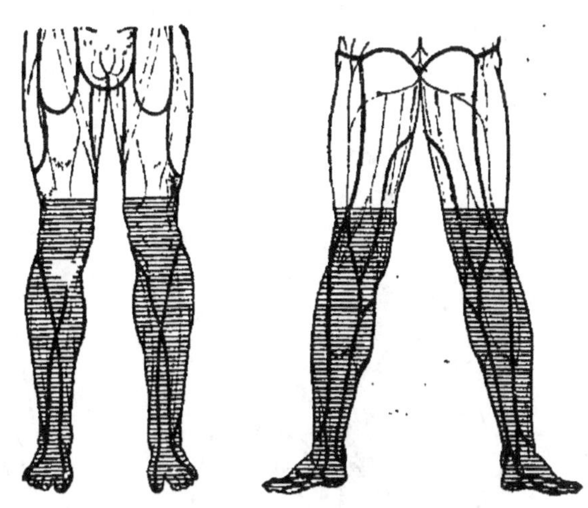

Fig. 175. — Anesthésie totale des membres inférieurs dans la paralysie hystérique.

dire l'*anesthésie dissociée* ou *partielle*. Ni l'une ni l'autre de ces formes n'est caractéristique d'une maladie déterminée ; dans presque toutes les maladies périphériques, spinales ou cérébrales, la sensibilité peut être dissociée, cependant cette dissociation se trouve surtout au cours des maladies de la substance grise de la moelle : syringomyélie, hématomyélie, hydromyélie. Le plus souvent l'abolition de la sensibilité douloureuse et de la sensibilité thermique s'associent sans doute parce que les conduc-

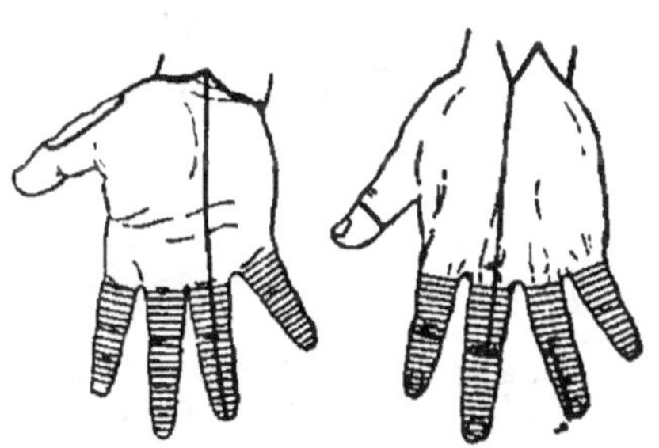

Fig. 176. — Anesthésie des doigts chez un homme qui présente après avoir été frappé par la foudre une série de phénomènes hystériques.

teurs de ces sensations ont un trajet spécial dans la moelle.

Tout ce que nous venons de dire pour la sensibilité de la peau est vrai dans ce qu'il y a d'essentiel pour les parties profondes (muscles, articulations, aponévroses, etc.).

Les troubles de sensibilité des organes internes nous sont

à peu près inconnus. Dans le tabès il y a une anesthésie du testicule (abolition de la douleur à la pression), de la vessie (abolition de la sensation de plénitude de la vessie, rétention d'urine), des seins chez la femme, de l'estomac (indifférence à la percussion du creux épigastrique), du larynx, etc.

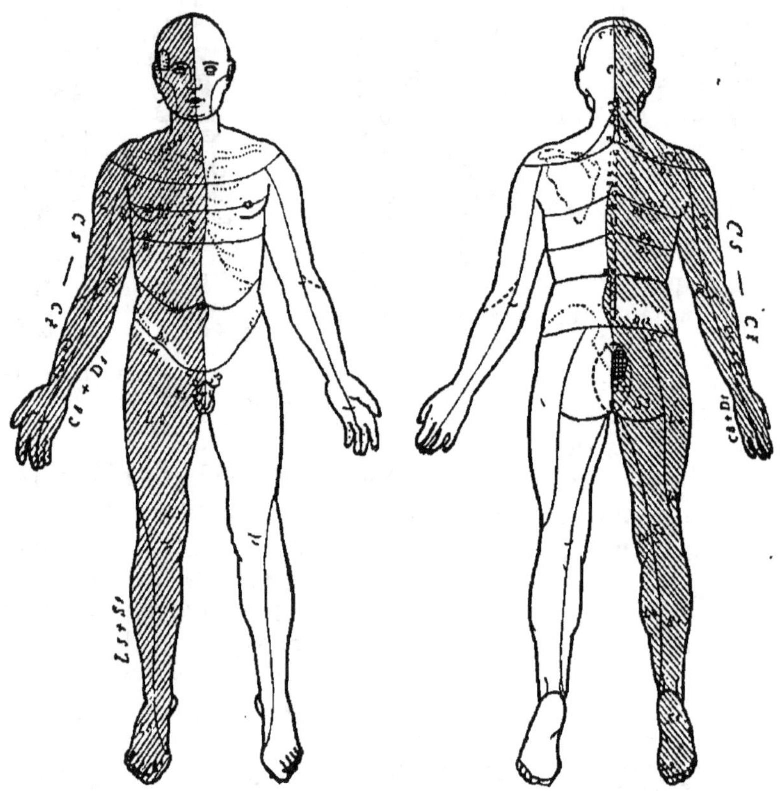

Fig. 177. — Anesthésie hémilatérale dans un cas d'hystérie traumatique. Les territoires figurés à la tempe et au sacrum sont hyperesthésiques.

Dans les *maladies des organes internes*, on trouve très souvent de l'hyperesthésie et de la douleur dans des territoires cutanés qui sont semblables aux zones radiculaires. Ces zones, zones de Head ou zones viscérales, reçoivent leurs filets sensitifs des mêmes segments spinaux dont dépend l'innervation des organes internes. La maladie d'un de ces organes, du rein par exemple, détermine une excitation qui se propage jusqu'à la moelle et détermine une hyperestésie

de la peau qui est innervée par le segment correspondant
(voir fig. 178 et 179).

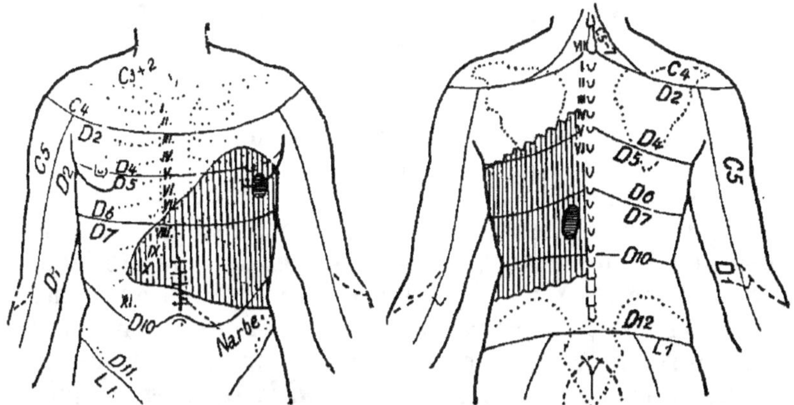

Fig. 178. — Hyperesthésie de la peau après une grave opération sur
l'estomac (La zone hyperesthésique a deux maxima marqués par des
hachures transversales).

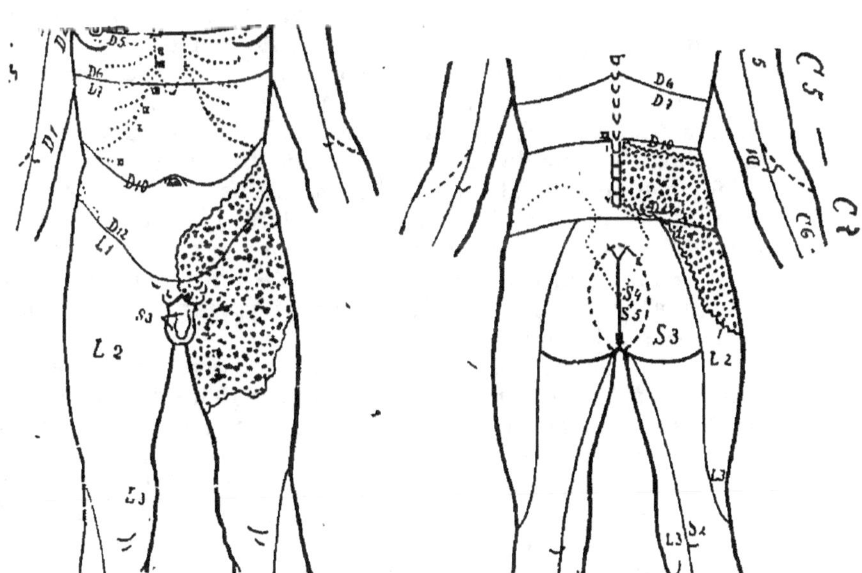

Fig. 179. — Hyperesthésie de la peau dans un cas de lithiase rénale
gauche.

IV. — Troubles sensoriels. — Organes des sens supérieurs

I. ORGANE DE LA VUE

L'exploration des troubles visuels est dans beaucoup de maladies nerveuses d'une importance capitale. En dehors des mouvements du globe oculaire et de l'état de la pupille (voir pages 65 à 75), en dehors de la réfraction et de l'acuité visuelle, qui sont du ressort de l'ophtalmologie, on a, en neurologie, à tenir compte principalement du *champ visuel* des *phénomènes visuels subjectifs*, et ce qui n'est pas le moins important, *de l'état du fond de l'œil.*

On explore approximativement le champ visuel grosso modo en faisant fixer au malade le doigt tenu dans la ligne médiane, pendant qu'on approche de lui dans toutes les directions un objet quelconque, comme un morceau de papier. Dès que le malade aperçoit l'objet par côté, il l'annonce. Cette exploration est suffisante dans beaucoup de cas et montre les grosses anomalies du champ visuel, comme l'abolition d'une de ses moitiés. On notera, également si le doigt qui est vu de côté est vu aussi dans le plan médian, c'est-à-dire s'il n'y a pas abolition du centre du champ visuel (scotome central). L'exploration précise se fait à l'aide de l'instrument appelé périmètre, surtout lorsqu'il s'agit de mesurer un rétrécissement concentrique. On explore dans 4 à 8 méridiens, d'abord dans le méridien vertical, ensuite dans l'horizontal, puis dans les méridiens intermédiaires pendant que le malade est assis le dos tourné à la lumière de façon que l'objet qu'il regarde soit pleinement éclairé. On note le point où l'objet venant par côté commence à être vu sur l'échelle graduée de l'instrument et on le reporte sur un schéma. On réunit ensuite les points ainsi obtenus par des lignes droites et on reconnaît alors de combien le champ visuel est rétréci par rapport au champ normal. Cette exploration, cela va de soi, ne sera pas faite seulement avec un signal blanc mais aussi avec des signaux colorés. Les champs visuels pour les couleurs sont un peu plus étroits que pour le blanc.

Les principaux troubles du champ visuel qu'on observe sont le *rétrécissement concentrique*, *l'abolition centrale*: scotome central et *l'abolition hémilatérale* : hémianopsie ou hémiopie.

TROUBLES SENSORIELS : VUE 205

Le *rétrécissement concentrique du champ visuel* s'observe dans les névroses fonctionnelles et principalement

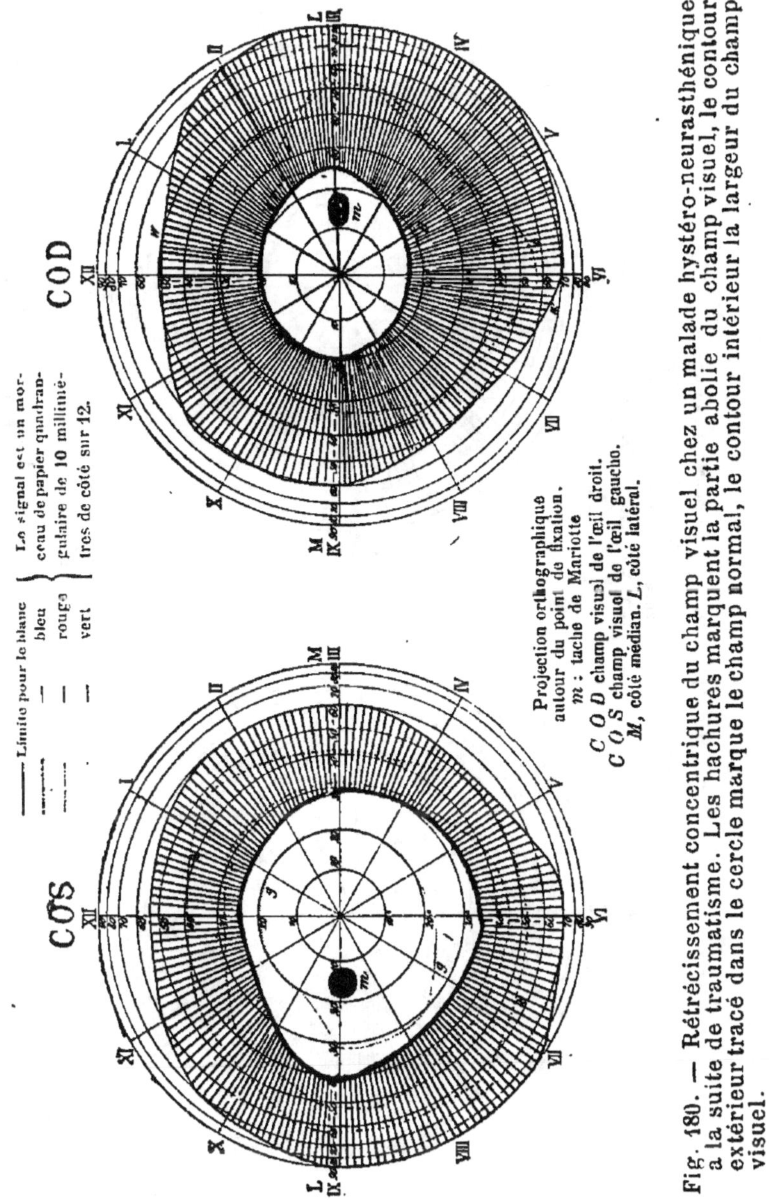

Fig. 180. — Rétrécissement concentrique du champ visuel chez un malade hystéro-neurasthénique à la suite de traumatisme. Les hachures marquent la partie abolie du champ visuel, le contour extérieur tracé dans le cercle marque le champ normal, le contour intérieur la largeur du champ visuel.

dans l'hystérie et la neurasthénie, particulièrement en ce qui concerne les couleurs (v. fig. 180). On n'oubliera pas que le champ visuel est légèrement rétréci lorsque la lumière est mauvaise, que la cornée est altérée ou la pupille très étroite, qu'il y a des variations individuelles

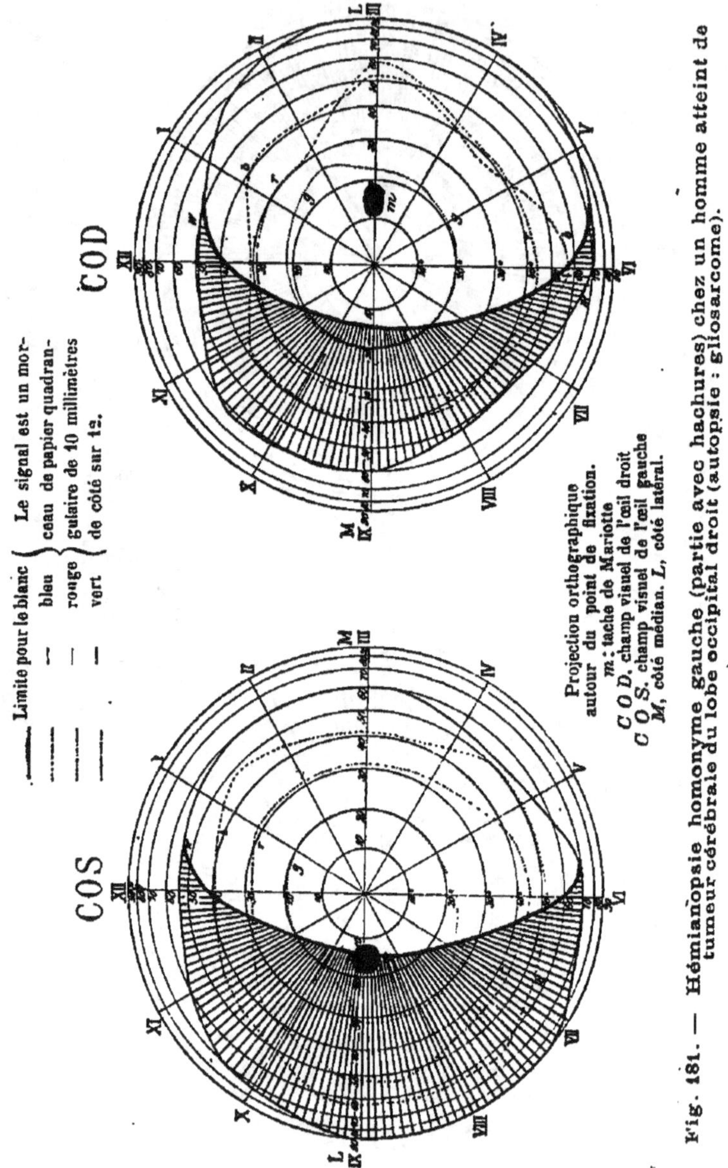

Fig. 181. — Hémianopsie homonyme gauche (partie avec hachures) chez un homme atteint de tumeur cérébrale du lobe occipital droit (autopsie : gliosarcome).

extrêmement étendues et que seuls les degrés marqués de rétrécissement ont vraiment une valeur pathologique.

Le *scotome central* est fréquent dans l'intoxication par

le tabac. On le trouve aussi dans l'intoxication alcoolique, saturnine, dans le diabète et d'autres affections.

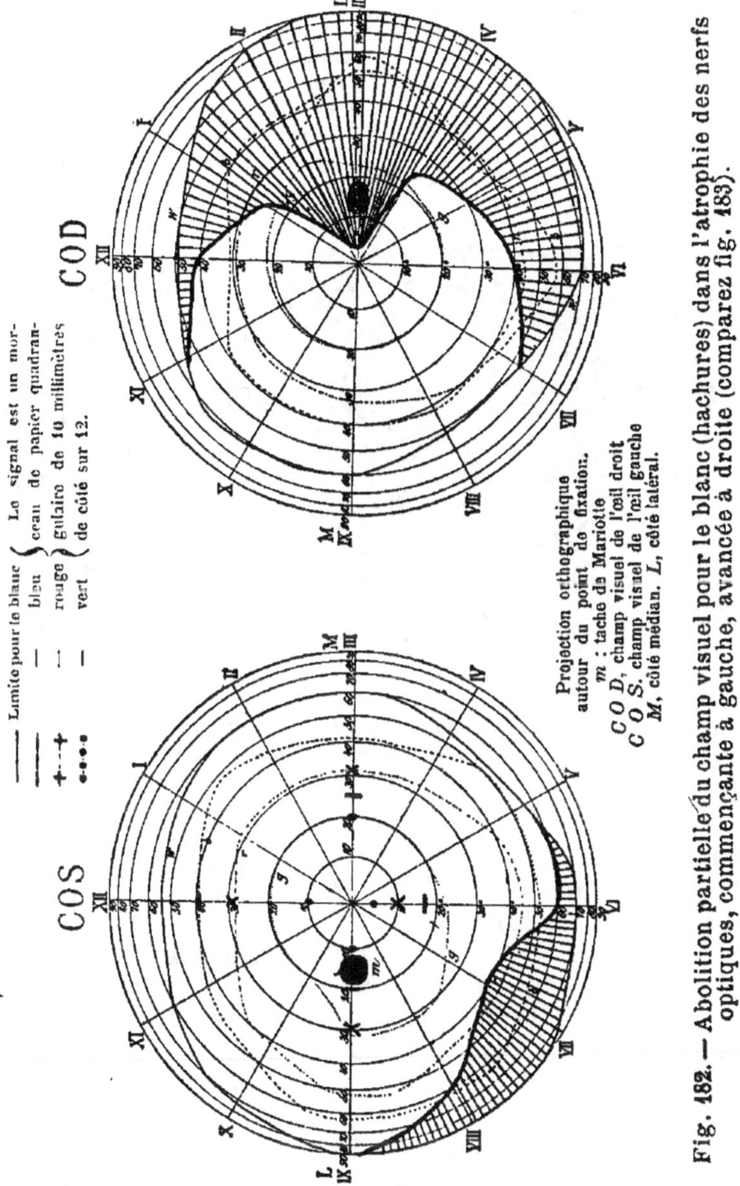

Fig. 182. — Abolition partielle du champ visuel pour le blanc (hachures) dans l'atrophie des nerfs optiques, commençante à gauche, avancée à droite (comparez fig. 183).

L'*hémianopsie* a une grande valeur localisatrice. Dans la plupart des cas elle est homonyme, c'est-à-dire qu'elle frappe ou la moitié gauche ou la moitié droite du champ visuel. Une hémianopsie persistante du côté gauche dénonce sûrement une maladie des voies optiques au-dessus de l'entrecroisement des nerfs optiques, qu'il s'agisse du tractus optique droit ou de la partie postérieure de l'hémisphère droit (voy. planche XIII).

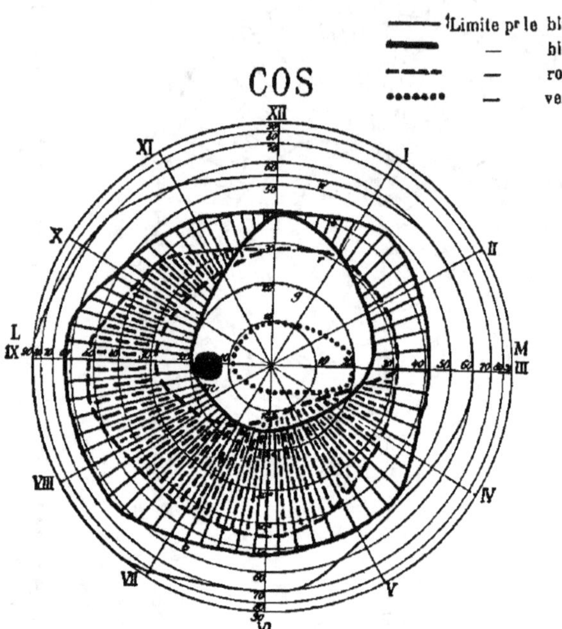

Fig. 183. — Rétrécissement du champ visuel pour les couleurs dans le même cas que celui de la fig. 182. A droite il n'y a plus aucune perception des couleurs.

En dehors de ces lésions organiques des voies optiques centrales l'hémianopsie survient dans une *maladie purement fonctionnelle* : la migraine, seulement ici l'hémianopsie est de très courte durée, elle dure au plus pendant le temps de l'accès ou même seulement pendant l'aura.

Dans la plupart des autres cas d'hémianopsie homonyme, il s'agit de tumeurs du lobe occipital, qu'elles prennent naissance dans les couches corticales ou dans la substance blanche rayonnante (v. fig. 181). Les cas d'hémianopsie homonyme par lésion du tractus optique sont rares en comparaison des cas d'hémianopsie occipitale. L'hémianopsie hétéronyme dans laquelle la moitié droite du champ visuel est abolie d'un côté et la moitié gauche du côté opposé est beaucoup plus rare que l'hémianopsie homonyme. On n'a observé jusqu'à présent que l'hémianopsie bitemporale dans laquelle il y a abolition pour les deux yeux de la moitié externe du champ

---

Planche XIII. — Schéma des voies optiques et du champ visuel pour l'intelligence de l'hémianopsie.

visuel. L'hémianopsie bitemporale appartient surtout aux tumeurs de l'hypophyse et autres néoformations semblables du crâne ou de la base du cerveau qui lèsent le chiasma optique ou à la fois les deux nerfs optiques juste au devant du chiasma.

La paralysie pupillaire hémianopsique qui survient par suite de lésions du tractus optique, c'est-à-dire l'abolition du réflexe lumineux lorsqu'on éclaire la moitié insensible de la rétine manque dans les lésions situées au-dessus des tubercules quadrijumeaux. Elle est pratiquement difficile à mettre en évidence, elle a été à peine démontrée avec certitude chez l'homme et est plutôt théorique.

Les *sensations lumineuses subjectives* comme le papil-

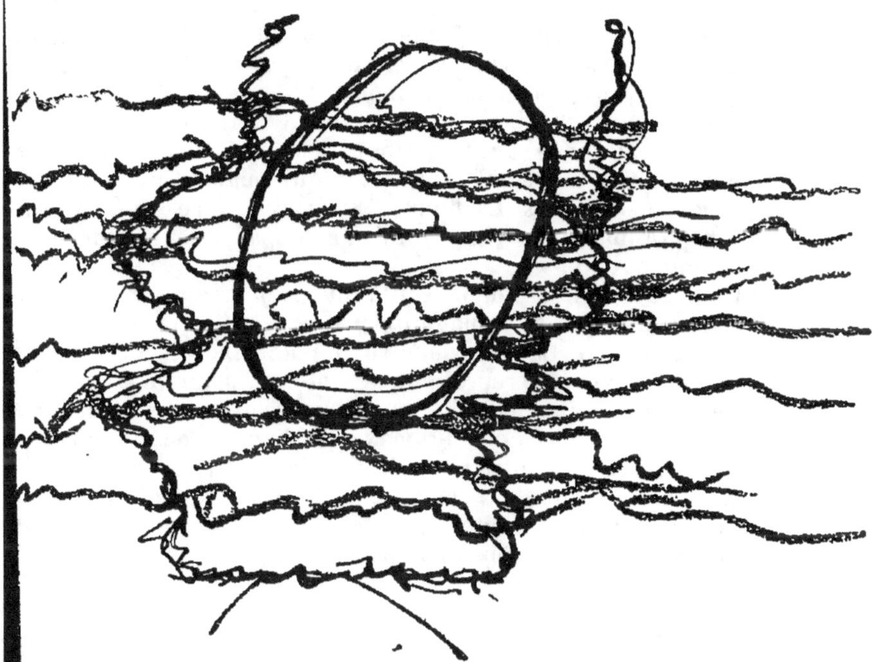

Fig. 181. — Scintillement chez un migraineux (dessiné par lui-même). L'ovale fixe le contour réel d'un objet, la ligne ondulée qui l'entoure montre l'état flou où il est vu et les lignes horizontales sinueuses les miroitements scintillants qui emplissent tout le champ visuel.

lottement des yeux, les flocons ou les étincelles (mouches volantes), l'état confus des objets sont le sujet des plaintes continuelles des hystériques et des neurasthéniques. Ces troubles peuvent aussi survenir dans d'autres maladies fonctionnelles ou organiques sans avoir d'importance réelle ou diagnostique. Il faut les considérer en général comme des signes d'asthénie. Dans un seul cas, ces sensations subjectives prennent une forme particulière importante pour le diagnostic, c'est dans la migraine : la plupart des migraineux souffrent de scintillements très accentués, souvent par accès, pendant l'aura ou pendant la durée de l'attaque, s'associant souvent à un scotome du champ visuel si bien qu'on dit alors qu'il y a scotome scintillant. Ces scotomes scintillants sont décrits de manières diverses et ne sont pas semblables chez tous les malades, cependant ils ont ce caractère commun qu'on trouve associés des scintillements lumineux désagréables et l'obscurcissement partiel du champ visuel.

Une de nos malades, jeune fille de 36 ans, souffre depuis des années de crises de migraines accompagnées de scintillements devant les yeux, pendant ce temps les contours des objets paraissent tordus, flous, les bords ondulent et tremblent comme s'ils se trouvaient dans l'eau. Dans tout le champ visuel il y a des miroitements lumineux semblables à ceux qui émanent du soleil sur les flots vivement agités. La figure 184 reproduit l'essai de représentation graphique de ces scintillements par une malade inhabile mais intelligente.
Un médecin neurologue souffrant de migraine et qui a étudié attentivement son scotome lumineux, le décrit de la manière reproduite figure 185. La croix montre le point fixé, la tache grise qui est placée sur le côté représente le scotome, lequel n'est pas à proprement parler une abolition du champ visuel, mais un obscurcissement nuageux et gris fumeux. En haut et en dehors dans le champ visuel se montre un trait en zigzag, trait de feu ou d'un jaune d'or brillant de forme parabolique. Toute l'apparition ne dure que quelques minutes, précède la crise douloureuse et est ordinairement suivie d'hémianopsie transitoire.

L'exploration du fond de l'œil avec l'ophtalmoscope fait partie de tout examen complet neurologique. Il y a pour nous deux modifications principales de la papille optique elle-même, la stase papillaire et l'atrophie de la papille. Le fond de l'œil montrant des modifications syphilitiques, des hémorrhagies, des cysticerques, des tubercules, etc. donne des éclaircissements directs sur la nature essentielle de certaines maladies nerveuses.
La *stase papillaire* (stauungspapille) se trouve le plus souvent dans les tumeurs cérébrales surtout lorsqu'elles siègent dans la fosse crânienne postérieure : elle manque

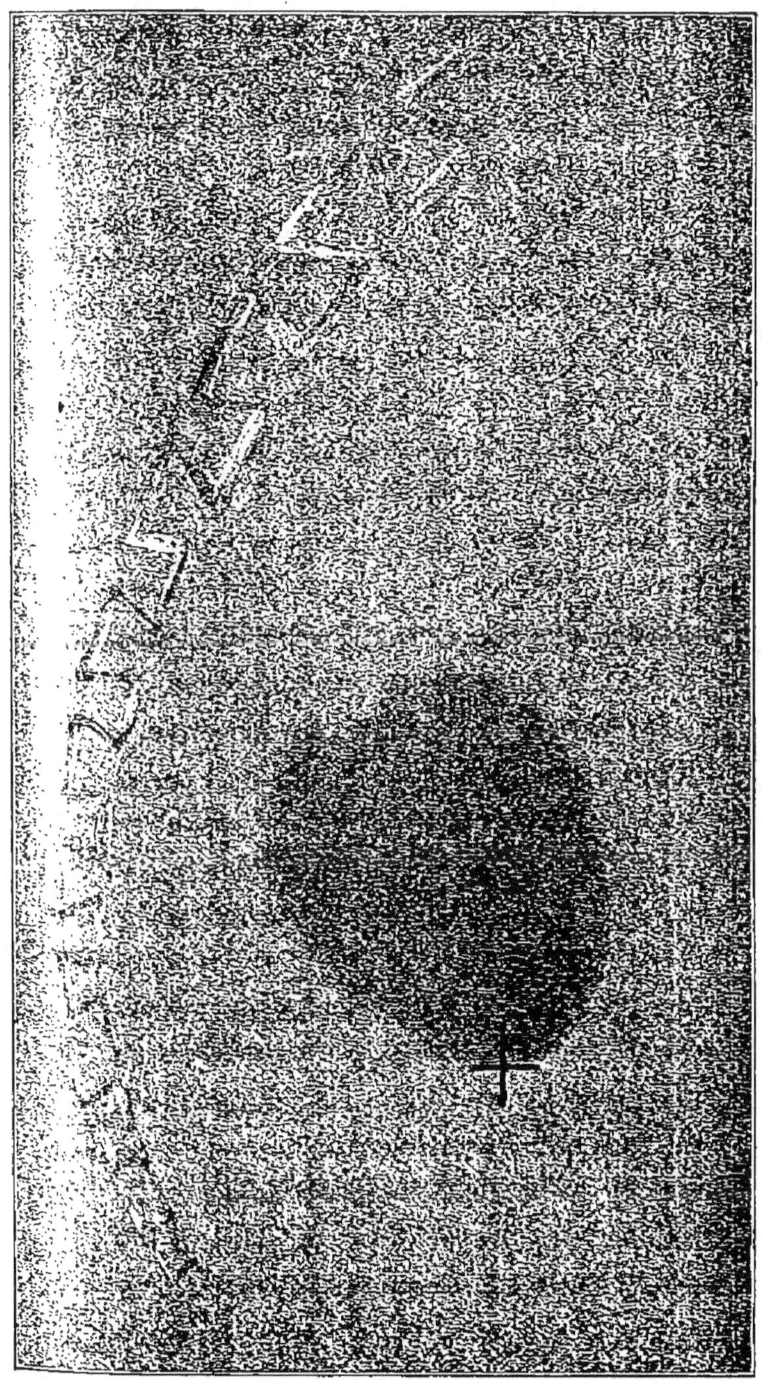

Fig. 185. — Scotome scintillant dans la migraine.

cependant parfois dans des cas de tumeurs. Elle survient ensuite mais plus rarement dans toutes les autres maladies qui déterminent une diminution de la cavité crânienne et une augmentation de la pression intracrânienne, l'hydrocéphalie, la méningite, l'abcès cérébral, le thrombose des sinus, l'encéphalite. Ce n'est qu'exceptionnellement qu'on la note dans les intoxications et les infections (saturnisme, typhoïde, etc.) et dans l'anémie. La notion de stase papillaire est de grande valeur dans les stades du début des affections cérébrales même lorsqu'il n'existe encore que des signes généraux et indéterminés. Souvent on ne trouve dans des cas de stase papillaire même prononcée qu'un léger affaiblissement de l'état général, l'acuité visuelle restant normale et les réactions pupillaires également normales.

Elle se caractérise par une saillie de la papille, un trouble de son éclat rosé, une augmentation de ses limites, des modifications rayonnantes du territoire situé entre la papille et la rétine, l'élargissement et l'état sinueux des veines, le rétrécissement des artères et dans les cas de saillie accentuée, la cassure ou la disparition des vaisseaux sur le bord de la papille (v. planche XIV).

La différence que les ophtalmologistes font entre la stauungspapille et la névrite optique n'est pas toujours à faire dans la pratique. Pour l'examen neurologique au lit du malade cette distinction est de peu d'importance, car la constatation du trouble papillaire quel qu'il soit donne dans la plupart des cas un renseignement déjà suffisant.

L'atrophie des nerfs optiques est un des symptômes les plus importants du tabès dorsal. On ne la trouve pas cependant d'une façon constante dans cette maladie. Par contre, dans beaucoup de cas c'est un symptôme précoce qui se montre parfois de longues années avant l'explosion des autres symptômes objectifs du tabès. L'image ophtalmoscopique du nerf optique est gris pâle et contraste fortement avec le reste du fond de l'œil (voir pl. XV).

Planche XIV. — Stauungspapille. Stase papillaire de la névrite optique, à gauche le début (papille rouge et agrandie), à droite période avancée (tuméfaction de la papille, veines distendues), d'après Haab. *Atlas-manuel d'ophtalmoscopie*, édition française.

Planche XV. — Atrophie des nerfs optiques dans le tabès dorsal, à gauche au début, à droite stade avancé (coloration grise, vaisseaux très rétrécis) [d'après Haab]. *Atlas-manuel d'ophtalmoscopie.*

On trouve souvent *l'atrophie optique partielle* dans la sclérose en plaques. C'est presque toujours une teinte pâle du côté temporal du nerf optique d'un côté, rarement des deux côtés et rarement aussi une atrophie de tout le nerf. La pâleur du côté temporal de la papille est aussi un symptôme précoce dans la sclérose en plaques. L'atrophie partielle s'accompagne naturellement de troubles visuels, surtout d'un scotome central, d'une perception anormale des couleurs ou de l'échancrure du champ visuel selon que l'atrophie occupe une plus ou moins grosse partie du nerf optique (v. fig. 182).

Dans l'atrophie totale la vue diminue peu à peu jusqu'à l'amaurose complète.

2. OUIE

Les troubles de l'ouïe résultent de maladies de l'oreille externe, de l'oreille moyenne, du labyrinthe ou du nerf acoustique soit dans sa portion périphérique, soit dans sa portion centrale, étendue du labyrinthe au noyau situé dans la moelle allongée et de là au lobe temporal.

L'oreille externe et l'oreille moyenne se nomment *appareil conducteur* du son, tandis que le labyrinthe et le nerf acoustique forment *l'appareil récepteur*.

Les maladies de l'appareil conducteur sont diagnostiquées par l'examen otoscopique avec le spéculum auri. Du reste, l'examen fonctionnel décidera si on a affaire à un *trouble de l'appareil conducteur* ou à un *trouble de l'appareil récepteur*.

On recherche en général la conduction osseuse et la conduction aérienne, cette dernière en s'assurant à quelle distance le malade ayant une oreille fermée entend avec l'autre la voix chuchotée ou le tic-tac d'une montre, la première en plaçant un diapason vibrant sur le crâne près de l'oreille fermée. (Pour faire un examen précis, il est nécessaire d'avoir une série de diapasons.)

Les deux examens principaux sont *l'épreuve de Rinne* et *l'épreuve de Weber*. Quand la maladie siège dans l'appareil récepteur la conductibilité osseuse diminue en même temps que la conductibilité aérienne, quand la maladie siège dans l'appareil de transmission la conductibilité par la voie aérienne diminue, mais la conductibilité osseuse reste bonne.

Lorsqu'un malade dur d'oreille entend encore, par la

voie osseuse qui doit toujours être explorée la première, un diapason vibrant posé sur le crâne et ne l'entend plus par l'oreille, il s'agit d'une maladie de l'appareil de transmission et on dit : l'épreuve de Rinne est négative (v. fig. 186). Si le diapason lorsque le son n'est plus perceptible sur le crâne est encore entendu assez longtemps par l'oreille c'est l'état normal et l'on dit que l'épreuve de Rinne est positive.

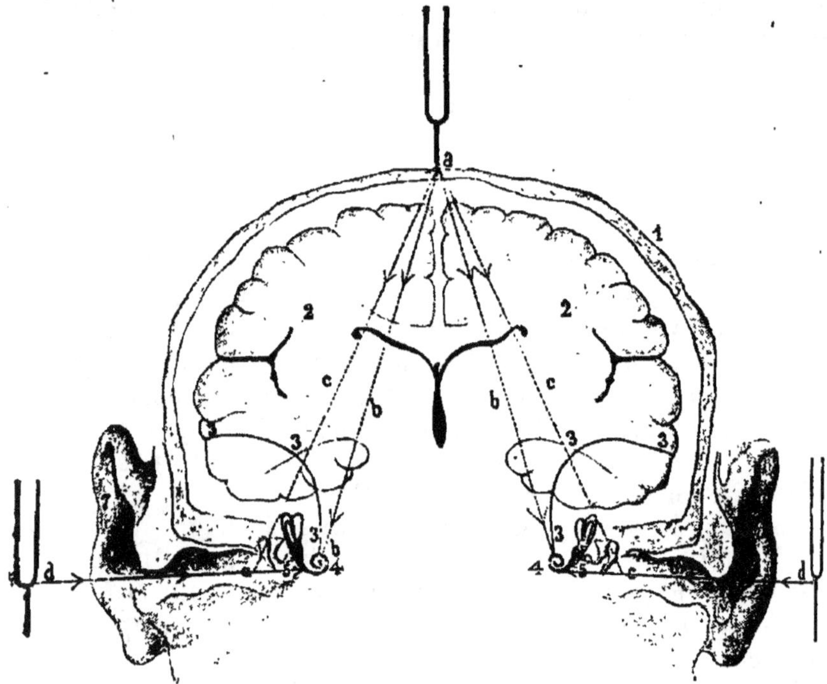

Fig. 186. — Schéma de la conduction aérienne et osseuse du son (Brühl).

$\left.\begin{array}{l} a\ b \\ a\ c \end{array}\right\}$ = Conduction osseuse crânienne,   d c = Conduction aérienne.

1. Crâne.
2. Cerveau.
3. Trajet des faisceaux acoustiques jusqu'au lobe temporal.
4. Labyrinthe.
5. Oreille moyenne.
6. Conduit auditif externe.
7. Pavillon de l'oreille.

L'épreuve de Weber repose sur ce fait que normalement lorsqu'on ferme une oreille le diapason posé sur le vertex est entendu du côté de cette oreille fermée. Dans les maladies de l'appareil de transmission l'épreuve de Weber est modifiée en ce sens que c'est du côté de l'oreille malade que le diapason est perçu, tandis qu'il l'est dans l'oreille saine pour les maladies de l'appareil de perception.

Lorsque le trouble de l'ouïe résulte d'une maladie de l'appareil de perception on dit que le trouble est d'origine nerveuse. Ce diagnostic est le plus souvent insuffisant pour l'examen neurologique, pour la localisation exacte du processus morbide au rocher, à la base du cerveau ou dans les centres cérébraux ; cependant il a du moins cette importance d'éliminer l'oreille moyenne, car c'est elle qui, dans la plupart des cas, est en fait la cause de la surdité. Et même toutes ces maladies dans lesquelles l'état de l'audition joue un grand rôle, comme l'abcès du cerveau, la paralysie faciale, la méningite de la base viennent dans bon nombre de cas d'une suppuration de l'oreille moyenne. L'association de la surdité plus ou moins complète et des troubles de l'équilibre plaide en faveur de l'affection labyrinthique, tandis qu'il s'agit plutôt d'une maladie du nerf acoustique dans le rocher, dans le crâne ou à la base du cerveau quand on a une association de la surdité avec des lésions des nerfs crâniens surtout du facial, du trijumeau, de l'abducens, du glossopharyngien et du pneumogastrique. Très souvent une telle paralysie multiple des nerfs crâniens d'un côté provient d'une néoformation de la fosse crânienne postérieure (cervelet), de cysticerques de la base du cerveau ou du quatrième ventricule ; les neurofibromes des nerfs crâniens surtout ont un siège de prédilection dans l'angle du crâne et de la base du cerveau justement là où ces nerfs sont situés tout près les uns des autres.

Quant à distinguer la surdité de cause centrale de la surdité par lésion du nerf acoustique il n'y a aucun élément de certitude si le tableau général de la maladie ne permet pas de le faire.

La *surdité d'origine hystérique* s'associe le plus souvent à d'autres symptômes hystériques.

Les *sensations auditives subjectives* sans excitation extérieure se trouvent extrêmement souvent dans les névroses fonctionnelles surtout chez les neurasthéniques et ceux qui souffrent de la tête, mais elles peuvent se montrer aussi dans toutes les maladies organiques du cerveau. On les compare presque toujours à des bourdonnements, des sifflements, des tintements, des bruits de cloche, etc. De tels bruits subjectifs sont fréquents dans l'aura de la migraine ou celle de l'épilepsie. Parfois avec une violence effrayante ils s'associent à un vertige considérable et une projection subite du malade à terre comme un coup de

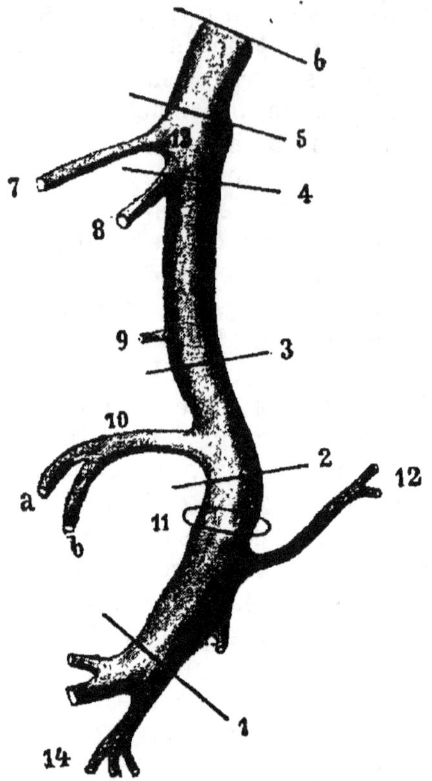

Fig. 187. — Trajet du nerf facial de la base du crâne au pédoncule d'après Strümpell-Brühl. Les traits 1 à 6 montrent les points où le nerf peut être lésé soit dans le canal de Fallope, soit en dehors de lui. On voit ainsi par les anastomoses figurées les diverses variétés cliniques de la paralysie faciale, que d'ailleurs la pratique ne confirme pas toujours.

7. Nerf grand pétreux superficiel (relié au trijumeau, contient des fibres de la corde du tympan).
8. Anastomose avec le petit nerf pétreux superficiel. Relié au ganglion otique et par là au nerf glosso-pharyngien).
9. Nerf stapedius (pour le muscle stapedius).
10. Corde du tympan, a) portion gustative.
　　　　b) portion pour la sécrétion salivaire.
11. Trou stylomastoïdien.
12. Nerf auriculaire postérieur.
13. Ganglion géniculé.
14. Branches périphériques.

foudre, il y a souvent en même temps des vomissements. Ces troubles surviennent dans le *syndrome de Ménière* qui résulte ordinairement d'une lésion labyrinthique. On connait les bourdonnements d'oreille dans l'intoxication par l'acide salicylique et la quinine.

Les neurasthéniques et d'autres malades nerveux, souvent aussi les sujets atteints de paralysie faciale présentent une sorte d'*hyperesthésie de l'ouïe*, nommée *hyperacousie* qui est une perception exagérée tantôt des tons élevés, tantôt des tons bas, tantôt de toutes les impressions auditives. Dans la paralysie faciale l'hyperacousie provient de la participation du nerf stapedius, branche du facial (v. fig. 187).

Aux sensations subjectives de l'ouïe appartiennent aussi les hallucinations des malades mentaux qui sont naturellement d'origine psychique et dont nous n'avons pas à parler ici.

Nous devons maintenant dire quelques mots d'un symptôme qui se montre souvent isolé et qui, dans la plupart des cas pour ne pas dire toujours, est lié à l'organe de l'ouïe, c'est le *vertige*. On désigne sous ce nom des troubles subjectifs pénibles portant sur les relations du corps avec l'espace et se traduisant objectivement par des troubles de l'équilibre, l'oscillation, la titubation. Ils sont perçus subjectivement de manières variées : tantôt c'est la confusion et la disparition des objets, tantôt un mouvement apparent de son propre corps ou des objets extérieurs (vertige giratoire, vertige systématique), tantôt un abaissement apparent du sol qui semble s'effondrer sous les pieds, ou des mouvements irréguliers des objets les uns par rapport aux autres. Très souvent les malades sont dans l'impossibilité absolue de faire une description précise de leur vertige, parce qu'ils n'y font pas attention, dans d'autres cas des observateurs exacts et attentifs accusent non pas un vertige réel mais des flammèches, des points noirs devant les yeux, de petits accès de faiblesse ou des sensations subjectives imprécises.

La cause habituelle du vertige se trouve dans les maladies des organes de l'ouïe, surtout dans celles du labyrinthe.

Les canaux semi-circulaires spécialement sont regardés par les physiologistes comme siège d'un sixième sens, le sens de l'équilibre. En tous cas la physiologie et la pathologie s'accordent à montrer que les lésions des canaux semi-circulaires donnent le vertige et les troubles de l'équilibre, tandis que les lésions du limaçon provoquent la surdité.

Le labyrinthe n'est cependant pas le seul point d'où peut naître le vertige. Il naît du cervelet, du cerveau, principalement du lobe frontal et de la région de la circonvolution centrale, des muscles oculaires et de leurs centres, et du territoire viscéral du pneumogastrique. A côté des maladies du labyrinthe nous trouvons donc comme cause du vertige les *maladies organiques du cerveau* et avant tout les *tumeurs du cervelet*, les tumeurs des lobes frontal et temporal, la sclérose en plaques, la syphilis cérébrale. Nous avons déjà parlé du vertige qui survient dans la paralysie des muscles oculaires par suite de la fausse projection des objets extérieurs. On connaît le *vertige causé par le pneumogastrique* dans les affections de l'estomac et de l'intestin (vers intestinaux), le *vertige a stomacho læso.*

Enfin *l'artériosclérose* du cerveau chez les vieillards, la *neurasthénie* en général et en particulier chez les traumatisés s'accompagnent de vertige. Il en est de même de toutes les *intoxications,* alcool, café, tabac, urémie, etc. Le vertige est encore un symptôme fréquent de *l'aura épileptique ou migraineuse* et peut même être un équivalent de *l'attaque d'épilepsie* ou de *migraine.*

(On appelle équivalent d'une attaque d'épilepsie ou de migraine des troubles subjectifs psychiques ou sensitifs, transitoires et remplaçant une attaque franche de la maladie).

A côté du *vertige du syndrôme de Ménière* existe un autre tableau morbide très distinct où le vertige joue aussi un rôle important ; c'est le *vertige de Gerlier* ou vertige paralysant. Cette affection paraît se développer endémiquement dans le canton de Genève et on connaît au Japon des observations semblables sous le nom de kubisagara. Les attaques de vertige durent seulement quelques minutes et s'accompagnent d'une paralysie flasque des membres supérieurs et inférieurs, de troubles des muscles oculaires et de la vue.

3, ODORAT

On recherche *l'état de l'odorat* en tenant une substance odorante devant une narine du malade tandis que l'autre narine reste fermée. On se sert le plus souvent de petits flacons contenant de la térébenthine, de la menthe, de l'asafetida, de l'acide acétique, etc. On compare les deux moitiés du nez en s'assurant que la substance odorante est reconnue ou même seulement sentie, et on constate la différence dans l'acuité de la sensation. Les résultats de l'examen n'ont de valeur que s'ils sont indubitables, ce qui est rarement le cas, beaucoup de personnes perçoivent mal ou pas du tout les différences d'odeur, ou ne reconnaissent même pas les odeurs.

Un trouble hémilatéral de l'odorat ou une diminution unilatérale s'observent souvent dans l'hystérie, on trouve cependant aussi l'anosmie ou l'hémianosmie dans les maladies de la fosse crânienne antérieure, dans les tumeurs du cerveau surtout, l'hydrocéphalie, la méningite, etc.

4. GOUT

La *fonction du goût ressortit* à deux nerfs, la corde du tympan qui vient du nerf trijumeau pour les deux tiers antérieurs de la langue et le glossopharyngien pour le tiers postérieur.

On l'explore en déposant à l'aide d'une baguette de verre successivement sur les deux tiers antérieurs puis sur le tiers postérieur de la langue une goutte des solutions suivantes qui correspondent aux quatre variétés de goût : salé, acide, sucré, amer : sel de cuisine, vinaigre, sucre et quinine. Après l'application de chacune de solutions, il faut laver soigneusement et la baguette de verre et la langue. Dans l'examen de l'ensemble des deux tiers antérieurs, la langue ne doit pas être rentrée dans la bouche avant que le malade n'ait exprimé par un signe ou un mot d'écrit la sensation perçue. En effet dès qu'il rentre la langue et qu'il parle, le malade sent avec le tiers postérieur de la langue et le pharynx qui sont innervés par le nerf glosso-pharyngien.

Ce sens est si peu développé chez beaucoup de personnes que les résultats de l'examen n'ont de valeur que s'ils indiquent une diminution unilatérale ou une absence complète du goût. Les deux tiers antérieurs de la langue montrent très souvent de l'agueusie et de l'hypogueusie dans la paralysie faciale périphérique (anastomose du trijumeau ou de la corde du tympan avec le facial dans le canal de Fallope) (voyez les branches 7 et 10 dans la fig. 187). Si ce trouble du goût manque, le siège de la paralysie faciale non pas toujours, mais en général doit être ou bien au-dessus du ganglion géniculé du facial ou bien au-dessus de l'émergence de la corde du tympan. L'agueusie unilatérale ou bilatérale se voit encore assez souvent dans l'hystérie, dans les affections de causes diverses de la base du cerveau, et dans celles qui affectent à la fois le trijumeau et le glossopharyngien.

RÉFLEXES ET TONUS MUSCULAIRE

L'excitabilité réflexe est au même titre que la motilité et la sensibilité, une propriété fondamentale du système nerveux vivant et sain. Aussitôt après la mort, dans l'état de perte de conscience, dans le sommeil profond et pendant la narcose l'excitabilité réflexe est en général abolie. Dans les maladies du système nerveux elle peut être augmentée, diminuée ou nulle. Intimement uni à l'excitabilité réflexe presque toujours en rapport direct avec elle à l'état sain ou à l'état pathologique, le tonus musculaire est en partie sous la dépendance de l'excitation réflexe, en partie sous l'influence de centres inconnus et encore hypothétiques.

La physiologie étudie une grande quantité de fonctions réflexes qui importent peu à l'examen clinique. On utilise cliniquement au lit du malade deux sortes de réflexes :

1. Les réflexes tendineux et périostiques,
2. Les réflexes cutanés et muqueux.

1. RÉFLEXES TENDINEUX ET PÉRIOSTIQUES

Le plus important de tous les réflexes tendineux est le réflexe patellaire ou réflexe rotulien, ou réflexe du genou qui peut être considéré comme constant chez les individus sains. La thèse assez souvent soutenue qu'il peut manquer même dans les circonstances normales ne fait que provoquer des erreurs cliniques et l'on ne devrait jamais dans la pratique en tenir compte.

Lorsqu'on recherche rapidement chez un sujet habillé si le réflexe existe ou non, on fait asseoir le sujet sur le bord extérieur d'une chaise, le haut du corps appuyé, les pieds en résolution complète, c'est-à-dire formant un angle de 60° environ avec le sol surlequel ils reposent et l'on percute avec le marteau à réflexes le tendon rotulien, en appliquànt l'autre main sur le muscle quadriceps. Chez beaucoup de sujets il est plus facile de faire croiser les jambes l'une sur l'autre. Souvent il faut détourner l'attention du sujet par des questions, des calculs, etc. et occuper ainsi l'activité volontaire qui empêche le réflexe. Il est important de remarquer que dans cet examen du réflexe le résultat ne doit pas s'interpréter en tenant compte du mouvement de la jambe mais uniquement et seulement par la constatation de la contraction du quadriceps, laquelle est reconnue par le palper et la vue. Si le réflexe ne se produit pas par une des méthodes susdites il n'est aucunement prouvé pour cela qu'il n'existe pas. Cette méthode suffit si le résultat est positif, et si l'on ne cherche pas à fixer avec précision le degré du réflexe, du réflexe exagéré par exemple. Mais si le réflexe ne se produit pas ainsi il ne faut jamais négliger d'examiner le malade déshabillé et couché; on peut alors facilement soutenir passivement le genou élevé au-dessus du plan du lit et détourner toujours l'attention. On se sert pour cela de la *manœuvre de Jendrossik*, on prie le malade de tirer de toutes ses forces sur ses mains entrelacées sans les séparer, on le fait compter jusqu'à trois et tirer fortement au nombre trois et à ce moment l'observateur percute le tendon. Un résultat négatif répété plusieurs fois permet seul d'affirmer l'existence du *signe de Westphal*, c'est-à-dire l'absence du réflexe patellaire.

La simple *diminution du réflexe rotulien* est bien difficile à reconnaître et cela d'autant plus que le quadriceps peut se contracter non plus dans sa totalité mais seulement et encore très peu dans une de ses parties. On reconnaît plus sûrement la diminution du réflexe rotulien lorsqu'elle est unilatérale.

L'exagération du réflexe rotulien se traduit par un effet moteur considérable pour une excitation très faible, ainsi le quadriceps pour une seule percussion du tendon rotulien donne plusieurs secousses cloniques et l'on dit alors qu'il y a réflexe rotulien clonique. Le *clonus rotulien* est le tremblement clonique de la rotule lorsqu'on l'abaisse vivement avec les doigts ou la main, la jambe étant horizontale. Ce phénomène ne se produit qu'avec une exagération marquée de l'excitabilité réflexe.

Un réflexe tendineux presque aussi important aux membres inférieurs est le *réflexe du tendon d'Achille*. Sans être aussi constant que le réflexe rotulien il existe presque toujours chez les sujets sains. Sa disparition sans trouble des autres réflexes n'est cependant pas aussi suspecte que la disparition du réflexe rotulien. C'est surtout lorsqu'il manque d'un côté tout en étant présent du côté opposé qu'on est sûr d'avoir à faire à un cas pathologique.

On le recherche en faisant coucher le patient horizontalement et sur le côté, le genou légèrement fléchi, la jambe reposant tout entière sur le lit et absolument relâchée, on élève alors la pointe du pied du côté dorsal et en même temps on frappe le tendon d'Achille avec le marteau, une secousse unique du gastrocnémien doit se produire alors. Si ce réflexe manque souvent c'est qu'il est souvent mal recherché. Ici aussi beaucoup d'erreurs viennent de ce que la résolution n'est pas complète et que le malade se raidit. Une méthode incertaine consiste à le rechercher, le patient étant agenouillé sur une chaise les pieds ballants dépassant celle-ci.

On peut considérer qu'il y a exagération des réflexes quand à une seule percussion succèdent plusieurs secousses, à plus forte raison quand on a le clonus du pied ou la trépidation du pied, signe certain d'exagération pathologique des réflexes et observé seulement, à part quelques très rares exceptions, dans les affections organiques du cerveau et de la moelle.

Le *clonus du pied* est donc un signe important, on le recherche le malade étant couché sur le dos, le genou légèrement fléchi en relevant brusquement la pointe du pied sans y mettre trop de force d'ailleurs pour le mettre en flexion dorsale, position qu'on cherche à maintenir ; il arrive alors, lorsqu'on ne s'oppose pas au mouvement avec trop de force, qu'il se produit des secousses cloniques caractéristiques du pied sur la jambe.

Dans l'exagération de l'excitabilité réflexe, il y a presque régulièrement un réflexe périostique tibial, c'est-à-dire que la percussion de la face interne du tibia est suivie de secousses de muscles plus ou moins nombreux de la jambe et aussi du quadriceps fémoral. Inversement ce réflexe périostique tibial indique une exagération de l'excitabilité réflexe. Celle-ci se traduit aussi par le réflexe croisé, caractérisé par la présence d'une contraction dans le quadriceps du côté opposé au tendon rotulien percuté.

Les réflexes tendineux et périostiques des membres supérieurs sont moins constants que ceux des membres inférieurs, cependant leur exagération, leur diminution et leur absence unilatérales sont faciles à reconnaître et ont une valeur pathologique.

On explore en général *le réflexe tendineux du triceps* en percutant le tendon au-dessus de l'olécrâne, l'avant-bras étant demi-fléchi et soutenu, toute raideur du muscle étant écartée ; on explore ensuite le *réflexe périostique du radius et du cubitus* en percutant l'apophyse styloïde du radius ou du cubitus, au-dessus du poignet, ce qui provoque des mouvements de flexion et de pronation de la main. Quand il y a exagération des réflexes, ces mouvements dépassent en intensité et en étendue la mesure habituelle. Ce n'est que bien rarement qu'il survient dans ces cas un clonus de la main; en ramenant brusquement la main en flexion dorsale on produit des secousses cloniques analogues à celles du clonus du pied.

D'autres réflexes, comme le *réflexe scapulo-huméral* par la percussion du bord de l'omoplate sont restés jusqu'à présent sans signification pratique. Il est cependant encore un réflexe important. Il siège à la face, c'est le *réflexe massétérin*. Si l'on pose sur les dents du maxillaire inférieur en état de résolution une cuiller ou une spatule et qu'on percute celle-ci, le masseter entre en contraction. Il en est de même si l'on percute l'angle de la mâchoire. Ce réflexe devient capital quand on a le clonus du masseter preuve de l'exagération de l'excitabilité réflexe dans le domaine du trijumeau.

L'exagération des reflexes tendineux et périostiques indique en général l'exagération de l'activité réflexe du système nerveux. C'est la seule et unique conclusion que l'on doive tirer de ce symptôme isolé lorsqu'il n'est pas associé à d'autres symptômes d'affections organiques et avant tout avec l'exagération du tonus musculaire. Par contre si l'on a en même temps l'exagération des réflexes tendineux et l'exagération du tonus musculaire, il s'agit autant dire toujours d'une maladie organique du système nerveux et presque exclusivement des organes centraux.

Le tonus musculaire donne aux muscles leur état de tension naturelle, leur degré d'élasticité normale. On l'explore par la palpation et la provocation de mouvements passifs. L'état de l'activité réflexe comme nous l'avons dit est presque toujours adéquat à celui du tonus musculaire, tous deux marchent en général de pair. La palpation nous donne la notion de dureté ou de mollesse du muscle, son état de relâchement ou de tension, et par les mouvements passifs nous apprécions, la résistance active étant mise hors de cause, s'ils sont facilités ou empêchés par une tension musculaire anormale, par une élasticité diminuée ou augmentée. Si le tonus est augmenté, les muscles tendus, plus ou moins raides dans les mouvements passifs, on dit qu'il y a *rigidité musculaire* ou *état spasmodique des muscles*.

On trouve très souvent dans les paralysies spinales par exemple à côté du spasme et de la rigidité musculaire des autres muscles, le spasme des adducteurs qui est facile à mettre en évidence, puisqu'il suffit de chercher à porter brusquement les jambes en abduction. On se heurte alors à une résistance élastique faisant ressort, invincible ou qui ne peut être surmontée que lentement et en déployant une certaine force. Lorsqu'il n'y a qu'un faible degré de rigidité musculaire par exemple dans les fléchisseurs ou les extenseurs de l'avant-bras ou de la jambe on ne peut la mettre en évidence qu'en provoquant un mouvement brusque dans la direction des antagonistes des muscles en état de rigidité.

La notion de l'exagération du tonus musculaire, de la rigidité musculaire et de l'exagération des réflexes est fondamentale pour le diagnostic de toutes les paralysies. Le fait qu'une paralysie donnée s'accompagne de diminution ou d'exagération du tonus musculaire et de la réflectivité, c'est-à-dire qu'elle est *flasque* ou *spasmodique*, donne à soi tout seul un point d'appui pour le diagnostic de la question de localisation et de cause de la paralysie. Quand nous nous trouvons en face d'une paralysie avec exagération du tonus musculaire et des réflexes, il s'agit d'une affection cérébrale ou d'une lésion de la moelle située au-dessus des centres moteurs spinaux en question. Jamais une paralysie spasmodique ne peut résulter d'une maladie des nerfs périphériques ou des centres moteurs des cornes antérieures de la moelle, sauf une seule exception qui est la sclérose latérale amyotrophique (et très rarement le début de la polynévrite) encore dans la sclérose latérale amyotrophique ne sont-ce pas seulement les cornes antérieures qui sont malades mais aussi les faisceaux pyramidaux d'origine cérébrale à leur voisinage. D'un autre côté, presque toutes les paralysies motrices flasques reconnaissent pour cause une maladie qui siège en un point quelconque du neurone périphérique depuis les cellules ganglionnaires de la corne antérieure en passant par les racines antérieures jusqu'aux nerfs moteurs des muscles paralysés.

L'état contraire à la rigidité musculaire, c'est-à-dire l'abaissement du tonus musculaire se nomme hypotonie ou atonie. Les muscles atteints sont au palper lâches, mous et sans élasticité. Les mouvements passifs se font avec une facilité inaccoutumée et ont une étendue extraordinaire. Prend-on par exemple la jambe quand il y a *hypotonie* ou *atonie* des extenseurs et fléchisseurs du pied et la mobilise-t-on en haut et en bas, de ci et de là le pied suit le mouvement absolument ballant. L'hypotonie et l'atonie se rencontrent d'après ce que nous avons dit dans les paralysies motrices qui résultent de lésions des cornes antérieures, des racines antérieures et des nerfs moteurs, c'est-à-dire dans les paralysies atrophiques ; on les trouve également dans les maladies des plaques terminales motrices, dan l'atrophie musculaire myopathique (dystrophie musculair progressive), mais comme noùs l'avons déjà noté, le tonu musculaire est une propriété réflexe et l'hypotonie se montre aussi dans les maladies des voies centripètes. Aussi le trouble de tonus le plus connu et le plus expressif est-il celui qui survient dans le tabès dorsalis, il en est souvent un symptôme précoce, un symptôme du stade préataxique. Les faibles degrés de cette hypotonie sont reconnus pratiquement par la notion de la puissance d'excursion active ou passive des articulations principalement du genou et de la hanche. Tandis qu'un homme sain étendu horizontalement, ne peut élever sa jambe, c'est-à-dire fléchir l'articulation coxale que d'environ 65 à 75° et plie le genou dès qu'il veut dépasser cette limite, le tabétique élève sa jambe en extension facilement jusqu'à 90° et même jusqu'à 120° et plus encore (v. fig. 188 et 189) Naturellement il y a là un certain relâchement, et une certaine atonie des ligaments articulaires à côté de l'hypotonie des muscles.

De même que le tabès présente un exemple caractéristique d'hypotonie, c'est aussi la première maladie dont le nom monte aux lèvres quand on parle *d'abolition des réflexes*. Dans aucune autre maladie le signe de Westphal n'est aussi net, et c'est un des symtômes précoces qui permet un diagnostic vraisemblable à un moment où il n'y a guère que des symptômes subjectifs, si caractéristiques qu'ils soient du tabès, douleurs en ceinture, douleurs fulgurantes, paresthésie de certains territoires nerveux, etc. L'abolition des réflexes est aussi un symptôme fréquent de la né-

vrite et de la polynévrite, de l'atrophie musculaire spinale et de la
myopathie, de la poliomyélite et de toutes les lésions transversales
de la moelle qui interrompent la partie centrale ou motrice. de

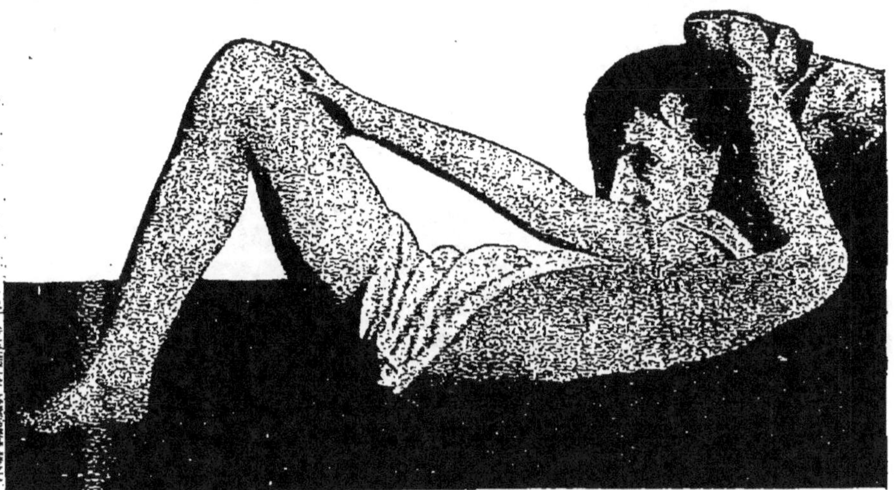

Fig. 188. — Hypotonie dans le tabès dorsal. Clinique de Halle.

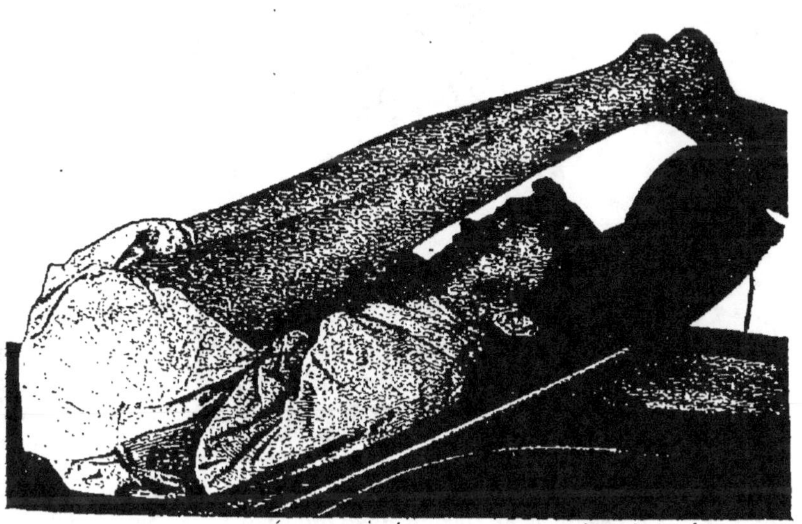

Fig. 189. — Hypotonie dans le tabès dorsal.

l'arc réflexe. Les réflexes sont par contre en général exagérés dans
les maladies du cerveau, dans la sclérose en plaques, dans les lésions
de la moelle cervicale et dorsale. Dans quelques rares cas de lésions

transverses de la partie supérieure de la moelle on a noté l'abolition des réflexes.

La *contracture* n'est essentiellement et par rapport à la rigidité musculaire qu'un haut degré d'exagération du tonus musculaire. Il s'agit de contractures musculaires qui pro-

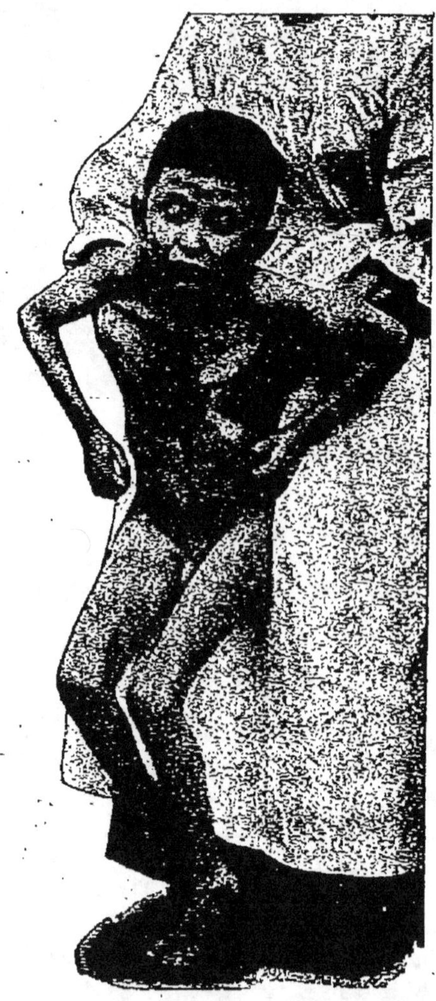

Fig. 190. — Contracture en flexion des jambes chez un enfant de 7 ans atteint de maladie de Little (même malade que dans la fig. 127) Paraparésie des jambes, spasme des adducteurs, rotation externe, pied varus équin.

voquent des changements de position permanents des membres atteints. Ces contractures ne se laissent vaincre que très difficilement et seulement pour un instant (excepté dans la narcose). La plus connue est la contracture du bras chez l'hémiplégique : adduction du bras, flexion et pronation de l'avant-bras, flexion de la main et des doigts (v. fig. 125 et 126). Les contractures sont souvent exorbitantes dans les lésions transversales de la moelle au niveau de sa partie supérieure, dans les caries vertébrales avec myélite par compression, dans les gliômes de la moelle, la paralysie spinale spasmodique et dans la maladie de Little (v. fig. 190 et 191).

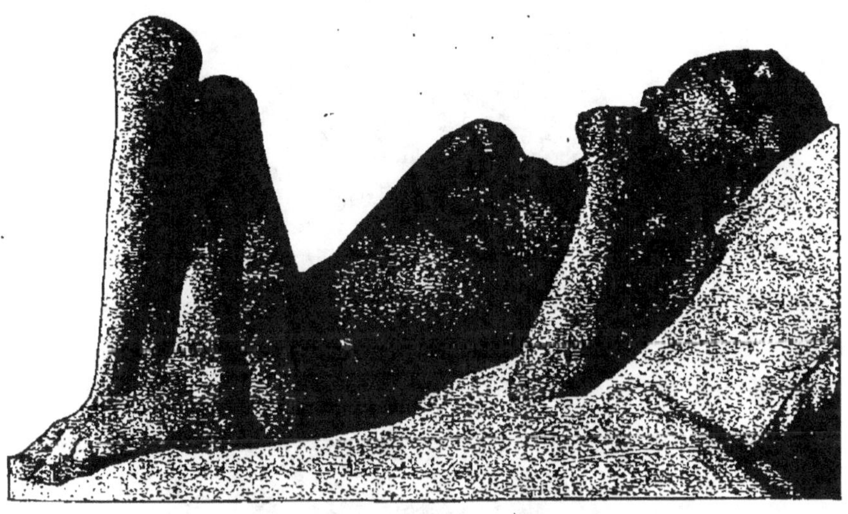

Fig. 191. — Contracture en flexion des jambes chez une jeune fille de 12 ans atteinte de carie vertébrale avec myélite par compression. Paraplégie spasmodique des jambes, paralysie de la vessie et du rectum.

Si la contracture est primitive et succède à l'exagération pathologique du tonus musculaire on dit qu'il y a contraction *active* ou *spasmodique*, si elle se développe seulement dans les antagonistes des muscles paralysés on dit qu'il y a contracture passive ou paralytique. Dans ce dernier cas, il s'agit plutôt d'un raccourcissement passif et d'un ratatinement des muscles, ils ne font pas ressort comme les muscles de contracture active quand on les tend, ils donnent plutôt une résistance rigide et douloureuse. La différenciation et le diagnostic de ces deux formes sont d'ailleurs souvent difficiles en pratique.

Ce phénomène pathologique est, lui aussi, simulé par l'*hystérie* et les *contractures hystériques* ne sont pas rares.

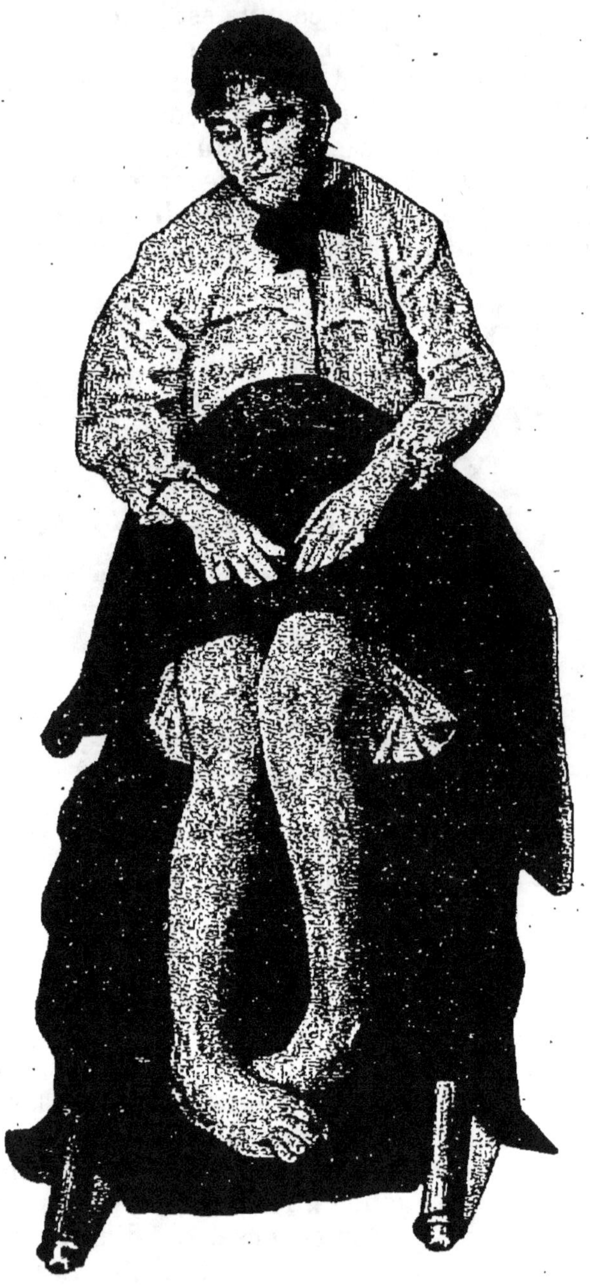

Fig. 192. — Parésie hystérique et contracture des jambes chez une femme de 21 ans (adduction, rotation interne et pied varus equin. Tous ces symptômes disparaissent sous le chloroforme. Il y a en outre, de temps en temps, du mutisme hystérique, de l'hémispasme lingual, de l'analgésie des jambes et du tronc. Guérison par suggestion.

Elles atteignent le plus souvent les mêmes segments de membres que nous avons vu être le siège d'attaques de

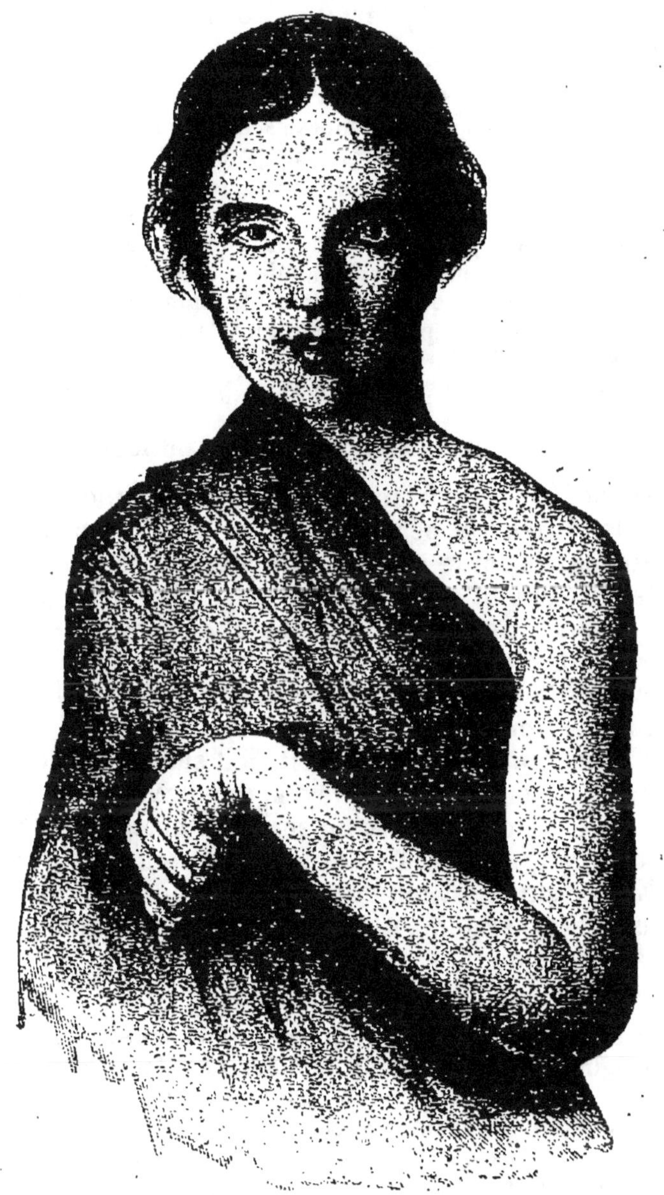

Fig. 193. — Contracture hystérique en flexion de la main et des doigts.

spasmes ou de douleurs. Elles peuvent prendre toutes les formes possibles et se manifester dans tous les muscles possibles (v. fig. 192). Nous avons figuré page 121 un exemple de contracture faciale. La figure 193 montre encore un autre type de contracture hystérique. Voici l'histoire de cette malade :

Une jeune fille de 19 ans, névropathe, souffrait depuis deux ans par suite de graves secousses morales d'attaques convulsives hystériques et de violentes douleurs principalement dans le bras gauche. Celui-ci devint peu à peu complètement paralysé et il s'y développa une contracture avec flexion de la main et des doigts. Cette contracture n'a pas cessé depuis un an, elle ne peut absolument pas être vaincue passivement, elle persiste dans le sommeil naturel, mais disparaît dans la narcose chloroformique ; il y a d'autres symptômes hystériques : la paralysie de tout le membre supérieur, les attaques convulsives typiques, l'hémianesthésie et des points hyperesthésiques au vertex, au cou, à la poitrine et à l'abdomen.

2. REFLEXES CUTANES ET MUQUEUX

Ils sont d'une importance diagnostique moindre que les réflexes tendineux et périostiques. Le plus important des réflexes cutanés est le réflexe plantaire qui est mis en action par le frottement ou la piqûre de la plante du pied (on se sert du marteau ou d'une épingle) et provoque la contraction des muscles qui meuvent le pied et aussi de quelques muscles de la cuisse comme le tenseur du fascia-lata. Mais ce qui est important surtout c'est la réaction des orteils et principalement du gros orteil, S'il survient en effet, à côté des autres mouvements réflexes, une flexion dorsale (extension) du gros orteil, c'est un signe pathologique ; on le connaît depuis quelques années sous le nom de *signe de Babinski* ; ce signe est toujours en relation avec une maladie organique du système nerveux et particulièrement des faisceaux pyramidaux.

On le trouve donc le plus souvent dans les paralysies spasmodiques des membres inférieurs que celles-ci soient d'origine cérébrale ou d'origine spinale et il sert pour différencier les paralysies fonctionnelles des paralysies organiques ; chez les enfants, dans les premiers mois de la vie il n'a aucune valeur. Comme il survient surtout quand l'excitabilité réflexe est accrue il n'est donc besoin pour le manifester que d'un frôlement léger et circonspect sur la plante du pied. Dans beaucoup de cas il se produit de tels mouvements de défense réflexe, qu'il est impossible ou très difficile de le mettre en lumière. A l'état normal, le réflexe plantaire provoque un mouvement des orteils, mais ce mouvement se fait en flexion plantaire non en flexion dorsale.

Les autres réflexes cutanés que nous devons rechercher sont le *réflexe crémastérien* et le *réflexe abdominal*. Le premier s'obtient par une légère friction de la face interne de la cuisse et consiste en un soulèvement du testicule du même côté par la contraction du crémaster. Le *réflexe abdominal* consiste en une contraction des muscles abdominaux à la suite d'une friction à l'aide du marteau ou de l'ongle sur la peau de l'abdomen. On distingue souvent le réflexe abdominal supérieur par excitation de l'hypochondre et le réflexe abdominal inférieur par excitation de l'hypogastre. Les deux réflexes, le crémastérien et l'abdominal manquent souvent dans les circonstances normales, le dernier par exemple, si la paroi est flasque ou le pannicule adipeux épais. Seule leur abolition unilatérale a une véritable importance, elle est, en particulier, de quelque valeur pour localiser dans tel ou tel segment une affection spinale.

Dans maints autres endroits, par exemple aux fesses ou entre les deux épaules, il existe des réflexes cutanés, ils sont pratiquement négligeables.

Les *réflexes cutanés* manquent surtout dans les paralysies périphériques des nerfs moteurs ou sensitifs et dans les affections spinales qui interrompent l'arc réflexe. Parfois aussi ils font défaut du côté paralysé dans l'hémiplégie cérébrale. Ils ne se comportent pas toujours comme les réflexes tendineux et sont tout à fait indépendants de ceux-ci.

Les *réflexes muqueux* autant qu'on les utilise dans un but diagnostique et qu'ils sont à rechercher dans la pratique journalière sont les réflexes cornéens, conjonctivaux, le réflexe du voile du palais et du pharynx.

Le *réflexe cornéen* et le *réflexe conjonctival* consistent dans un clignement des paupières provoqué en touchant la cornée ou la conjonctive avec une tête d'épingle. Souvent ce clignement survient dès qu'on approche le doigt de l'œil « réflexe palpébral ». Pour l'éviter on fait regarder le malade de côté et on approche l'épingle du côté opposé. Les réflexes cornéen et conjonctival font souvent défaut dans l'hémiplégie, du côté paralysé et dans toutes les autres affections qui provoquent l'hypoesthésie ou l'anesthésie du trijumeau ou bien la paralysie de l'orbiculaire des paupières (paralysie faciale)

Le *réflexe du voile* succède à l'excitation de la luette ou du voile du palais et se caractérise par un soulèvement du voile.

Le *réflexe de la gorge* ou *réflexe pharyngien* consiste en mouvements d'étranglement ou de déglutition par excitation de la paroi postérieure du pharynx.

Ces deux derniers réflexes manquent souvent dans l'hystérie, mais ils peuvent aussi naturellement faire défaut dans les maladies organiques qui troublent la motilité ou la sensibilité du voile et du pharynx.

TROUBLES VASOMOTEURS, TROPHIQUES, SÉCRÉTOIRES ET VISCÉRAUX

Les troubles de la fonction vasomotrice, trophique et sécrétoire du système nerveux sont fréquents au cours des diverses maladies. Ils se présentent ou bien comme phénomènes accessoires au milieu des autres symptômes dominants du tableau morbide, ou bien au contraire ils sont eux-mêmes les symptômes capitaux et on les réunit alors sous le nom de *névrose vasomotrice ou trophique, d'angio, de trophonévrose.*

Les troubles vasomoteurs et les troubles trophiques sont souvent si intimement liés qu'on ne peut les étudier séparément et qu'il est difficile de reconnaître lesquels sont primitifs, lesquels sont secondaires. On admet habituellement que les troubles trophiques se développent secondairement aux troubles vasomoteurs.

1. TROUBLES VASOMOTEURS

Les troubles vasomoteurs en tant que phénomènes accessoires accompagnent les maladies de toutes les parties du système nerveux sous forme d'excitation ou de paralysie des vasodilatateurs ou des vasoconstricteurs, c'est-à-dire de pâleur, rougeur, cyanose de la peau, gonflement des parties molles, œdème, élévation ou abaissement excessifs de la température de tel ou tel segment de membre. Ils ne sont caractéristiques ni d'une affection périphérique ni d'une affection spinale ou d'une affection cérébrale. Ils surviennent quelle que soit la localisation de la cause morbide et sont en général sous l'influence du sympathique, lequel reçoit vraisemblablement la plus grande partie de ses filets vasomoteurs de la moelle et du cerveau par l'intermédiaire des rameaux communicants.

Parmi les troubles vasomoteurs les plus fréquents on compte les congestions, c'est-à-dire le flux et l'hyperhémie locale s'accompagnant de sentiment pénible de chaleur et de paresthésie, telles sont les congestions encéphaliques de la neurasthénie, de l'hystérie, de la maladie de Basedow. Un autre phénomène fréquent est la *cyanose, l'état succulent, œdémateux des parties molles* et le *refroidissement* des segments paralysés dans l'hémiplégie et les autres paralysies, c'est seulement au début qu'on observe parfois la rougeur et l'élévation de la température.

Les *affections du sympathique cervical,* suite de la compression par le goître des Basedoviens, par les tumeurs du cou, les affections du sommet du poumon, la section des nerfs, etc. donnent des troubles vasomoteurs limités à la tête et au cou.

Les neurasthéniques et en général les sujets névropathiques, ceux qui sont atteints d'une autre névrose fonctionnelle ou d'affections nerveuses organiques ont une tendance à présenter des *érythèmes fugitifs et de l'urticaire.* Leur excitabilité vasomotrice est tellement augmentée qu'un simple trait tracé sur la peau avec le manche du marteau à percussion provoque la formation d'un dessin en saillie persistant (Urticaire factice, dermographie).

Un degré léger de dermographisme tel qu'il s'en produit chez presque tout le monde sous forme d'une simple ligne rouge après le frottement du manche de marteau ne peut aucunement être regardé comme pathologique par exemple chez les traumatisés Même le dessin en saillie peut se trouver chez des sujets sains.

2. TROUBLES TROPHIQUES

On les observe à la *peau, aux muqueuses, au tissu cellulaire sous-cutané, aux os, aux articulations, aux muscles.*

a) Parmi les *troubles trophiques de la peau* il faut surtout mentionner l'*état lisse (Glossy skin)* et l'*ichthyose* qui surviennent tous les deux dans les processus névritiques et myélitiques. L'état lisse se caractérise par la sécheresse, la minceur et le luisant de l'épiderme. La peau et le tissu sous-cutané paraissent tendus et la couche superficielle est comme vernie (voy. planche XVI). L'ichthyose consiste en un aspect écailleux de la peau (voy. planche XVII *a*). Ces deux anomalies, l'état lisse et l'ichthyose, se localisent de préférence

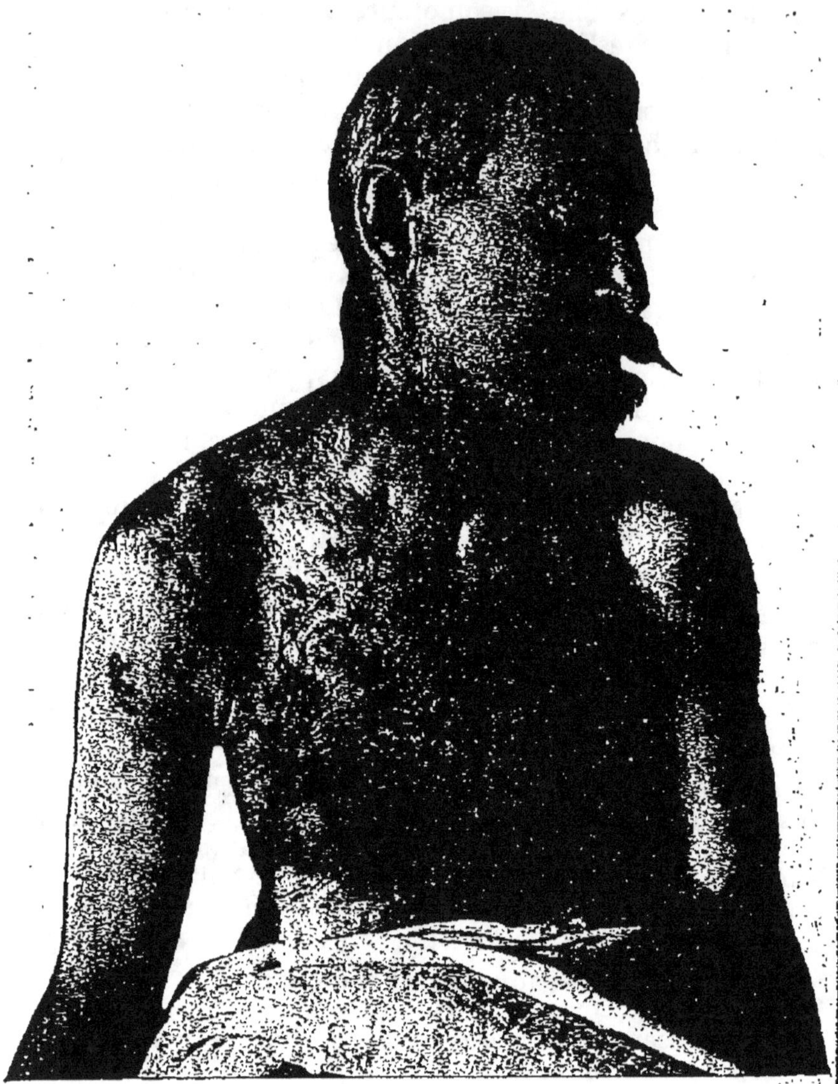

Fig. 194. — Herpès zoster correspondant aux 2e, 3e et 4e nerfs cervicaux du côté droit. Les groupes de vésicules s'étendent de la nuque et des oreilles au cou, à l'épaule et à la poitrine.

Planche XVI. — Dermographisme chez un malade atteint de neurasthénie traumatique. Un trait sur la peau provoque un dessin saillant avec aréole rouge.

Planche XVII. — a) Ichthyose, surtout des orteils. b) état lisse à la jambe et aux pieds chez des malades différents atteints de myélite diffuse.

aux parties périphériques des membres. Ils sont liés le plus
souvent à une abolition ou à une diminution de la secrétion
sudorale.

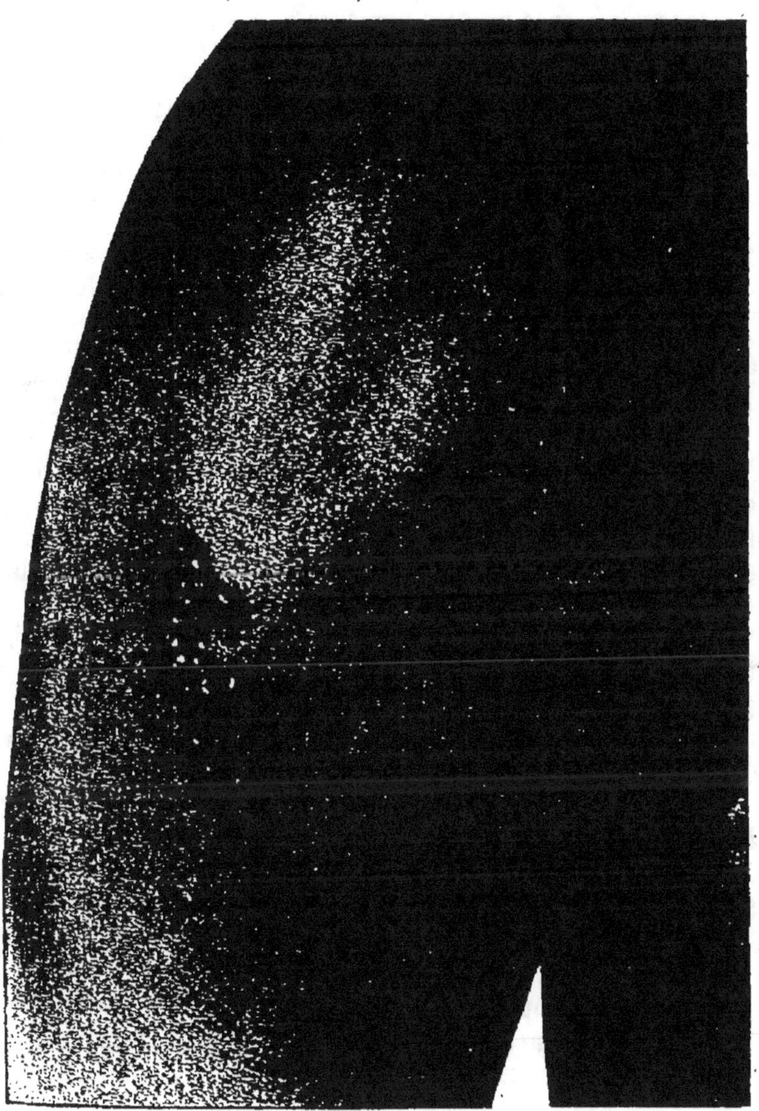

Fig. 195. — Groupes isolés de vésicules herpétiques.

Aux troubles trophiques de la peau appartient encore
l'*herpès zoster ou zona*, fréquemment symptomatique de
tabès, de névralgie, de carie vertébrale, mais qui est aussi

très souvent idiopathique, expression d'une maladie des ganglions spinaux.

Le zona commence par des douleurs et des paresthésies, dans les territoires qui seront plus tard le siège d'exanthèmes; au bout de quelques jours survient de la rougeur en ilots, puis il se forme de petites nodosités qui donnent naissance à des vésicules herpétiques (voy. fig. 195). L'éruption de l'exanthème s'accompagne en général de douleurs très violentes, brûlantes en même temps que d'un léger état fébrile et de troubles de l'état général. Le territoire atteint correspond presque toujours au territoire d'une racine postérieure ou de plusieurs racines postérieures (voy. fig. 194). L'affection tout entière dure une huitaine de jours; après la guérison il reste de petites taches qui permettent de reconnaître encore longtemps après les parties atteintes. Ces taches sont particulièrement marquées dans une forme qui tend à l'hémorragie ou à la gangrène locale : l'herpès gangréneux (voy. planche XVIII).

On connaît la tendance à la formation de panaris, de phlegmons, de nécrose qui existe dans la syringomyélie (voy. planche XIX) et les troubles trophiques d'expressions variées de la peau et des parties molles dans les lésions des nerfs périphériques (comparez planche XX).

Pour beaucoup d'auteurs l'escharre est regardée comme un trouble trophique, surtout le décubitus acutus qui se développe chez les paralysés dans les premiers jours de la maladie. Mais même dans l'escharre vulgaire les troubles de sensibilité et les troubles vasomoteurs jouent certainement un grand rôle. La planche XXI montre qu'il ne s'agit pas seulement d'un simple trouble d'origine mécanique, le décubitus est purement unilatéral, s'arrêtant juste sur la ligne médiane et limité au membre atteint de paralysie et d'anesthésie.

L'escharre commence habituellement par la rougeur et le froncement de la peau, il se forme ensuite une vésicule, puis l'épiderme se détache, les autres couches de la peau se détruisent, enfin le tissu cellulaire sous-cutané et les parties

---

Planche XVIII. — Herpès zoster gangréneux en voie de guérison et de cicatrisation (sixième zone dorsale).

Planche XIX. — Troubles trophiques des doigts dans la syringomyélie. Panaris avec gonflement du pouce et de l'index, la nécrose va par place jusqu'à l'os; développé sans cause locale extérieure manifeste.

molles jusqu'aux os. Dans les petites cavités ulcéreuses qui se
forment sous la peau le pus se collecte. A cause de son opiniâtreté, de son manque de tendance à guérir, du danger
de l'infection l'escharre est toujours une complication désagréable qu'il faut éviter le plus possible par des mesures
préventives. Elle se développe surtout lorsqu'on a négligé
ces mesures dans les différentes formes des affections mé-

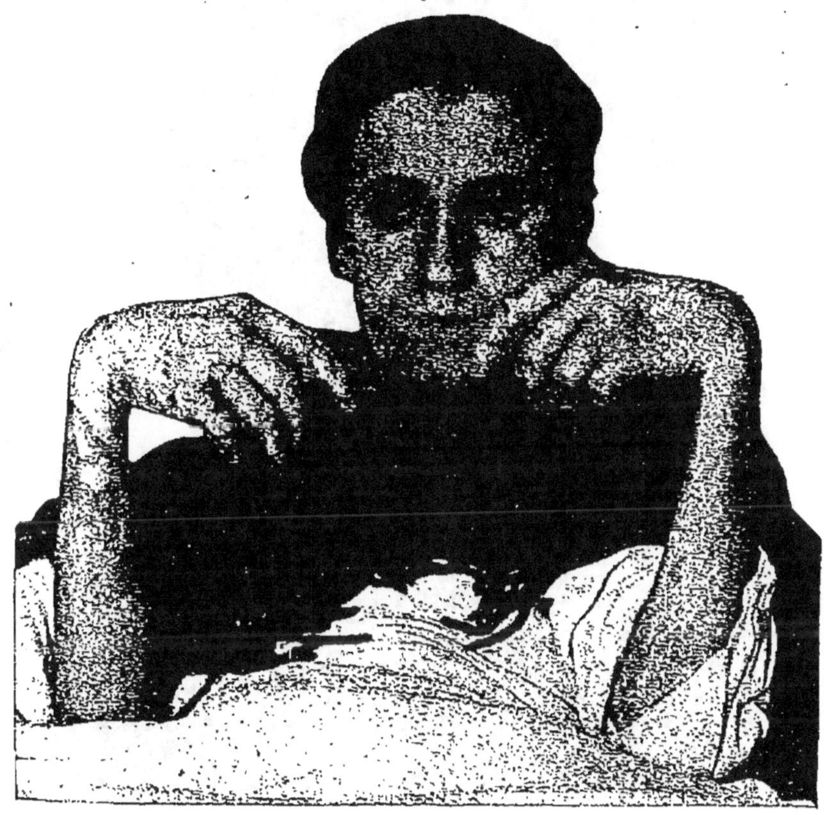

Fig. 196. — Vitiligo aux avant-bras et aux mains chez une malade
atteinte de polynévrite. Celle-ci n'a d'ailleurs aucun rapport de cau-
salité avec le vitiligo bien antérieur à la maladie.

dullaires graves, surtout dans les maladies non systématisées : myélite par compression, suite de carie vertébrale,
myélite transverse, etc. ; cependant elle survient aussi dans
les maladies des nerfs périphériques et dans celles du cerveau. Sa localisation principale est la fesse, puis le talon et
la partie interne du genou.

Le *mal perforant* est un trouble trophique de la plante

du pied qui survient surtout chez les tabétiques, plus rarement dans la syringomyélie, dans la myélite et aussi dans

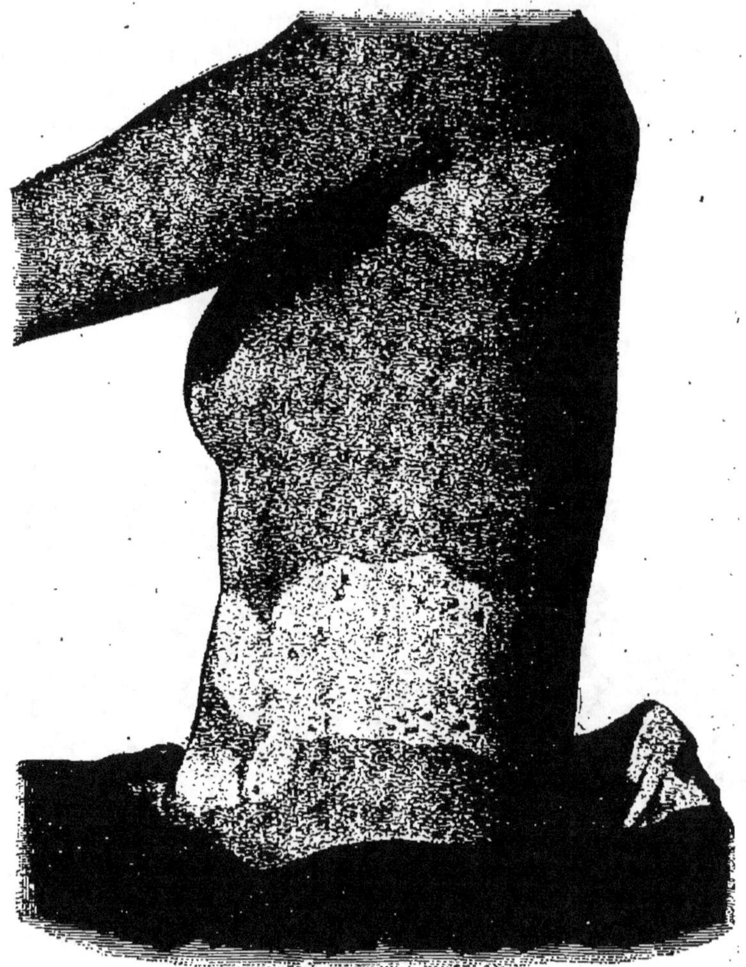

Fig. 197. — Vitiligo chez une femme de 32 ans nerveuse, mais sans
maladie.

Planche XX. — Blessure traumatique du nerf médian au-dessus
du poignet ayant provoqué les troubles trophiques représentés par
la figure dans le territoire du médian au pouce et à l'index sans
cause externe locale manifeste.

Planche XXI. — Escharre unilatérale chez une femme avec lésion
des racines médullaires inférieures du côté gauche (suite de carie
vertébrale). Il existe une paralysie motrice et sensitive du membre
inférieur gauche.

le diabète. Il consiste en un ulcère circonscrit de la peau qui souvent pénètre jusqu'à l'os, a très peu de tendance à guérir et est difficile à traiter. Son siège de prédilection est le talon du gros et du petit orteil (voy. planche XXII), mais il se montre aussi en d'autres points de la plante du pied.

Les *bulles de pemphigus* et l'*œdème localisé* sont rares en tant que troubles trophiques d'origine nerveuse.

Sous le nom d'*œdème aigu circonscrit de la peau* on désigne parfois un gonflement de la peau et du tissu cellulaire sous-cutané qui survient non comme une maladie propre, essentielle mais comme symptôme accessoire d'une névrose fonctionnelle ou comme expression d'une disposition névropathique. Cet œdème se montre à la peau mais peut aussi envahir les voies respiratoires et digestives et causer ainsi des troubles fonctionnels. Sa ressemblance avec l'urticaire est indéniable. Chez une malade atteinte de goître exophtalmique cet œdème circonscrit s'observait surtout aux places où la peau très sensible avait été irritée par les plis des draps de lit. Il s'associe à une tendance spéciale à l'érythème généralisé et se développe surtout au moment des excitations psychiques. Ce double facteur traumatisme et excitation psychique joue visiblement dans son développement un rôle important.

Au nombre des troubles trophiques de la peau on compte aussi les anomalies de pigmentation surtout le *vitiligo*, c'est-à-dire des places étendues de la peau dépourvues de pigment et distribuées sans ordre en taches éparpillées (voy. fig. 196). Les parties voisines des taches de vitiligo sont généralement très pigmentées. La localisation de prédilection est la sphère génitale, le cou et chez la femme le tronc au niveau du corset qui agit certainement sur son développement, enfin les extrémités. La disposition en ceinture peut donner l'impression qu'il s'agit d'un trouble trophique segmentaire (voy. fig. 197). Presque toujours on le rencontre chez des individus qui ont une maladie nerveuse ou sont des « nerveux ».

On appelle *canitie* la *dépigmentation circonscrite des cheveux* qui deviennent gris avant l'âge et souvent brusquement.

La canitie comme l'alopécie ou chute circonscrite des cheveux survient souvent chez les névropathes à la suite d'émotions, frayeur, chagrin, soucis (voy. fig. 198). Les *nævi pigmentaires* sont des pigmentations anormales qui n'appartiennent pas en propre aux troubles trophiques.

Aux *ongles* on observe des troubles trophiques sous forme d'arrêt de développement, exfoliation, fendillements, cassures, épaississements (onychogryphosis).

Des troubles trophiques des muqueuses le plus important est l'inflammation de la cornée qui succède aux lésions du trijumeau : kératite neuroparalytique. Elle peut aboutir à la disparition de la cornée et à la panophtalmie.

Les troubles trophiques du tissu sous-cutané s'associent à ceux de la peau et présentent en général les mêmes formes.

b) Les troubles trophiques les plus graves se manifestent au niveau des *os* et des *articulations*, on les nomme *ostéopathies* et *arthropathies*. Ils se trouvent particulièrement dans le tabès et la syringomyélie. L'expression la plus importante de l'ostéopathie, c'est-à-dire de la disparition trophique du tissu osseux, c'est la *fracture spontanée* au cours du tabès. Brusquement, à l'occasion d'un mouvement quelconque, même le moins

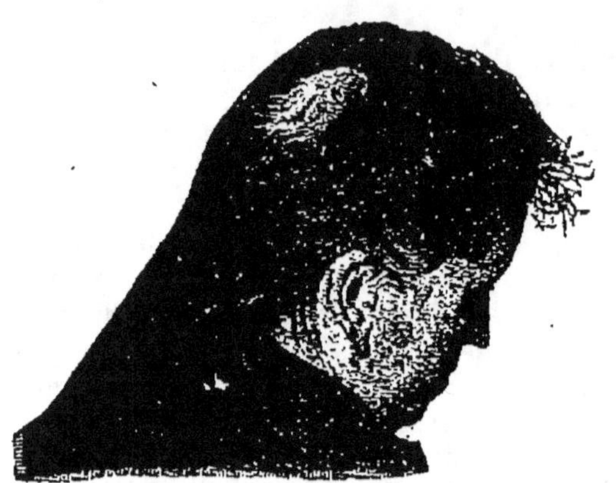
Fig. 198. — Canitie développée en quelques semaines avec troubles neurasthéniques.

étendu, survient une fracture de la cuisse, du tibia ou d'un autre os. Dans beaucoup de cas c'est en faisant un faux-pas, en mettant ses bottes que les fractures se produisent. Toujours elles se caractérisent par l'indolence complète ou du moins par une absence relative de la douleur habituelle. Dans une série de faits les fractures spontanées ont été la première manifestation des symptômes tabétiques, si bien que chaque fois qu'on est en présence d'une fracture spontanée il faut s'enquérir de tout symptôme se rapportant à une maladie spinale. On observe ces fractures anormales également aux membres supérieurs et aussi à la colonne vertébrale. Dans le tabès la chute des dents survenant sans douleur, sans cause, résulte probablement aussi d'un trouble trophique du rebord alvéolaire.

Les *arthropathies* des tabétiques et des syringomyéliques consistent souvent en épanchement articulaire séreux subaigu ou chronique. L'arthropathie est tout à fait ou presque tout à fait indolore, la peau peut à ce niveau être

---

Planche XXII. — Mal perforant du gros orteil (cicatrice) et du petit orteil (en activité) chez deux tabétiques différents.

Planche XXIII. — Arthropathie du genou dans le tabès.

légèrement rouge et œdémateuse. Il survient aussi des dé-
collements épiphysaires, des fragmentations des têtes osseuses, des corps étrangers articulaires et par suite des déformations extrèmement graves (voy. planches XXIII, XXIV
et fig. 199-200). Le processus se fait sans fièvre. La localisation la plus fréquente dans le tabès est au niveau de
l'articulation du genou, mais toutes les articulations sont

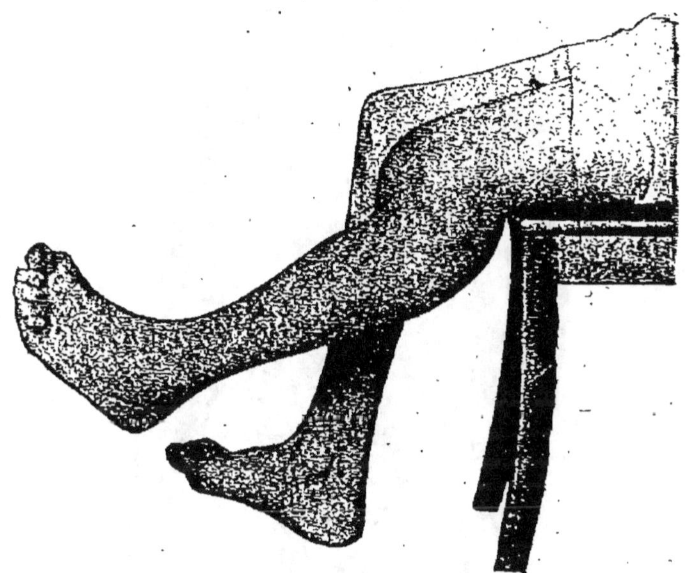

Fig. 199. — Arthropathie du genou gauche dans la syringomyélie.

également sujettes à l'arthropathie. Dans des cas avancés la
plupart des articulations, même les articulations vertébrales,
peuvent être atteintes si bien que les mouvements normaux
ne sont plus possibles. A l'épaule et à la hanche, il se
produit fréquemment des luxations ; dans l'articulation
du genou la déformation la plus habituelle est le genu
recurvatum. Les arthropathies des articulations du pied
produisent une déformation particulière d'aspect varié
(pied tabétique) (voy. fig. 201 et 202). Dans la syringomyélie
à cause de sa localisation cervicale prépondérante les membres supérieurs sont atteints de préférence.

Il existe aussi quoique rarement des arthropathies dans d'autres
maladies de la moelle du cerveau ou des nerfs périphériques, elles
ont un autre développement que les arthropathies ci-dessus décrites
et se rapprochent des arthrites vulgaires. Elles sont contrairement

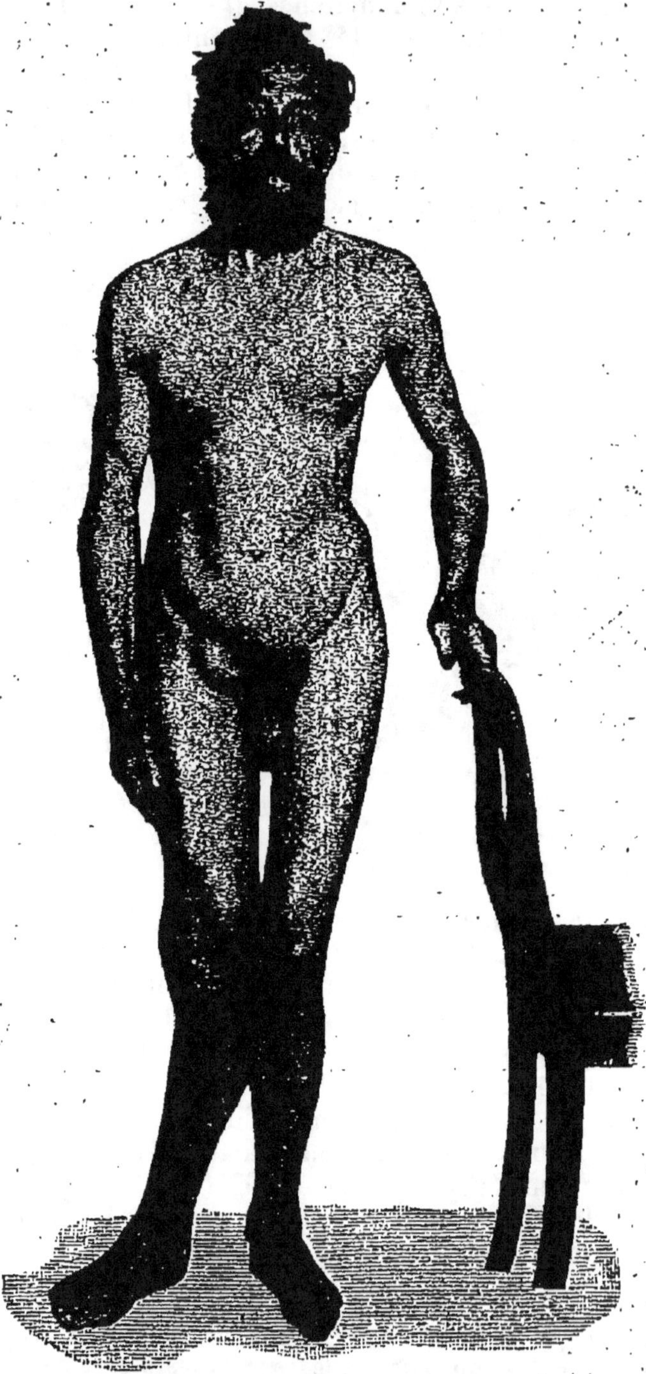

Fig. 200. — Arthropathie du genou droit dans le tabès: genu valgum recurvatum. Le malade fait de longues marches aidé d'un bâton. Hernie inguinale, phénomène accessoire et sans rapport avec l'affection.

aux autres accompagnées de douleurs, d'immobilisation de la jointure et aussi d'ankylose. Elles se distinguent d'autre part de la polyarthrite ordinaire par leur limitation aux membres paralysés.

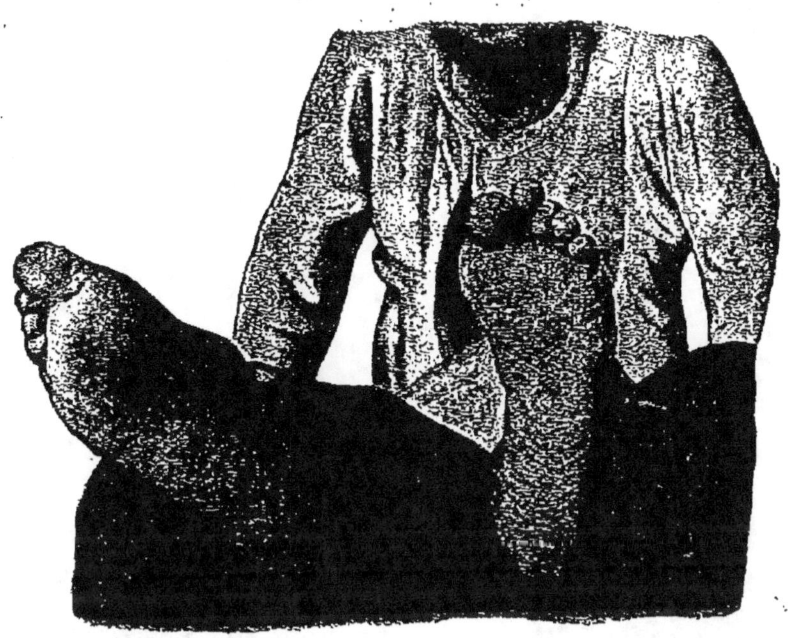

Fig. 201. — Arthropathie des articulations du pied « Pied tabétique »

Il y a dans l'hémiplégie un symptôme arthropathique de grande importance qui se comporte comme une *inflammation chronique de l'articulation de l'épaule*. Cette arthropathie se développe principalement par suite des tiraillements exercés sur les ligaments articulaires et par suite d'une action en quelque sorte traumatique produite par l'humérus du bras paralysé sur l'articulation, mais il faut peut-être aussi mettre en cause l'action des influences trophiques. Elle se caractérise par la douleur, la limitation des mouvements passifs, souvent des bruits de craquement et la tendance à l'ankylose.

Les troubles trophiques des *muscles* consistent en *atrophie* et *hypertrophie* ou *pseudohypertrophie*. Ils ont déjà été décrits au chapitre II, page 84 et suivantes.

Lorsque les troubles vasomoteurs ou trophiques sont au premier plan ou constituent à eux seuls le tableau morbide, il s'agit, avons-nous dit, d'*angio* ou de *trophonévrose*, leur description détaillée appartient au diagnostic spécial.

Ce sont la *gangrène symétrique* ou *maladie de Maurice Raynaud* (asphyxie locale). Elle est en effet une maladie purement autonome qui commence parfois par des douleurs ou des paresthésies et consiste en une cyanose accentuée des extrémités symétriques des membres souvent précédée d'un stade de pâleur et d'anémie. Dans les cas graves il se développe en outre de la gangrène. L'affec-

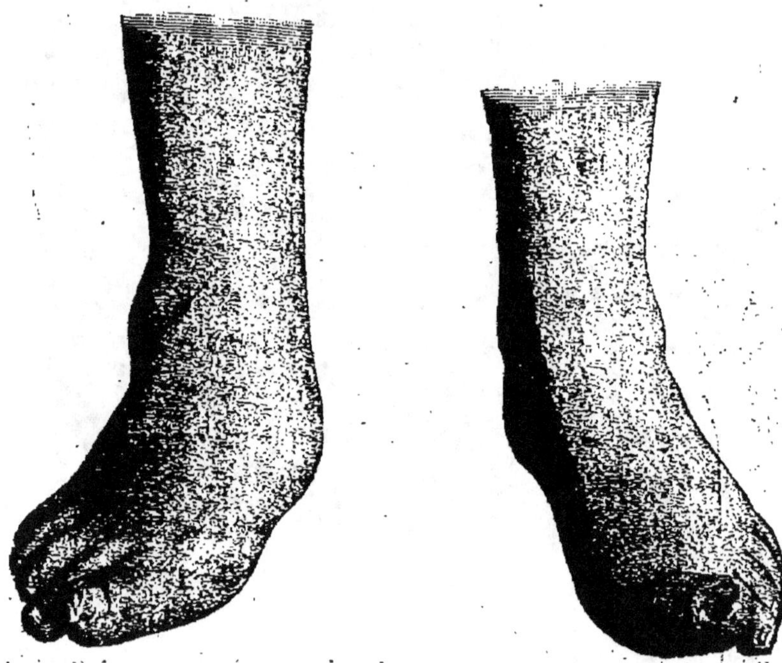

Fig. 202. — Pied tabétique à droite. A gauche déformation semblable mais au début.

tion se développe aussi au cours de la syringomyélie, du tabès, de l'hystérie et d'autres névroses. Il faut naturellement pour porter le diagnostic de maladie de Raynaud exclure le diabète et les affections des vaisseaux ou des reins (Pl. XXV).

L'érythromélalgie consiste en une rougeur vive et douloureuse des pieds et des mains qui survient par accès le plus souvent mais peut laisser des troubles douloureux et vasomoteurs perma-

Planche XXIV. — Arthropathie du coude tabétique : pièces préparées. Vue antérieure, vue postérieure. Il existe de nombreuses érosions, des fragments osseux séparés et néoformés.

Planche XXV. — Maladie de Raynaud : asphyxie locale de quelques orteils sans autre phénomène pathologique.

nents ; elle s'associe parfois avec la *sclérodermie* (voy. planche XXVI).
Cette dernière a une tendance à affecter les extrémités des membres
spécialement les doigts : *sclérodactylie* : alors la peau est fortement
épaissie, dure comme le cuir et sans élasticité, si bien qu'on ne
peut plus la plisser. Plus tard l'hypertrophie de la peau fait place à
l'atrophie, le tissu sous-cutané se raréfie ainsi que les os, les
ongles se déforment, les articulations se prennent également, etc.

Les limites de ces trois angiotrophonévroses (gangrène symétrique, sclérodactylie et érythromélalgie) sont souvent impossibles
à préciser car il y a entre elles tous les intermédiaires ; elles ont
aussi ce caractère général qu'elles sont autonomes ou symptomatiques, soit d'une maladie spinale soit d'une névrose.

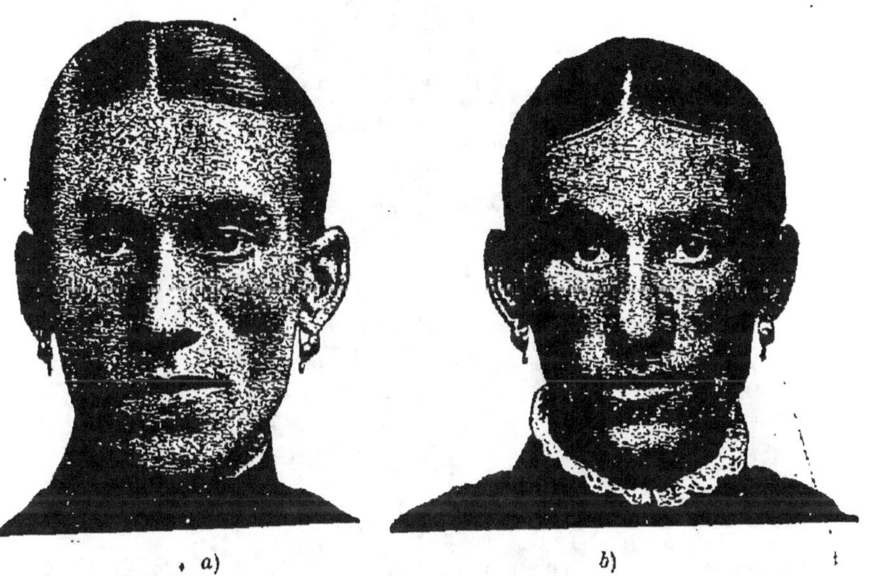

Fig. 203. — Hémiatrophie faciale progressive chez une femme d'environ 30 ans ; — a) stade précoce, l'atrophie est surtout marquée au
côté gauche. Différence des fentes palpébrales ; b) stade avancé, les
deux joues sont fortement atrophiées (clinique de Halle).

On peut en dire autant de l'*hémiatrophie faciale progressive*,
ou disparition progressive de tous les tissus d'une moitié de la face
cette affection se développe dans la jeunesse quelquefois avec des
douleurs névralgiformes, souvent associée à la périostite du maxillaire, plus souvent encore sans aucune cause appréciable. Les premiers stades sont souvent tout à fait localisés et assez insignifiants
pour passer habituellement inaperçus (voy. fig. 203).

Une forme extrêmement rare de troubles vaso-moteurs et trophiques c'est l'*hydropisie intermittente des articulations* caractérisée
par du gonflement périodique surtout de l'articulation du genou,
sans fièvre, sans aucun autre symptôme général. Il y a vraisem-

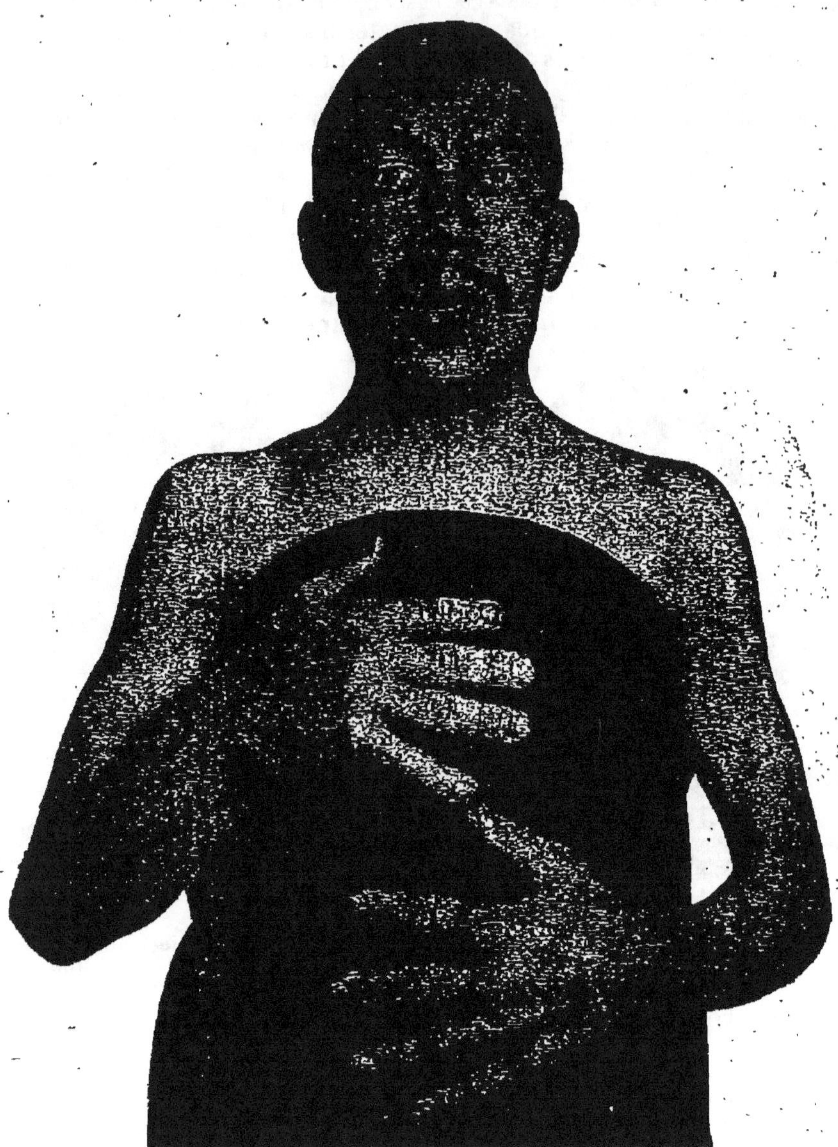

Fig. 204. — Acromégalie des mains et des parties inférieures de la face,
hypertrophie des maxillaires supérieur et inférieur, du nez, des
lèvres, d'où l'apparence relativement petite de la moitié supérieure
de la face, les yeux siègent très haut.

Planche XXVI. — Association d'érythromélalgie et de sclérodactylie chez une femme névropathe de 64 ans, durant depuis
15 ans, marche très lente.

blablement des rapports intimes entre cette affection et l'œdème cutané que nous avons décrit déjà (*hydrops hypostrophos*).

L'*acromégalie* enfin compte aussi parmi les troubles trophiques, c'est l'*hypertrophie* de toutes les parties saillantes du corps (voy. fig. 204). Dans une série de cas elle est associée à une tumeur de l'hypophyse si bien qu'avec l'acromégalie on doit rechercher toujours les symptômes cérébraux du côté de la base du crâne surtout

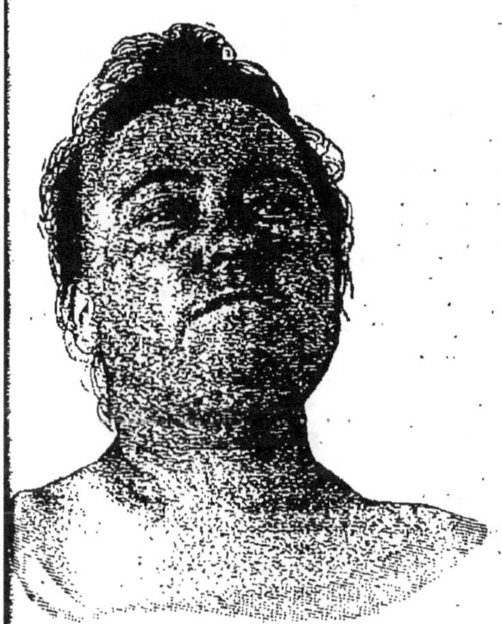

Fig. 205. — Myxœdème chez une femme de 38 ans avec goitre. Dépression psychique, apathie et état de confusion mentale.

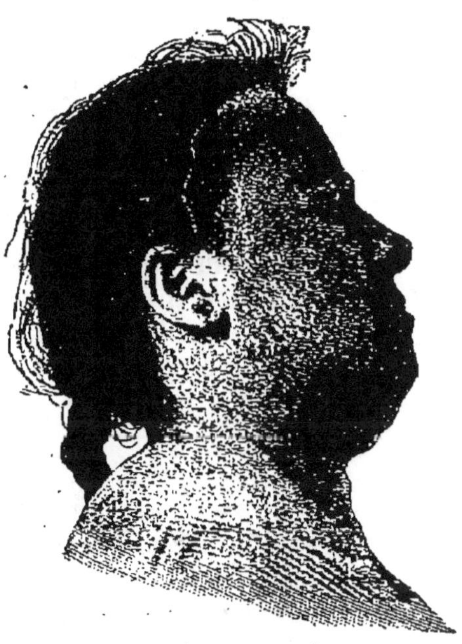

Fig. 206. — Même malade vue de profil.

les symptômes oculaires (hémianopsie bitemporale). Les rapports de dépendance des deux affections ne sont pas encore éclaircis. Il en est de même du *myxœdème* qui, dans les maladies du corps thyroïde, se caractérise par l'hypertrophie du tissu cellulaire et graisseux sous-cutané, et la tendance à l'imbécillité intellectuelle et à la faiblesse physique (*Cachexie strumiprive*) (voy. fig. 205 et 206).

3. LES TROUBLES SÉCRÉTOIRES

Nous n'avons guère à nous occuper ici que des troubles sudoraux. On distingue l'*anhydrosis* ou le manque de sécrétion sudorale et l'*hyperhydrosis* ou l'exagération de cette sécrétion. Tous deux peuvent survenir dans toutes les variétés de maladies nerveuses qu'elles soient localisées au cerveau, à la moelle ou aux nerfs périphériques.

On trouve souvent l'hyperhydrosis localisée à une moitié du corps: hémihyperhydrose, chez les personnes nerveuses, les névropathes, au cours des névroses fonctionnelles, comme la migraine, l'hystérie, la maladie de Basedow aussi bien que dans les affections en foyer du cerveau et du bulbe, dans la sclérose en plaques, les lésions de la moelle cervicale, la syringomyélie et aussi mais plus rarement dans le tabès. On observe parfois sous une forme familiale la sudation d'une moitié de la face. Dans la neurasthénie, la polynévrite, beaucoup d'affections spinales et de névroses fonctionnelles, ce sont les extrémités des membres, les mains et les pieds, qui ont tendance à se couvrir de sueurs (*acrohyperhydrose*).

Dans la paralysie bulbaire, la paralysie agitante et la paralysie faciale grave on remarque souvent une sécrétion salivaire intense, mais c'est moins un trouble sécrétoire qu'un trouble moteur, le malade n'est pas en état de retenir sa salive en fermant la bouche.

4. TROUBLES VISCÉRAUX

Ils peuvent être observés en grand nombre et en grande variété dans les maladies du système nerveux, naturellement les affections matérielles des organes internes ne rentrent pas dans le cadre de ce chapitre. Rappelons seulement les principaux :

a) *Troubles de la respiration.* — Ils sont observés surtout dans les maladies du bulbe et dans les différentes formes de polynévrite par la participation des centres respiratoires ou des nerfs pneumogastriques et phréniques. Le plus souvent il s'agit de dyspnée par mauvais fonctionnement des muscles respirateurs.

Dans la paralysie bulbaire, la syringomyélie et les autres maladies de la moelle cervicale il se développe souvent une paralysie du récurrent comme signe de l'atteinte du pneumogastrique.

On connaît les troubles laryngés du tabès ou crises laryngées : la toux, les accès d'étranglement comparables à ceux de la coqueluche, sans signes objectifs.

Dans les névroses fonctionnelles, surtout dans l'hystérie, nous trouvons toutes les variétés possibles de troubles respiratoires, dyspnée intense, toux, hémoptysie. L'asthme est vraisemblablement dans la plupart des cas une névrose purement fonctionnelle.

Le spasme des muscles respiratoires survient au cours du tétanos et le spasme de la glotte surtout dans la tétanie.

b) *Troubles de l'appareil circulatoire.* — Mentionnons les *palpi-*

tations dans les névroses, neurasthénie, maladie de Basedow, etc. ; *l'excitabilité exagérée du cœur* (rapidité du pouls et palpitations) par suite d'excitation psychique ou physique, *l'angoisse précordiale*, dans les mêmes maladies ; *l'angine de poitrine*, avec ses sensations de manque d'air, sa peur de mourir et ses douleurs dans la région du cœur qui s'irradient dans le bras gauche souvent mais aussi dans d'autres parties du corps ; nous trouvons la *tachycardie* dans la maladie de Basedow, la paralysie du pneumogastrique, les affections du bulbe, la *bradycardie* dans les maladies qui diminuent la capacité de la boîte crânienne, et compriment le cerveau : tumeurs cérébrales, abcès cérébral, méningite, etc.

c) *Troubles digestifs.* — Le plus important est le *vomissement* : dans les maladies du cerveau et du bulbe, il n'est pas en rapport avec l'ingestion des aliments, tandis que dans l'hystérie il succède en général immédiatement au repas ; le vomissement est dans la migraine un signe diagnostic important pour la différencier des autres douleurs de tête. Les *crises gastriques* et *intestinales* du tabès, la tendance à la *diarrhée profuse* de la maladie de Basedow sont connues. Nous trouvons une longue série de troubles gastro-intestinaux chez les neurasthéniques et les personnes simplement nerveuses sous forme de dyspepsie, anorexie, boulimie, atonie, contraction péristaltique de l'estomac, hyperacidité du suc gastrique. Ces phénomènes appartiennent aux *gastronévroses*, ils sont l'objet de descriptions détaillées dans les livres spéciaux.

d) *Appareil urinaire.* — Mettant à part les *troubles d'ordre moteur* (incontinence et rétention, voy. p. 83), il nous faut signaler la *glycosurie*, la *polyurie* fréquentes dans les névroses et les maladies organiques. Elles sont consécutives surtout aux *affections bulbaires.* On observe des *crises rénales* et *vésicales* dans le tabès.

e) *Sphère sexuelle.* — Si dans les affections de la moelle il y a souvent disparition des fonctions sexuelles, il y a aussi des faiblesses purement fonctionnelles comme l'impuissance psychique, la faiblesse irritable génitale (neurasthénie sexuelle), le priapisme, le vaginisme, etc.

SIGNES DE DÉGÉNÉRESCENCE

Le tempérament névropathique d'un sujet se caractérise souvent aux yeux du médecin par les antécédents, l'inspection superficielle fournit en outre certains signes extérieurs qu'on nomme *stigmates de dégénérescence*. Nous allons rapidement passer en revue les principaux :

1. *Asymétrie du crâne et de la face* par comparaison des deux côtés.

2. *Dimension et forme anormales du crâne* dans sa

totalité : macrocéphalie (fig. 207), microcéphalie, dolicocéphalie (voy. fig. 208), klinocéphalie, dépression trans-

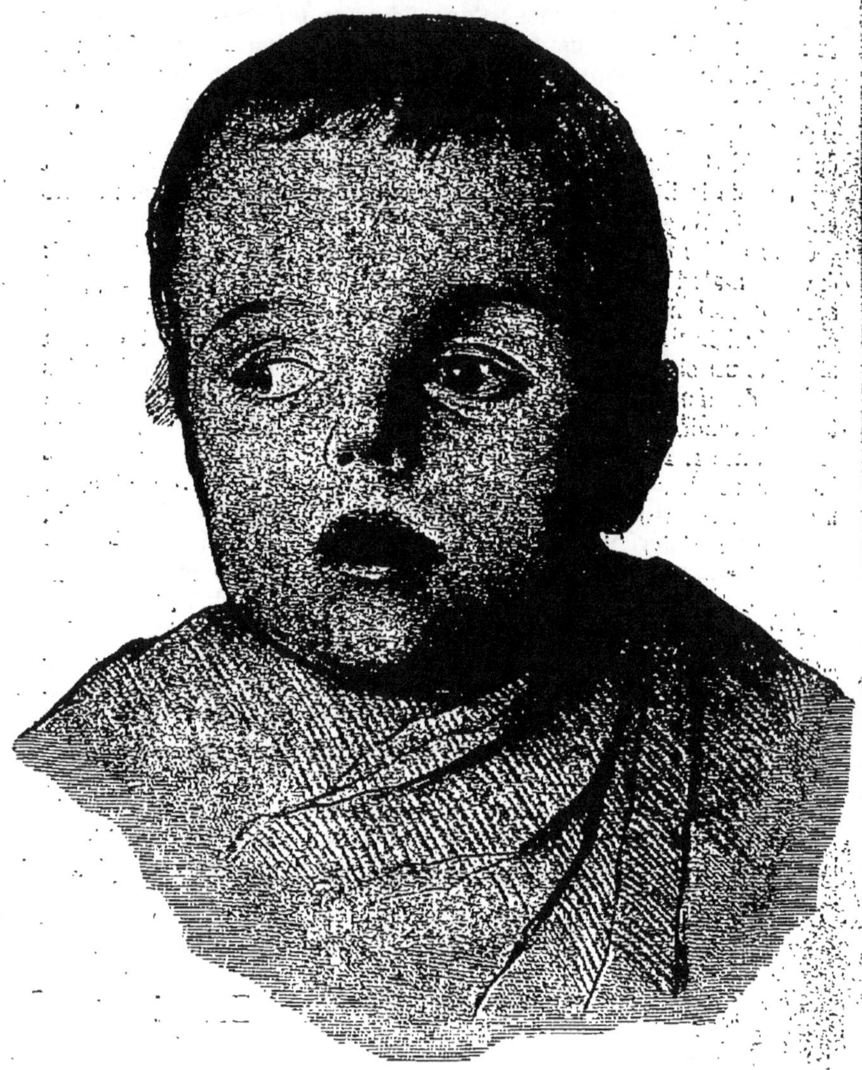

Fig. 207. — Tête extraordinairement grosse d'un enfant de 4 ans, suite
d'hydrocéphalie chronique. Il y a du strabisme divergent. Idiotie et
accès épileptiques.

versale du crâne par suite de synostose prématurée du frontal
et du temporal, etc.

3. *Conformation anormale de la face* : front bas,
fuyant (voy. fig. 210), développement exagéré atavique de

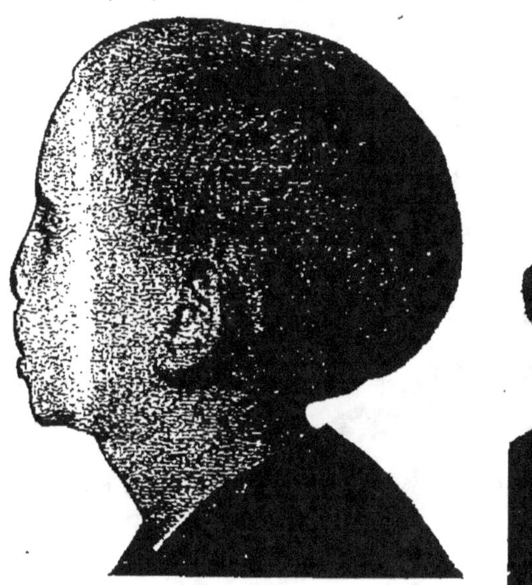

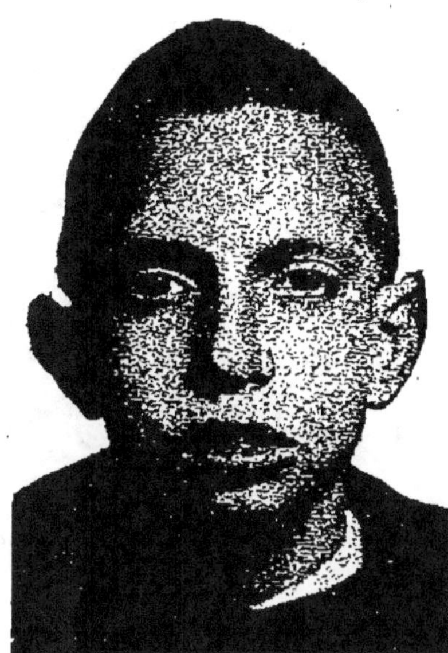

Fig. 208. — Dolicocéphalie, enfant de 10 ans atteint de neurasthénie
constitutionnelle, tête étroite et longue. Oreilles écartées. Voûte palatine creuse, dents mal implantées.

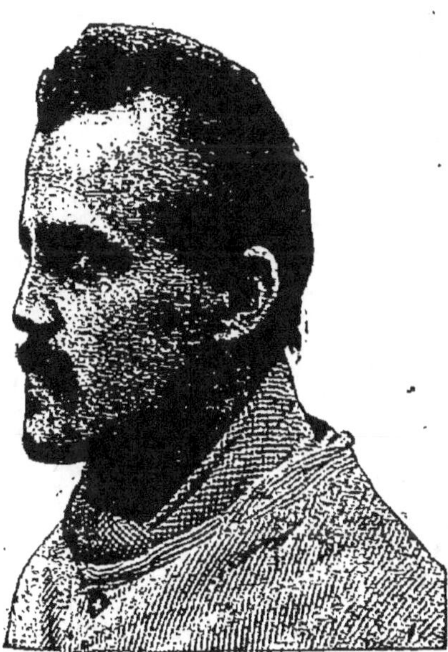

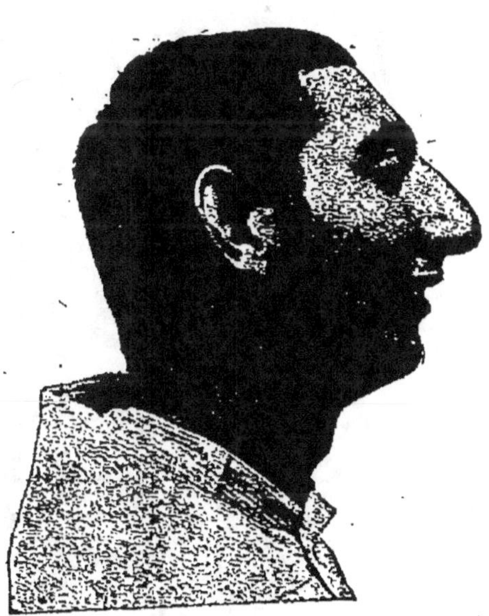

Fig. 209. — Crâne d'un malade mental.
Développement exagéré du maxillaire
inférieur et menton saillant.

Fig. 210. — Microcéphalie chez un imbécile. Crâne très petit en comparaison
avec la face ; front fuyant, retrait du
menton.

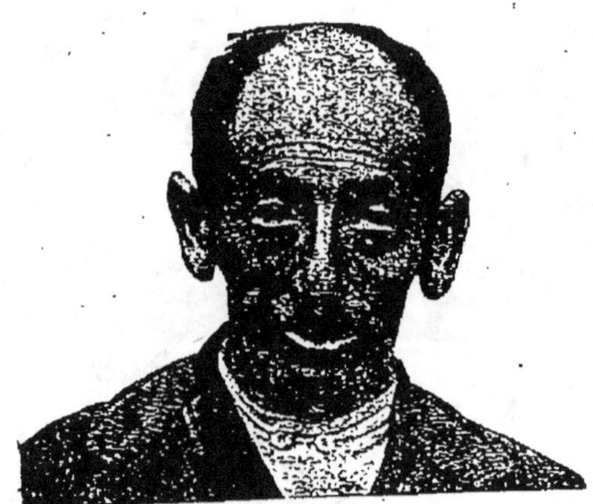

Fig. 211. — Oreilles en anses.

la moitié inférieure de la face spécialement de la mâchoire (*prognathisme*) (v. fig. 209), retrait du menton, effondrement de la racine du nez (fig. 210).

4. *Malformation des oreilles* : pavillon mal conformé en général ; développement excessif de certaines parties du pavillon par exemple du tubercule de Dar-

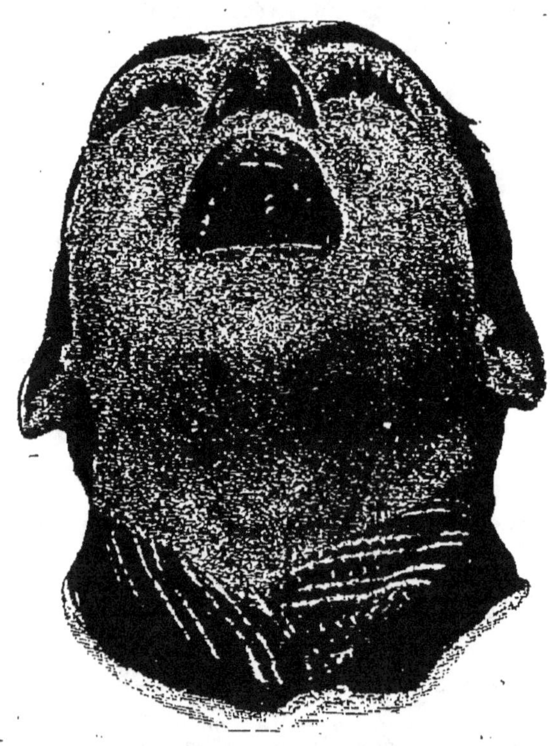

Fig. 212. — Molaire implantée dans le fond de la voûte palatine chez un enfant imbécile.

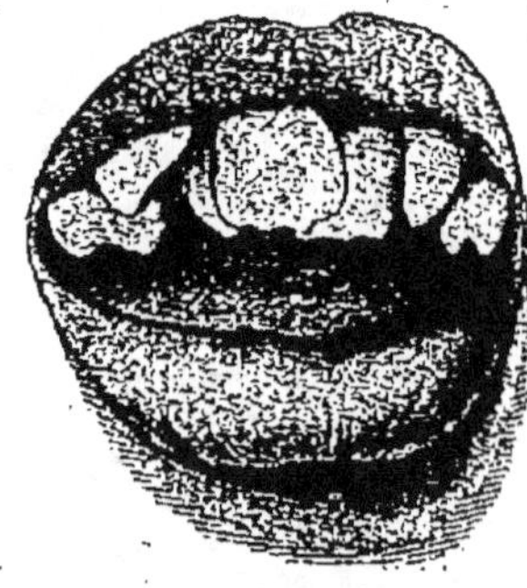

Fig. 213. — Implantation vicieuse des dents au maxillaire supérieur chez un idiot. On voit trois incisives ; celle du milieu comme la canine droite est anormale et implantée sur la face antérieure du rebord alvéolaire.

win, de l'anthelix ; écartement des oreilles allant jusqu'à l'oreille en anse (voy. fig. 211) ; manque de l'anthelix, du lobule de l'oreille.

5. *Malformation des yeux* : strabisme, myopie congénitale, albinisme, rétinite pigmentaire, coloboma.

6. *Malformation de la bouche et des dents* : palais élevé, creux et étroit (ogival), bec de lièvre, gueule de loup ; implantation anormale des dents (voy. fig. 212 et 213)

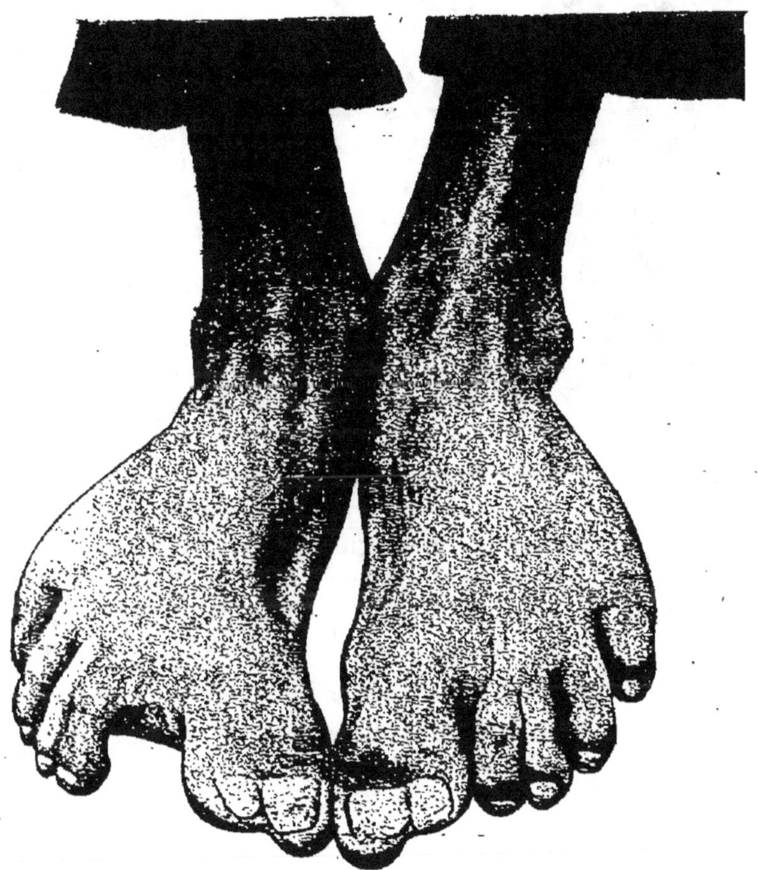

Fig. 214. — Poly et syndactylie des orteils chez un mental (catatonie (Weygandt).

aplasie de quelques dents par exemple d'une incisive, etc.

7. *Au tronc et aux membres* : le contraste de l'habitus extérieur avec l'âge et le sexe (habitus infantile chez un adulte, habitus féminin chez un homme), gigantisme et

nanisme, déformations congénitales de la colonne vertébrale, des pieds et des mains telles que scoliose, pied plat, pied-bot, poly ou syndactilie (voy. fig. 214 et 215), rétraction de certains doigts, surtout du petit doigt (voy. fig. 216).

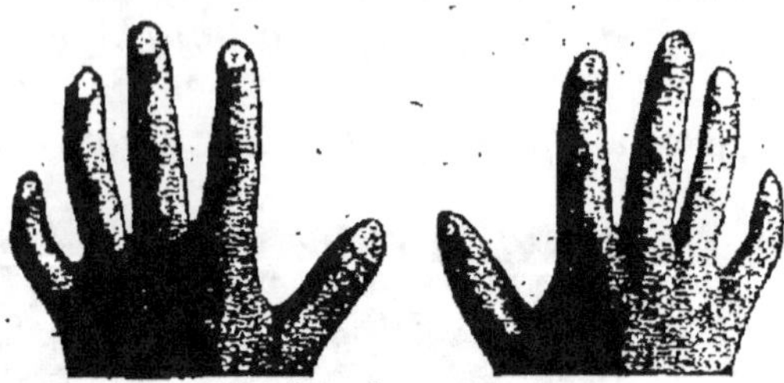

Fig. 216. — Déviation latérale des dernières phalanges des deux petits doigts (Schulthess Lüning).

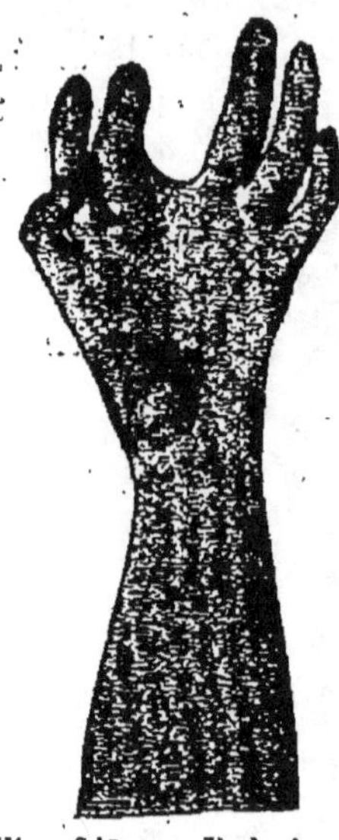

Fig. 215. — Polydactylie chez un dégénéré.

8. *A la peau :* pigmentation anormale, nœvi, développement excessif du système pileux, mamelons supplémentaires (polymastie), etc

9. *Aux parties génitales :* cryptorchidie, phimosis, hypospadias et autres malformations.

Remarquons que chacun de ces signes en particulier n'a pas une grosse valeur, mais plusieurs stigmates de dégénérescence chez le même individu permettent de conclure à un état pathologique.

DEUXIÈME PARTIE

THÉRAPEUTIQUE GÉNÉRALE
DES MALADIES NERVEUSES

INTRODUCTION

S'il est vrai que le devoir du médecin consiste moins à guérir les maladies qu'à traiter les malades, il faut considérer comme un principe important celui d'après lequel l'activité du médecin, loin de cesser devant l'incurabilité reconnue d'un cas, s'exerce au contraire judicieusement et sans hésitation. Pour aucune partie de la médecine ce précepte n'est plus vrai que pour les maladies nerveuses, parce qu'une grande partie de ces maladies est incurable en ce sens que le processus anatomique sous-jacent ne peut pas rétrocéder. Mais il serait aussi injuste de dire qu'une phtisie pulmonaire ou une maladie de cœur est incurable parce que l'organe malade ne redeviendra jamais tout à fait apte à sa fonction, qu'il serait irrationnel de refuser à un malade nerveux les moyens et les secours par lesquels, s'il n'est pas complètement rétabli, il se garde cependant d'une aggravation de son état, il s'améliore jusqu'à un certain point et devient capable de travailler.

De telles réflexions paraissent peut-être superflues. Mais elles ne le sont pas en regard de l'expérience faite que beaucoup de médecins opposent un nihilisme absolument mal fondé au traitement des maladies nerveuses qui, non seulement, est pour eux un devoir ingrat, mais encore leur apparaît comme immanquablement dénué de tout résultat. Ils jettent les armes dès qu'il s'agit d'une maladie organique du système nerveux central. Beaucoup vont même jusqu'à enlever au malade toute espérance en lui dévoilant la prétendue impuissance de la thérapeutique et la perspective d'un résultat absolument nul.

Cette conduite est tout à fait mal fondée, elle est dommageable au malade, au médecin et aux professions connexes. De cette façon les malades tombent entre les mains des charlatans qui, dans beaucoup de cas, augmentent le mal, méconnaissent ce qui est encore curable et négligent la plupart du temps d'atteindre par une méthode simple ou par une suggestion consciente ou inconsciente un résultat que le médecin par son scepticisme a laissé échapper.

Le traitement des maladies nerveuses réclame donc avant toutes choses l'intelligence du devoir essentiel de la profession médicale tel qu'il résulte de notre première phrase. L'idée que seule la partie de l'activité médicale qui repose sur l'acte opératoire et atteint les parties organiques peut satisfaire le médecin et est digne de ses soins, laisse méconnaître pleinement le véritable devoir de notre profession. Nous avons dit déjà que le traitement des malades nerveux réclame une grande part d'action psychique, d'intelligence psychologique des individus et de persévérance intellectuelle.

Réservons d'abord une grande importance à la prophylaxie.

PROPHYLAXIE DES MALADIES NERVEUSES

La prophylaxie des maladies nerveuses se confond essentiellement avec la prophylaxie des maladies mentales dont il est parlé dans l'ouvrage de *Weygandt*. Rappelons seulement ici les points essentiels :

Nulle part il n'y a tant à faire théoriquement pour la prophylaxie et nulle part on ne fait moins dans la pratique.

D'un côté l'application des préceptes prophylactiques échoue devant notre organisation sociale journalière, d'un autre côté le manque de direction surtout empêche leurs résultats d'être suffisants. Le public extra-médical reste presque absolument inintelligent du danger qui menace son système nerveux. La prodigieuse extension des deux principaux facteurs des maladies nerveuses, *l'alcoolisme* et les *maladies génitales* le démontre amplement. Dans les classes élevées, l'hygiène du système nerveux et du système mental reste en dehors de l'attention à cause des excitations continuelles que l'ambition, la passion du profit et de la jouissance apportent avec elles, dans les classes laborieuses toutes les misères qui résultent de la lutte pour l'existence entrainent avec elles la conduite la plus antihygiénique pour le corps et l'esprit.

On peut compter au nombre des devoirs prophylactiques du

médecin, la diffusion dans le peuple par des conférences publiques et par l'influence privée de la connaissance des affections nerveuses. L'opiniâtreté de l'alcoolisme par exemple malgré tout ce qu'on lui oppose prouve que jusqu'à présent il n'est pas assez connu et bien connu. De l'état on doit réclamer avec Krafft-Ebing pour s'opposer au danger social de la folie : la lutte contre l'ivresse, l'exemption d'impôts sur les objets nécessaires à l'existence, l'hygiène des habitations, des fabriques, des écoles et de l'enseignement scolaire, la limitation du temps de travail en fabrique, la réglementation des salaires entre travailleurs et employeurs et l'introduction dans les plans d'études scolaires de l'hygiène populaire.

Les causes les plus fréquentes et les plus importantes des maladies nerveuses sont la *disposition névropathique*, *l'alcool*, la *syphilis* et le *traumatisme*.

Que faut-il entendre par *disposition nerveuse?* Cela est difficile à définir. Disons d'une façon absolument générale et sans discussion théorique ni conjectures hypothétiques qu'il s'agit d'un état anormal du système nerveux qui consiste en un fonctionnement défectueux, en une résistance amoindrie aux influences nocives intérieures et extérieures ; nous devons donc bien savoir que l'essence de la disposition névropathique n'est pas une, qu'elle peut se présenter sous des formes variées ; tantôt névroses fonctionnelles, tantôt graves maladies organiques du système nerveux, tantôt troubles mentaux variés. Cette disposition névropathique peut être acquise ou congénitale, dans le premier cas, la cause principale réside dans des modifications des humeurs nourrissantes du tissu nerveux, dans la crase sanguine au sens le plus large du mot. Extérieurement la disposition névropathique se traduit par des fluctuations fonctionnelles, c'est-à-dire en réalité par l'augmentation ou la diminution de l'excitabilité du système nerveux.

La *disposition névropathique* congénitale ne peut trouver de mesures prophylactiques que dans la réponse à cette question :

[Les malades nerveux doivent-ils se marier?

La réponse n'est absolument négative que dans les cas où il s'agit d'une maladie nerveuse grave qui porte avec elle une grande transmissibilité et une tendance des rejetons à la dégénérescence complète. Par exemple les formes graves d'épilepsie, la chorée chronique héréditaire, maintes formes d'atrophie musculaire progressive, la myopathie, la maladie de Thomsen et l'ataxie héréditaire de Friedreich.

Dans les affections légères du système nerveux il faut prendre chaque cas en particulier et décider si l'association du malade nerveux avec un élément sain ne permet pas d'espérer une descendance saine. L'expérience apprend que par de tels croisements souvent l'élément névropathique d'une famille est éliminé et qu'on a des descendants sains ; d'autres fois, il n'y a qu'une génération de sautée et la génération suivante avec ou sans cause nouvelle redevient malade. Dans de tels cas légers il ne faut pas seulement envisager le bien des descendants mais aussi celui des parents. Avant tout il faut empêcher le mariage avec un malade mental non guéri ou avec ceux qui souffrent de troubles mentaux périodiques, ou avec les dégénérés graves : cela s'entend aussi du mariage entre parents qui conduit presque toujours à une descendance névropathique ou psychopathique.

La prophylaxie contre les *dispositions acquises* consiste d'abord à lutter contre toutes les tares dont l'individu peut être atteint depuis sa naissance. Une grande partie de la prophylaxie est entre les mains des parents surtout de la mère, du gouverneur et du maître. Elle est aussi dans la *diététique* et la *pédagogie*.

Mettons en lumière quelques points : l'*intoxication inconsciente* du système nerveux de l'enfant est encore extrêmement répandue, c'est l'usage du café, du thé, de la bière, du vin et même de l'alcool. Contre cela le médecin doit toujours recommencer la lutte. Sur les relations étroites de l'*éducation* et des *maladies nerveuses*, les médecins et les pédagogues les plus réputés ont déjà souvent insisté. L'éducation déraisonnable est la source principale de la disposition névropathique. Tant que le médecin a de l'influence dans la famille et sur l'éducation des enfants qu'il s'efforce de leur éviter ce qui peut efféminer leur esprit et leur corps, qu'il leur fasse apprendre dans la jeunesse le renoncement et la modestie, la discipline de soi-même.

Les assouplissements corporels, exercices du corps alternant avec les jeux en liberté, avec le sport sans surmenage, les excursions, etc. conduisent au développement d'un sentiment sain de soi-même, à l'agilité et à la vigueur physiques, au développement et à la résistance contre les influences dommageables au système nerveux.

En ces derniers temps et avec raison les questions hygiéniques touchant l'école et l'instruction scolaire, le surmenage mental, la qualité de l'enseignement, la station assise trop longtemps prolongée dans des classes encombrées, la considération des individualités chez les écoliers, etc. ont été l'objet d'une attention particulière qui, déjà existante en quelques endroits, doit être très étendue et érigée en système d'*enseignement*. Seul le médecin peut trouver le juste milieu entre les parents et les maîtres qui poussent à l'excès aussi bien du côté de la surcharge que du côté de la décharge. On connaît les dangers des pensionnats pour ce qui touche à l'onanisme et à la perversité sexuelle.

Plus tard l'influence prophylactique du médecin est beaucoup plus difficile parce que le sujet, par suite du développement de sa personnalité, échappe de plus en plus à l'influence des personnes étrangères. Cependant on peut encore faire beaucoup par exemple pour mettre en garde les hommes en les instruisant des méfaits de la syphilis et de l'alcoolisme, pour détourner les jeunes filles et

leurs parents d'un mariage trop précoce. Le choix de la profession
devrait être subordonné à l'état corporel ou mental des individus.
Beaucoup de névropathes le sont devenus parce qu'ils ont pris une
mauvaise profession.

Plus tard encore l'importance prophylactique appartient à ces
facteurs qui constituent ce qu'on appelle la *règle de conduite*:
régularité des repas, du travail, du repos, du sommeil (minimum
de 7 heures dans une chambre fraîche). Les repas doivent comporter
un choix et un assemblage d'albumine, d'hydrocarbone et de graisse.
Dans les professions qui exigent le fonctionnement des muscles,
le repos du corps ou un changement dans la forme des mouvements sont nécessaires dans les intervalles du travail ; dans les
professions sédentaires ou intellectuelles c'est au contraire le mouvement au grand air, la gymnastique qui sont à seconder. Le
repos intellectuel et corporel par un congé de plusieurs semaines
chaque année, les voyages, les excursions à pied, les ascensions,
le séjour au bord de la mer sont des facteurs prophylactiques importants. La négligence de ces principes dans la règle de conduite
crée toujours une disposition névropathique.

Eviter les *traumatismes* n'est pas le fait du médecin, cependant
il peut recommander les précautions au sujet et à son entourage et
veiller à ce qu'on n'abandonne pas les soins vulgaires de sécurité.
Là le médecin est journellement en mesure de détourner les individus qui n'ont pas un système nerveux particulièrement solide, des
professions dangereuses à ce point de vue : postes, chemins de fer,
téléphone, tramways, mines et fabriques.

La *conduite du médecin envers le malade* n'est pas indifférente
au point de vue prophylactique *lorsqu'il s'agit d'accident*. Même
les plus graves accidents peuvent se guérir, l'expérience en a été
faite cent fois, sans la moindre trace de troubles nerveux. Mais
depuis les lois contre les accidents, les cas de troubles fonctionnels
nerveux se sont accrus d'une façon démesurée même après les
plus légères blessures. Qu'il y ait ici un facteur psychique cela est
de toute évidence. Si donc le médecin cherche à maintenir le blessé
aussitôt après un accident sur le droit chemin en l'influençant
psychiquement, d'une manière favorable, lui faisant prévoir un
rétablissement complet, l'assurant jusque-là d'une rente suffisante,
il peut éviter beaucoup de cas attristants dans lesquels un ouvrier
dans la force de l'âge reste pour une cause insignifiante incapable
de travailler le reste de sa vie, aux prises avec des troubles purement fonctionnels, l'existence réduite à la lutte pour la rente.

Ce ne sont pas seulement les accidents mais aussi des maladies
qui peuvent bouleverser certains sujets et ceux-ci doivent être également influencés prophylactivement contre la maladie nerveuse
subséquente.

Pour ce qui est de l'endiguement de l'usage et de l'abus des boissons alcooliques et du tabac, des règles prophylactiques contre
l'intoxication par les métaux, plomb, arsenic, mercure, sulfure de

carbone (caoutchouc) et les autres toxiques, il n'y a pas besoin d'insister, car cela appartient aux règles générales de l'hygiène.

Les principaux facteurs thérapeutiques.

La plupart des principaux facteurs de la thérapeutique neurologique ne se distinguent pas de ceux qui sont employés dans les autres affections si nous mettons à part les méthodes psychique et électrique. La différence essentielle est dans la façon de les appliquer.

1. HYDROTHÉRAPIE

Parmi les méthodes qui ont un fondement scientifique, l'hydrothérapie est une de celles qui exercent la plus grande influence sur le système nerveux. L'application hydrothérapique agit sur le système nerveux comme un excitant grâce à un certain nombre d'actions physiologiques déterminées. Cette action excitante varie suivant la *température de l'eau*, suivant la *durée de l'application*, suivant la *place du corps* et l'*étendue* plus ou moins considérable de *cette place* qui y est soumise, suivant la *force de la pression* et aussi suivant le degré de l'*excitabilité individuelle*.

Voici les principaux points de la manière d'agir de l'excitation hydropathique d'après von Hösslin :

Plus l'eau sera perçue chaude ou froide plus forte sera son action excitante.

La durée de l'excitation thermique augmente l'effet initial. Si donc l'effet initial est très grand — température haute ou basse — il faut dans la pratique faire une application plus courte qu'avec une température faiblement excitante.

L'action sur les différentes parties du corps est différente, plus marquée par exemple sur la poitrine que sur le dos, sur la face que sur les mains.

Une excitation cutanée thermique augmente avec l'étendue de l'application. On a ainsi en main le pouvoir de diminuer une action trop forte ou d'augmenter une action trop faible.

La force mécanique du jet augmente l'excitation, les douches agissent donc plus énergiquement que les bains à égale température.

Les individus sensibles et les places ultra-sensibles du corps reçoivent pour une même température une excitation plus forte que les moins sensibles.

Une excitation faible et moyenne augmente l'excitabilité, l'innervation : des excitations trop intensives et trop longues diminuent l'excitabilité et ont une action dépressive, épuisante.

Les applications chaudes diminuent la force musculaire, les froides la relèvent.

Une autre action très importante aussi pour nous est l'action sur les vaisseaux sanguins : l'eau froide cause d'abord un rétrécissement des vaisseaux cutanés et une augmentation de la pression sanguine, puis une dilatation de ces vaisseaux et l'hyperhémie, l'eau chaude produit une dilatation des vaisseaux cutanés et une diminution de la pression sanguine.

Il s'ensuit des règles d'après lesquelles on peut diriger la masse sanguine d'une région déterminée vers une autre région.

Veut-on obtenir une *augmentation de l'excitabilité nerveuse*, par exemple dans les états de fatigue, dans la somnolence, l'apathie corporelle et psychique, dans les névroses fonctionnelles, surtout dans la neurasthénie, comme dans les paralysies, les faiblesses motrices suite de maladies nerveuses organiques, le collapsus, la perte de connaissance, alors il faut surtout se servir d'*excitations froides* de courte durée et appliquées sur tout le corps ; *flagellations froides, frictions froides, douches froides, demi-bains* avec *affusions*. Les *bains de natation* agissent également favorablement. A la place de la faiblesse générale il survient alors une innervation vive, un sentiment de force, une disparition du relâchement psychique, une augmentation du bien-être général et de la conscience.

Chez les individus très excitables et chez les anémiques on usera des formes mitigées, par exemple de douches chaudes.

Des applications courtes et énergiques chaudes ou froides, ou l'alternance du chaud et du froid (douches écossaises) ont une action favorable sur les troubles névralgiques et rhumatoïdes.

Au contraire on obtient une *diminution de l'excitabilité* par des applications chaudes de longue durée qui ont pour effet un changement dans la circulation des organes centraux.

On connaît l'action antiphlogistique des applications froides continues, vessie de glace, appareil à refroidissement, enveloppements froids.

Dans tous les états maladifs du système nerveux on peut agir par des dérivations en détournant au moyen de pratiques hydrothérapiques la masse du sang dans les deux grands réservoirs sanguins, le revêtement cutané et les organes abdominaux. A cela servent les *applications courtes et froides*, frictions froides, demi-bains froids avec affusion, bains de siège, compresses humides sur l'abdomen, avant tout l'enveloppement humide qui exerce une puissante action sur la circulation du cerveau.

Une autre méthode de dérivation consiste dans les *applications chaudes*. Les bains chauds et très chauds, les bains de vapeur, les bains romains, les bains de sable, les étuves sèches provoquent une hyperhémie de la peau beaucoup plus forte et beaucoup plus durable que les applications froides. On choisit l'une ou l'autre méthode suivant qu'on cherche à calmer (chaude) ou à exciter (froid) le système nerveux. Les indications les plus importantes sont les suivantes : congestions inflammatoires chroniques et troubles vasomoteurs du cerveau et de la moelle, congestions, maux de tête, vertiges, malaises, état d'excitation nerveuse, hyperesthésie, etc.

Les bains chauds de 32 à 35° centigr. de 15 à 20 minutes de durée sont *calmants* dans toutes les formes d'excitation, dans les états d'excitation psychique, dans l'hyperesthésie, dans les douleurs centrales ou périphériques et surtout dans les névralgies et les affections rhumatismales. Il est indiqué de se mettre au lit directement après le bain tiède, en se couvrant peu, sans provoquer la sudation et en évitant le refroidissement. Ces bains tièdes ne doivent pas autant que possible être employés dans les affections spinales dégénératives, mais ils sont d'un très bon effet si on les additionne d'acide carbonique et de sel.

Le facteur de l'amélioration de la crase sanguine et de l'excitation de la circulation dans les parties malades sous l'influence de l'hydrothérapie peut souvent être utilisé avec grand avantage. C'est ainsi que dans les processus inflammatoires des nerfs périphériques, les enveloppements chauds, les douches et les bains tièdes augmentent le cours du sang, favorisent la circulation et la résorption des produits inflammatoires. Cette fluxion vers la surface cutanée n'a pas naturellement la même influence sur les processus inflammatoires du cerveau et de la moelle, il y faudrait plutôt de l'anémie ; pour cela on recourt aux applications froides de toutes formes sur la peau tout entière. Naturellement l'anémie de la peau et la congestion des organes centraux ainsi obtenues sont passagères et alternent rapidement entre elles. Ces alternatives de congestion et d'anémie exercent en même temps une action dérivative.

L'*action réflexe* exercée sur les vasomoteurs et les organes centraux par les applications froides localisées a aussi une grande importance.

L'état individuel du malade doit naturellement être pris en grande considération, son âge (artériosclérose), sa constitution (anémie), l'état de l'estomac, du cœur, de la menstruation.

Les frictions froides et les affusions froides peuvent être indéfiniment poursuivies ; beaucoup d'auteurs hésitent à prescrire ces applications indéfiniment, cependant l'expérience de chaque jour montre que chez beaucoup de malades et de gens sains non seulement elles ne nuisent pas mais elles sont utiles. D'autres méthodes ont au contraire une application limitée et une durée qui doit se compter par semaines au plus. Chaque séance doit être courte quand il s'agit d'applications froides, en tous cas jamais aussi longue que pour les applications chaudes, lesquelles cependant ne doivent pas être prolongées trop longtemps.

Les *principales applications* sont :

Grand bain froid : 12 à 16° C., le malade assis dans la baignoire complètement baigné jusqu'au cou. Durée 1/4 à une minute, suivie de friction sèche et immédiatement après de mouvements et d'exercice.

Effet : forte excitation des vaisseaux cutanés et des nerfs sensibles.

Grand bain tiède : 32 à 36° C. Durée 5 à 25 minutes, après si possible friction dans un drap chaud, enveloppement dans une couverture de laine ou le lit. .

.Effet : calme le système nerveux dans les états d'excitation, l'insomnie, l'hyperesthésie, les douleurs, l'état spasmodique des muscles.

Demi-bain : 1/3 de la baignoire, c'est-à-dire la baignoire emplie de telle façon que le malade n'ait que la moitié inférieure du corps dans l'eau ; la poitrine et le dos sont alors aspergés, arrosés par le personnel avec l'eau du bain et la peau frottée à la main. La température est de 30 à 15° C , la durée de 1 à 5 minutes. Vers la fin de la séance pendant 1/2 minute longues affusions plus froides dont la température sera de 5 à 10° C., ensuite séchage et mouvements.

Action : excitation beaucoup plus forte que le grand bain.

La température et la durée se règlent d'après la sensibilité du malade.

Le *bain de lames* agit de même.

Bain tiède prolongé ou *permanent*, 34 à 36° C. comme température de début, après un certain temps l'eau sera en partie vidée et renouvelée à 36-38° C. Le patient peut à l'occasion être placé sur un drap suspendu dans l'eau. Compresses froides sur la tête.

Action : calme le système nerveux surtout après les excitations psychiques, modère les douleurs et l'état spasmodique des muscles, *provoque le sommeil*, favorise la résorption des exsudats inflammatoires, écarte l'hyperémie des organes centraux, agit sur le rhumatisme musculaire et les eschares.

Bain de siège : froid, tiède ou chaud, plus ou moins long suivant l'indication, pris dans une baignoire, compresses sur la tête.

Bain de pieds froid à 10° C., 1 à 2 minutes.

Action surtout réflexe sur la circulation de la tête, combat le froid aux pieds et la congestion de la tête. Les bains chauds ont la même action.

Dans les douches à l'action thermique s'ajoute l'action mécanique. Les principes de leur application ressortissent aux règles sus-énoncées. On se sert des douches en pluie, en éventail, en jet et de douches ascendantes.

La *douche écossaise* dont la température s'abaisse lentement en partant de 36° C. a une action peu développée, par contre la douche écossaise alternante, ou chaude-froide, exerce une action très énergique sur le système nerveux et les vaisseaux. Le tuyau mobile dirige sur le malade alternativement deux douches l'une d'environ 35 à 45° C., l'autre de 10 à 20° sur tout le corps ou seulement sur une partie déterminée, la chaude dure 5 secondes, la froide 2 secondes. On alterne à peu près 5 ou 10 fois.

Frictions froides : de 25 à 10° C. Un grand drap de toile pouvant couvrir le malade tout entier est trempé dans l'eau froide, tordu et jeté brusquement sur le malade ; on frotte ensuite avec ce drap humide à deux personnes tout le corps de haut en bas et d'arrière en avant pendant 1 à 2 minutes ; sécher ensuite. Au lieu de frotter on peut frapper continuellement la peau à toutes les places à travers le drap humide. Ce procédé doit être surtout employé le matin, les malades sensibles peuvent, aussitôt après, reprendre le lit un moment.

Action : excitation agréable du système nerveux et de la circulation.

Enveloppement sec : le corps est entouré jusqu'à la tête d'abord dans un drap puis dans une couverture de laine.

Dans l'*enveloppement humide* le drap est trempé dans l'eau froide (jamais dans l'eau tiède, plutôt très chaude) et par-dessus on fait l'enveloppement dans la couverture de laine. Pendant l'enveloppement sec comme pendant l'enveloppement humide qui dure de 1/2 heure à 2 heures, le malade ne doit jamais être laissé seul ; au besoin on lui met des compresses froides sur la tête. Après si possible de courtes affusions froides, des flagellations, ou une douche pour empêcher la dilatation des vaisseaux cutanés et l'augmentation de la chaleur.

Action dérivative, dilatation des vaisseaux cutanés, sudation, diminution de la congestion cérébrale et de l'excitabilité nerveuse, sommeil.

L'enveloppement limité à la poitrine, au tronc, aux mollets agit localement d'abord mais aussi par dérivation sur la circulation cérébrale, l'insomnie et la congestion. Tous les enveloppements humides sont secs en 3 à 4 heures et peuvent être renouvelés au besoin.

L'action des compresses froides et des fomentations froides est connue.

De courtes applications froides locales (flagellations des membres inférieurs ou bain de jambes froid), après l'enveloppement humide des membres inférieurs agissent d'après Hösslin favorablement surtout sur les états inflammatoires et hyperhémiques de la moelle et de ses méninges spécialement dans la myélite par compression.

Les *bains d'étuve* sont peu employés chez les malades nerveux. Par leur action dominante sur la circulation et la nutrition ils trouvent leur emploi surtout dans les processus inflammatoires, la méningite chronique, la méningite gommeuse.

Les principales formes sont :

Le *bain russe* ou *bain de vapeur* dans une pièce remplie de vapeur chaude.

Le *bain romain* ou *bain d'air chaud* dans une pièce remplie d'air chaud.

Le *bain de sable*.

Toujours on le fait suivre d'une courte application d'eau froide.

On trouve ailleurs des renseignements plus détaillés.

2. BALNÉO ET CLIMATOTHÉRAPIE

C'est un fait d'expérience datant d'un siècle que les maladies nerveuses qui n'ont pas pu être améliorées ou guéries chez soi le sont dans certaines villes d'eau (1). Ce fait résulte alors uniquement des propriétés spécifiques de ces eaux quand les maladies nerveuses sont consécutives à d'autres affections organiques comme la goutte, le diabète, les altérations du sang. Dans tous les autres cas le résultat est dû surtout à des facteurs extérieurs, la situation agréable et le climat, l'arrangement correspondant au but à atteindre, le

____

(1) Voy. De La Harpe, *Formulaire, des eaux minérales.*

confort et la distraction, une autre nourriture et un autre milieu.

Ce serait une erreur de croire qu'il existe des stations balnéaires qui représentent pour les maladies nerveuses une indication déterminée comme par exemple Kissingen pour les affections de l'estomac et de l'intestin ; il y a cependant des stations qui ont une vieille réputation pour le traitement des affections nerveuses. Ce sont surtout celles où l'on trouve des eaux salées, spécialement les bains salés chauds et pourvus d'acide carbonique. En Allemagne, ce sont surtout les bains de Oeynhauzen et de Nauheim qui sont usités. En France les stations de Lamalou, de Néris. Les bains sulfureux, par exemple. Aix-la-Chapelle, Luchon, etc., ont une égale réputation. Une énumération de stations hydrominérales nous entraînerait trop loin, d'autant plus que, comme nous l'avons dit, les indications spéciales sont très difficiles à formuler scientifiquement. Nous connaissons les facteurs qui agissent dans toutes les stations sans compter que tous les bains agissent avantageusement

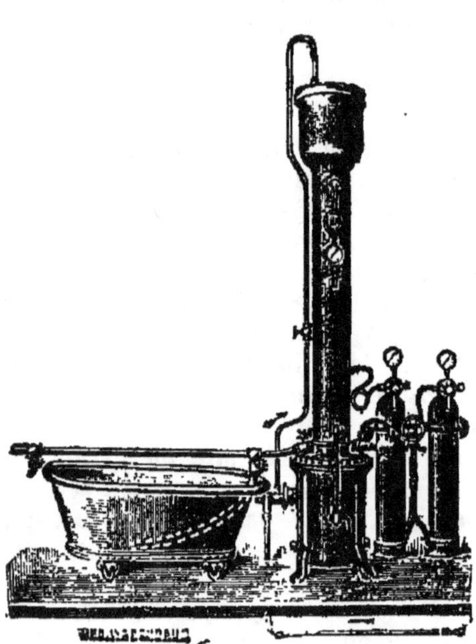

Fig. 217. — Installation moderne automatique pour bain d'acide carbonique artificiel. A gauche la baignoire, à droite deux cylindres d'acide carbonique, au milieu grand cylindre dans lequel l'eau et l'acide carbonique se mélangent intimement avant d'être versés dans la baignoire (Fischer et Kiefer).

sur la circulation, les échanges et la nutrition, qu'il existe dans telle ou telle station des médecins spécialistes expérimentés qui sont capables de se servir au mieux des intérêts du malade des éléments de cure que chacune d'elles possède.

Si le malade ne peut entreprendre un voyage soit, à cause de son état physique, soit pour des raisons matérielles, on peut installer à domicile ceux de ces bains qui paraissent avoir la meilleure action sur le système nerveux : les bains salés et les bains chargés d'acide carbonique. Pour le bain salé artificiel on se sert de *Stassfurter sel* (contenant sel de cuisine, chlorure de calcium et de magnésium), au taux de 2 à 5 0/0, c'est-à-dire 5 à 10 kilogs pour un bain d'adultes. Au début le taux peut être un peu moins élevé. Ces bains salés artificiels s'ordonnent en grands bains de 34° C. et de 1/4 à 1/2 heure de durée.

Les bains d'acide carbonique se font artificiellement en ajoutant à l'eau du bain un mélange salé que beaucoup de maisons donnent tout préparé et tout dosé pour un bain et qui met en liberté l'acide carbonique dans l'eau du bain. Une autre méthode consiste à se servir des récipients d'acide carbonique liquéfié (fig. 217). Les bains d'acide carbonique ont spécialement depuis ces derniers temps été très appréciés des malades souffrant du système nerveux. Avant tout ils sont indiqués dans les névroses fonctionnelles et tous les états organiques paralytiques.

Les bains de boue ont également une action favorable surtout pour les névralgies. On peut les avoir aujourd'hui dans presque toutes les grandes villes.

L'influence puissante du *changement de climat* sur les malades et principalement sur les malades nerveux est bien connue, si bien qu'on a fait de ce facteur une thérapeutique spéciale, la climatothérapie. Pour une foule innombrable de nerveux, d'hypochondriaques, de neurasthéniques, c'est souvent le meilleur et le plus répandu des moyens de traitement que de les envoyer à la mer, à la montagne, à la campagne. L'agent thérapeutique est extrêmement multiforme : c'est surtout le changement de condition, d'existence physique et morale, la vue d'autres personnes et d'autres contrées belles, l'exercice, le climat d'altitude ou le climat marin, l'air de la forêt, le fait de s'occuper exclusivement des impressions de la nature, de faire de l'exercice, de manger, de se reposer, de dormir, l'absence de toutes les excitations de la profession et de la vie citadine, etc.

Dans le séjour à la montagne l'altitude n'est pas indifférente. Beaucoup de malades nerveux supportent très mal par expérience une certaine altitude (1500 m. et au-dessus) tandis qu'ils sont extrêmement bien à une altitude moyenne de 1000 mètres environ. L'influence active sur le système nerveux résulte de la basse température de l'air des montagnes, de sa pureté, son humidité, tout à fait en dehors des impressions considérables et bienfaisantes du psychisme. Tout le monde connaît l'augmentation de l'appétit et de la nutrition générale dans le climat de montagne qui, d'après les recherches récentes, provoque une augmentation du nombre des globules rouges. L'époque la meilleure est juillet, août et septembre, cependant il y a dans beaucoup d'endroits des cures d'hiver.

Indications : Tous les neurasthéniques, hypochondriaques, hystériques — et ils forment le gros de l'armée des nerveux — et les mille formes atténuées des névroses fonctionnelles peuvent être envoyées à l'altitude de 1000 mètres, à condition que leur faiblesse excitable ne soit pas extraordinaire, que leur constitution physique soit assez forte et mieux encore que l'expérience ait déjà montré qu'ils supportent cette altitude. Les premiers jours il se produit chez la plupart une réaction, le *mal des montagnes* des excursionnistes sous forme d'insomnie, battements de cœur, fatigue, difficulté de respiration. Tout cela disparaît après quelques jours d'acclimatement, sinon il faut une station moins élevée. C'est elle qu'on doit choisir pour les malades dont la faiblesse irritable est extrême, qui sont épuisés, de constitution anémique et délicate, les vieillards : pour eux les montagnes peu élevées ou les parties basses des hautes montagnes conviennent.

Cette même altitude peu élevée convient à une série de maladies organiques : le tabès dans le stade encore peu avancé, les formes légères de paralysies cérébrales, spinales ou périphériques après le stade aigu, surtout les états consécutifs aux maladies nerveuses d'origine syphilitique. Pour de tels malades il existe presque partout dans les altitudes moyennes des stations où ils peuvent trouver des soins éclairés.

Le *séjour à la mer* répond aussi aux indications générales et individuelles et on distingue les bains de mer avec vagues fortes et teneur élevée en sel (mers du nord) et bains de mer avec vagues petites et teneur peu élevée en sel (mers de l'ouest). Beaucoup de personnes faibles, épuisées, anémiques supportent extrêmement mal (insomnie, fatigue, etc.) le séjour même des bains les plus faibles. En dehors de la force des vagues et de leur teneur en sel, la température fraîche, le mouvement de l'air, sa pureté et aussi son humidité et sa teneur en sel agissent comme excitant du système nerveux.

Pour l'usage des *bains de mer* on trouve le plus souvent sur place les règles essentielles. Le principal ici comme dans l'hydrothérapie froide c'est la durée courte et la répétition pas trop fréquente. Naturellement ce sont les mois d'été qui sont l'époque de cure, celle-ci doit durer de 4 à 6 semaines.

3. ÉLECTROTHÉRAPIE

La physiologie nous enseigne les rapports étroits qui unissent l'électricité et la substance nerveuse vivante, la haute excitabilité et le pouvoir de conduction du système nerveux sain pour les courants électriques de toutes formes. Que l'électricité puisse avoir encore une influence sur le système nerveux malade et que cette influence quand l'application est appropriée soit bienfaisante et curative, l'expérience mille fois répétée le prouve. Nous ne pouvons pas expliquer scientifiquement le mode d'action ni la méthode. Il est indubitable qu'une grande part de l'action résulte de la suggestion. Cependant il est certain qu'une autre partie du résultat dépend de l'influence physique de l'électricité. Comme le système nerveux vit d'excitation, ne fonctionne que s'il est parcouru par des courants d'excitation continus, comme il réagit évidemment à la pression atmosphérique, à la température, à l'humidité, aux pratiques hydrothérapiques, etc., on peut s'attendre aussi à ce qu'il réagisse à l'excitation électrique. Il s'agit, comme pour toute autre méthode thérapeutique, de fixer cette excitation de telle sorte qu'elle soit utile et pas nuisible. Un certain nombre de principes empiriques existent que l'expérience personnelle de chaque médecin peut compléter.

Ces *principes* sont essentiellement les suivants :

Une bonne instrumentation est indispensable ; il faut :

1. Un appareil d'induction qui donne le courant faradique.

2. Une batterie de trente éléments environ qui donne le courant continu.

3. Un interrupteur et un renverseur de courant.

4. Un rhéostat pour la gradation du courant, et un collecteur pour faire entrer peu à peu les éléments en action.

5. Un galvanomètre gradué en milliampères.

6. Une demi-douzaine d'électrodes de forme et de grandeur variées, en métal recouvert de toile, de flanelle ou de laine et munies d'une poignée en bois. Il est bon d'avoir une électrode à interrupteur de courant. De même un pinceau métallique, une brosse en fil de fer et une électrode en forme de rouleau.

Le médecin doit avoir assez de pratique de ses appareils pour pouvoir reconnaître et réparer les dérangements.

On *essaye d'abord le courant sur soi-même* avant de l'appliquer au malade. Il faut éviter que le malade s'électrise lui-même, éviter aussi de le faire électriser par des personnes étrangères à la médecine et même par les gardes, les infirmiers, etc., car le traitement systématique ne réussit que par l'action personnelle du médecin et seule cette action personnelle peut éviter des dommages, sans compter que la personnalité même du médecin agit en tant que facteur psychique essentiel.

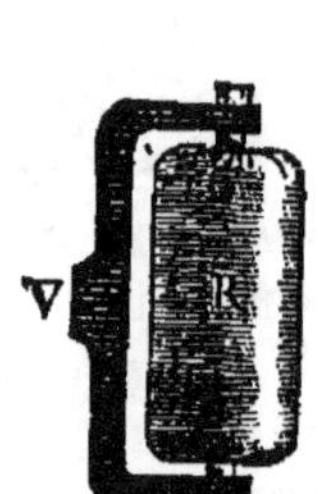

Fig. 218. — Excitateur roulant en charbon.

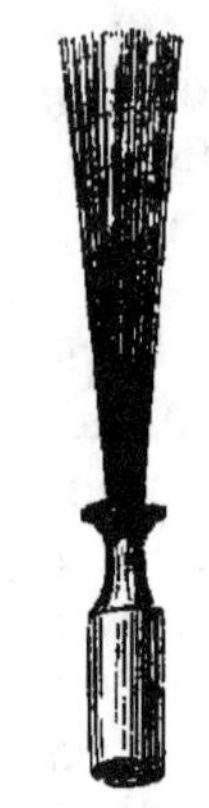

Fig. 219.— Pinceau métallique révulseur en cuivre ou nickelé.

On ne doit *poser les électrodes* que si il n'y a aucun courant. C'est seulement après qu'elles sont en bonne place et maintenues au besoin par une tierce personne qu'il faut lancer le courant en allant graduellement, grâce au rhéostat; le courant doit être au début très faible et augmenter peu à peu, de même qu'il ne doit pas à la fin être brusquement interrompu, mais diminuer sans secousse; il faut donc savoir *ouvrir* et *fermer le courant.* Les électrodes sont souples et doivent être en contact avec le corps par toute leur surface, bien étendues, mouillées avec de l'eau chaude; leur grandeur est de 3, 5, 10, 20, 50, 100, 200 centimètres carrés de surface.

Il n'y a aucune règle fixe pour la *force du courant.* L'idée que l'électricité n'agit qu'avec le plus fort courant possible est fausse. Un courant trop fort peut être nuisible. Il ne faut pas tomber dans l'extrémité opposée et se servir des courants à doses homéopathiques de dixièmes de milliampère. Ici aucun effet nuisible n'est à craindre, mais on n'a pas plus à en redouter en se servant des courants de force moyenne lorsqu'on a pris en considération les particularités individuelles de chaque cas morbide. Les limites ordinaires mais très élastiques de la force du courant sont pour la galvanisation de la tête de 1-2 à 4 milliampères, pour la moelle de 4 à 8 milliampères et ainsi pour les membres mais avec des variations individuelles considérables. Une mesure assez précise du courant faradique à employer c'est la sensibilité cutanée qui ne doit jamais être affectée sous forme de douleur violente. Mais il faut surtout se méfier quand on a en vue des courants extraordinairement forts sur des territoires paralysés ou anesthésiés.

Avec le courant galvanique il ne doit survenir qu'un léger picotement et une légère brûlure; dès qu'il se montre de fortes douleurs ou lorsqu'il s'agit de l'électrisation de la tête, des vertiges et des bourdonnements d'oreille le courant doit être diminué ou supprimé. Un goût métallique dans la bouche, des étincelles dans les yeux sont des phénomènes habituels non dangereux de la galvanisation dans certaines parties de la tête, le dernier survenant seulement quand le courant change de direction ou est interrompu. Aussi dans toutes les pratiques thérapeutiques de galvanisation de la tête doit-on interdire l'interruption, le renversement, l'augmentation ou la diminution trop brusques du courant.

La *durée de chaque séance* varie suivant le mode du courant, le malade et sa réaction individuelle, En général une séance doit durer de 3 à 5 minutes, les applications sur la tête moins que celles sur les autres parties du corps. Il doit y avoir séance quotidienne si possible ou au moins une séance tous les deux jours. La durée d'une cure électrique doit en général se compter par semaines. Dans les états paralytiques chroniques elle peut se poursuivre plus longtemps, le traitement électrique n'est pas nuisible s'il ne produit pas de contracture, il agit comme une sorte de massage.

Le courant électrique doit autant que possible être appliqué localement, c'est-à-dire au siège du foyer morbide. Cela n'est naturellement pas possible pour les névroses fonctionnelles et dans les maladies du système nerveux central qui s'étendent sur une grande étendue de tissus ou maladies systématisées. On se contente alors d'une application symptomatique de l'électrothérapie. La plupart des foyers morbides du cerveau et de la moelle ne peuvent être influencés directement par le courant électrique et on agit mieux en traitant le symptôme, c'est-à-dire la paralysie, l'anesthésie, etc. Le traitement in loco morbi se fait surtout dans les affections périphériques.

Dans les courants galvaniques comme dans les faradiques on distingue le traitement *labile* et le traitement *stabile*. Dans l'électrisation labile l'électrode différente (v. p. 161) — l'indifférente restant immuable en un point indifférent comme le sternum ou la nuque — est promenée lentement ici et là par exemple le long du dos ou d'un membre; dans l'électrisation stabile les deux électrodes restent au contraire fixes.

On emploie rarement l'*électrisation intermittente* dans laquelle une électrode est placée sur la peau puis retirée et remise ainsi de suite pendant un certain temps. Une autre méthode de traitement est celle qui consiste dans la *production de secousses isolées du muscle* par le court passage du courant à l'aide de l'électrode interruptrice. Sous le nom de *courant alternatif* ou de Volta on désigne le renversement de courant à l'aide du renverseur, les électrodes n'étant pas changées de place.

L'action thérapeutique du courant faradique et du courant galvanique ne montre aucune différence certaine, tranchée. Il n'y a non plus aucune règle suivie pour l'emploi de l'un ou de l'autre courant. Cependant l'expérience répétée a posé en principe que l'on peut employer avec avantage le courant faradique et le courant galvanique dans tous les états de paralysie motrice ou sensible, mais quand il s'agit du traitement de l'hyperexcitabilité motrice ou sensible seul le courant constant et la galvanisation positive localisés au siège même des phénomènes d'excitation sont indiqués. Ainsi qu'il s'agisse de douleurs, de névralgies, de paresthésies, de convulsions, de spasmes on se servira seulement de la galvanisation avec l'électrode positive.

On explique cette action calmante de l'anode sur la douleur et le spasme par ce fait établi physiologiquement qu'un nerf galvanisé présente une diminution de son excitabilité à l'endroit de l'anode : anelectrotonus. ·

Quand on a en vue une telle action calmante il ne faut appliquer ni le courant faradique ni l'électrode négative du courant galvanique (au niveau de laquelle il y a catelectrotonus, c'est-à-dire excitabilité exagérée), ni surtout l'électrisation labile, cette application serait absolument irrationnelle et l'expérience la montre désavantageuse.

On peut en dire autant du traitement de la contracture musculaire. Celle-ci ne doit pas être traitée localement par des courants qui provoquent une augmentation de l'excitation motrice dans un point déjà trop excitable. Dans la contracture d'un ou plusieurs muscles en particulier le traitement faradique ou galvanique s'applique au contraire avantageusement aux muscles antagonistes.

La densité du courant est importante pour son mode d'action. Plus le courant est dense plus forte est son action excitante, et vice versa. Dès lors, il est recommandé, quand on a en vue une action calmante de la douleur ou de l'excitabilité, de se servir d'une anode aussi grande que possible, pendant qu'on choisit au contraire la plus petite quand on veut exclusivement remonter l'excitabilité.

En dehors de l'application isolée des courants faradiques ou galvaniques on peut employer le mélange des deux courants qui dans la plupart des appareils s'obtient facilement par un dispositif spécial. Ce mélange des deux sortes de courants provoque une excitation plus forte que l'un ou l'autre courant employé seul. Son emploi n'est pas fréquent, il doit être réservé pour des muscles dont l'excitabilité est fortement abaissée et pour les organes dont le siège est profond.

Méthodes d'électrisation les plus importantes.

On emploie fréquemment l'électrisation générale dans laquelle, contrairement à ce qui se passe dans l'électrisation localisée, c'est la surface tout entière du corps qui est soumise à l'électrode labile. Le but est admirablement atteint dans la *faradisation générale* à l'aide d'électrodes appropriées comme le rouleau masseur.

Tout en modifiant la force du courant suivant la sensibilité des différentes régions cutanées on promène les électrodes à plusieurs reprises sur tous les points en commençant par la tête et le cou, continuant par le tronc pour finir par les membres. La durée totale de la séance peut être de 10 à 20 minutes.

Si l'on n'a pas de rouleau masseur à sa disposition on peut se servir de l'électrode ordinaire en application labile. Un tel traitement est surtout applicable aux névroses fonctionnelles, aux états de dyspepsie, d'anémie, etc., lorsqu'il faut exciter le système nerveux pour relever la nutrition et combattre le malaise général et le sentiment de faiblesse.

La galvanisation générale est plus rarement employée parce que son action est moins sûre.

Sous le nom de *galvanisation centrale* on désigne une méthode qui doit donner au système nerveux central une forte excitation : une cathode très large est placée stabile dans la région du creux de l'estomac, une anode assez large labile est successivement placée sur le front pendant 1 à 2 minutes, puis 1 à 5 minutes sur le côté du cou (sympathique) et enfin 3 à 5 minutes le long de la colonne vertébrale, le courant est faible. La méthode est applicable aux malades atteints de névroses fonctionnelles qui ont une constitution forte et une sensibilité peu développée.

Une autre sorte d'électrisation générale de tout le système nerveux c'est le bain électrique. On emploie surtout pour cela le courant faradique, les bains galvaniques sont peu employés. Comme source de courant on a un appareil d'induction ordinaire, mais il faut des électrodes spéciales pour amener le courant dans l'eau.

Une forme d'appareil bien appropriée est le *bain à deux compartiments* construit de telle façon que la baignoire et le corps du sujet qui s'y trouve soient séparés en deux parties par un diaphragme formé d'une lame de caoutchouc ou de verre avec une ouverture garnie d'un tissu plastique isolant et imperméable qui épouse la forme du corps. La seule communication qui existe entre les deux compartiments ainsi formés est le corps du malade comparable à deux grandes électrodes par lesquelles le courant entre et sort tandis que habituellement la disposition du bain électrique fait perdre beaucoup de courant par les fils conducteurs.

Un certain nombre d'électrodes spécialement construites permettent de modifier l'application : bain unipolaire, bipolaire, application de courants dans l'eau mais directement sur la peau, modifications sans grande importance et surtout suggestives, car une application localisée de cette sorte s'obtient beaucoup mieux hors du bain et sans la déperdition inévitable du courant dans l'eau. Il est important de n'ouvrir le courant que le malade une fois dans le bain et de n'atteindre que peu à peu la force nécessaire. Le bain électrique s'emploie principalement pour les névroses générales.

La *galvanisation de la tête* agit sur le cerveau, les vasomoteurs du cerveau et les nerfs crâniens au cours de maladies variées. C'est surtout dans toutes les formes de maux de tête que la galvanisation de la tête est un moyen souvent indiqué et bienfaisant.

Elle est ou sagittale — les électrodes sont placées l'anode sur le front, la cathode à la nuque — ou transversale, les électrodes sont placées sur les tempes (voy. fig. 220). La largeur des électrodes est de 20 à 30 centimètres carrés, l'électrode de la nuque peut être plus large ; intensité du courant de 2 à 3 milliampères, durée de 1 à 3 minutes.

La *galvanisation de la moelle épinière* est longitudinale — une électrode à la nuque, l'autre aux lombes — ou transversale une électrode à une certaine hauteur sur le relief de l'épine dorsale, l'autre à la même hauteur sur le devant du corps (voy. fig. 221). Dans la galvanisation longitudinale on fera attention à ce que le courant soit descendant, c'est-à-dire que l'anode soit en haut et la cathode en bas ; intensité du courant : 4 à 8 milliampères, durée : 3 minutes environ.

La *galvanisation du sympathique* ou *galvanisation sous-auriculaire* agit sur les territoires vasculaires innervés par le sympathique, c'est-à-dire, comme c'est surtout le sympathique cervical qui est électrisé, sur les vasomoteurs

de la tête ; cependant la façon dont on applique le courant fait que l'action n'est
pas limitée au sympathique,
mais s'étend aussi au pneumogastrique, à la moelle
cervicale et au cerveau.

On place une petite électrode
de 4 à 5 centimètres carrés
comme anode en arrière de l'angle de la mâchoire profondément contre la colonne vertébrale
pendant que la cathode de même
largeur est placée dans la fosse
jugulaire (voy. fig. 222). Intensité de 3 milliampères, durée
2 à 3 minutes. Une autre méthode consiste à placer la seconde électrode qui est alors
plus large (20 cent. carrés) au

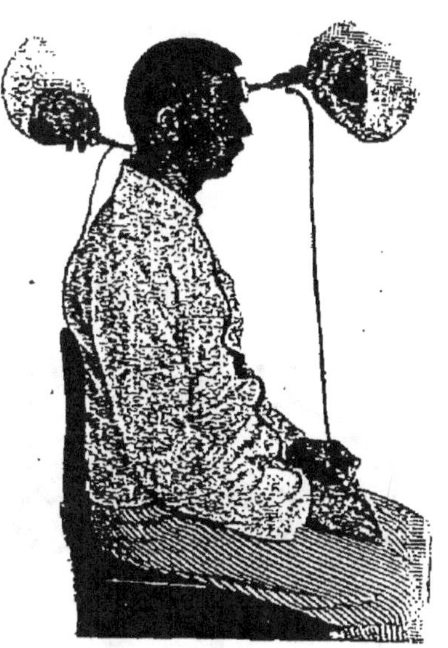

Fig. 220. — Galvanisation
de la tête.

point correspondant du côté opposé. La galvanisation sous-auriculaire peut être employée dans un grand nombre de maladies
nerveuses fonctionnelles ou organiques dans lesquelles on veut

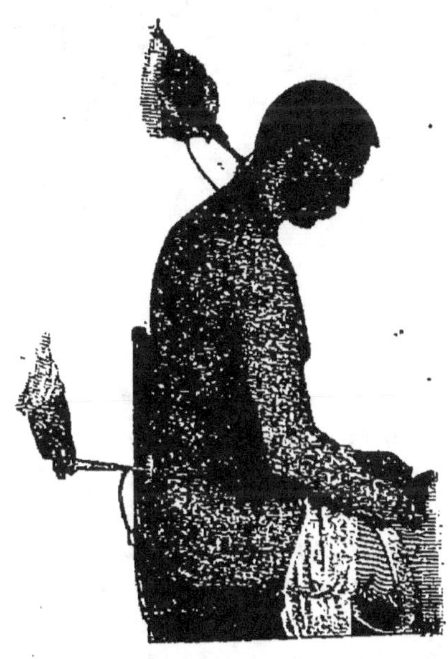

Fig. 221. — Galvanisation longitudinale de la moelle.

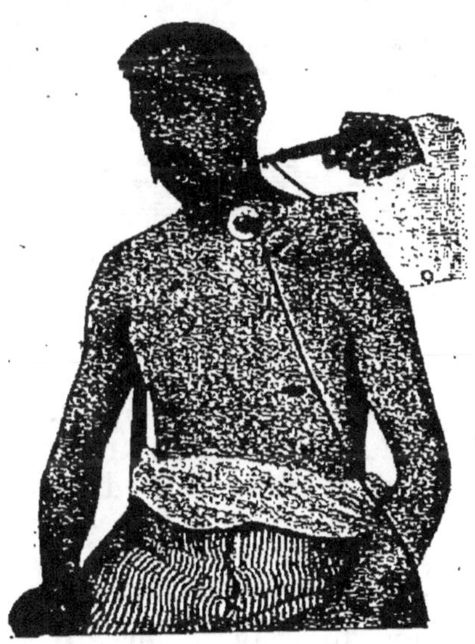

Fig. 222. — Galvanisation du
sympathique.

exercer une action sur la circulation de l'encéphale et de la moelle allongée : son indication principale est la migraine et la maladie de Basedow; mais l'insomnie et la neurasthénie en général sont aussi influencées favorablement par cette méthode.

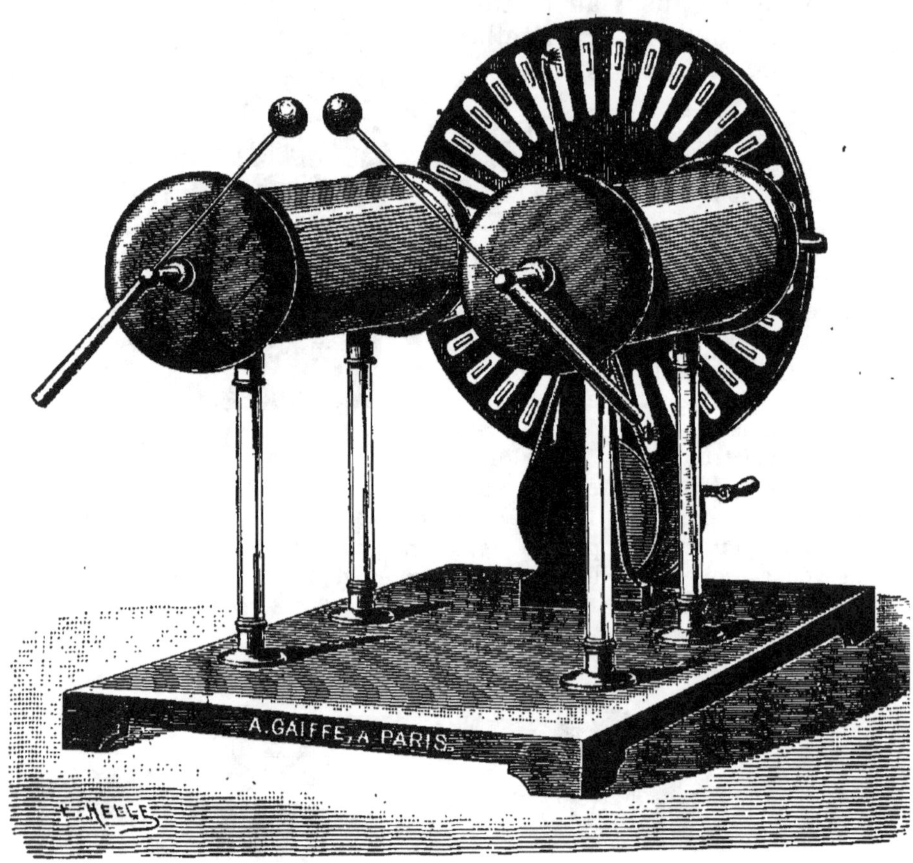

Fig. 223. — Machine de Wimshurst modifiée.

Le *pinceau faradique* est essentiellement le moyen électrique le plus énergique que nous ayons pour exciter la peau. Comme les autres excitations cutanées, le sinapisme par exemple, la faradisation au pinceau ou à la brosse métallique s'emploie contre les douleurs névralgiques et autres, en tant que révulsif et provocateur d'action réflexe dans les affections qui résultent de l'hyperhémie et de l'inflammation du système nerveux central, en tant qu'excitant simple sur les territoires anesthésiques ou hyperesthésiques dans

le tabès, l'hystérie et les autres maladies centrales ou périphériques qui s'accompagnent de troubles de la sensibilité.
On promène le pinceau sur la peau sèche, l'intensité du
courant doit être telle que le malade puisse juste le sup-
porter ; l'application dure 5 minutes environ, on fait une
séance par jour ou une tous les deux jours.

Actuellement les spécialistes emploient surtout comme
méthode d'électrisation la *franklinisation* ou *électricité
statique, électricité de tension.*

On connaît la machine statique, nous n'y insisterons pas car
elle ne peut entrer dans la pratique courante. L'action est du reste
exclusivement suggestive ; on l'emploie surtout dans le traitement
des névroses fonctionnelles, mais aussi dans toutes les affections
douloureuses. On l'applique tantôt sous forme d'électrisation générale, douche ou bain statique ou sous forme d'électrisation localisée
en tirant des étincelles à l'aide de diverses électrodes (couronne de
pointes, pointe, boule, etc., voy. fig. 223 et 224).

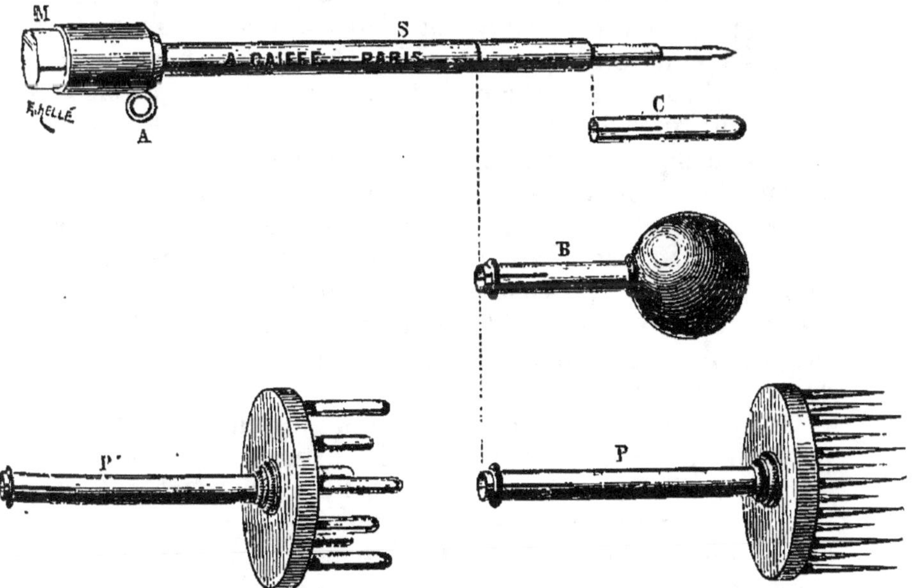

Fig. 224. — Excitateur triple du D' Vigouroux.

Dans ces derniers temps d'Arsonval a introduit dans la thérapeutique les courants de haute tension et de haute fréquence (de
Tesla). Leur action est jusqu'ici peu éprouvée et incertaine. Leurs
applications sont d'autant plus limitées qu'elles réclament une
instrumentation spéciale coûtant très cher et que seules possèdent
quelques cliniques.

Les appareils électrothermiques servent à faire des applications chaudes, l'électricité n'est ici qu'un moyen de produire la chaleur, il y a des compresses, des boîtes sudorifiques et des lits sudorifiques électrothermiques.

4. KINÉSITHÉRAPIE. RÉÉDUCATION

Dans presque tous les troubles de motilité et principalement dans ceux qui se caractérisent par de la paralysie motrice ou de l'incoordination des mouvements, l'exercice constitue un agent thérapeutique précieux. Il ne s'oppose évidemment pas aux causes des troubles moteurs, mais il se range parmi les agents de la thérapeutique symptomatique. Comme dans un très grand nombre de cas les troubles du mouvement constituent pour le médecin et pour le malade le symptôme capital, l'importance d'un tel moyen thérapeutique ne sera pas peu appréciée.

Au premier plan comme intérêt médical se place la kinésithérapie dans le *tabès dorsal*. Un traitement par les exercices systématiques bien compris et suivi avec persévérance par le médecin et par le malade peut en quelques semaines ou en quelques mois amender les formes même les plus graves des troubles moteurs du tabès, l'ataxie la plus accentuée, si bien que des malades qui ne pouvaient absolument pas se tenir debout ni marcher ou ne le pouvaient qu'à l'aide de soutiens retrouvent même après un long temps une motilité relativement bonne. On comprend de quelle remarquable utilité est une telle méthode de traitement pour des malades qui souvent avaient perdu tout courage et toute espérance.

On n'emploie pas uniformément les mêmes exercices pour tous les troubles moteurs. Un exercice qui dans telle ou telle maladie nerveuse est très utile peut être spécialement dangereux pour le tabétique. Ce qui est ici opportun est là inopportun et superflu. On se trompe encore trop souvent en croyant que dans le tabès le principe de l'exercice consiste à exercer le plus grand nombre possible de muscles, et il faut étudier de plus près le traitement de l'ataxie. Frenkel a inauguré ce traitement et à côté d'autres auteurs l'a spécialement décrit, sa méthode a été éprouvée par de nombreux médecins et par notre propre expérience, elle repose d'après les données mêmes de Frenkel sur les pratiques suivantes :

La kinésithérapie, nommée aussi la thérapeutique compensatrice, ou méthode de rééducation, repose sur ce fait que la cause de l'ataxie des tabétiques réside dans un trouble de la sensibilité; principalement dans un trouble de la sensation du mouvement des articulations et de la sensation de contraction des muscles. Il s'agit donc pour traiter l'ataxie de faire valoir ce qui reste encore de sensibilité, de telle sorte que les organes centraux soient exactement informés de la situation des membres pour obtenir leur coordination aussi suffisante que possible et leurs mouvements. En dehors de ce qui persiste encore de sensibilité, une attention soutenue dans toutes les tentatives de mouvement et dans les premiers temps, l'aide de la vue sont indispensables pour arriver à ce but avec de petits moyens. Par l'exercice, l'organe central apprend à

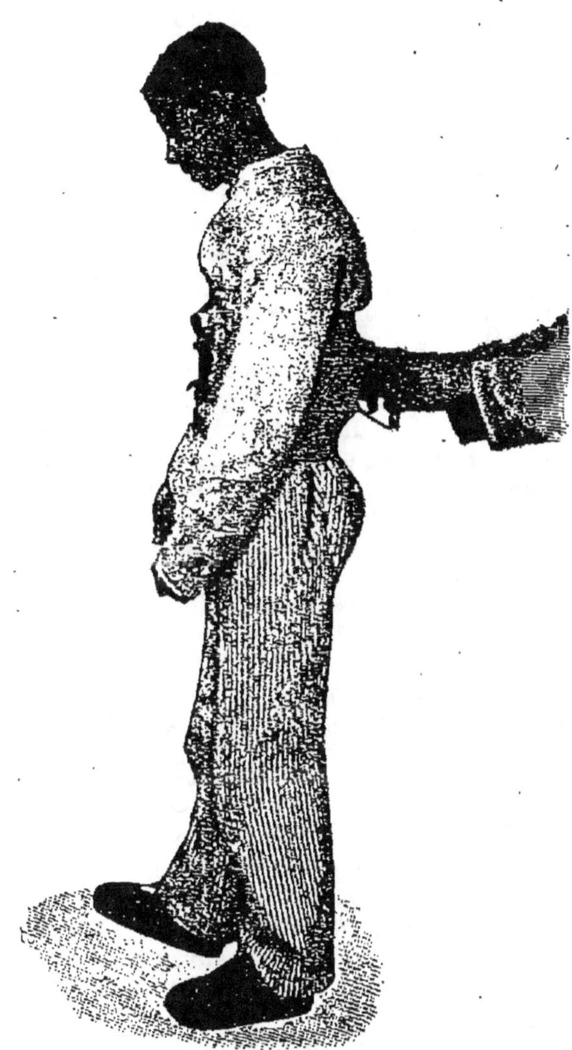

Fig. 225. — Tabétique soutenu par une ceinture pendant l'exercice.

utiliser pour la coordination les sensations les plus minimes Moins la sensibilité sera troublée, plus il sera facile de réapprendre une certaine coordination, plus elle sera diminuée, plus ce sera difficile. Selon le degré des troubles de sensibilité et de coordination, c'est-à-dire suivant des circonstances tout individuelles, on choisira des exercices faciles ou difficiles et on passera plus ou moins vite des uns aux autres. Il est donc naturel de rechercher d'abord et d'observer quelles sont exactement les particularités du trouble moteur, de connaître la physiologie et le mécanisme des divers mouvements.

Il est important aussi d'avoir devant les yeux les dangers du traitement par l'exercice ; les mouvements sont facilement exagérés, continués trop longtemps dans une même séance, interrompus par des pauses trop peu nombreuses ; le malade lui-même en tant que tabétique a souvent perdu le sentiment de la fatigue et a toujours tendance à faire plus qu'il ne peut, à exécuter les mouvements trop vite et à mettre en action des muscles dont le jeu est inutile. Il en résulte un surmenage nuisible qui souvent s'objective par une augmentation de fréquence du pouls. Aussi doit-on toujours contrôler l'activité cardiaque, et non seulement avant et après l'exercice, mais aussi dans les différentes phases de cet exercice.

Le plus grand danger dans les exercices de station ou de marche consiste dans l'effondrement subit du malade qui peut se faire de graves blessures et peut se fracturer les os sans qu'on s'y attende. L'effondrement des tabétiques est tellement brusque, surprend d'une façon si inattendue que même si on se précipite au secours du malade dès le premier mouvement, c'est déjà trop tard. Aussi la première règle est-elle que dans les exercices qui se font hors du lit une ou deux personnes soient toujours auprès du malade, attentives à ses mouvements et prêtes à le soutenir à chaque instant sous les aisselles, sans empêcher pour cela la spontanéité des exercices de mouvement. Lorsque le malade est tombé par terre, il faut l'y laisser assez longtemps jusqu'à ce qu'il ait retrouvé le courage et l'énergie de faire de nouvelles tentatives de mouvements. Cette sorte de chute est le plus souvent causée par une flexion brusque des genoux ou par un « tour » des pieds. L'articulation du cou-de-pied doit être fixée aussi bien que possible par une chaussure spéciale ; les talons naturellement bas, les semelles larges, au besoin en caoutchouc ou en feutre, l'empeigne légère ; chez les femmes, il faut remplacer les jupes par un costume qui permette de voir et de contrôler le mouvement des pieds. Dans les cas graves on peut tenir les malades par le tronc à l'aide d'une ceinture (voy. fig. 225).

Nous donnerons quelques exercices utilisés par Frenkel comme types, ils peuvent naturellement être variés à l'infini et suivant les individus et suivant le degré de l'ataxie.

Exercices pour les membres inférieurs.

1° *Exercices exécutés le malade étant couché et sous le contrôle de la vue,* pour cela la tête sera un peu plus élevée que le tronc ; presque toujours les talons appuyés sur le lit :

1. Fléchir une jambe au genou et à la hanche, l'étendre.

2. Fléchir une jambe au genou et à la hanche, porter de côté la jambe fléchie (abduction), la remettre en adduction, l'étendre.

Ces mouvements peuvent encore être exécutés à moitié course, ou avec un arrêt à volonté ou au commandement pendant la flexion ou pendant l'extension ; de là une série de variantes. Les mouvements peuvent aussi être exécutés par les deux membres inférieurs ensemble.

Les mouvements doivent être exécutés d'une manière uniforme, sans saccade, progressivement, ce qui devient possible avec un peu d'exercice. Chaque mouvement sera répété seulement 2 à 4 fois pour ne pas fatiguer l'attention et l'intérêt du malade.

Les mouvements ne seront pas étendus au delà de l'excursion normale des segments malgré l'exagération que permet l'hypotonie des tabétiques.

Voici d'autres mouvements à faire ensuite :

3. Fléchir une jambe à la hanche et au genou, l'étendre de telle façon que le talon ne repose plus sur le plan du lit mais reste au-dessus de lui sans le toucher.

4. Toucher avec le talon

a) l'articulation du genou sur la moitié supérieure de la rotule, un moment de repos et l'étendre de nouveau.

b) le milieu de la cuisse.

c) la région du cou-de-pied.

d) la pointe des orteils.

Varier ces mouvements en faisant étendre la jambe à volonté ou au commandement dès que le talon vient de toucher l'endroit désigné ou lorsqu'il s'y est reposé un moment.

5. Le talon est placé à peu près sur le milieu de la rotule, de là sans quitter la jambe il est remonté au milieu de la cuisse, descendu jusqu'au cou-de-pied et de là aux orteils, et le même mouvement en sens inverse.

6. La jambe étant fléchie à la hanche et au genou, de sorte que le talon est à côté du genou, le placer sur la rotule, le remettre à sa place et ainsi de suite. Varier comme nous avons fait avec les autres exercices.

7. Placer le talon sur le genou, puis sur le lit à côté du genou ; sur le milieu de la cuisse, puis sur le lit à côté de ce point ; sur le cou-de-pied, puis à côté, et revenir en sens inverse.

8. Le talon sur le genou, le faire glisser sur le tibia jusqu'au cou-de-pied.

9. Revenir par le même chemin sur la rotule. Variations en faisant arrêter le mouvement pendant son exécution à volonté ou au commandement.

A ces exercices s'adjoignent des exercices plus difficiles, par exemple faire exécuter aux deux membres inférieurs des mouvements différents dans les segments correspondants, atteindre avec le talon des points désignés par le médecin ou sa main placée en diverses positions. Varier en variant le point de départ et les temps.

Les derniers et les plus difficiles de ces exercices sont réservés au stade préataxique du tabès dans lequel il n'y a aucune incertitude

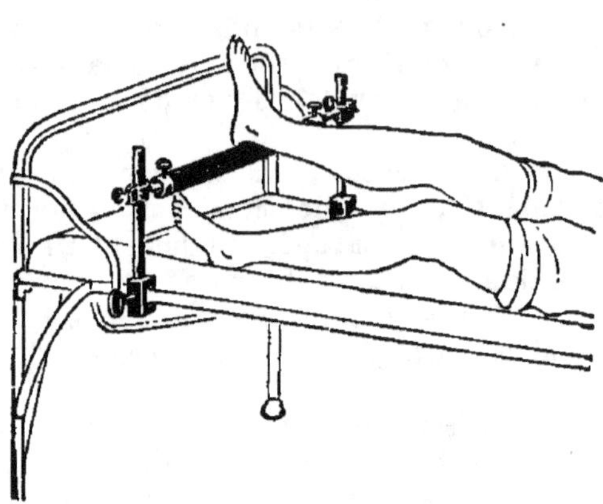

Fig. 226. — Barre transversale adaptée au lit pour les exercices contre l'ataxie (Frenkel).

ou une très minime incertitude des mouvements, ils sont en quelque sorte prophylactiques de l'ataxie, mais ils sont inapplicables au stade paralytique avec ataxie extrême. Alors en effet il s'agit de combattre la paralysie complète en apparence de chaque membre en particulier par les plus simples des exercices, par exemple en mobilisant successivement les articulations des orteils, du pied, du genou, de la hanche.

Lorsque les exercices ont été exécutés avec un certain résultat sous le contrôle de la vue, on cherchera à les exécuter *sans le contrôle de la vue*, soit en détournant les yeux des membres et les fixant sur le mur, puis de côté, puis en haut, enfin en les fermant.

Pour entretenir davantage l'intérêt des malades et pour faciliter en partie la tâche du médecin et du malade on a construit une série d'appareils qui ne sont pas indispensables dans la pratique

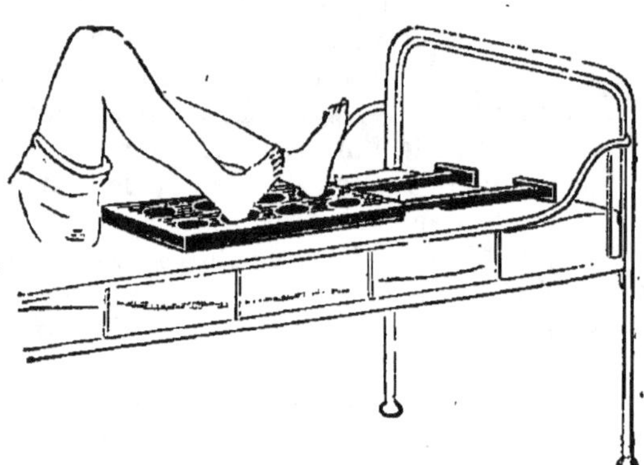

Fig. 227. — Planche mobile avec dépressions pour les talons servant aux exercices contre l'ataxie (Frenkel).

générale, mais qui se sont déjà acclimatés dans les stations, les cliniques et les cabinets des spécialistes. Ils sont naturellement propres à gagner à la thérapeutique par l'exercice des alliés psychiques comme la confiance, l'intérêt, le courage et la persévérance. Mais on doit rester persuadé que l'on peut réussir sans eux et que parfois les appareils sont plus nuisibles qu'utiles. Il est difficile de faire un choix parmi eux puisque leur opportunité est encore discutée. Dans la pratique générale le mieux est certainement d'en user le moins possible. Frenkel, dont la méthode nous a toujours bien réussi, se sert pour les exercices dans la position couchée uniquement d'une barre de bois, ronde, qui est fixée au-dessus du lit par des montants en fer (voy. fig. 226), une planche mobile avec des creux hémisphériques pour les talons (voy. fig. 227) et un bâti avec des échancrures pour les talons qu'on place transversalement au-dessus du lit (voy. fig. 228).

2° *Exercices dans la position assise.* — Ces exercices sont destinés aux malades qui ont une grande ataxie et à ceux qui ne peuvent plus marcher. Ils succèdent aux exercices faits dans le lit.

Elever la cuisse, le genou fléchi, placer le pied en arrière, la semelle entière sur le

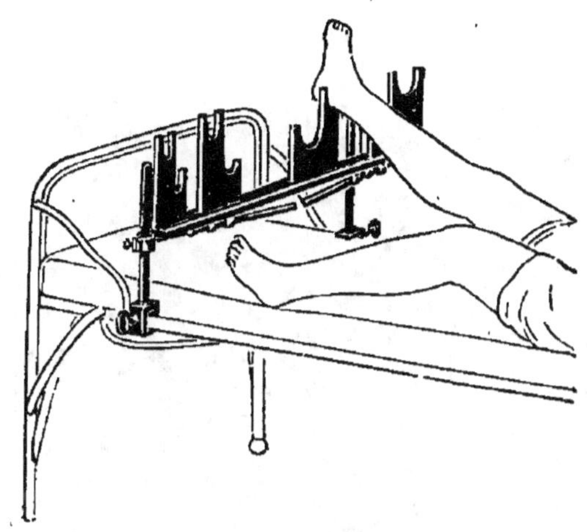

Fig. 228. — Bâti transversal avec échancrures pour les talons (Frenkel).

sol, le tourner à gauche, à droite une seule fois et se reposer. Adduction et abduction de la cuisse le pied reposant sur le sol, le genou fléchi.

Apprendre à se *lever et à s'asseoir* est d'une extrême importance, et les tabétiques ataxiques l'ont souvent tout à fait désappris. On apprendra au malade les trois phases que l'homme sain maître de soi utilise pour se lever :

a) Retrait en arrière des pieds et des jambes sous la chaise, de sorte que le centre de gravité du corps assis tombe dans la région des articulations tibio-tarsiennes : le malade ne doit pas être assis trop en arrière sur sa chaise.

b) Plier le corps en avant.

c) Etendre l'articulation des genoux pour relever peu à peu et redresser le tronc.

De même les trois phases pour s'asseoir :

a) Légère flexion des genoux.

b) Flexion du tronc.

c) Accentuation des deux précédents mouvements jusqu'à s'asseoir.

3° *Exercices de marche.* — Il faut surtout insister sur la lenteur la plus grande possible de la marche et l'attention la plus forte

du malade à placer exactement ses pieds, sur la tendance vicieuse
des jambes à se mettre en rotation externe, sur la longueur des pas
et l'écartement des talons. Il faut éviter tout surmenage en con-
trôlant le pouls et donner de fréquents repos indispensables. Pour
apprendre la longueur exacte des pas et les diverses particularités
des mouvements du corps il est recommandable de tracer sur le
sol des signes dont Frenkel a donné la forme et les dimensions.
Il est par exemple très utile de tracer sur un linoléum des traits
noirs de 10 mètres de long, écartés de 21 centimètres, séparés par

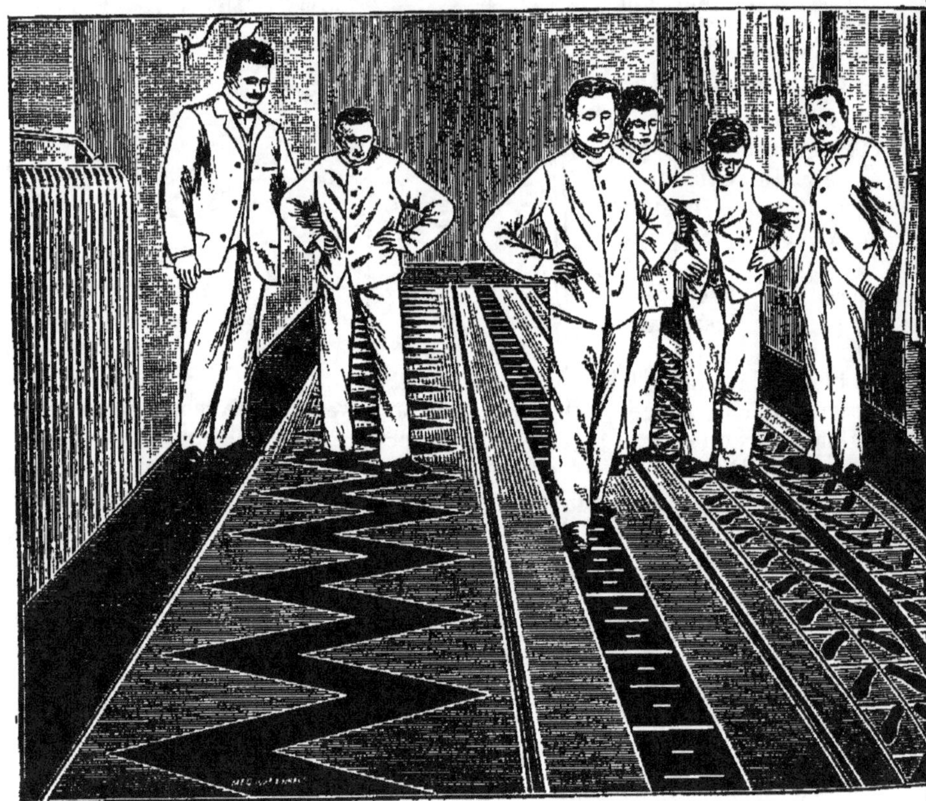

Fig. 229. — Exercices de marche de trois tabétiques sur le linoléum à dess

des traits transversaux blancs en un certain nombre de cases dont
chacune correspond à la longueur d'un pas (63 centimètres). La
longueur de chaque pas est partagée en quatre parties, de sorte
qu'on peut utiliser les demi-pas et les quarts de pas (voy. fig. 229).
Chaque mouvement de marche se décompose fondamentalement
en un certain nombre d'actes auxquels le malade doit prêter une

particulière atten-
tion : placer le
centre de gravité
du corps sur la
jambe reposante,
lent mouvement
en avant de l'au-
tre jambe, placer
le centre de gra-
vité du corps sur
cette jambe qui
vient d'être portée
en avant, tirer en
avant auprès de
celle-ci la jambe
restée en arrière.
Quelques mouve-
ments variables à
l'infini :

1. 1/2 pas en
avant. Pas sépa-
rés, c'est-à-dire les
pieds placés l'un
près de l'autre
après chaque
pas.

2. 1/2 pas en
avant, en avan-
çant, c'est-à-dire
la jambe laissée
en arrière se
place auprès de
la jambe anté-
rieure et en avant
d'elle, la première
jambe de la même
manière se place
en avant de la se-
conde.

3. 1/4 de pas
en avant. Pas sé-
paré. Le même en
avançant, puis
3/4 de pas, etc.

4. 1/2 pas en
avant. Pas séparé.
1/4 de pas en
avant. Pas séparé.

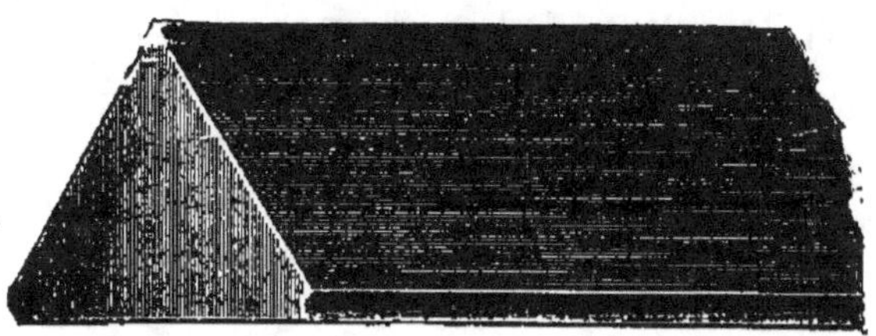

Fig. 230. — Bloc de bois triangulaire dont les
arêtes longitudinales doivent être suivies avec
l'index ou avec un crayon pour s'exercer aux
mouvements corrects de l'épaule.

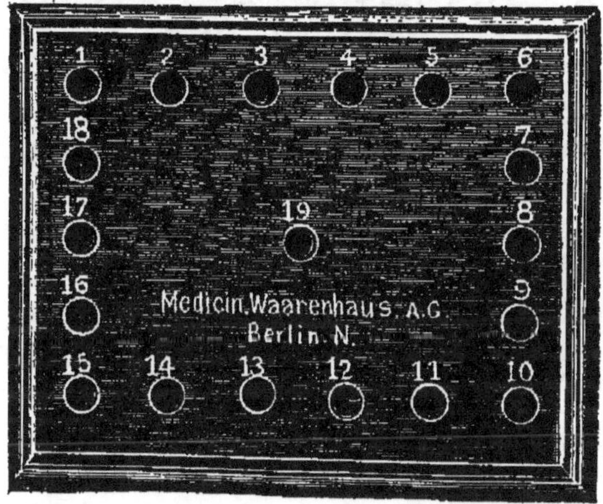

Fig. 231. — Planche avec dépressions
pour les doigts.

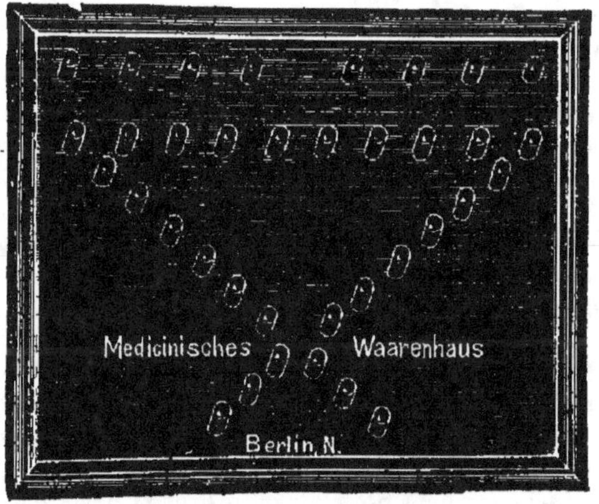

Fig. 232. — Planche à chevilles.

Répéter cette période de deux pas de longueur différente 5 à 10 fois.

5. 1/2 pas en avant de la jambe gauche. 3/4 de pas de la jambe droite, 1/4 de la gauche, 1/2 de la droite, 3/4 de la gauche, 1/4 de la droite. Répéter toute cette période de 3 à 10 fois.

6. 1/4 de pas en avant de la jambe gauche, 1/4 de la droite, 1/4 de la droite, 1/4 de la gauche, etc.

Marche de côté. — Ici aussi faire attention que le poids du corps repose bien sur la jambe qui ne commence pas le mouvement de côté. Alors commencer le mouvement de cette jambe, puis le poids du corps est porté sur la jambe placée de côté. Les mouvements peuvent être faits sur les mêmes dessins du sol avec des pas de grandeur différente.

La *marche en arrière* est au nombre des exercices difficiles, et ne se fait qu'à la fin du traitement.

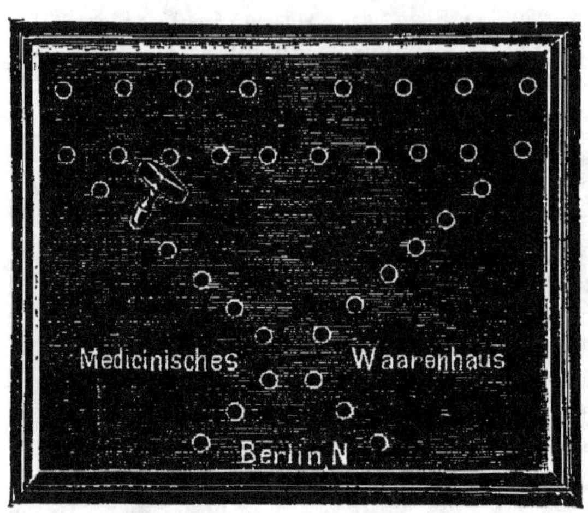

Fig. 233. — Planche à tampons.

Par contre, on peut dès le commencement du traitement permettre une suppression du contrôle des yeux, en ce sens qu'au lieu d'être directement fixés sur les pieds, ils devront regarder à 1 ou 2 mètres en avant, ou fixer un point du mur opposé, puis l'angle du plafond, puis le plafond et enfin essayer de faire l'exercice les yeux fermés. Les plus grandes précautions sont naturellement nécessaires. Le tabétique a toujours tendance à exécuter trop vite ces exercices. Plus ses mouvements seront lents plus ses progrès seront rapides. Le mieux est de manœuvrer au commandement.

A la fin de la période d'exercices se placent des mouvements plus difficiles : aller en zigzag, tourner, marcher sur une ligne étroite, s'arrêter, puis marcher les genoux demi-fléchis, les bras élevés, etc.

En dehors des traits dessinés sur le sol dont nous avons parlé et d'autres de même sorte, il en est encore quelques-uns à tracer, tels un trait en zigzag, un dessin avec la trace des pieds pour la marche en avant et la marche en arrière, pour la marche de côté et pour tourner.

Les exercices pour les membres supérieurs reposent sur les mêmes bases, mais il s'agit ici de retrouver des mouvements coordonnés de précision beaucoup plus grande. On se sert pour cela à côté des exercices de chaque muscle exécutés au commandement pour les articulations des doigts, de la main, etc., d'artifices simples comme d'empiler des pièces de monnaie, ou des pions de jeu de dames.

Frenkel emploie aussi quelques appareils (fig. 230 à 234) qui improvisés pour chaque malade n'ont pas besoin d'être décrits ici.

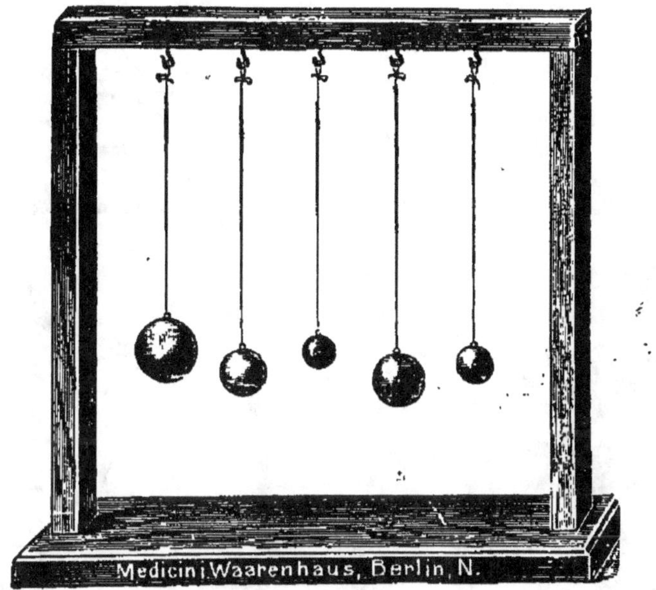

Fig. 234. — Appareil à boules.

La thérapeutique par l'exercice est une tâche difficile mais importante et couronnée de succès pour le médecin. Il ne peut s'en acquitter que par l'étude la plus rigoureuse des particularités individuelles de la maladie traitée. Il est nécessaire de ne l'employer qu'avec les plus grandes précautions, et l'on fera mieux de s'en abstenir en face d'un épuisement physique marqué ou de maladies reconnues du cœur ou des poumons. Lorsque l'hypotonie est très accentuée on doit corriger au besoin l'attitude vicieuse des membres par un appareil orthopédique. Le traitement doit être remis quand il y a des phénomènes d'inflammation active des racines postérieures manifestée par des paresthésies douloureuses en certains territoires cutanés du tronc, du dos et des membres. S'il y a atrophie du nerf optique avec amaurose, on ne peut rien attendre du traitement tant que les troubles de la sensibilité persistent dans les membres.

Le tabès n'est pas la seule maladie dans laquelle les exercices de mouvements sont employés dans un but thérapeutique. Dans presque toutes les *maladies du cerveau, de la moelle* et *des nerfs périphériques qui s'accom-*

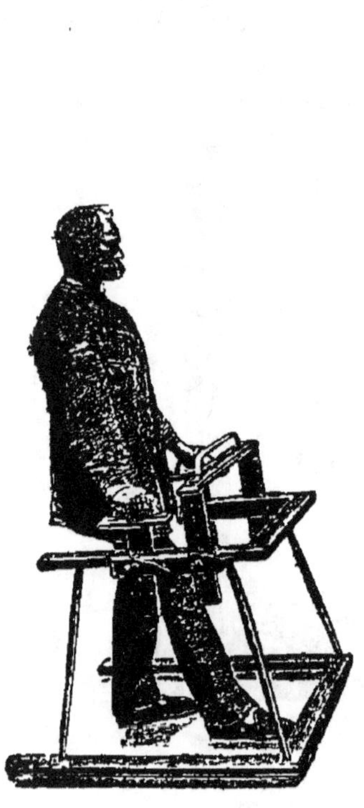

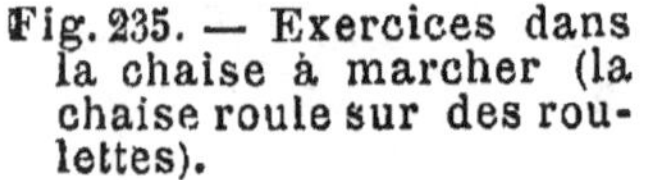

Fig. 235. — Exercices dans la chaise à marcher (la chaise roule sur des roulettes).

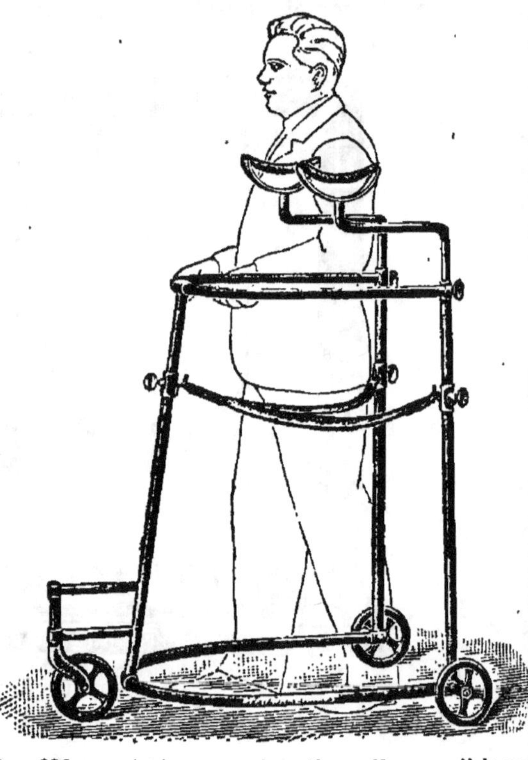

Fig. 236. — Autre construction d'appareil de marche avec fausses béquilles. Pour la sécurité du malade et le mettre à l'abri de l'effondrement subit, on dispose à la hauteur voulue une ceinture de soutien en trois parties, laquelle peut être à volonté passée entre les jambes du malade et fixée au montant antérieur.

pagnent de paralysies motrices, les exercices de mouvements systématiques servent à réveiller la force des muscles frappés lorsqu'il existe encore quelque reste de motilité. Si la paralysie est totale, c'est-à-dire si toute motilité est abolie, on peut souvent par des mouvements passifs soutenir le rétablissement de la motilité. Les mouvements actifs de ces malades peuvent, il faut y veiller, entraîner souvent du surmenage. Malades comme médecins ne doivent pas demander en une fois des mouvements trop fréquents et trop étendus à un membre paralysé.

Les *mouvements passifs*, pratiqués par le médecin avec l'aide d'infirmiers ou de l'entourage, sont très importants dans les paralysies spasmodiques et toutes les paralysies qui ont une tendance à la contracture ou aux déformations.

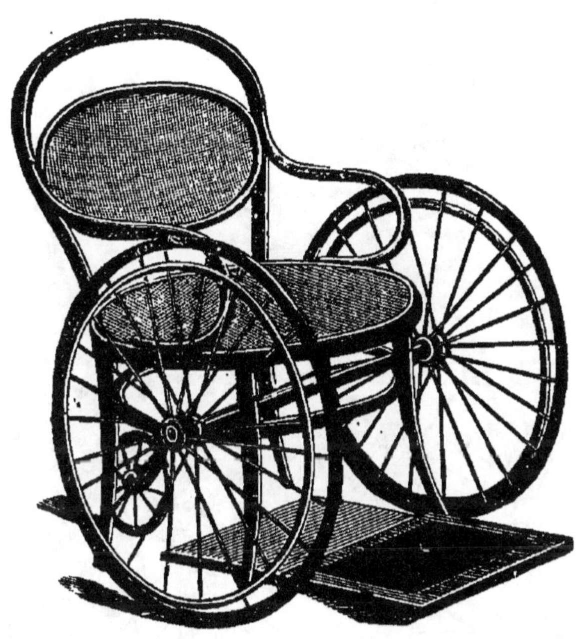

Fig. 237. — Siège de promenade avec doubles bandages permettant de se mouvoir soi-même (pour la chambre et le jardin).

Souvent on peut ainsi éviter des déformations ou si elles se sont déjà produites les améliorer ou les guérir relativement.

Les *exercices passifs* ou actifs seront très remarquablement facilités s'ils sont faits dans le bain et on obtient ainsi des résultats très bons dans la plupart des paralysies d'origine spinale ou périphérique. Souvent des jambes absolument raides et immobiles redeviennent dans le bain tiède en peu de temps de plus en plus mobiles ; les contractures disparaissent, les membres perdent étant plongés dans l'eau la plus grande partie de leur poids qui ne s'oppose plus ainsi à ce qui reste de motilité.

Pour toutes les sortes de faiblesse motrice qui rendent la marche difficile, les exercices à l'aide de la *chaise à marcher* sont à recommander, l'appareil figuré se comprend de

SEIFFER. — Maladies nerveuses.   19

lui-même (voy. fig. 235 et 236). Si la marche et la station
sont absolument impossibles, les *sièges de promenades* de
constructions variées (voy. fig. 237-238) donnent encore au
malade beaucoup de délassement, de courage et de joie.

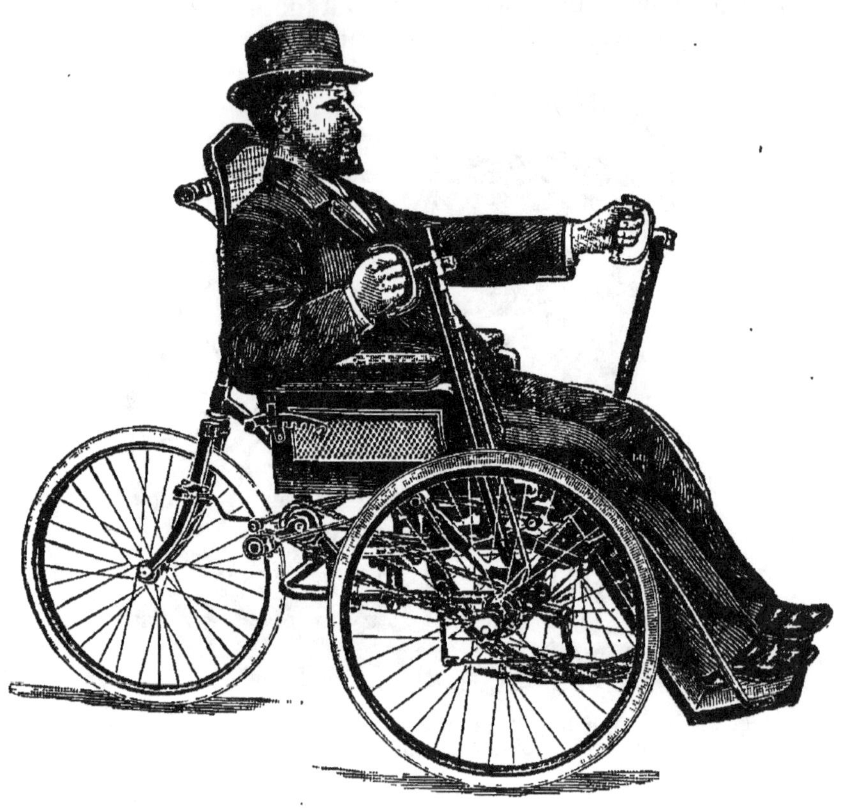

Fig. 238. — Siège automatique avec leviers à mains.

Quant à l'importance des exercices musculaires pour
tous les nerveux, pour la plupart des malades atteints de
névroses fonctionnelles, principalement dans les états neurasthéniques et hystériques, il est inutile d'y insister ici.
Là toutes les formes de gymnastique sont bonnes, qu'il
s'agisse de gymnastique avec les appareils de chambre,
avec haltères, avec bâtons de bois, de métal, avec poids,
avec caoutchouc, etc. (fig. 239-240). Mais là aussi de multiples indications individuelles doivent être précisées par
le médecin qui seul peut fixer la fréquence, la durée et la

marche des exercices. Bien entendu tout surmenage est également à éviter sévèrement dans les névroses.

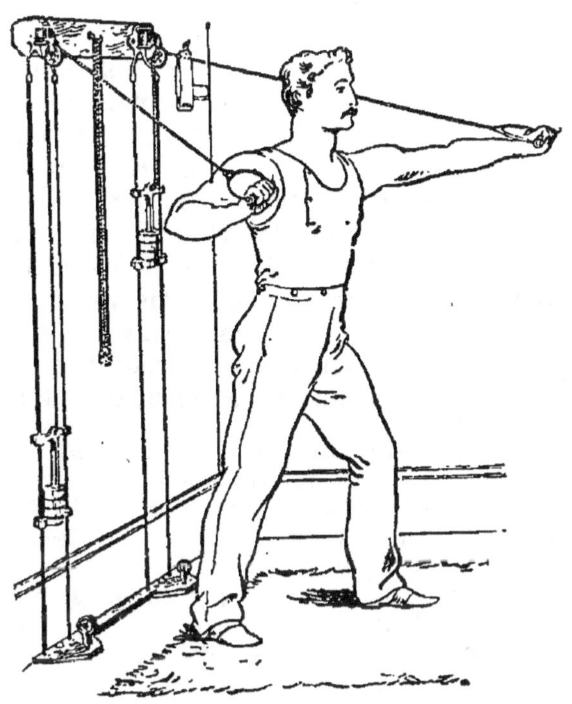

Fig. 239. — Appareil à contrepoids pour gymnastique de chambre. Exercices de traction, d'élévation, d'abaissement des bras et des jambes avec résistance réglable.

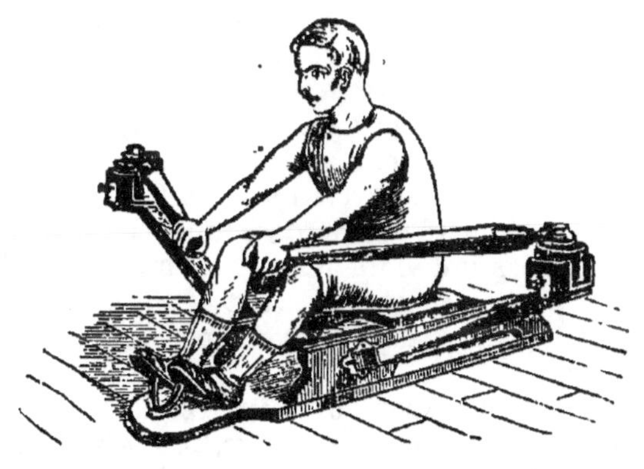

Fig. 240. — Appareil de chambre, canotage avec résistance réglable.

5. MASSAGE ET MÉCANOTHÉRAPIE

Le massage doit être souvent employé dans le traitement des maladies nerveuses organiques ou fonctionnelles. La façon dont il agit sur le système nerveux comme sur les autres organes du corps n'est pas pleinement élucidée. Assurément il facilite l'écoulement du sang veineux et de la lymphe, il agit énergiquement sur les échanges, en particulier sur les transformations des albuminoïdes. Une autre action non moins importante est la puissante excitation cutanée comparable à celle que donnent les applications thermales ou électriques qu'il provoque, on conçoit par là son influence sur le système nerveux central. Enfin le massage permet la résorption des produits et des déchets morbides, il active la résolution des exsudats inflammatoires.

On distingue l'*effleurage,* le *pétrissage,* la *friction* et le *tapotement* et chacun de ces modes de massage peut s'exécuter avec plus ou moins de force et permet ainsi de réaliser à côté des effets généraux du massage des excitations plus ou moins fortes du système nerveux.

Les mains du masseur sont légèrement graissées avec de la vaseline ou de l'huile. Un massage léger et superficiel de la peau, c'est-à-dire un effleurage lent et régulier, sans pression exagérée, sans pétrissage, agit comme calmant sur le moral, apaise la douleur, rappelle au besoin le sommeil, sans parler de son action sur la circulation et sur les organes internes. Les formes énergiques du massage agissent au contraire en animant, en donnant de la force, en tonifiant, en réveillant le courage même au point de vue moral, en augmentant l'énergie et en surexcitant. Le malade doit pendant le massage observer un silence absolu et un repos en résolution complète de tout le corps. La formule exacte en force et en durée du massage est variable avec chaque cas, aussi doit-on toujours la rechercher en augmentant et en réduisant tour à tour la durée et l'intensité. Le choix du masseur, si ce n'est pas le médecin lui-même qui masse, est important, il doit pouvoir par sa tranquillité et son habileté éveiller la confiance du malade et subordonner ses tendances individuelles aux données du médecin. Après le massage les parties massées seront lotionnées d'eau tiède ou frottées d'alcool ou au besoin enveloppées dans un morceau de flanelle sèche.

Suivant la région du corps qui doit être massée on distingue un *massage de tête,* un *massage de membres,* un *massage du tronc* et un massage général. Dans chacun des cas le médecin doit définir celui qui est à employer. Là il n'y a aucune règle générale à donner. Dans beaucoup de cas l'effleurage sur le front et les tempes ou sur le cuir chevelu est un bon moyen contre l'insomnie. Dans tous les états paralytiques le massage peut être employé comme équivalent de mouvements actifs et peut parer aux attitudes vicieuses. Il est indiqué dans les processus inflammatoires des muscles et des nerfs lorsque le stade d'activité est passé et dans les névralgies, surtout dans ces névralgies et ces douleurs névralgiformes dont on peut soupçonner la cause dans un état inflammatoire des muscles, dans les contractures, dans le rhumatisme musculaire chronique. Souvent il suffit de quelques massages pour obtenir un résultat éclatant.

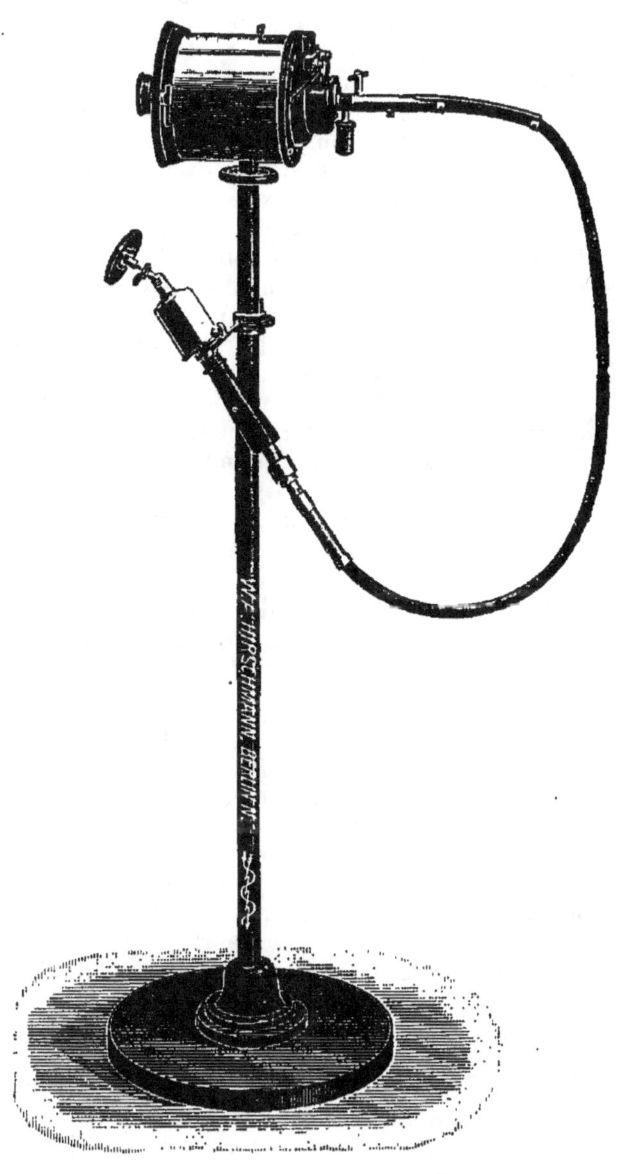

Fig. 241. — Appareil pour le massage vibratoire sur le statif-moteur en communication avec le courant électrique; au crochet le dispositif masseur et vibrant.

Le *massage vibratoire* est une manière moderne de traitement mécanique, il se fait avec des appareils qui ont à la fois une action vibrante et massante Il a été autrefois pratiqué sans appareil avec la main malgré la diffusion déjà grande des appareils spéciaux. Ceux-ci sont mis en mouvement par un moteur électrique ou au pied, ou à la main ou d'une manière encore plus moderne avec l'acide carbonique comprimé, ils ont un mouvement percutant ou un mouvement rotatif ou bien un mouvement percutant-rotatif. La vitesse de ces mouvements peut varier et la pression plus ou moins forte exercée sur le malade avec l'appareil permet de graduer la force des vibrations, enfin l'on peut changer le dispositif vibratoire en vue de modifier l'action exercée et aussi suivant les parties du corps à traiter (voy. fig. 241).

Le massage vibratoire a été souvent appliqué aux malades atteints de paralysie agitante, qui en ont sinon toujours du moins assez souvent retiré des effets remarquables. Ce massage réussit souvent aussi dans le traitement des maux de tête, de la migraine, des faiblesses motrices des muscles, des membres et enfin dans les troubles variés des hystériques et des neurasthéniques chez qui à côté de l'action physique sur la circulation, etc., il s'agit aussi d'exercer une influence suggestive accentuée.

Dans quelques maladies de la moelle épinière, la *suspension*, l'*extension* et la *flexion forcée du tronc* ont une valeur thérapeutique sérieuse.

La *suspension* du corps tout entier par la tête à l'aide de l'appareil de Glisson ou d'un dérivé est encore employée dans le tabès dorsal (voy. fig. 242). De même effet et moins dangereuse la modification de cette vieille méthode faite par Sprimon utilise un appareil dans lequel ce n'est pas le corps tout entier qui est suspendu mais seulement la colonne vertébrale qui est étendue, le malade restant assis sur une chaise. On ne sait pas comment cette extension de la colonne vertébrale agit. On pense qu'il se fait un changement dans les conditions de la circulation de la moelle et des parties voisines. Quoi qu'il en soit le fait est que à côté de faits négatifs toute une série de malades ressentent une amélioration considérable de leurs souffrances, surtout des douleurs fulgurantes, dans d'autres cas c'est la marche qui est améliorée. La suspension doit être faite par le médecin car elle n'est pas sans danger (anémie du cerveau, collapsus). Elle dure 1 minute environ au début, et plus tard de 2 à 5 minutes.

Une autre méthode qui donne les mêmes résultats dans le tabès et qui écarte encore davantage les vertèbres les unes des autres c'est la *flexion forcée* sur une table spécialement construite (méthode de Gilles de la Tourette).

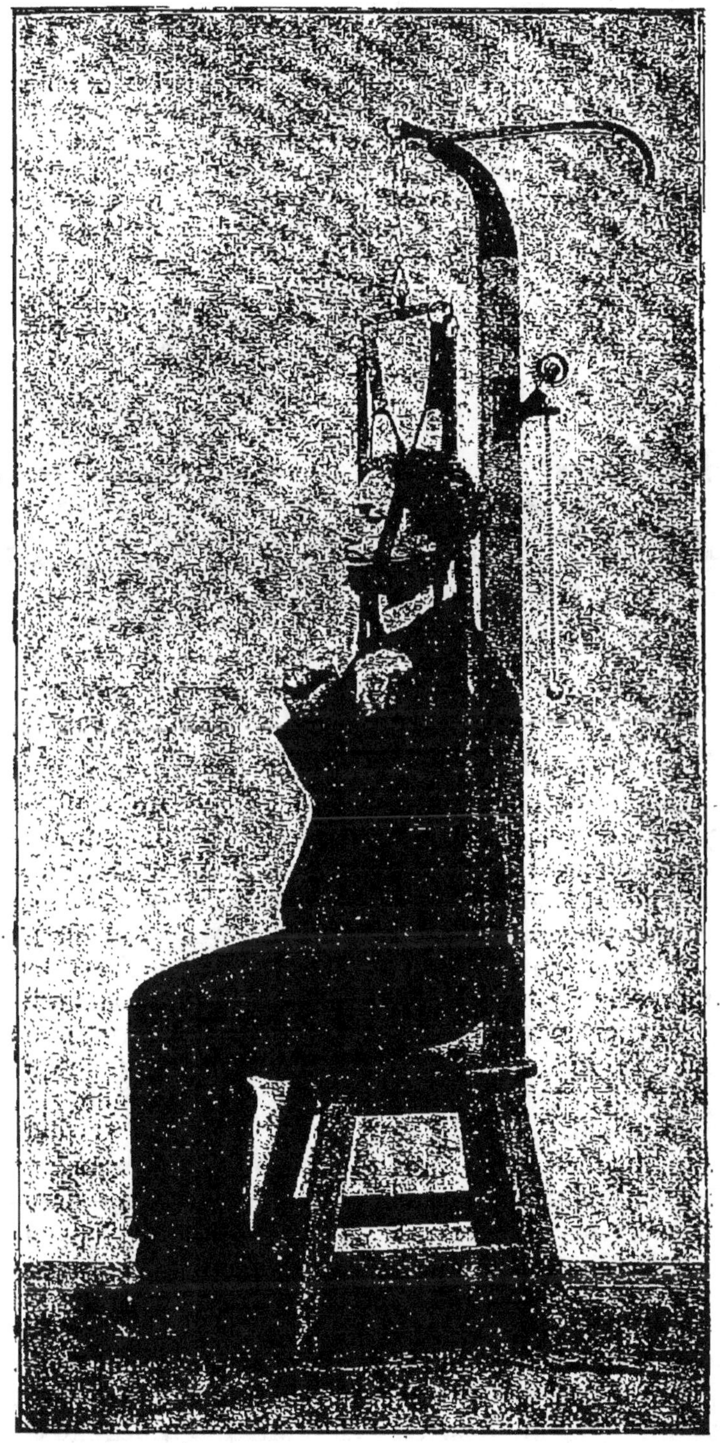

Fig. 242. — Appareil de Collin pour le traitement par la suspension.

On assujettit avec des courroies le tronc et le bassin à un dossier incliné et les genoux à la partie horizontale de la table tandis qu'on exerce à l'aide d'une moufle une forte traction en avant des épaules (fig. 243). Il en résulte une flexion accentuée de la colonne vertébrale. Cette méthode agit aussi souvent favorablement sur les douleurs des tabétiques et parfois sur les troubles de la marche.

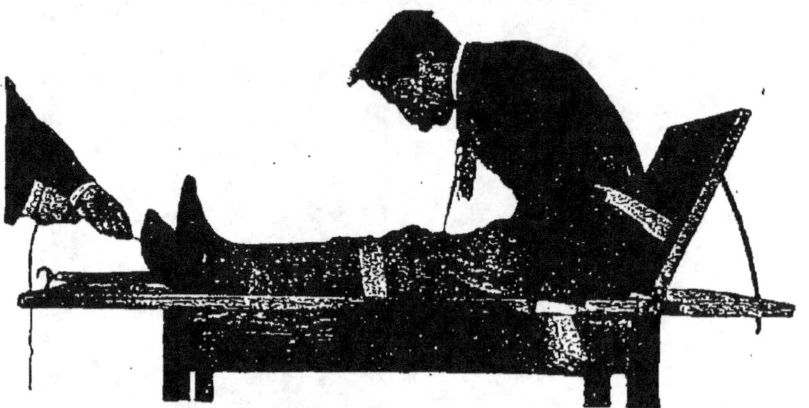

Fig. 243. — Flexion forcée de la colonne vertébrale dans le tabès.

Dans la spondylite, le mal de Pott avec cyphose et myélite par compression on emploie une méthode un peu moins vigoureuse d'extension de la colonne vertébrale, simplement en faisant étendre le malade sur un plan incliné, puis en le suspendant dans l'appareil de Glisson. Le lit de suspension de Leyden et Jacob (voy. fig. 244) dans lequel une crémaillière permet d'accentuer la suspension est tout à fait approprié à cet usage. Bien souvent on se contente de faire coucher le malade à plat en soutenant au besoin à l'aide d'un rouleau la partie de la colonne vertébrale qui est atteinte et l'effet est très favorable et sur la maladie spinale et sur la maladie osseuse.

La méthode de traitement mécanique comporte encore chez les grands malades *les contentions appropriées du tronc et des membres* à l'aide de bandes et d'appareils. Là il n'y a pas de préceptes généraux, il faut faire ce que chaque cas réclame. Rappelons seulement que dans les paralysies flasques il faut s'opposer à la permanence de la position passive en équin, d'abord en soulevant les couvertures avec un cerceau, puis en plaçant le pied en position moyenne sur un obstacle résistant. Si on néglige ces précautions, il se développe une tendance à la contracture toujours dans la position en equin varus, bientôt des modifications douloureuses de l'articulation du cou-de-pied et même de l'ankylose (vraisemblablement par rétraction de la capsule fibreuse et des ligaments). Il en arrive de même à la main pendante et inerte des paralysies

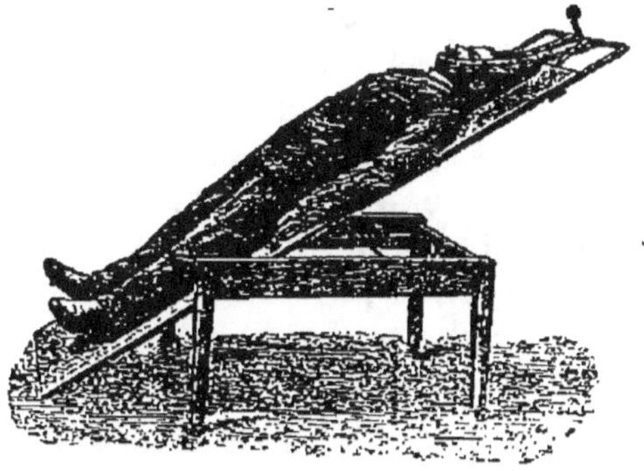

Fig. 244. — Extension sur le lit
à suspension.

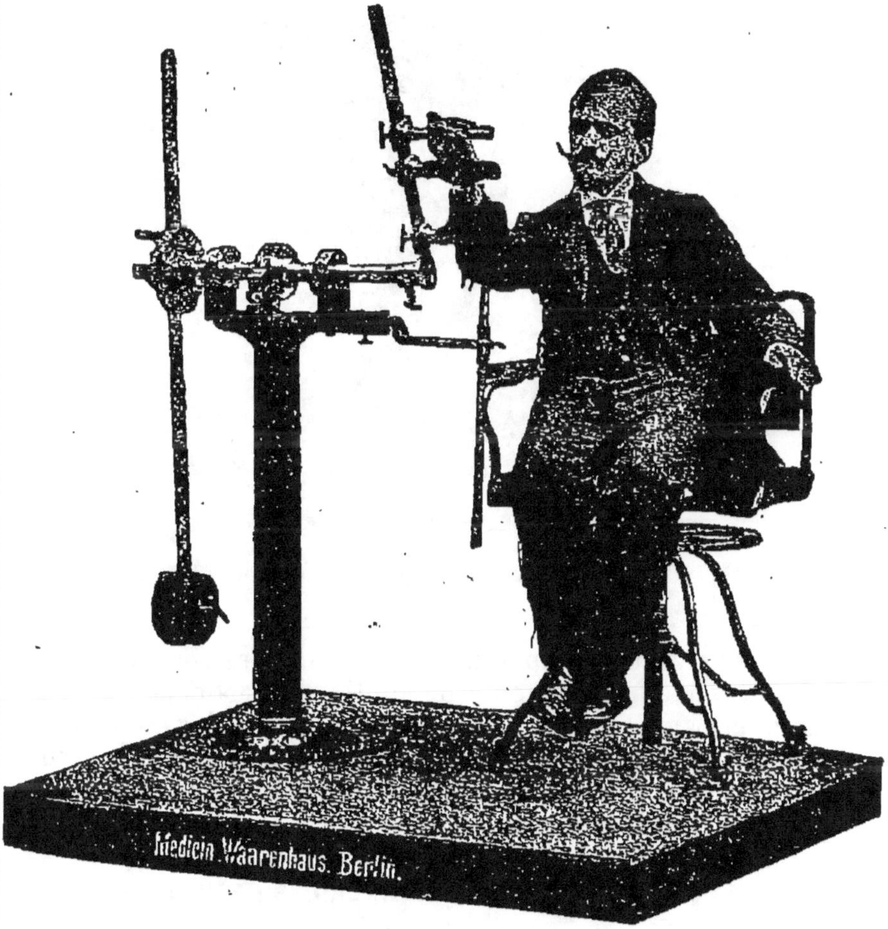

Fig. 245. — Appareil à pendule pour les mouvements actifs et passifs
des membres supérieurs.

flasques de longue durée, par exemple à la suite de polynévrites à marche lente, il faut ici s'opposer à l'arthrite chronique qui pourrait survenir et fixer la main en position
moyenne à l'aide d'ouate et d'attelles en carton.

Le traitement des paralysies et des contractures se fait
enfin à l'aide des appareils médico-mécaniques de Zander,
de Krukenberg et autres. Les figures 245 et 246 montrent

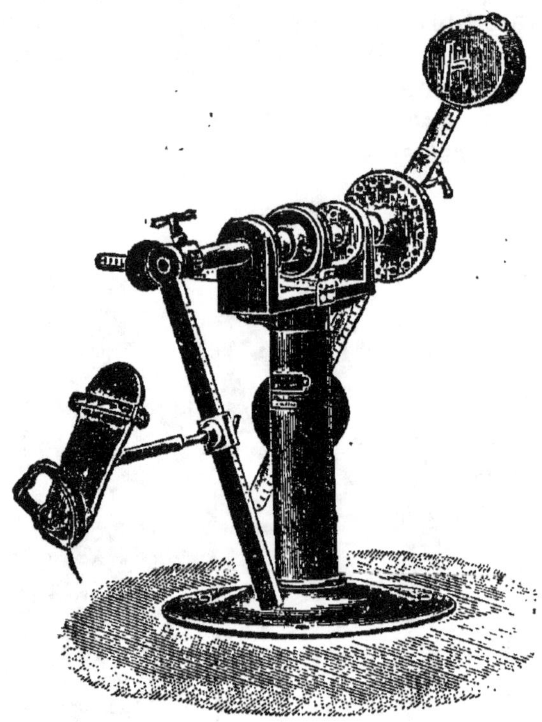

Fig. 246. — Appareil à pendule pour les membres inférieurs.

deux constructions reposant sur ces principes pour les divers
exercices de mouvements de toutes les articulations des
membres supérieurs et inférieurs tels qu'on les emploie en
clinique : par le déplacement d'un contrepoids ces appareils
peuvent être utilisés aussi bien pour les exercices passifs
que pour les exercices actifs.

6. ORTHOPÉDIE DANS LES MALADIES NERVEUSES

L'orthopédie peut dans une série de maladies nerveuses
atténuer ou guérir des troubles graves surtout ceux qui

proviennent de difformités ou d'affections de la colonne vertébrale. Les méthodes de traitement orthopédique seront
exposées à une autre place et sont en dehors du plan de cet
ouvrage, nous dirons seulement rapidement à quelles principales maladies nerveuses on peut opposer un traitement
par l'orthopédie.

Nous trouvons des
*déviations de la co-
lonne vertébrale* de
toutes sortes dans la
paralysie spinale in-
fantile, dans la para-
plégie spasmodique
congénitale (maladie
de Little), dans la
maladie de Fried-
reich, la syringomyé-
lie, la sciatique, l'a-
myotrophie progres-
sive. Mais les plus
importantes pour le
traitement sont les
déviations par carie
vertébrale accompa-
gnées de myélite par
compression. Ces dif-
formités ne sont pas
curables par elles-
mêmes comme par
exemple celle de la
sciatique, elles cau-

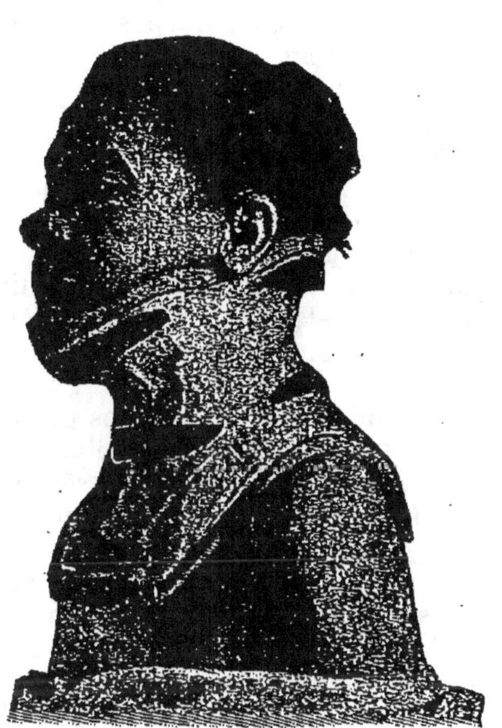

Fig. 247. — Cravate de plâtre dans le torticolis (Schulthess-Lüning) (1).

sent des troubles considérables et elles peuvent être corri-
gées par les moyens orthopédiques. Le plus souvent on se
sert de bandes, de corsets d'étoffe avec tiges métalliques,
de plâtre, de celluloïd, etc., on fait coucher sur un plan
horizontal ou incliné, on suspend dans l'appareil de Glisson,
on fait faire de la gymnastique sous toutes ses formes.

Dans le *torticolis* et les diverses *contractures des muscles
du cou*, du moins lorsque l'hystérie n'est pas en cause, on
emploie des cravates de plâtre ou de cuir (voy. fig. 247) qui

(1) Lüning et Schulthess, *Atlas-Manuel de Chirurgie orthopédique*, édition française par Paul Villemin, 1902, p. 227.

fixent la tête et le cou en position moyenne. En outre, on fait au besoin la section du sternocléidomastoïdien ou du nerf spinal lorsque toutes les autres méthodes de traitement, massage, médicaments internes, gymnastique, etc. sont restées sans résultat.

Dans les difformités des membres supérieurs et inférieurs consécutives aux paralysies périphériques ou centrales on a des résultats remarquables par la *transplantation des muscles et des tendons* en implantant un des fragments périphériques d'un muscle sain à la place du muscle paralysé. Les plus beaux résultats de la chirurgie orthopédique appartiennent à la paralysie spinale (poliomyélite) infantile qui frappe par une sorte d'élection certains muscles et groupes musculaires dans un membre. Dans chaque cas en particulier il faut fixer avec exactitude l'état fonctionnel et la réaction électrique de chaque muscle pour bien spécifier ceux qui sont paralysés et ceux qui sont restés sains sans réaction de dégénérescence. Il ne faut recourir à ces opérations que le plus longtemps possible après la phase aiguë, quand il ne reste vraiment plus aucune espérance de régénération des muscles paralysés. Il faut éviter aussi l'opération chez les petits enfants jusqu'à ce qu'ils se soient un peu développés, jusqu'à ce qu'on soit fondé à croire que les muscles restés sains sont en état de se prêter aux fonctions multiples qu'on leur demandera.

Du reste, les difformités qui résultent des paralysies nerveuses et musculaires peuvent encore retirer quelque bénéfice de la *ténotomie ordinaire*, de la *section des muscles contracturés*, des *appareils redresseurs à liens élastiques* dans les ankyloses secondaires et du *massage* et de la *gymnastique*. On peut aussi dans certaines circonstances remplacer des muscles qui manquent ou sont paralysés par des bandes élastiques ou des ressorts.

Dans les paralysies infantiles étendues frappant les deux membres inférieurs tout entiers et même le tronc, la marche peut encore être rendue possible par des appareils porteurs qui soutiennent toutes les articulations des membres inférieurs, le bassin et la colonne vertébrale. Et cela n'empêche aucun des autres moyens de traitement, comme la gymnastique surtout.

Pour lutter contre l'articulation ballante au genou avec tendance au genu recurvatum consécutivement à la paralysie étendue des muscles de la cuisse on peut recourir à l'arthrodèse, au cas où la transplantation musculaire est impossible.

Les contractures spasmodiques, paralytiques et même

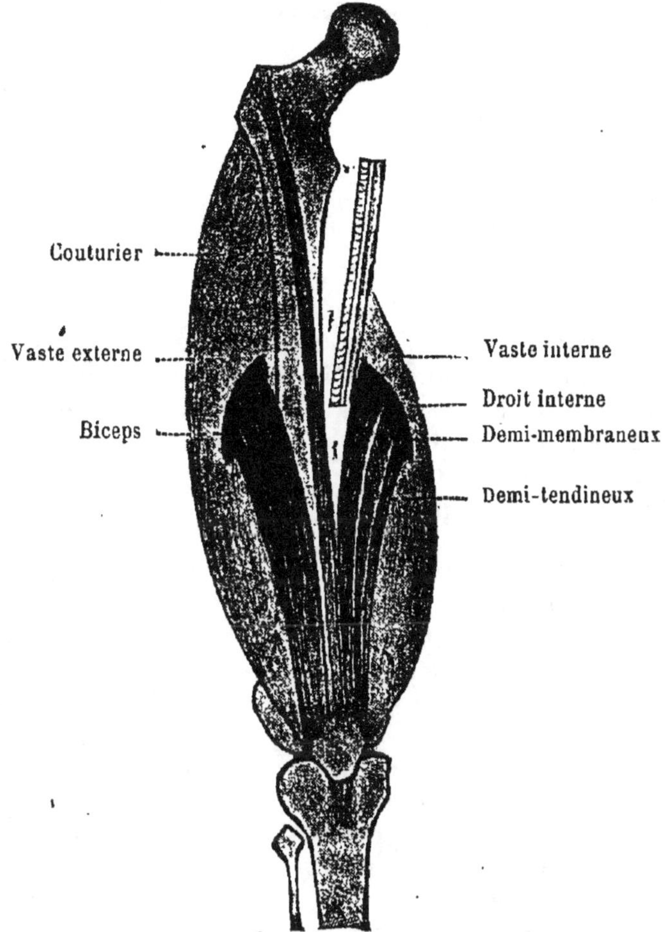

Fig. 248. — Schéma. Transplantation des fléchisseurs du genou avec fixation des extrémités périphériques à la rotule pour remplacer le quadriceps paralysé (F. Krause).

hystériques du genou cèdent à l'extension passive faite avec précaution et graduellement soit avec les mains, soit avec des appareils à extension, soit aux exercices de gymnastique à l'aide de machines appropriées (appareils à pendule voy. fig. 245 et 246), le tout accompagné de massages. Dans les cas graves et en dehors de l'hystérie, on fera sous le chloroforme l'extension brusque ou au besoin la suture des muscles ou des tendons et on terminera par l'application d'un appareil inamovible. Naturellement on ne pose ces indications que si les contractures amènent des troubles profonds et si on est fondé à croire que l'opération les améliorera.

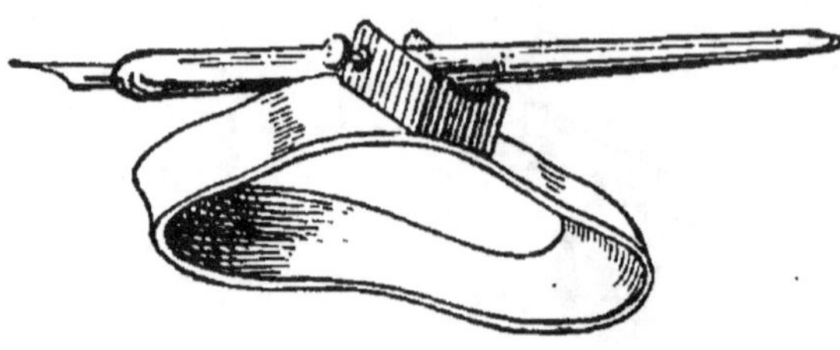

Fig. 249. — Bracelet de Nussbaum.

Une des difformités les plus fréquentes au cours des maladies nerveuses c'est le *pied bot paralytique (pied varus)*. En général, il est consécutif aux paralysies infantiles spinales ou cérébrales. Au cas où il ne peut être corrigé par la transplantation musculaire ou tendineuse la question se pose de recourir à une des nombreuses interventions employées pour le pied bot congénital.

Le *pied bot équin paralytique* est encore plus fréquent dans les affections cérébrales, spinales ou périphériques. Le moyen le meilleur d'y remédier est la ténotomie du tendon d'Achille suivie du redressement forcé et de l'application d'un appareil inamovible à moins que la transplantation musculaire

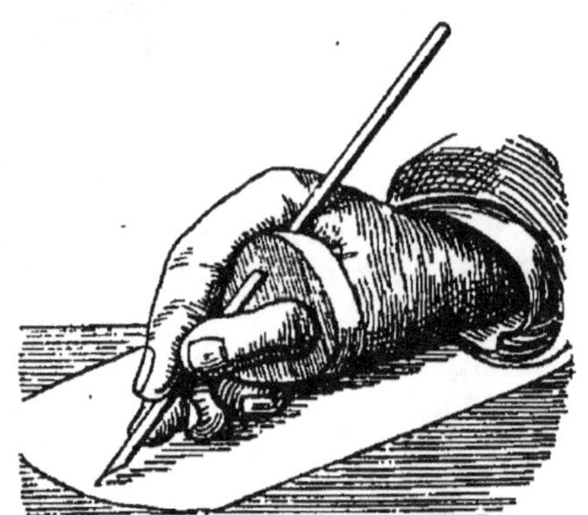

Fig. 250. — Porte-plume de Guth.

ne soit possible. Nous n'avons pas à parler ici des autres méthodes chirurgicales.

L'orthopédie peut également se montrer utile dans le tabès ; ce sont des appareils de soutien qui, dans les cas d'extrême hypotonie des membres inférieurs, rendent au malade la faculté de marcher, ce sont des corsets qui soutiennent le tronc, étendent en quelque façon la colonne vertébrale, donnent au malade un soutien et calment les douleurs intercostales. Le corset de Hennig est spécialement recommandé en ce cas, il se compose d'un fort bâti

d'acier prenant point d'appui sur le bassin et allant soutenir
les aisselles, de sorte que les muscles vertébraux sont tout
à fait au repos.

Naegeli emploie toutes sortes de pratiques pour le traitement
des névralgies et des névroses, jusqu'à présent elles ne se sont pas
beaucoup répandues. Le principe en est l'allongement et l'extension
de certains nerfs et de certaines parties du corps de façon à
exercer une influence favorable sur la circulation et la nutrition
des territoires malades.

C'est encore à l'orthopédie qu'appartient le traitement
de la crampe des écrivains avec les porte-plumes spéciaux.

Le plus connu de ces appareils est le bracelet de Nussbaum
(voy. fig. 249) qui maintient tous les doigts étendus et porte la
plume au-dessus d'eux, de sorte que l'on écrit avec les extenseurs
de la main et des doigts et non plus avec les fléchisseurs. Ce principe de remplacer les muscles malades par d'autres est celui qui
est le plus employé dans le traitement de la crampe des écrivains ;
on y ajoute les moyens d'ordre général, l'électricité, le massage,
l'hydrothérapie, etc. D'autres méthodes existent réalisées par le
porte-plume de Zabludowski, de Guth (fig. 250) dans lesquelles la
plume et le pouce sont passés à travers un morceau de liège, de
sorte que ce ne sont plus les petits muscles qui meuvent la
plume, mais la main tout entière.

On retrouve au fond ce principe quand on conseille de
tenir la plume entre le deuxième et le troisième ou entre le
troisième et le quatrième doigt ou avec tout le poing ou
avec la main gauche. Il reste lorsqu'on a tout épuisé la
machine à écrire comme dernier recours.

7. THÉRAPEUTIQUE PAR [L'ALIMENTATION

Si dans beaucoup de maladies nerveuses on prescrit des
règles diététiques générales (par exemple la diète sans excitants dans l'épilepsie), il existe pour tout un groupe de névroses fonctionnelles une thérapeutique alimentaire spéciale
qui si elle n'est pas l'unique facteur est au moins le facteur
principal du traitement. Ces névroses sont la neurasthénie,
l'hystérie et maintes formes mixtes agrémentées d'éléments
hypochondriaques ou mélancoliques. Ce qui ne veut pas dire
que tout névropathe pour peu qu'il entre dans ce groupe
des névroses générales soit à traiter par la thérapeutique
alimentaire au sens étroit du mot.

Nous appellerons thérapeutique alimentaire au sens étroit du mot la suralimentation ou *cure d'engraissement* (Weir Mitchell et Playfair). Cette cure, sans qu'on puisse fixer ses indications très précises, donne surtout des résultats chez les individus dont le trouble général de la nutrition s'accompagne de mille maux, soit que la nutrition primitivement atteinte entraîne une faiblesse du système nerveux, soit que la déchéance originelle de toutes les fonctions nerveuses entraîne une dénutrition secondaire. Une foule considérable de malades nerveux qui emplissent les cliniques des grandes villes, qui viennent innombrables aussi bien chez le praticien que chez le spécialiste, ces femmes et ces hommes « nerveux », anémiques, amaigris qui ont perdu la vigueur de leur système nerveux par suite de travail exagéré, de surmenage dans leur profession par suite de leur misère familiale ou sociale, par suite d'affections génitales, et chez les femmes par suite de couches ou de lactations, forme l'objet propre de cette thérapeutique d'alimentation dont nous traitons ici. Encore faut-il pour réussir des circonstances favorables. Les plaintes continuelles de ces malades, leur excitabilité exagérée aux moindres impressions psychiques, aux moindres bruits, cette fatigue rapide physique et morale, ce manque d'appétit et ces autres signes de dyspepsie, le manque de sommeil, la dépression et l'excitabilité, ces maux de tête, ces sensations anormales dans les diverses parties du corps, tout cela même si la cause réelle n'est pas une insuffisance de nutrition, est très souvent amélioré et guéri d'une façon éclatante par la cure d'engraissement et quelques moyens accessoires.

Le principe capital de la cure d'engraissement c'est une suralimentation systématique combinée au repos physique complet. Le malade doit garder d'une façon absolue le repos au lit et au besoin, dans les cas graves, être isolé de son entourage. Si cet isolement ne peut pas se réaliser au domicile du malade, si l'on a à craindre l'influence préjudiciable de parents attendris ou d'un entourage bruyant, alors la maison de santé est indiquée. Il faut écarter toute excitation physique ou psychique, le malade doit comprendre sa cure et s'y intéresser encore plus que la personne qui le sert. On lui donne un repas toutes les deux ou trois heures, ce repas dans les premiers temps est presque exclusivement composé de lait (chaud ou froid, suivant le goût du malade, additionné de thé, de sucre, de citron, de fleur d'oranger,

de riz, de tisane), et plus tard est augmenté de jour en jour.
On peut prendre d'après le tableau suivant dû à Ewald une
idée de la façon dont la cure est menée :

	5 décembre	25 décembre	25 janvier
7 heures	1 tasse de cacao, un œuf cru. 250 gr. de lait. 20 gr. de biscuit.	1 tasse de cacao, 1 œuf. 500 gr. de lait. 20 gr. de biscuit.	1 tasse de cacao avec un œuf. 500 gr. de lait. 25 gr. de biscuit.
9 h. 1/2	30 gr. de viande hachée. 1 verre de vin rouge et 1 œuf cru.	75 gr. de viande hachée. 1 verre de vin rouge et 1 œuf cru.	75 gr. de viande hachée. 1 verre de vin rouge et 1 œuf cru.
11 heures	250 gr. de lait avec cognac. 10 gr. de gâteau.	250 gr. de lait avec cognac. 10 gr. de gâteau.	250 gr. de lait avec cognac. 10 gr. de gâteau.
1 —	45 gr. de viande hachée. 1 pomme de terre 1 cuillerée de purée de légumes.	170 gr. de viande hachée. 180 gr. de purée de pommes de terre. 160 gr. de compote de pommes. 170 gr. de purée de pois. 150 gr. entremets. 1/2 verre de vin.	250 gr. de viande (rôti). 170 gr. de purée de pommes de terre. 180 gr. de compote de pommes. 170 gr. de macaroni. 70 gr. entremets. 1 verre de cidre.
4 —	250 gr. de lait. 20 gr. de biscuit.	250 gr. de lait. 1/2 tasse de café. 20 gr. de biscuit.	500 gr. de lait. 1/2 tasse de café. 20 gr. de biscuit.
7 —	200 gr. de soupe aux légumes.	200 gr. de soupe de blé. 30 gr. de viande hachée.	200 gr. de soupe d'avoine. 30 gr. de viande hachée.
9 —	250 gr. de lait avec cognac. 10 gr. de gâteau.	250 gr. de lait avec cognac. 10 gr. de gâteau.	500 gr. de lait avec cognac. 10 gr. de gâteau.

Au point de vue nerveux il faut éviter dans la cure d'engraissement le café et l'alcool surtout ce dernier et particulièrement chez les individus peu résistants à l'alcool et
enclins à l'alcoolisme. Voici un plan d'alimentation de
Binswanger qui tient compte de cette remarque.

1° 7 heures : 250 gr. de lait (bouilli) ou de cacao (avec moitié
eau moitié lait, ou cacao à l'avoine), 2 ou 3 petits gâteaux ou
biscuits.

SEIFFER. — Maladies nerveuses.   20

2º 9 heures : 1 tasse de bouillon, 20 gr. de viande, 30 gr. de pain de Graham ou rôties, 60 gr. de beurre.

3º 11 heures : 125-175 gr. de lait avec une cuillerée à soupe d'extrait de malt ou un jaune d'œuf.

4º 1 heure : 80-100 gr. de soupe à l'avoine, blé, riz, etc., 50 gr. de rôti, 10 gr. de pommes de terre, 7-10 gr. de légumes, 20 gr. de gâteau de riz sucré, 50 gr. de compote.

5º 4 heures : thé léger au lait avec malt ou cacao (125 gr.), 2 gâteaux.

6º 6 heures : 20 gr. de viande (rôti chaud ou froid, viande crue râpée, jambon, langue), 10 gr. de pain de Graham ou de rôties, 5 gr. de beurre.

7º 8 heures : 125 gr. de soupe avec 10 gr. de beurre et un jaune d'œuf (blé, avoine, etc.).

8º 9 h. 1/2 à 10 heures : 125 gr. de lait avec malt.

Ces quantités de nourriture seront augmentées peu à peu de telle façon que en 15 jours le lait, le cacao et la soupe soient doublés, la viande, le pain et le beurre triplés, on augmentera d'autant la quantité de légumes frais et de farineux.

Pour réaliser un tel plan il faut naturellement prévoir des variations de toutes sortes et se soumettre aux tendances individuelles en tant qu'elles ne sont pas en opposition avec les données médicales. Si la cure n'est pas supportée, si des signes de catarrhe stomacal se montrent ou même des symptômes d'ulcère, on doit bien entendu cesser le traitement. La régularité des garde-robes est de la plus haute importance. Il faut éviter les médicaments hypnotiques, ne se servir qu'en cas de nécessité de légers narcotiques, jamais de morphine. On emploiera le trional 1 gr. à 1 gr. 50 et l'hydrate d'amylène 2, 3 et 4 grammes. Dans les états d'anémie marquée de légers toniques, l'association du fer et de l'arsenic, des plats agréables sont indiqués.

Comme le repos absolu au lit est ordonné il faut remplacer les mouvements musculaires manquant par le massage et activer la circulation par des pratiques hydrothérapiques. Le massage sera fait avec précaution et sera surtout un effleurage doux de tout le corps. On change souvent les procédés hydrothérapiques, le matin des affusions froides, le soir de grands bains tièdes avec une courte aspersion et aussi des enveloppements humides et des bains électriques.

Si la cure d'engraissement est bien supportée on constate dès les premières semaines l'augmentation du poids et conjointement une amélioration de l'état général et des symptômes nerveux. On peut renforcer encore l'activité musculaire au moyen de la faradisation générale et 4 semaines environ après le début de la cure commencer les mouvements passifs et les exercices gymnastiques en en augmentant progressivement la force. Toute la cure doit être terminée en 6 semaines environ, mais les exercices gymnastiques et les mouvements peuvent être continués indéfiniment.

Alimentation par la sonde œsophagienne. — Chez les malades qui ont une paralysie bulbaire ou une affection analogue rendant difficile ou impossible la déglutition, l'alimentation artificielle par la sonde devient indispensable. On l'introduit par la bouche ou par le nez. Dans l'alimentation par la bouche on introduit une sonde molle du calibre de 1 centimètre environ dans l'œsophage et l'estomac et on s'assure que la sonde est bien dans l'œsophage et non dans la trachée en insufflant de l'air dans la sonde et en auscultant l'estomac. On y verse à l'aide d'un entonnoir un litre de lait avec une cuillerée à café de sel, quelques cuillerées de sucre, 2 à 3 œufs et au besoin d'autres aliments comme la poudre de viande, le jus de viande, les farines alimentaires, cacao, légumes en poudre ou en purée bien mélangés en remuant. On peut ajouter des médicaments variés qui ne pouvant pas être déglutis sont absorbés ainsi. La quantité de nourriture calculée en calories sera réglée selon les lois de la nutrition.

L'alimentation par la sonde nasale se fait avec une sonde plus étroite. Ici aussi il faut faire attention de ne pas être dans la trachée et en la retirant il faut presser la sonde dans les doigts au moment où l'œil terminal passe au niveau de l'entrée du larynx.

8· THÉRAPEUTIQUE CHIRURGICALE DES MALADIES NERVEUSES

Les *maladies du cerveau* qui sont accessibles au traitement chirurgical sont principalement les tumeurs et les abcès. Le bon résultat d'une opération de tumeur ou d'abcès dépend en grande partie de la précocité du diagnostic, on comprend son importance. Le nombre des abcès du cerveau traités et guéris est considérable et celui des tumeurs très important. Les abcès du lobe temporal qui peuvent se développer tardivement à la suite des affections de l'oreille, qui restent longtemps latents ou ne présentent que de rares et fugitifs symptômes sont d'un diagnostic difficile, par contre, ils sont d'un très bon pronostic si l'opération est bien conduite.

L'opérabilité et les chances de succès dépendent de la possibilité de localiser les tumeurs et les abcès, c'est-à-dire de déterminer exactement le point du cerveau atteint et, bien entendu, de son abord plus ou moins facile. Ce serait une erreur de croire que seules les tumeurs des circonvolutions centrales peuvent être localisées et opérées. Certainement ce sont les plus simples et les plus favorables, mais depuis quelques années, la chirurgie cérébrale a fait de tels progrès que toute la surface du cerveau et même le cervelet sont abordables. Seulement la localisation est moins facile en dehors de ces régions et les résultats moins brillants. Comme une tumeur ou un abcès du cerveau sont à peu près certainement mortels et incurables, on doit courir les chances d'une opération dans tous les cas où la localisation et l'opérabilité sont vraisemblables. La technique de la trépanation est aujourd'hui réglée de telle sorte qu'elle ne constitue plus un danger pour la vie, même si la tumeur après l'ouverture du crâne se montrait inopérable. Des chirurgiens exercés font même la trépanation exploratrice, quand la localisation n'est pas précisée. Et cette opération n'est pas mal fondée, car dans bien des cas la simple ouverture du crâne, sans aller plus loin, détermine une amélioration des symptômes, surtout des symptômes de compression et a pour résultat de maintenir l'état stationnaire pendant des années entières.

Il faut regarder comme inopérables les abcès ou les tumeurs lorsque leur localisation est impossible, lorsque les lésions siègent très profondément dans la substance cérébrale ou bien lorsqu'elles s'étendent aux deux hémisphères. La condition la plus importante pour l'opérabilité d'une tumeur c'est donc qu'elle ne s'éloigne pas trop profondément de la surface du cerveau, dans ce cas seulement en effet le développement, la marche et les conditions actuelles de la maladie se traduisent sur l'écorce, et seuls les symptômes corticaux déterminent l'intervention chirurgicale, hors le cas du cervelet.

Les autres maladies du cerveau accessibles à la chirurgie sont les *blessures récentes* consécutives aux fractures du crâne lorsqu'on peut soupçonner la présence d'une esquille ou d'un corps étranger dans la substance nerveuse, puis les *cicatrices crâniennes qui résultent d'anciennes bles-*

sures et provoquent par l'excitation de la dure-mère et du cerveau en un point limité l'épilepsie corticale, la paralysie motrice et les troubles psychiques ; enfin ce sont les hémorrhagies de l'artère méningée moyenne.

La technique de ces opérations n'est pas à décrire ici.

Il y a aussi dans la *moelle épinière* des *tumeurs*, des *abcès (carie vertébrale)*, des *blessures traumatiques par fracture des vertèbres* qui donnent indication à l'intervention chirurgicale. Les tumeurs de la moelle sont opérées avec succès depuis les premières opérations réussies il y a 15 ans par Horsley. Il faut préciser le segment occupé par la tumeur, il faut que celle-ci soit développée non aux dépens de la moelle mais aux dépens des méninges ou du canal vertébral. Le diagnostic différentiel avec les autres affections circonscrites de la moelle demande les plus grandes précautions.

Les seuls abcès soumis à l'intervention chirurgicale sont ceux qui se développent à la suite de la carie tuberculeuse des vertèbres et compriment la moelle de dehors en dedans, encore ne doit-on opérer que si les autres méthodes thérapeutiques telles que l'extension, le décubitus couché, etc. n'ont pas donné de résultat.

Les plus fréquentes relativement des interventions chirurgicales sont celles provoquées par les *blessures consécutives aux fractures et aux luxations vertébrales*, mais ici aussi il faut toujours tenter les autres méthodes de traitement avant d'opérer : le repos, le décubitus, l'immobilisation, l'extension. La thérapeutique opératoire prend la place des mesures purement orthopédiques quand, malgré ces dernières, on ne constate pas d'amélioration plus encore s'il y a tendance à l'aggravation. On a recours à la laminectomie, c'est-à-dire à l'ouverture large du canal vertébral par la suppression d'un ou plusieurs arcs vertébraux au point lésé : trépanation de la colonne vertébrale. Celle-ci est contre-indiquée lorsqu'on peut conclure des symptômes que toute l'épaisseur de la moelle est prise ou qu'il y a une extension considérable de la lésion en hauteur ; en ce cas loin d'être utile l'opération est nuisible, elle peut être mortelle.

Le *spina bifida* réclame parfois des opérations que nous n'avons pas à décrire ici.

Pour les *nerfs périphériques* l'intervention chirurgicale la plus importante est la *suture nerveuse* qui se fait sur les solutions de continuité récentes ou déjà anciennes et cicatrisées des nerfs. La possibilité d'une régénération des filets nerveux dans les nerfs périphériques fait réapparaître dans la plupart des cas un assez bon fonctionnement lorsque les muscles auxquels aboutissent ces nerfs ne sont pas tout à fait dégénérés.

La *section des nerfs* ou *neurotomie* en cas de névralgie n'est presque plus usitée, car le nerf se régénère et il y a une récidive presque fatale. On la remplace par la résection de fragments étendus du nerf — neurectomie — ou par l'arrachement du nerf suivant la méthode de Thier. Mais cela n'empêche pas toujours la récidive et l'opération radicale pour la névralgie la plus fréquente, la névralgie du trijumeau consiste dans l'extirpation du ganglion de Gasser. Cela équivaut à l'extirpation d'une racine postérieure de la moelle, opération qui a été faite peu de fois tandis q ιe l'extirpation du ganglion de Gasser a déjà donné, dans un nombre assez considérable de cas, des guérisons durables.

Le traitement opératoire des névralgies est naturellement l'ultimum refugium, il faut avant d'y recourir que toutes les autres méthodes de traitement aient échoué. Comme les névralgies graves sont des affections intolérables qui conduisent souvent au suicide et que d'autre part l'opération réglée aujourd'hui par des chirurgiens habiles a perdu beaucoup de ses dangers, comme les suites d'une intervention inutile ne sont nullement dommageables, on peut conseiller avec assurance aux malades hésitants de se faire opérer lorsque tous les autres moyens ont été abandonnés.

L'*élongation des nerfs* est beaucoup moins pratiquée, on la fait sanglante ou non sanglante surtout dans le tabès ou la sciatique. C'est aussi une de ces méthodes à laquelle on n'a recours qu'après l'échec de tous les autres moyens.

Il nous faut parler avec plus de détails de la ponction lombaire de Quincke qui, dans ces dernières années, tant au point de vue diagnostique qu'au point de vue thérapeutique, a trouvé une extension considérable et peut décidément donner des résultats satisfaisants entre les mains des praticiens. La ponction lombaire (ou spinale) permet de donner issue par une canule au liquide céphalorachidien de l'espace sous-arachnoïdien de la moelle. On reconnaît ainsi la pression, le poids spécifique, la teneur en albumine, en pus, en bactéries, en sang du liquide céphalorachidien et de cette façon on peut singulièrement assurer son diagnostic en cas de tumeur cérébrale, de méningite de diverses natures, d'hémorrhagie subdurale ou ventriculaire.

La valeur thérapeutique de la *ponction lombaire* consiste dans la diminution de la pression intracrânienne dans les affections où cette pression dépasse la normale du fait de l'augmentation du liquide céphalorachidien. Ce sont les tumeurs cérébrales, la méningite séreuse ou purulente, l'hydrocéphalie. On a aussi observé des améliorations dans la chlorose avec phénomènes de compression cérébrale et même dans la méningite tuberculeuse. Beaucoup de malades incurables ont dû à cette ponction des soulagements extrêmement marqués de leurs symptômes de compression cérébrale, maux de tête, assoupissement intellectuel, troubles de la vue, vertiges, raideur de la nuque, etc. Une série de cas de méningites séreuses ou séro-purulentes, dont quelques-uns présentaient le tableau de la méningite tuberculeuse, ont été pleinement et définitivement guéris par des ponctions lombaires répétées.

La méthode est la suivante :

Après désinfection de la région lombaire et après avoir compté et repéré les épines vertébrales on enfonce de 5 à 6 centimètres perpendiculairement à la surface cutanée une aiguille ou un trocart à ponction lombaire sur la ligne médiane entre la 4e et la 5e vertèbre lombaire ou bien entre la 5e lombaire et la première sacrée. Le malade est couché sur le côté, le dos fléchi autant que possible, les jambes ramenées sur le tronc, au besoin maintenues par d'autres personnes, de façon à éviter les mouvements de défense trop violents. La douleur de la piqûre est minime, cependant on peut chez les malades pusillanimes pratiquer l'anesthésie locale, faire une piqûre de morphine ou même donner un peu de chloroforme. Mais il est préférable d'éviter le chloroforme pour pouvoir contrôler les sensations subjectives du malade avant et après la ponction. Chez les personnes grasses il faut piquer un peu plus profondément, et chez les enfants il suffit de 2 à 3 centimètres. Si l'on rencontre l'os il faut tâtonner avec la pointe de l'aiguille pour trouver l'espace intervertébral. Après quelques tentatives on a l'impression qu'on est dans le canal vertébral ou non. On s'en assure en retirant le mandrin de la canule, le liquide céphalorachidien s'écoule plus ou moins abondamment quand la ponction est réussie. On ferme alors le robinet de la canule, on le relie avec un tube vertical ascendant pour mesurer en millimètres la pression. A la surface du liquide dans ce tube ascendant on voit nettement les pulsations transmises au liquide et la montée rapide au moment des secousses de toux. La pression étant mesurée on fait couler par le conduit latéral le liquide céphalorachidien dans un verre stérilisé. Pour

éviter les changements trop rapides de pression on ne prend pas
en une seule fois le liquide, mais par portion et peu à chaque fois.
Nous faisons en général 3 à 4 pauses dans chaque ponction lombaire et ne vidons pas plus de 20 à 25 centimètres cubes à chaque

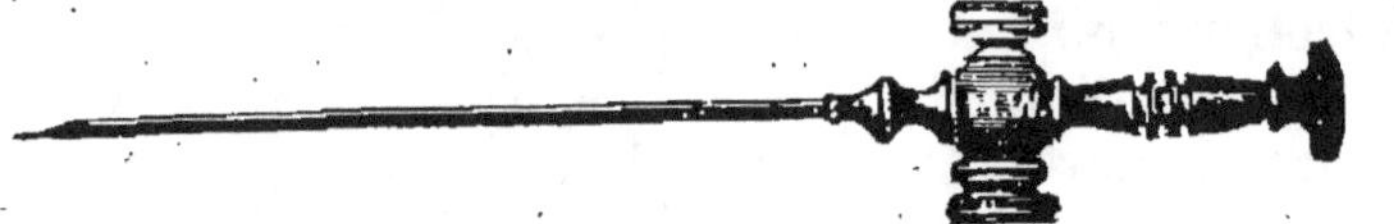

Fig. 251. — Canule à ponction lombaire de Krœnig.

ponction, même si cela n'amène pas une diminution sensible des
phénomènes de compression. La hauteur de pression normale, le
patient étant couché et la lumière du tube ascendant étant de
1 millimètre, varie dans les limites assez variables de 70 à 150 millimètres. On termine la ponction lorsque la pression s'est abaissée
vers 100 ou que la sortie du liquide devient très lente. Après

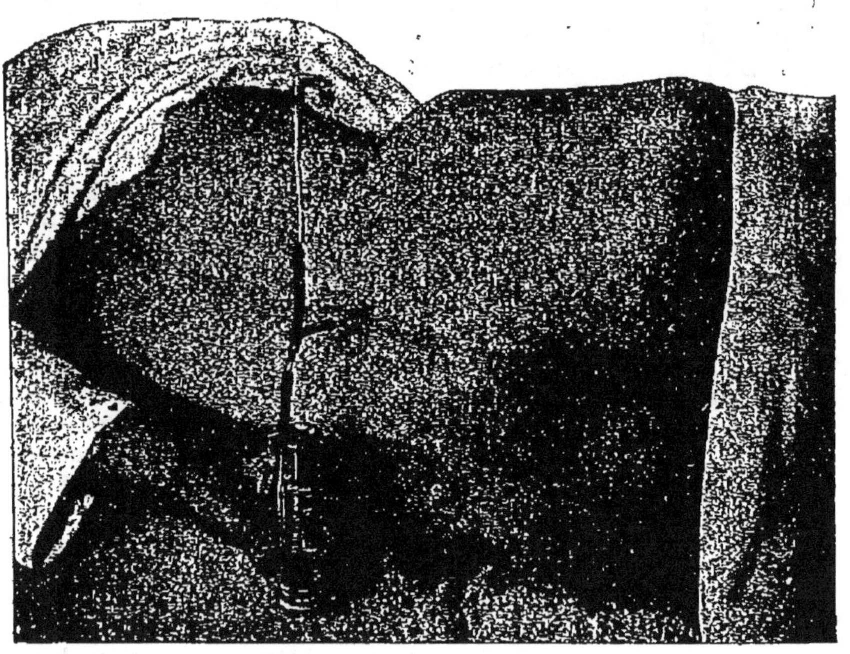

Fig. 253. — Ponction lombaire.

Fig. 252. — Schéma de la portion inférieure de la colonne vertébrale
avec la partie terminale de la moelle (cône médullaire en jaune), le
sac dorsal (en bleu) et la queue de cheval (en jaune) d'après Bar-
deleben, Hæckel et Frohse.

quelques jours on peut renouveler la ponction. Pendant l'intervention on contrôle le pouls et s'enquiert de ce qu'éprouve le sujet. Le vertige, la douleur de tête, le malaise indiquent qu'il faut s'arrêter. La ponction terminée on ferme la petite plaie avec un peu de collodion ou d'emplâtre. Le liquide obtenu est examiné au point de vue physique, chimique et bactériologique.

La piqûre entre la dernière lombaire et le sacrum sur la ligne médiane nous a paru la meilleure. D'autres piquent entre la 2e et la 3e, ou entre la 3e et la 4e lombaire à 1/2 ou 1 centimètre en dehors de la ligne médiane, de façon que l'aiguille aborde le sac dural non pas perpendiculairement .mais un peu obliquement. D'ailleurs il n'y a aucun mal à changer d'espace si on ne réussit pas dans les premières tentatives. Il est bon de se représenter exactement les rapports anatomiques de la région en question tels que la figure 252 les montre.

9· THÉRAPEUTIQUE MÉDICAMENTEUSE

Le traitement médicamenteux dans les maladies nerveuses n'a d'indication précise et absolument nécessaire que dans deux cas : la cure spécifique de la maladie causale ou bien la sédation de la douleur lorsqu'elle devient intolérable. Dans le premier cas il s'agit des affections qui succèdent à la syphilis ou à la malaria, dans les autres. des formes violentes de la névralgie, des crises douloureuses névralgiformes des maladies organiques et des maladies incurables très pénibles.

En face de ces indications l'art du médecin consiste à faire un usage très précautionneux des moyens nombreux et éprouvés et à faire entrer en ligne les médicaments au milieu des autres facteurs curatifs déjà décrits leur réservant ou non la première place. Il n'y a qu'une seule exception, c'est le traitement de l'épilepsie par le bromure, mais là aussi il ne faut pas négliger les moyens adjuvants diététiques, hydrothérapiques et autres d'autant plus que la cure bromurée ne réussit pas toujours entièrement.

Si l'on part de ce principe de la cure des maladies nerveuses qu'en dehors des spécifiques et des narcotiques, tous les médicaments ne font qu'aider et non réaliser la guérison, on trouvera encore beaucoup d'occasions de faire un usage utile de notre arsenal thérapeutique.

a) **Spécifiques.**

Le meilleur résultat est donné par le traitement causal des affections syphilitiques et malariennes. Exception faite de la dégénérescence du cerveau et de la moelle dans le tabès et la paralysie générale qui dans l'immense majorité des cas dépendent d'une syphilis antérieure, mais anatomiquement ne correspondent pas à des lésions spécifiques, toutes les formes des maladies syphilitiques du cerveau, de la moelle et des nerfs périphériques réclament la cure antisyphilitique. Sur ce point la prophylaxie est tout entière dans les mains du médecin qui a d'abord traité le malade, car l'expérience montre que les maladies nerveuses se développent surtout chez ceux qui ne se sont pas traités au début de la maladie ou se sont mal traités ou chez ceux dont l'attention n'a pas été attirée sur ce point qu'ils doivent éviter dorénavant pendant toute leur vie tous les efforts physiques ou intellectuels qui retentissent sur le système nerveux. Comme cure antisyphilitique on emploie le mercure et l'iodure. On ne commence pas d'habitude l'iodure avant l'apparition des accidents dits secondaires, mais la différence des accidents secondaires et des accidents tertiaires, outre qu'elle est impossible à faire dans beaucoup de cas, est tout à fait superflue au point de vue thérapeutique.

[Le traitement mercuriel des accidents nerveux d'origine syphilitique se fait aujourd'hui exclusivement par les injections solubles ou insolubles de mercure et de ses sels. La rapidité d'action, le dosage rigoureux permettant d'aborder les doses actives nécessaires constituent des avantages qu'il serait impardonnable de négliger. Nous donnerons toutefois la description suivante du traitement par les frictions tel qu'il est pratiqué en Allemagne (1)].

Le traitement mercuriel considéré encore par certains praticiens, comme le meilleur est toujours la friction à l'onguent gris. Nous prescrivons pour les deux premières périodes 3 grammes par jour, pour les périodes suivantes 5 grammes par jour. Chaque période dure six jours pendant lesquels successivement toutes les parties du corps, à l'exception de la face et du cuir chevelu, sont frottées. Le septième jour est jour de repos, au lieu de la friction le sujet prend un bain de propreté. S'il ne survient aucun trouble la cure entière

(1) Voy. Mracek, *Atlas manuel de la Syphilis,* note du Dr Emery.

comprend six périodes, si bien qu'on emploie en tout 156 gr.
d'onguent. Pendant la cure il faut faire la plus grande attention
aux soins de la bouche et ne jamais manquer de se gargariser
chaque jour au chlorate de potasse. S'il survient des signes de
stomatite mercurielle il faut arrêter la cure. On réussit très bien à
guérir la stomatite en appliquant sur les gencives à l'aide de pinceau une solution d'acide chromique à 2 1/2 0/0.

En même temps que la cure de friction nous donnons
l'iodure de potassium aux doses les plus élevées qu'il est
possible, mais par doses graduellement progressives, commençant par 1 gr. par jour et montant rapidement à
5 grammes et davantage. Pour éviter l'action de l'iodure
sur l'estomac nous ordonnons toujours de diluer la solution
avec du lait ou de l'eau minérale (par exemple Fachingen).

Dans beaucoup de cas on ordonne avantageusement
l'iodipine à la place de l'iodure, c'est un mélange d'iode et
d'huile de sésame qui se prend à l'intérieur à 10-25 0/0 par
cuillerée à thé ou à soupe, mais s'administre aussi en
injection sous-cutanée.

Si les malades ont un état de nutrition faible, ou si pour
une autre cause les frictions sont inapplicables, on emploiera
le mercure par la bouche ou en injections sous-cutanées.
Pour l'usage interne on se sert surtout de pilules ou de la
solution de Ricord :

                Salsepareille décoction . . . . .   15 : 150
                Biiodure d'Hg.   0,15
                Iodure de potassium.   4
        Une cuillerée à soupe 3 fois par jour.

Pour les injections sous-cutanées on fera dans la région fessière
tous les deux jours une seringue de Pravaz de la solution suivante :

                Bichlorure d'Hg.   0,1
                Chlorure de sodium.   0,3
                Eau distillée   10

Des formes d'administration de mercure plus récentes sont le
mercure colloïdal et le plastron de mercoliatum (vapeurs de mercure
absorbées par les voies respiratoires.

[On peut remplacer le bichlorure par le biiodure, le benzoate,
le cacodylate, le peptonate, etc., ou se servir des injections insolubles, huile grise, huile au calomel. Ces dernières injections ne se
font qu'une fois par semaine, mais elles sont plus douloureuses et
ne permettent pas de supprimer l'action du mercure en cas d'intoxication ou de stomatite].

On recommence au bout de 6 mois ou 1 an la cure de friction mercurielle soit qu'il y ait récidive soit qu'il reste quelques-uns des premiers symptômes et que les premières médications aient été insuffisantes.

[Pour le tabès et la paralysie générale la cure mercurielle n'était pas en question, mais des communications retentissantes sont venues au contraire inciter à traiter ces affections par des doses très élevées de mercure. Les résultats n'ont pas répondu en tous points aux espérances théoriques des promoteurs de la méthode, néanmoins on ne saurait refuser au moins aux tabétiques le bénéfice d'une cure qui peut agir sur des manifestations d'ordre syphilitique vulgaire qui accompagnent quelquefois les lésions tabétiques et aggravent les phénomènes morbides dont ils souffrent].

Quand il s'agit de ces cas qui ne sont pas rares où le diagnostic hésite entre ce qui appartient au tabès ou à la paralysie générale et ce qui appartient à la syphilis cérébrale ou cérébro-spinale, principalement aux débuts de ces affections il faut sans hésiter recourir au traitement spécifique. Il faut seulement l'éviter, l'expérience en est faite à plusieurs reprises, dans l'atrophie commençante du nerf optique, ici le mercure agit désavantageusement.

La plus fréquente des maladies nerveuses d'origine malarique est la névralgie intermittente du trijumeau, plus rarement des névralgies d'autres nerfs ou des troubles de motilité, de sensibilité, des troubles de fonctionnement des organes internes (le cœur), le manque de sommeil et des troubles psychiques.

Le médicament spécifique est le bichlorhydrate de quinine à la dose de 1 à 2 grammes, 4 à 8 heures avant l'accès, en capsules ou en cachets.

Les phénomènes accessoires du traitement par la quinine, comme le vertige, le bourdonnement d'oreilles, le vomissement, etc., doivent être connus du médecin et en général n'entravent pas l'administration du médicament.

b) Narcotiques.

Les principaux des narcotiques sont l'*opium*, la *morphine*, la *codéine* et aussi le *chloroforme* et l'*éther*. A hautes doses ils agissent comme narcotiques, c'est-à-dire qu'ils suppriment la connaissance, à petites doses ils sont somnifères, anti-douloureux et calmants.

On ne peut être trop prévenu contre l'administration facile de ces médicaments surtout de la morphine : ce doit être pour tout médecin un principe d'ordonner avant la morphine d'autres médicaments dont l'accoutumance n'est pas si facile et dont l'administration prolongée, ne cause pas des troubles aussi profonds de toute la personne morale. Les indications de l'opium, de la morphine, de la codéine sont les douleurs violentes, intolérables des maladies organiques du système nerveux. Dans les maladies incurables chroniques, comme le tabès, les tumeurs du cerveau, les névralgies graves et les névrites, les états d'angoisse excessifs et les cas excessifs d'insomnie, on peut user d'un de ces trois médicaments lorsque tous les autres ont échoué. On ne donnera *jamais* de morphine dans l'hystérie.

Le mode d'administration de l'*extrait d'opium* est varié : gouttes, pilules, poudre, suppositoires jusqu'à 0,015 milligr. en une fois et 0,05 par jour. Si l'on prolonge l'administration il faut veiller attentivement aux fonctions intestinales et donner des laxatifs comme la rhubarbe, etc.

La *morphine* est donnée en injections sous-cutanées de chlorhydrate, en poudre, pilules, gouttes et solutions de 0,003 à 0,01 centigr. par jour ; on essaie toujours de se contenter de 1/2 à 1 centigr. par dose.

La *codéine* est prescrite sous forme de phosphate de codéine en poudre, pilules, gouttes et solutions à 0,01 par dose jusqu'à 0,03 par jour.

On emploie peu dans les maladies nerveuses l'*éther* ou le *chloroforme*. On en fait usage en inhalations dans les attaques subintrantes d'épilepsie, dans le tétanos, la rage et les formes graves de la chorée quand les mouvements sont tout à fait excessifs et que le malade risque de se blesser.

Le *bromure d'éthyle* est comme le chloroforme et l'éther un narcotique rapide qui s'administre en inhalations.

c) Hypnotiques.

Bien que en général l'accoutumance aux hypnotiques ne soit pas très dangereuse pour le moral et le psychisme des malades comme le serait le morphinisme, il y a cependant consécutivement à l'usage prolongé de ces moyens des troubles du système nerveux qu'il faut tâcher d'éviter. On y arrive en variant les médicaments hypnotiques et surtout en essayant fréquemment de les supprimer, en les remplaçant par des pratiques physiques qui agissent contre l'insomnie, par exemple les bains chauds, les enveloppements limités du ventre, des mollets, le massage, la suggestion, etc. C'est surtout chez les malades atteints de névroses fonctionnelles qu'il faut écarter le plus possible les médicaments hypnotiques pour éviter l'accoutumance qui est très facile chez eux. Dans beaucoup de cas l'insomnie est sous la dépendance de causes organiques, il faut explorer les fonctions rénales, cardiaques, stomacales, intestinales, surveiller les garde-robes et éviter l'excès de plénitude de l'estomac le soir. Si ce sont les douleurs qui empêchent le sommeil il faut recourir aux antinévralgiques ou aux narcotiques. Le choix des hypnotiques est très grand, les principaux et les plus importants sont les suivants :

Hydrate d'amylène : médicament liquide, doux, se donne aux doses de 2 à 4 gr., agit en 1/4 d'heure à 1/2 heure, n'a aucune action dangereuse, se prescrit en capsules, en suspension dans une potion ou en lavement.

Chloralamide (chloralformamide) : médicament facile, sans danger, aux doses de 1 à 3 gr., en poudre ou solution aqueuse ou autres, ou en lavement.

Hydrate de chloral : moyen puissant à la dose de 1 à 2 gr. (jusqu'à 3 gr. par doses), agissant vite même dans les formes graves d'insomnie et de troubles psychiques (il y a du délire après les doses trop élevées ou trop répétées). Un usage trop prolongé amène l'accoutumance (chloralisme). Avant tout les troubles cardiaques sont les symptômes de l'empoisonnement, aussi est-il à éviter dans les affections cardiaques. On le prescrit en solution aqueuse, en sirop ou autres liquides, aussi en lavement.

Dormiol (amylènechloral) : nouveau médicament et qui n'a pas encore la consécration d'une expérience de longues années comme les précédents (dose 0,5 à 2 gr.).

Il en est de même de l'*hédonal* : 1-2-3 gr. par dose et de l'*hypnal*, mélange d'antipyrine et de chloral, 1 à 2 gr. par dose.

Nous avons parlé de l'opium et de la morphine aux narcotiques.

La *paraldéhyde*, bon moyen pour les formes légères d'insomnie, 3 à 5 gr. par dose jusqu'à 10 grammes, très désagréable au goût, rappelant le chloroforme comme odeur, se donne par la bouche dans de l'eau, du sirop ou d'autres excipients, ou en lavement dans un mucilage, sans inconvénient si la dose n'est pas trop forte ou trop répétée.

Le *sulfonal*, d'action sûre, 0,50 à 2 gr. par dose jusqu'à 4 gr. par jour, dangereux aux fortes doses, surtout à cause de la présence d'hématoporphyrine dans les urines qui deviennent rouges et de son action délétère sur les organes internes. Se donne en poudre dans un liquide chaud ou en cachets suivis d'absorption de lait chaud.

Trional, préférable au sulfonal à cause de son inocuité et de son action un peu plus rapide, 1 gr. à 2 gr. en poudre ou en lavement. Le trional est avec l'hydrate d'amylène dans les cas par trop graves d'insomnie le remède le plus actif et le moins dangereux relativement. On recommande de le prendre dans du lait chaud, suffisamment remué, car il est difficilement soluble à froid et une grande partie de la poudre reste sur les parois du verre. Il a aussi une bonne action dans les cas d'excitation générale à la dose de 0,50 trois ou quatre fois par jour. Dans beaucoup de cas il n'agit que dans la deuxième nuit de son administration, mieux en tous cas que dans la première, aussi doit-on toujours essayer de ne le donner que tous les deux jours, surtout lorsqu'il doit être donné longtemps.

Uréthane : moyen doux, se donne en poudre à la dose de 1 à 4 gr. ; moins sûr que les précédents.

[Ajoutons le *véronal* qui, sous la forme d'une poudre blanche, se donne en cachets à la dose de 0,50 centigr. et produit un sommeil rapide, paisible et exempt de tout malaise au réveil].

d) Sédatifs.

Les sédatifs sont ces médicaments qui exercent une influence calmante sur le système nerveux, qui modèrent l'excitabilité excessive et ralentissent toutes les fonctions, ils peuvent aussi procurer le sommeil. Le plus connu et le plus employé est le bromure :

Préparations bromurées : *bromures de potassium, de sodium, d'ammonium et autres sels.* Suivant qu'on les administre contre l'épilepsie ou contre l'hyperexcitabilité générale, les doses sont différentes.

Chez les épileptiques adultes il ne faut pas se borner aux doses encore trop souvent formulées et qui se comptent par décigrammes : 2 gr. par doses et 6 gr. par jour pour les femmes, 6 gr. à 8 gr. pour les hommes constituent la bonne dose, encore suivant les circonstances peut-on la porter à 10 et 15 grammes. Chez les enfants et dans le jeune âge on se guide sur le poids, on donne 0,1 de bromure par kilogr. de poids corporel, c'est-à-dire 4 gr. par jour pour un enfant de 40 kilogr. Pour éviter les effets nocifs du bromure sur le cœur et sur l'estomac on prescrit le bromure de sodium ou un mélange des trois bromures par exemple :

Bromure de potassium . . .	} *āā*	10 gr.
Bromure de sodium	}	
Bromure d'ammonium		5 —
Eau distillée	pour 300	—

Une cuillerée à soupe 3 fois par jour.

[Le bromuré est le médicament héroïque de l'épilepsie, à condition qu'il soit donné à dose suffisante et que son administration soit continuée *sans interruption* pendant tout le temps de la maladie et six mois encore au moins après la dernière crise. On reconnaît la dose suffisante à ce fait qu'en dépassant légèrement cette dose le malade présenterait les signes prémonitoires de l'intoxication, c'est-à-dire la somnolence dans la journée et la dilatation permanente des pupilles. On laisse reposer le malade en donnant une semaine ou deux une dose inférieure d'un gramme à la dose suffisante].

Avant tout on fera prendre la solution bromurée après le repas, diluée dans du lait, de l'eau ou de l'eau minérale, pour éviter par un usage prolongé l'action irritante sur l'estomac. Il faut en outre surveiller les garde-robes et par des bains chauds entretenir le bon fonctionnement de la peau.

Pour l'état d'hyperexcitabilité habituelle des neurasthéniques, l'excitation ou l'hyperesthésie sexuelle ou autre, les petites doses de 0,50 à 1 gr. à 1 gr. 1/2 suffisent et souvent 2 gr. donnent le sommeil.

Les dangers du bromisme sont extrêmement minines même après un long usage si l'on suit la recommandation que nous venons de donner dans son administration et s'il y a toujours un contrôle médical. Les moyens indiqués ci-dessus, surtout les bains et la régularité des garde-robes, suffisent à empêcher, même avec de fortes doses, l'acné bromuré peu grave du reste ; sinon on essaiera de petites doses d'arsenic sous forme de liqueur de Fowler, ou même la suspension temporaire du traitement.

On prescrit beaucoup le *sel bromuré effervescent de Sandow* qui en fondant dans l'eau produit de l'acide carbonique et se vend avec une mesure sur chaque flacon. La *solution d'Erlenmeyer* est semblable et contient 8 gr. de bromure pour 600 gr. d'eau gazeuse.

De nouvelles préparations bromurées sont la *bromaline* prescrite en poudre ou en solution plusieurs fois par jour à la dose de 1 à 2 gr. chaque fois ; la bromipine à 10 0/0 de brome dans l'huile de sésame. Elles se sont peu répandues jusqu'à ce jour.

Le *bromure de camphre* est surtout donné aux neurasthéniques excitables, pour les battements de cœur ou l'excitation génésique, en poudre, 0,10 à 0,50 plusieurs fois par jour.

La *valériane* est depuis longtemps employée en infusion comme le thé ou en teinture comme moyen calmant dans les névroses fonctionnelles et surtout dans l'hystérie. Le thé de Heim est très renommé :

<pre>
Racine de valériane . . . .)
Feuilles d'oranger. . . . . } āā 20 gr.
Feuilles de menthe . . . .)
Feuilles de trèfle . . . .)
</pre>

Une cuillerée à soupe pour 3 tasses d'eau.

Plus commode est la teinture éthérée de valériane, 10 à 15 gouttes plusieurs fois par jour, ou les capsules de valyle qui contiennent à l'état pur le principe essentiel des combinaisons de valériane.

L'*hyoscine (scopolamine)* est pour ainsi dire employée exclusivement dans la paralysie agitante — les maladies mentales étant exceptées — elle produit souvent une sédation générale, la disparition de la douleur, de la raideur et même du tremblement. Les doses doivent être exceptionnellement surveillées. Nous commençons par 2 décimilligrammes trois fois par jour, en solution de bromhydrate d'hyoscine. La dose maxima est de 0,001 en une fois, 3 par jour Dernièrement on a employé aux mêmes doses la scopolamine en injections sous-cutanées.

La *duboisine* est également ordonnée à l'intérieur ou en injections sous-cutanées dans la paralysie agitante. Dose : 0,0002 à 0,0005.

e) Antinévralgiques.

Contre le symptôme douleur nous avons en dehors des narcotiques toute une série de médicaments qui, à côté de leur action sur la circulation, la température, etc., agissent avec prédilection sur la sensation de douleur qu'ils suppriment. Leur nombre est considérable, tous à la vérité n'ont pas été éprouvés de la même façon. Il n'en est pas moins extrêmement précieux, dans les cas où l'un d'eux n'a pas réussi, de pouvoir choisir parmi les autres.

L'*antipyrine* a une action antidouloureuse parfaite dans les névralgies, la migraine, la céphalée et les autres douleurs de différentes natures. On la donne à la dose de 1 à 2 gr., le plus souvent en poudre ou en solution, au moment de la crise douloureuse autant que possible, au début de la crise ou avant s'il y a des symptômes prémonitoires. Elle agit aussi lorsque la crise a déjà commencé, de même que dans les douleurs continues.

L'*antifébrine* (acétanilide) en poudre. de 0,25 à 50 centigr. plusieurs fois par jour, jusqu'à 1,50 par jour. Les doses plus fortes sont dangereuses, elles provoquent la cyanose, la méthémoglobinémie, le collapsus, il faut les éviter surtout chez les individus faibles et anémiques.

La *phénacétine* est un antinévralgique très sûr et qui dépasse souvent l'antipyrine en efficacité. La dose habituelle est de 0,50 à 1 gr., la dose maxima de 1 gr. à la fois jusqu'à 3 gr. par jour. La phénacétine est moins dangereuse que l'antipyrine, cependant on observe assez souvent des intoxications par son emploi.

La *migrainine* est un mélange d'antipyrine, de caféine et d'acide citrique, on la donne à la dose de 1 gr. en poudre, l'effet est bon.

Il faut se méfier de l'abus de ces médicaments surtout dans les cas de céphalée habituelle où des moyens plus simples réussissent également bien.

La *lactophénine* en poudre, de 0,50 à 1 gr., 1,50, agit comme sédatif antinévralgique, souvent aussi comme hypnotique, mais son action, d'après notre expérience personnelle, n'est pas aussi constante que celle des médicaments précédents.

L'*aspirine*, nouvelle forme d'administration de l'acide salicylique, est surtout employée comme antirhumatismale ; son action antinévralgique dans les névralgies et les douleurs névralgiformes, surtout si elles sont d'essence rhumatismale, a été maintes fois éprouvée. On la donne à la dose de 3 gr. à la fois à prendre en quelques heures.

Le *citrophène*, mélange de phénacétine et d'acide citrique, agit aux doses de 0,50 à 1 jusqu'à 6 gr. par jour comme antipyrétique et antidouloureux.

Le *pyramidon* (diméthylamide-antipyrine) agit comme l'antipyrine, calmant les douleurs à la dose de 0,30 à 0,50 centigr. 2 à 3 fois par jour, en poudre ou en solution.

La *salipyrine* (acide salicylique antipyrine) agit aux doses de 1 gr. plusieurs fois par jour comme antinévralgique et surtout dans les douleurs rhumatismales (les névralgies de l'influenza).

Le *salophène* se donne aux mêmes doses et a même action que la salipyrine. Il en est de même de l'*acide salicylique* ou du *salicylate de soude*.

La *quinine*, sous forme de chlorhydrate ou de sulfate, agit aussi comme antinévralgique surtout s'il s'agit de malaria. Dose : 0,50 à 1. 1,50.

Ce n'est que rarement qu'on emploie pour calmer la douleur l'action anesthésique locale de la *cocaïne*, son action est très fugitive. On donne alors en injection sous-cutanée de 0,02 à 0,05 en une fois. L'injection de cocaïne dans le sac dural ou la région lombaire dans les névralgies et les douleurs de cause organique n'a pas jusqu'à présent reçu beaucoup d'extension parce que son innocuité n'est pas absolue. On connaît l'injection intradermique comme méthode d'anesthésie chirurgicale.

Le *chlorure d'éthyle* en siphon ou en tube s'applique en pulvérisations sur les parties douloureuses, il est en certains cas très actif et agit comme antinévralgique temporaire (il provoque en effet l'anesthésie locale).

f) Excitants et toniques.

Le *nitrate de strychnine* augmente l'excitabilité de la moelle et donne souvent de bons résultats dans la paralysie faciale périphérique, les paralysies oculaires, la faiblesse de la vessie, les paralysies postdiphtériques et autres. [En France on emploie de préférence le *sulfate de strychnine*]. L'administration de la strychnine réclame de grandes précautions ; on la donne par faibles doses en injections sous-cutanées ou en pilules, on commence par 1/2 milligramme. Lorsqu'on a tâté la susceptibilité du malade on peut augmenter les doses, aller jusqu'à 3 milligr. et les répéter plusieurs fois par semaine, ou donner chaque jour des doses plus petites : mais il faut se souvenir que la dose maxima de strychnine est de 0,02 chaque jour par doses de 0,01 et qu'on peut tuer avec 0,03 centigrammes.

            Nitrate de strychnine.   0,015
            Eau bouillie. . . .   q. s. pour dissoudre
            Mass. pil. . . . . .   q. s. pour 30 pilules

1 pilule par jour pour commencer et monter progressivement à 4-6 par jour,
ou en solution :

            Nitrate de strychnine . .   0,01 centigr.
            Eau distillée . . . . . .   10 grammes

Pour injections sous-cutanées. Commencer par 1/2 seringue, augmenter peu à peu jusqu'à 2 seringues.

L'action pharmacologique du *nitrate d'argent* n'est pas très claire, on le donne encore dans le tabès, où il doit améliorer les troubles de la marche. On le prescrit en pilules à la dose de 0,01 centigr.

L'action excitante du *thé*, du *café* et de l'*alcool* est connue. On ne les donne aux malades nerveux qu'à petites doses et seulement quand il y a une indication précise, surtout l'*alcool*.

L'*acide benzoïque*, le *camphre*, le *musc* rentrent dans cette catégorie de médicaments, on associe souvent les deux premiers : le musc se donne en poudre de 0,05 à 0,50 ou en teinture 10 à 20 gouttes plusieurs fois par jour.

La médication tonique comporte surtout le *fer*, l'*arsenic*, la *quinine* et leurs nombreuses associations, par exemple le ferrocitrate de quinine (0,05 à 0,50 plusieurs fois par jour, en poudre ou en solution), toutes les teintures de fer, l'albuminate, les sirops, les préparations ferrugineuses du commerce, l'eau de Levico, les pilules de Blaud, les teintures ou les extraits d'écorce de quinquina, de condurango et autres amers. Il faut insister sur les effets favorables de l'arsenic dans la chorée, les névralgies, la malaria et en dehors de son action tonique sur toutes les névroses fonctionnelles en général. Les pilules ferroarsenicales du formulaire magistral de Berlin sont très bonnes, citons encore :

            Acide arsénieux . . . .   0,06 à 0,09
            Sulfate de quinine . . . . }
            Fer réduit . . . . } ãã 1
            .Mass. pil. q. s. pour 30 pilules.

1 pilule 3 fois par jour.

Ou les pilules d'Erb :

> Lactate de fer . . . . 3 à 5
> Extrait aqueux de quinine . . . 4 à 5
> Extrait alcoolique de noix vomique 0,4 à 0,8
> Extrait de gentiane q. s. pour 100 pilules

1 à 2 pilules 3 fois par jour.

Dans ces derniers temps on emploie surtout l'arsenic en injection sous-cutanée sous forme de cacodylate de soude, 0,05 à 0,1 par dose.

L'action spécifique de la *spermine* dans la neurasthénie et le tabès est de l'avis général tout à fait à rejeter, cependant de bons auteurs lui accordent une action tonique sur le système nerveux.

[Les phosphates, les glycéro-phosphates, la lécithine sont très employés ; ils constituent des toniques nervins et généraux dont l'action est assez appréciable pour qu'on doive redouter quelquefois l'excitation qui résulte de leur emploi].

g) Dérivatifs.

Par l'action des dérivatifs appliqués sur la peau on cherche à provoquer un changement dans la circulation, dans la nutrition, dans les échanges ainsi que la résorption des produits anormaux ou même des parties malades. Ils réussissent donc dans beaucoup de cas de maladies nerveuses. On les prescrit surtout quand on pense que ces maladies nerveuses résultent d'un processus inflammatoire qui puisse être modifié par l'excitation cutanée.

Les moyens que nous avons à notre disposition pour cela sont surtout la *sinapisation* sous forme de papier moutarde ou de cataplasmes de moutarde, ou de bains de pieds chauds à la moutarde, la *teinture d'iode* (pure ou étendue), les *frictions alcoolisées* avec l'*alcool camphré*, la *teinture de moutarde*, les *liniments* : liniment volatile, liniment ammonio-camphré, camphré-saponiné, les *emplâtres irritants*, l'emplâtre à la *cantharide*, l'onguent basilicum, l'onguent térébenthiné ; les *vésicatoires*, l'emplâtre à la cantharide ordinaire, le collodion cantharidé, les *huiles irritantes* : l'huile de croton et l'huile térébenthinée.

10. TRAITEMENT PSYCHIQUE

Ce qu'il faut atteindre dans le traitement psychique c'est le psychisme du malade et l'instrument, c'est précisément le psychisme du médecin et toute sa personnalité. Une grande partie des symptômes des maladies nerveuses sont de nature psychique et le médecin peut par le psychisme les influencer et les guérir. Pour cela il faut non seulement chez le malade un certain degré d'intelligence, de réceptivité et de suggestibilité au sens étroit du mot, mais aussi chez le médecin une certaine supériorité des facultés intellectuelles et de toutes les qualités qui font ce qu'on appelle la personnalité. Il faut encore pour que la puissance psychothérapique du médecin soit réelle et efficace qu'il connaisse bien dans leur essence les maladies en question, qu'il sache entrer dans les particularités individuelles du malade, qu'il ait enfin toute sa confiance. Sans tout cela la thérapeutique psychique est impuissante.

Les deux formes du traitement psychique sont la *suggestion* et l'*hypnose*.

Sous le nom de *suggestion*, au sens le plus large du mot, on comprend la transmission d'une idée d'une personne à une autre personne, et sous le nom de *suggestibilité* une facilité particulière à recevoir les suggestions. Cette sorte de suggestion s'oppose à l'*auto-suggestion*, celle-ci se développe chez un individu quels que soient les événements extérieurs, et elle a pour caractère de n'être pas influencée par les idées suggestionnantes d'une autre personnalité. Dès lors l'*auto-suggestibilité* se définit d'elle-même.

L'*hypnose* est un état semblable au sommeil et provoqué par la suggestion. Les perceptions sensitives peuvent persister pendant cet état, la volonté est fortement diminuée ou supprimée, la puissance de représentation limitée, dirigée surtout par l'hypnotiseur, la conscience plus ou moins réduite. Selon que les facultés psychiques sont plus ou moins diminuées, on distingue différents degrés dans la profondeur de l'hypnose. Pendant l'hypnose les personnes hypnotisées peuvent recevoir toutes sortes de suggestions qui seront pour nous bien entendu des suggestions de guérison de la maladie présente.

En opposition avec les suggestions puissantes et fortement impressionnantes faites pendant l'hypnose, c'est-à-dire avec les *suggestions hypnotiques*, il existe des suggestions faites sans hypnose dans l'état de veille, *suggestion à l'état de veille*. D'après le jugement général des auteurs compétents et d'après notre propre expérience, il faut employer le moins possible l'hypnose et la suggestion hypnotique, les réserver pour les cas où la suggestion à l'état de veille n'a pas réussi, ce qui arrive dans les cas particulièrement graves d'hystérie ou dans les affections nerveuses opiniâtres. La plupart du temps, là où le traitement psychique est indiqué et possible, il suffit de recourir à la suggestion à l'état de veille, à condition de trouver la forme qui lui convient. Il faut bien se persuader de ce point en pratique, car l'hypnotisation fréquente, comme celle par exemple que pratiquent les hypnotiseurs de profession dans toutes les maladies, a les suites les plus fâcheuses pour la faculté de résistance psychique, la personnalité et la fermeté de caractère du sujet traité.

Les formes de la suggestion à l'état de veille sont extrêmement nombreuses. En réalité, toutes les expressions du médecin, toutes les manifestations de sa personnalité, même sa façon d'interroger et de traiter sont, sans même qu'il y pense, des suggestions pour un malade suggestionnable. Le plus souvent et aussi le plus efficacement on se sert de la suggestion verbale, c'est-à-dire que le médecin dit au malade les paroles qui lui suggèrent les idées les plus propices à la guérison de sa maladie. C'est là qu'il faut beaucoup de précision dans l'examen et beaucoup d'intelligence des individualités. Rien ne serait plus maladroit que de vouloir user de la même suggestion pour tous les symptômes morbides, on ne réussirait pas davantage en faisant des promesses vaines qu'on ne puisse tenir. Cela est surtout vrai dans la suggestion hypnotique. Il est absolument recommandé dans le traitement psychique de procéder avec progression dans les propositions que l'on suggère. Il est rare par exemple qu'on réussisse à guérir les attaques hystériques, si dès l'abord on suggère la cessation subite des attaques. Un tel procédé ne peut être mis en œuvre que par un médecin très expérimenté qui soit absolument sûr de son action. En général on arrive plus sûrement au but quand on suggère d'abord la diminution de l'intensité, de la durée des attaques, leur espacement, puis la disparition de tel ou tel symptôme accessoire pour arriver ainsi peu à peu à leur suppression radicale.

Une forme de suggestion très propice est la combinaison de la suggestion et des autres moyens thérapeutiques. La force suggestive du courant électrique nous est connue; son efficacité sera d'autant soutenue par la suggestion verbale. Il en est de même des prescriptions de bains, d'exercices, de mouvements, d'occupations spéciales et de maintes médications indifférentes ou peu actives, comme les pilules de guimauve, etc.

C'est toujours le fait du médecin intelligent et fin de trouver la forme de suggestion qui convient à son malade. On ne peut pas donner de règles générales sur ce point.

Voici la manière dont nous provoquons ordinairement l'*hypnose* : nous fermons doucement les yeux du malade et les maintenons fermés assez longtemps et en même temps faisons quelques suggestions destinées à provoquer le sommeil : les yeux deviennent fatigués, puis la tête, bientôt tout le corps est mou, les membres deviennent lourds. Les premières fois qu'on hypnotise un malade ce stade de début est assez long et il faut souvent le répéter pendant plusieurs séances pour que le malade arrive à un état de sommeil hypnotique vrai : patience, persévérance et énergie font toujours réussir quand toutes les autres conditions sont réunies, tant du côté du malade que du côté du médecin. Avant l'hypnose il est bon de dire au malade à peu près ce dont il s'agit et que l'on n'agit que dans son intérêt et pour le guérir. Pendant l'hypnose on peut démontrer au malade qu'il se trouve dans un état semblable au sommeil et qu'il a perdu sa volonté en lui disant impérativement qu'il ne peut plus ouvrir les yeux, ni lever le bras, ni étendre la jambe qu'on lui a fléchie, et cela malgré les efforts qu'il fait pour accomplir ces mouvements. S'il peut les accomplir, l'hypnose n'est pas complète. Nous terminons l'hypnose en suggérant au patient une ou plusieurs fois qu'il va se réveiller, qu'il se trouvera tout à fait bien après, sans être fatigué, sans avoir envie de dormir, mais au contraire frais et dispos lorsque nous aurons compté jusqu'à 3.

D'autres méthodes d'hypnotisation consistent à faire fixer au malade un objet quelconque placé devant ses yeux ou à passer les doigts sur sa tête et ses membres ou à lui faire entendre un bruit monotone, ou enfin à lui donner simplement la suggestion verbale de s'endormir. Les méthodes peuvent être variées à volonté. Il faut éviter pendant l'hypnose toute pratique qui ne serait pas destinée à la guérison du malade. L'hypnotisation par des gens du monde est dangereuse. L'hypnose, comme les autres différentes médications, la morphine, etc., ne doit être mise en œuvre que par le médecin.

Le domaine de la thérapeutique psychique est étendu. Non seulement dans toutes les maladies organiques du système nerveux, mais aussi dans toutes les maladies de n'importe quelle partie du corps, il est indispensable de rendre la souffrance supportable au malade en lui donnant courage et espérance. Ἐλπίδες ἐν ζωοῖσιν ἀνέπιστοι δὲ δάνοντες. Mais elle est surtout à sa place dans les troubles de paralysie ou d'affaiblissement de la motilité et de la sensibilité d'origine psychique. Tels sont surtout les phénomènes hystériques. Les crises convulsives sont souvent coupées, interrompues par la suggestion verbale, simple ou accompagnée de pressions sur l'abdomen, d'application de courant électrique, de fustigation à l'aide d'un linge mouillé, etc. L'aphonie hystérique relativement fréquente comme le mutisme hystérique peuvent être supprimés extraordinairement vite par l'application du courant électrique au niveau du cou si on y joint la suggestion verbale ou si le malade a été préparé quelques jours d'avance à l'efficacité du procédé. Il faut appliquer le traitement suivant les données précitées et tenir compte des individualités. Souvent le traitement psychique a une très bonne influence sur l'insomnie, l'incontinence nocturne des urines, la constipation habituelle, l'impuissance, le vomissement hystérique, etc.

Traitement dans les établissements spéciaux.

Le traitement des maladies nerveuses trouve dans beaucoup de cas un appui extrèmement puissant dans l'admission des malades dans des établissements spéciaux. Sous le nom d'établissements spéciaux il faut seulement comprendre ceux qui sont dirigés par un médecin compétent, habile et expérimenté. Il ne faut donc pas compter parmi eux tous ces établissements d'hydrothérapie ou de traitement par les moyens naturels qui sont tenus par des personnes étrangères à la médecine, car il leur manque la compétence et la possibilité d'envisager les éléments individuels du malade dans telle maladie donnée. De tristes et nombreux exemples montrent que là tous les malades sont traités d'après un principe identique qui a soulevé l'enthousiasme. Il faut donc considérer comme une faute professionnelle le fait qu'un médecin — à moins de circonstance toute spéciale — confie son malade à de tels empiriques. Mais même parmi les établissements médicaux il faut faire un choix soigneux quand il s'agit de cas sérieux et de méthodes de traitement sévères ; il faut éviter les établissements qui sont annexés à un hôtel, ou sont dans des stations balnéaires bruyantes, mais choisir ceux qui sont dans des sites tranquilles, à la mer, à la forêt ou à la montagne. La confiance personnelle dans le médecin traitant joue un grand rôle.

Chez beaucoup de malades nerveux c'est seulement le transport au milieu de conditions d'existence nouvelle, qui permet de réussir ; l'éloignement des tracas de la profession, de la maison bruyante, de l'influence excitante des proches et aussi de leurs soins trop attentifs et par là nuisibles, la surveillance constante du médecin, l'habitude d'une vie réglée, d'un intervalle fixe entre les heures des repas, le repos et au besoin l'exercice, autant de facteurs impondérables, mais qui sont singulièrement puissants. Et cette influence bienfaisante est encore accrue par les moyens de traitement qu'on trouve dans ces établissements de cure. La plupart sont pourvus de toutes les installations thérapeutiques modernes qu'il serait presque impossible d'avoir chez soi.

Le champ des indications est donc très large et presque toutes les maladies nerveuses peuvent, en certaines circonstances, relever de l'établissement spécial. Mais c'est le plus souvent dans les formes graves des névroses fonctionnelles que le médecin pense au transfert dans un établissement qu'il connaît et en qui il a confiance. Dans ces dernières années on a fait des efforts humanitaires pour la fondation des *établissements de cure pour les maladies nerveuses* dans lesquels, en dehors du principe du traitement le plus rationnel, on a fait entrer en ligne de compte la valeur thérapeutique de l'*activité*, en occupant les malades. C'est un fait établi par nombre d'observations qu'une occupation adaptée aux connaissances individuelles et aux passions de chacun peut servir directement de facteur thérapeutique pour les maladies nerveuses et autres. De tels établissements de cure pour les malades nerveux sont encore rares, ils sont un besoin pour l'avenir le plus proche et un devoir social auquel le médecin doit aider.

Traitement général des maladies de la moelle.

La première question qui se pose dans le traitement pratique des maladies de la moelle sera toujours de savoir s'il s'agit ou non d'une *affection de cause syphilitique ?* Si cette étiologie existe nous aurons une indication causale et un pronostic relativement très favorable. S'agit-il au contraire d'une *affection non syphilitique*, une seule question se pose très importante au point de vue thérapeutique, le processus morbide a-t-il définitivement détruit, fait dégénérer un élément quelconque de la moelle, c'est-à-dire les faisceaux blancs ou les cellules ganglionnaires, ou bien s'agit-il seulement soit d'un trouble fonctionnel sans lésion parenchymateuse, soit d'un processus morbide des tissus voisins : *exsudats inflammatoires, œdèmes, hémorragies, cicatrices, néoformations dans les méninges* et dans les *espaces méningés,* le *périoste vertébral* ou les *vertèbres* elles-mêmes.

Dans le premier cas, dans la *dégénérescence* de certaines parties de la moelle elle-même, la thérapeutique ne peut viser que les symptômes ; une régénération des éléments disparus comme la régénération par exemple des filets des nerfs périphériques est impossible dans la moelle. Ces cas sont donc au point de vue thérapeutique les plus mauvais, tandis que la suppression fonctionnelle d'un territoire médullaire sans destruction indélébile des cellules et des faisceaux trouble primitif ou consécutif à la maladie des tissus voisins peut être traitée dans sa cause c'est-à-dire traitée avec succès et radicalement. Les principaux facteurs thérapeutiques dans ces cas sont, suivant l'affection, du ressort chirurgical, ou du ressort des résolutifs, des dérivatifs, de la thérapeutique mécanique et orthopédique.

Dans toutes les autres affections spinales qui résultent de la dégénérescence des tissus nobles, et ce sont les plus fréquentes, notre principale tâche est d'empêcher le progrès de la maladie, de lutter contre l'envahissement des autres parties de la moelle et cela par le traitement le plus précoce possible, de fortifier par le repos, par des excitations douces, par une bonne nourriture et enfin de suppléer avec les parties restées saines les parties détruites du systèm\ spinal.

Résumons du moins les points capitaux de notre traitement :

I. Dans les *affections spinales de cause syphilitique* il faut instituer un traitement spécifique sous forme de cure mercurielle et iodurée énergique. Il s'agit de toutes les formes de la syphilis spinale : la méningite syphilitique, la méningomyélite, la myélite, la syphilis disséminée de la moelle, la paralysie spinale spasmodique, les gommes de la moelle et des méninges et la périostite vertébrale syphilitique. Le tabès n'appartient pas au point de vue thérapeutique à cette classe de maladies, bien que dans certaines circonstances le traitement spécifique soit à considérer (v. p. 316).

II. Dans toutes les maladies où vraisemblablement il ne s'agit que d'un *trouble des fonctions* des éléments de la moelle par des *produits inflammatoires non syphilitiques, œdèmes, hémorragies, néoformations,* il faut faire un traitement antiphlogistique, dérivatif, résolutif et au besoin une opération. Il s'agit ici surtout des affections aiguës de la moelle et de ses enveloppes : myélite, poliomyélite, hématomyélie, affections tuberculeuses de la colonne vertébrale avec formation d'exsudats et compression de la moelle, fractures, luxations et enfin tumeurs de la moelle, des méninges, des racines, du périoste et des vertèbres.

III. En dehors de ces deux grands groupes d'indication il s'agit d'une *maladie dégénérative de la moelle,* un traitement précoce peut éviter pendant longtemps l'extension de l'affection.

Suivant les circonstances individuelles il faut envisager séparément chaque cas et décider si et quand le repos et le ménagement sont nécessaires, si et quand l'exercice de la fonction atteinte de la moelle peut être suppléée par les parties restées saines. Ici toutes les méthodes de traitement que nous avons décrites prennent la première place, surtout les méthodes physiques, l'hydrothérapie, l'électrothérapie, le massage, les exercices, le relèvement des échanges par une nourriture appropriée et, thérapeutique tout aussi active, l'encouragement des forces psychiques du patient par la persévérance, le courage et l'énergie. A ce groupe nombreux de maladies spinales appartient le tabès, la sclérose en plaques, la syringomyélie, la sclérose latérale amyotrophique, l'atrophie musculaire spinale progressive, l'ataxie héréditaire de Friedreich, la paralysie spinale spasmodique, etc.

Il faut distinguer aussi les maladies aiguës et les maladies à marche lente. Tant qu'on a affaire au *stade aigu des maladie spinales,* comme par exemple la poliomyélite antérieure, la myélite aiguë, l'hématomyélie, la compression par une fracture vertébrale, le premier soin doit être de mettre le malade au repos et de chercher à combattre la cause morbide par les antiphlogistiques (sangsues, ventouses scarifiées, frictions à l'onguent napolitain au point correspondant à la lésion médullaire), plus tard par la diaphorèse, le calomel, les enveloppements secs, les boissons chaudes ou bien par l'intervention chirurgicale, enlèvement des fragments de vertèbres, des esquilles, etc.

Le stade aigu une fois passé *s'il reste des paralysies* ou *s'il s'agit d'emblée d'affections chroniques se développant lentement* il faut mettre en œuvre, suivant le cas, tous les facteurs thérapeutiques dont nous avons parlé.

Il est difficile d'établir une règle générale suivant laquelle on trouverait les indications nécessaires pour chaque cas, souvent dans une seule et même maladie c'est tantôt ceci, tantôt cela qui donne le meilleur résultat. C'est avant tout question d'expérience, de coup d'œil médical, il faut voir juste et saisir toutes les particularités individuelles. Nous n'insisterons pas sur le massage et le traitement mécanique, sur l'orthopédie, l'exercice, ou les traitements alimentaires, sur le traitement psychique malgré leur importance, parce qu'ils ne peuvent être décrits que pour chaque cas particulier, nous parlerons seulement des méthodes qui réclament quelques instructions spéciales : l'électrothérapie et l'hydrothérapie.

Le traitement électrique des maladies de la moelle est ou bien direct sous forme de galvanisation labile ou stabile de la moelle, ou bien *réflexe* sous forme de faradisation des parties atteintes par l'affection spinale : tronc et membres, au besoin par le bain électrique, ou seulement *symptomatique*.

Le courant faradique n'est pas habituellement employé dans le *traitement direct* de la moelle, par contre la galvanisation de la moelle donne de bons effets sur beaucoup de symptômes dans le tabès, la sclérose en plaques, les paralysies spasmodiques spinales de toutes sortes. Voici les méthodes les plus habituelles qui cependant ne doivent pas être regardées comme des prescriptions inflexibles.

a) *Galvanisation stabile de la moelle longitudinale avec courant descendant* : anode de 20 à 50 centimètres carrés sur la colonne cervicale, cathode de mêmes dimensions sur la colonne lombaire, toutes deux restant en place. Intensité du courant 4-8 milliampères, durée de la séance 3-6 minutes. Ce traitement s'applique surtout aux affections systématisées (tabès, etc.) et aussi à la sclérose en plaques, mieux qu'aux lésions transversales (poliomyélite, myélite) ; pour ces dernières on se borne le plus souvent à l'électrothérapie symptomatique.

b) *Galvanisation labile de la moelle.* Anode comme en a) sur le sternum ou sur la nuque, même cathode promenée de haut en bas lentement le long de la colonne vertébrale. Intensité et durée comme en a).

c) *Galvanisation transversale de la moelle stabile* avec les mêmes électrodes, l'une sur la colonne vertébrales, l'autre sur la ligne médiane antérieure du tronc : Intensité du courant à la région du cou 2 à 4 milliampères, dans les autres régions : 4 à 8 milliampères.

d) *Méthode de Stintzing.* Anode de 70 c. q. environ sur le sternum, cathode de même dimension sur la nuque : intensité du courant 6 milliampères ; à chaque demi-minute la cathode est déplacée le long de la colonne vertébrale sur l'espace suivant et le courant est maintenu aussi fort par le rhéostat. La moelle est ainsi parcourue en 2 minutes 1/2 en cinq étapes dans toutes ses parties par un courant sensiblement égal. Alors l'anode est placée à la place de la cathode et vice versa, et on procède comme la première fois.

e) *Méthode d'Erb*. Elle combine la galvanisation de la moelle et celle du sympathique : cathode de 15 cinq bien enfoncée à l'angle de la mâchoire. Anode de 70 c. environ sur le côté opposé de la colonne vertébrale tout contre les saillies épineuses, presque stabile cependant déplacée peu à peu de bas en haut. Recommencer du côté opposé. Intensité du courant : 4-5 milliampères.

f) *Méthode d'Hitzig employée surtout dans le tabès* : elle se compose de trois périodes. Elle commence pendant 15 jours environ par la galvanisation transversale stabile de la moelle cervicale à la nuque : intensité du courant 4 milliampères environ, durée 3-5 minutes. Puis pendant 15 jours encore galvanisation longitudinale comme en a); enfin troisième période également de 15 jours, galvanisation labile des gros troncs nerveux périphériques, l'anode sur le plexus c'est-à-dire au point d'émergence des troncs de la profondeur (par exemple le sciatique, le crural) la cathode promenée le long du trajet des nerfs : intensité assez élevée de 6 à 12 milliampères.

L'excitation réflexe de la moelle résulte de l'application du pinceau ou de la brosse sur toute la surface du corps en rapport avec la partie lésée de la moelle. Cette méthode de traitement, hors les cas d'anesthésie, est douloureuse, on l'emploie surtout dans le tabès où la sensibilité est troublée. Une autre forme d'influence réflexe sur la moelle est le bain électrique qui trouve son application dans les diverses maladies de la moelle.

Le traitement symptomatique des affections spinales au moyen du courant électrique s'applique aux phénomènes de paralysie ou d'excitation motrice ou sensitive. Mêmes méthodes que pour l'électrisation des nerfs périphériques. Il est important de regarder comme principe général de ne jamais faradiser les muscles atteints de contracture ou de spasme, tout au plus peut-on les galvaniser avec la plus grande prudence en se servant de l'anode et du courant stabile. Au contraire dans les paralysies flasques on emploie la faradisation, la galvanisation avec la cathode ou même avec les deux courants en même temps. Dans les douleurs et les paresthésies nous employons la galvanisation avec l'anode appliquée au point douloureux. Un autre traitement des douleurs d'origine spinale comme celles du tabès par exemple est la faradisation avec la brosse, qui est bonne également dans les hyperesthésies et les anesthésies.

Dans les affections spinales, les faiblesses de vessie, qu'il y ait rétention, qu'il y ait incontinence, sont aussi très souvent favorablement influencées par l'électrisation.

L'hydrothérapie dans les affections spinales ne doit en aucun cas être employée dans ses formes fortement excitantes. Une foule de malades ont à expier cette faute dans les établissements hydrothérapiques. Il ne faut que des applications douces, avant tout le grand bain tiède. Les bains salés, les bains avec acide carbonique sont très bons dans le tabès et les maladies semblables, durée de 10 à 20 minutes, température 32 à 35°, progressivement refroidie au fur et à mesure de la cure. Le malade doit se reposer 1/2 heure à 1 heure après le bain.

Les raideurs musculaires et la motilité dans les *paralysies spinales spasmodiques* sont très favorablement influencées par de grands bains chauds de 20 minutes de durée environ, pendant lesquels on fait *sous l'eau des mouvements actifs et passifs*. Les applications chaudes et froides ne sont applicables que chez les individus vigoureux et au début des maladies mais même alors seulement sous forme de frictions, d'affusions, d'enveloppements locaux, jamais sous forme d'applications violemment excitantes. Quant à l'effet favorable que prétend retirer Hösslin des applications excitantes froides sur les membres inférieurs après échauffement préalable dans les diverses affections spinales principalement dans la myélite chronique, nous en avons déjà parlé (voy. p. 265).

On sait que certaines stations balnéaires agissent bien dans les affections de la moelle, ce sont surtout les eaux salées chaudes, les eaux mères, les boues (1).

La thérapeutique médicamenteuse des affections spinales se borne, quand le mercure et l'iodure ne sont pas indiqués, en tout et pour tout, au nitrate d'argent et à la strychnine (tabès, sclérose en plaques, etc).

Traitement des troubles vésicaux dans les maladies de la moelle.

La paralysie vésicale se traduisant par la rétention ou l'incontinence des urines est un des symptômes les plus fréquents des affections spinales, c'est un de ceux qui opposent au traitement les plus grandes difficultés. Grâce à des soins assidus on peut dans beaucoup de cas rendre tolérable un état qui deviendrait sans cela le point de départ de plaintes continuelles chez le malade et son entourage, surtout quand à la paralysie vésicale vient s'ajouter la paralysie du rectum.

1. Il y a peu à attendre des médicaments, seule la strychnine a donné de bons résultats dans un certain nombre de cas.

2. Dans la rétention d'urine des bains de siège ou de grands bains tièdes sont souvent utiles.

(1) Voy. de la Harpe, *Formulaire des eaux minérales.*

3. Le cathétérisme de la rétention s'impose à cause du danger de cystite quand l'expression manuelle de la vessie et les bains chauds sont restés sans résultat. Mais alors il faut s'astreindre aux plus minutieuses précautions aseptiques.

Aussi bien dans la rétention que dans l'incontinence

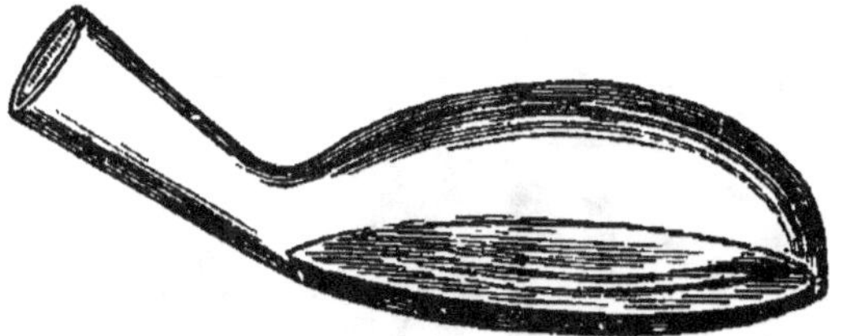

Fig. 254. — Urinal pour homme.

l'électricité s'est rarement montrée efficace, soit l'électricité faradique soit la galvanique, une électrode était placée sur la région vésicale l'autre sur le rectum, ou chez la femme sur les lombes ou le sacrum. Les électrodes doivent être assez

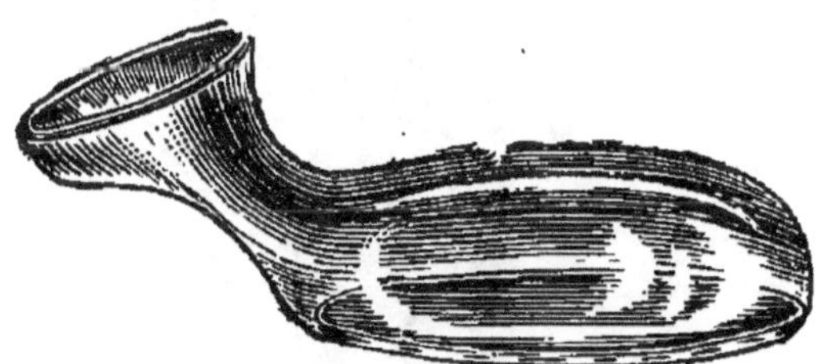

Fig. 255. — Urinal pour femme.

grandes, seule celle qui est appliquée sur l'intestin peut être petite. L'intensité du courant est de 8-10 milliampères et pour le courant faradique jusqu'à sensation douloureuse. On alternera dans la même séance le courant faradique et le courant galvanique ou on les emploiera ensemble (galvano-faradisation).

5. Si l'incontinence est absolue il faut se servir d'un urinal ou récipient en verre dont l'ouverture est différente pour les hommes et les femmes (fig. 254 et 255); pendant que l'urinal en verre sert dans le lit il existe des urinaux de caoutchouc qui solidement bouclés à la ceinture se composent d'un réservoir et d'un tube d'échappement, par lequel le malade peut à volonté vider l'urine (fig. 256). Beaucoup de malades se servent volontiers des urinaux,

d'autres plus impressionnables ne peuvent pas s'y habituer.
Le traitement de la *cystite* qui survient si fréquemment

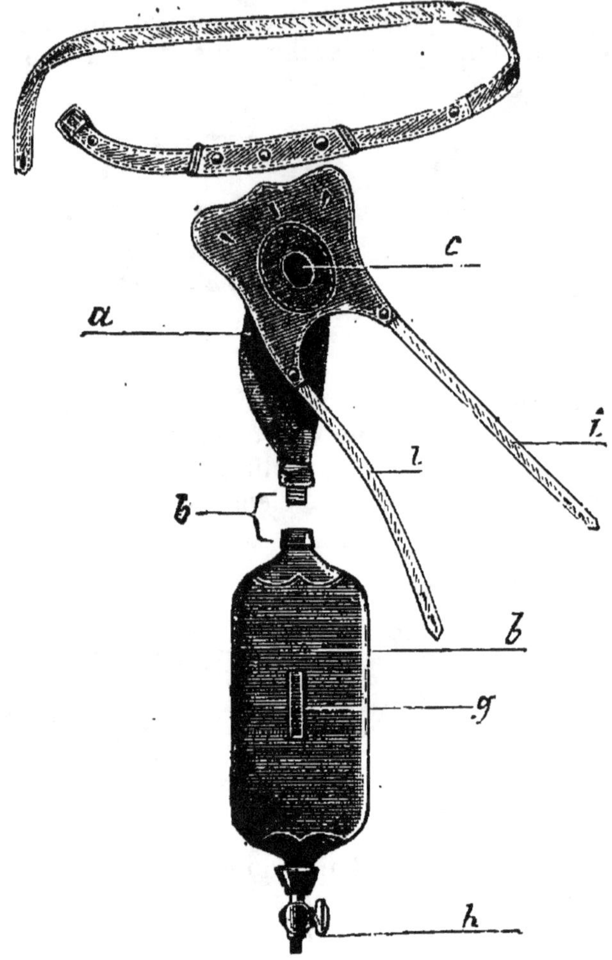

Fig. 256. — Urinal pour homme pour malade non alité. *a*) poche reliée
au réservoir proprement dit par une soupape qui empêche le reflux
des urines de *b* en *a* (dans les mouvements pour s'asseoir, marcher
se coucher), en *h*, robinet de sortie des urines ou attache du tuyau,
qui aboutit au bas de la jambe et permet de vider l'appareil sans se
déshabiller.

dans les affections de la moelle et qui est presque inévitable
de par les cathétérismes répétés se fait par les moyens habituels (lavages à l'acide borique, au nitrate d'argent, administration à l'intérieur d'urotropine, d'infusion et de décoction

d'uva ursi). Au début de la cystite et mieux lorsqu'elle est

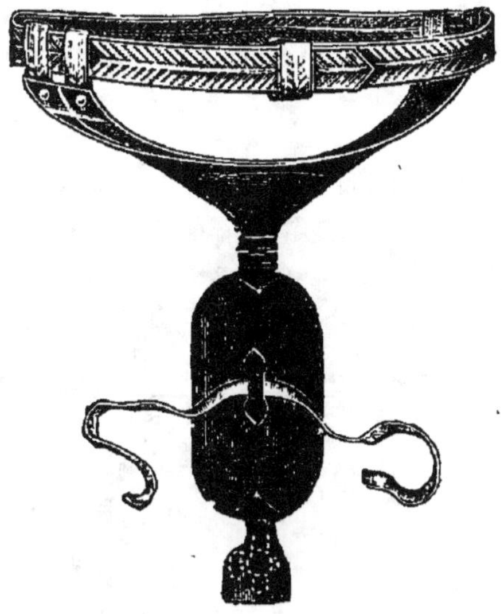

Fig. 257. — Urinal de jour pour femme.

déjà en évolution, si elle n'est pas de date trop ancienne, l'urotropine nous a donné de bons résultats :

Solution d'urotropine à 10-20 pour 300
Une cuillerée à soupe trois fois et plus par jour.

Traitement des eschares dans les maladies de la moelle.

Comme les troubles vésicaux les *eschares* font presque toujours partie des phénomènes constitutifs des myélites chroniques. Bien que malgré les soins les plus attentifs on ne puisse pas toujours les éviter, la prophylaxie permet cependant d'en diminuer considérablement le nombre. Elles constituent toujours un danger pour la vie à cause de l'infection possible, de l'érysipèle et autres accidents des plaies. Aussi faut-il attacher la plus grande importance à leur prévention. Comme cela est entièrement du ressort des garde-malades et dépend du coucher, de la propreté, des soins de la peau, le médecin doit constamment et infatigablement attirer l'attention de l'entourage et du personnel sur ce point. Le siège de prédilection est le sacrum, puis la région du

siège, les talons, la face interne des genoux, les trochanters.
Il faut surveiller le plus souvent possible ces régions, s'assurer qu'elles reposent sur un plan uni, sec et moelleux. Le
premier symptôme de l'eschare est une légère rougeur de

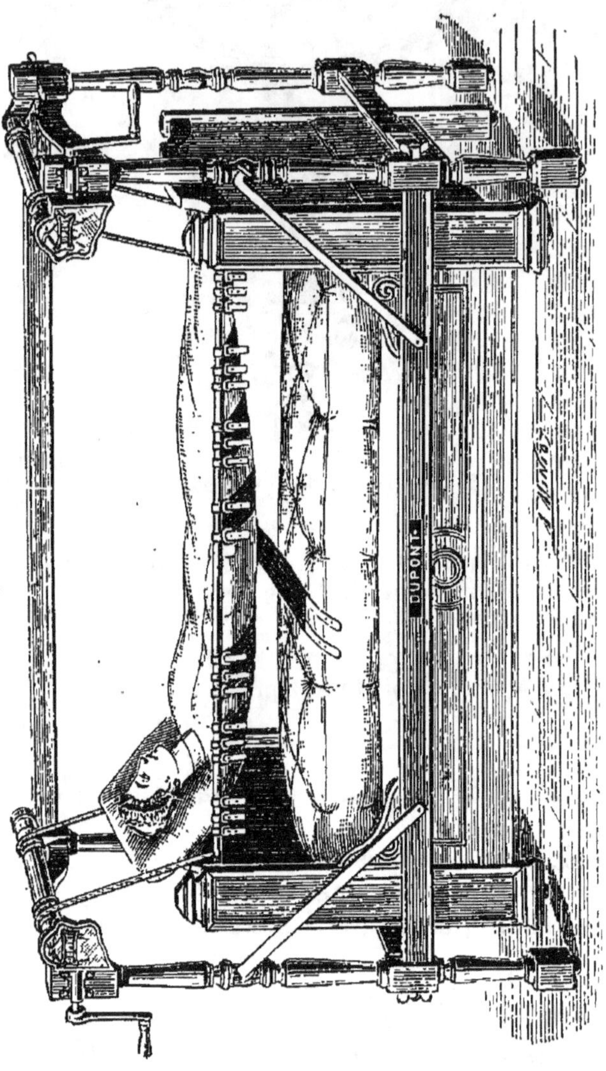

Fig. 258. — Lit Dupont.

la peau bientôt suivie d'excoriation. Aussi dès qu'on remarque la moindre rougeur aux points d'élection il faut pou-
drer, interposer une épaisse couche d'ouate ou mieux encore
installer un coussin d'air ou un matelas d'eau (empli d'eau
tiède) ; s'il y a anesthésie de la peau et s'il y a paralysie

vésicale, mieux encore si l'un et l'autre coexistent le danger de l'eschare est très grand. Toutes les précautions et surtout l'assèchement du lit, la propreté la plus minutieuse sont indispensables. Cette partie des soins à donner aux malades paralysés demande énormément de dévouement, de patience et de persévérance et le plus souvent n'est pas bien exécutée à domicile. Ces soins sont facilités par l'*appareil à soulever le malade* (v. fig. 258), au moyen duquel le malade peut être soulevé doucement sur des sangles pour être nettoyé, etc.

Si l'eschare atteint déjà de larges dimensions et souvent en quelques jours elle pénètre jusqu'à l'os, il faut nettoyer chaque jour l'ulcération, exprimer les abcès en formation dans le voisinage, irriguer le tout avec du sublimé, séparer avec des ciseaux les parties nécrosées puis appliquer un pansement sec ou humide et recouvrir d'ouate. Si la formation des granulations est lente ou insuffisante nous recommandons par expérience les lavages et les compresses humides à l'alcool camphré, et les pansements avec la formule suivante :

Nitrate d'argent	4-6 gr.
Baume du Pérou	8 —
Vaseline.	250 —

pour usage externe.

Pour les malades qui ne sont pas trop affaiblis et dont les eschares sont étendues et guérissent mal, on peut employer les bains chauds prolongés à la température ordinaire, dans lesquels les malades restent des heures et voire des jours entiers. Il faut faire attention que la température du bain ne s'abaisse pas trop, renouveler l'eau chaude et maintenir sur la tête du malade pour éviter la congestion des compresses froides.

Traitement général des maladies du cerveau.

Nous avons peu à dire sur ce point après ce que nous avons dit dans les chapitres précédents si nous ne voulons pas nous répéter ou entrer dans la thérapeutique spéciale.

Le point le plus important ici aussi est de traiter par le traitement spécifique toutes les affections syphilitiques du cerveau, qu'il s'agisse de gommes ou de lésions diffuses du cerveau ou de ses enveloppes. Les affections parasyphilitiques comme la paralysie générale ne réagiront plus à l'iodure ni au mercure. Il faut bien savoir aussi que la cure spécifique n'agit que sur les productions spécifiques comme les gommes récentes et qu'elle ne peut en aucune façon reconstituer des tissus parenchymateux disparus.

Au reste de même qu'on divise le plus souvent les affections cérébrales en affections inflammatoires, troubles de circulation et néoplasmes, nous pouvons diviser notre thérapeutique générale en autant de chapitres distincts.

Toutes les *inflammations du cerveau et des méninges* (pachyméningite, leptoméningite, encéphalite, hydrocéphalie aiguë) réclament au début un traitement antiphlogistique : applications locales froides surtout vessie de glace sur la tête et sur la nuque après avoir naturellement coupé les cheveux : puis saignée locale à l'aide de ventouses scarifiées (chez l'adulte 6-8 à la nuque, 1-2 chez l'enfant) ou des sangsues à la nuque, aux tempes, à la mastoïde. Les laxatifs, les clystères, les bains de pieds chauds, les sinapismes font une dérivation sur l'intestin ou d'autres régions et provoqueront au moins très fréquemment une sédation des malaises.

Au point de vue symptomatique il s'agit surtout de calmer les maux de tête et les autres symptômes d'excitation cérébrale. Ici aussi la vessie de glace et la saignée locale ont une bonne influence qui peut être remplacée ou soutenue par les narcotiques (injection sous-cutanée de morphine, chloral en lavement, etc.).

S'il y a une cause locale de l'inflammation par exemple un processus infectieux de l'oreille, du nez, du crâne, il faut naturellement les traiter énergiquement. Ce n'est que dans des cas tout à fait particuliers qu'il faut penser à la trépanation.

Pour calmer les symptômes de compression cérébrale la ponction lombaire peut rendre de grands services, la ponction ventriculaire se fait rarement.

Il va de soi qu'il faut éviter sévèrement tous les facteurs physiques ou psychiques, tous les mets et toutes les boissons qui peuvent amener de la congestion.

Plus tard même quand les signes de résolution se montrent déjà, un traitement hydrothérapique doux trouve sa place, adapté aux circonstances individuelles, à l'âge, à l'état de nutrition, etc. Ce sont surtout encore des bains chauds. Une bonne nourriture, le massage, l'électricité, les médi-

caments toniques et les soins minutieux doivent soutenir
la convalescence. Les paralysies des nerfs crâniens et des
muscles réclament des indications spéciales qui ne peuvent
être données ici.

Dans les *affections par troubles circulatoires*, il faut faire
attention de savoir s'il s'agit d'anémie ou d'hyperhémie
du cerveau. Tous les états anémiques du cerveau réclament
d'abord la position basse de la tête ou le décubitus incliné de
tout le corps, de façon que la tête soit le plus bas possible.
Tous les états hyperhémiques réclament au contraire la
position élevée de la tête. A cela s'ajoute une médication
dérivative à effet rapide, clystère, purgatif énergique,
bains de pieds chauds sinapisés, affusions froides du cou et
tout le corps, bains de pieds chauds, saignée locale ou générale. Dans l'anémie cérébrale au contraire nous emploie-
ront les stimulants, injection sous-cutanée de camphre,
d'éther, les fortes excitations de la peau par le courant faradique, l'enveloppement dans des linges chauds ou les
aspersions froides. Dans les états de collapsus grave souvent
une injection de serum artificiel ramène la vie.

Si les phénomènes anémiques ou hyperhémiques ne sont
que des conséquences d'une embolie cérébrale, d'une thrombose ou d'une hémorrhagie cérébrale, il faut en outre de ce
que nous venons de dire prendre d'autres mesures qui s'appliquent d'abord à l'ictus apoplectique et plus tard à ses conséquences. Mais nous entrons ainsi dans la thérapeutique
spéciale, on peut à peine poser quelques règles générales.

S'il s'agit de *néoformations* du cerveau, de tumeurs ou
d'abcès le traitement est purement symptomatique tant qu'il
n'y a pas possibilité d'opérer. Dès qu'il est certain que la
tumeur ou l'abcès de par leur nature et leur situation sont
opérables, l'intervention chirurgicale s'impose, car il n'y a
pas d'autre thérapeutique. Souvent l'iodure de potassium
ou la ponction lombaire agissent efficacement contre certains
symptômes.

Ajoutons encore que les conséquences si fréquentes des
paralysies cérébrales, principalement les paralysies spasmodiques des membres inférieurs, sont souvent traitées avec
bon résultat par les moyens chirurgicaux ou orthopédiques.

Traitement général des maladies des nerfs périphériques.

Le traitement des maladies des nerfs périphériques est différent selon qu'il s'agit d'un état d'excitation ou d'un état de paralysie dans les territoires qui en dépendent.

Le traitement des *phénomènes paralytiques moteurs et sensibles* c'est-à-dire des paralysies musculaires périphériques et des anesthésies, analgésies, etc. est le domaine par excellence de l'électrothérapie, du massage et de l'exercice.

Électricité : Si le *siège de la lésion* est connu, il faut traiter le point du nerf paralysé par la galvanisation stabile, et la cathode, l'autre électrode est indifférente (sternum, nuque) intensité : 4-6 milliampères ; dimension des électrodes, la différente, 20 cmq. environ, l'indifférente 70-100 ; durée de la séance, 20 minutes environ.

Une autre bonne méthode est la *galvanisation du nerf dans toute son étendue*, l'anode étant centrale près du plexus, la cathode à l'extrémité périphérique du nerf. Les deux électrodes de 30 cmq., l'intensité de 4-5 milliampères, durée de 3-5 minutes.

Une autre méthode qui exerce une influence notable sur la nutrition des muscles paralysés consiste dans la *faradisation* ou la *galvanisation des muscles paralysés* de telle sorte qu'on provoque quelques secousses dans chaque muscle à l'aide de l'électrode interruptrice. Cette méthode est très active et l'on peut placer l'électrode indifférente stabile ou bien sur un point indifférent ou bien sur un point central du nerf paralysé, au niveau du plexus par exemple ou enfin l'appliquer sur le muscle paralysé lui-même. L'intensité du courant doit être telle qu'on obtienne une secousse musculaire. Une modification de cette excitation du muscle par l'électrode interruptrice consiste dans l'application de l'électrode habituelle ou du rouleau masseur promené sur les muscles pendant que le courant est interrompu et donne des secousses : faradisation labile. Si on emploie le courant galvanique on se servira naturellement de la cathode comme électrode excitante l'anode étant indifférente.

Dans les paralysies profondes et les atrophies on exerce une puissante excitation à l'aide de la combinaison des 2 courants, la *galvanofaradisation* pour laquelle il existe dans les grands appareils une disposition spéciale ; en général cependant cette méthode est inusitée.

L'électricité est contre-indiquée ou du moins elle ne sert à rien quand l'excitabilité électrique pour le courant employé est absolument nulle. De même les muscles qui sont en état de contracture, dans la paralysie spasmodique ne doivent pas être traités par l'électricité surtout par les courants qui exercent une action excitante. Dans ce cas il vaut mieux ne pas électriser ou électriser seulement les antagonistes ou encore se servir du courant galvanique avec anode large stabile.

Ce que nous venons de dire s'applique aussi en général aux excitations motrices de nature périphérique, les convulsions musculaires localisées, les crampes, le tic convulsif. Il ne faut se servir d'électricité qu'avec la plus grande prudence, et dans les cas, où elle agit surtout par suggestion.

Ces méthodes de traitement s'appliquent aux interruptions de la conductibilité nerveuse par blessure des nerfs, exceptionnellement aux suites de névrite ou de polynévrite, et à l'atrophie myopathique. Des bains électriques locaux et généraux peuvent exercer sur ces états une influence qui est surtout suggestive.

Pour ce qui est des autres facteurs thérapeutiques qui sont indiqués dans les paralysies périphériques tant motrices que sensibles, c'est-à-dire du *massage* et des diverses formes d'exercices de la *gymnastique*, des appareils, des bains, etc., on ne peut donner d'indications générales. Les prescriptions sont spéciales pour chaque cas. Dans le domaine de l'*hydrothérapie* une nouvelle expérience a montré l'efficacité pour la paralysie des enveloppements humides chauds, des bains tièdes, des bains et des enveloppements de boues, le Fango et les stations thermales connues (bain d'eaux mères, sources salées, ou contenant de l'acide carbonique).

Le *traitement médicamenteux* se limite essentiellement

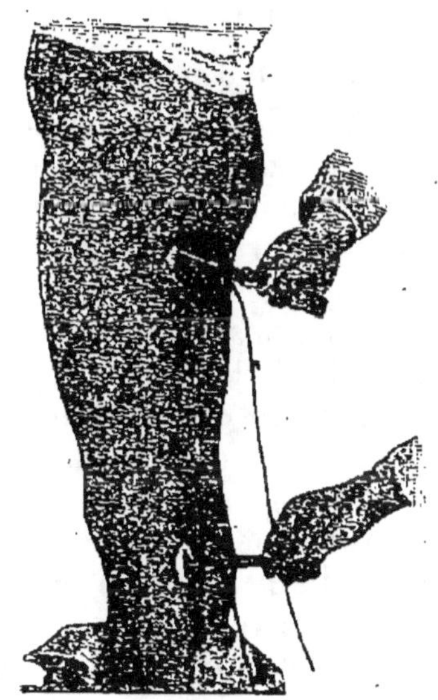

Fig. 259. — Galvanisation du sciatique.

à l'administration de la strychnine et de l'arsenic. Ce dernier surtout a sur les états légers consécutifs aux maladies des nerfs périphériques : faiblesse motrice et sensible un effet très souvent favorable.

Dans les *phénomènes d'excitation de la sensibilité* les paresthésies, les douleurs, les névralgies diverses, la galvanisation stabile avec l'anode au point douloureux est indiquée.

S'il s'agit par exemple d'une *névralgie du trijumeau* l'électrode indifférente (cathode) de 70-100 cmq. est placée à la nuque, l'anode de 5-10 cmq. sur le point d'émergence du nerf malade. Intensité du courant 2-3 milliampères diminuant et augmentant lentement, durée de la séance environ 3 minutes.

Dans la *névralgie sciatique* l'anode est placée au-dessus du sillon fessier, la cathode dans le creux poplité ou sur le mollet. Toutes deux ont une surface de 50 cmq. à peu près. On peut aussi placer l'électrode en avant sur la partie interne de la cuisse (galvanisation transversale). Intensité : 4-6 m. a. ouvrant et fermant lentement, durée de la séance 3-5 minutes. D'autres points d'applications pour les électrodes sont le haut de la partie inférieure de la moelle de la première à la seconde vertèbre lombaire, la région sacrée et la malléole.

Dans les névralgies, et aussi dans les anesthésies et les paresthésies, l'application du *pinceau faradique* et de la brosse sur le territoire atteint peut présenter des avantages ; on se sert d'un courant faradique qui soit douloureux et irritant jusqu'à faire rougir la peau.

Avant d'entreprendre le traitement des états d'hyperexcitabilité de la sensibilité par le courant électrique, il faut essayer des autres moyens surtout dans les cas aigus où l'électricité ne remplit pas la première indication. Nous avons alors à notre disposition tous les analgésiques et les narcotiques.

Les *anesthésiques locaux* sont précieux, surtout le chlorure d'éthyle et le chlorure de méthyle qui sont appliqués sur les parties douloureuses à l'aide de pulvérisation et provoquent l'anesthésie par le froid. L'application de cocaïne ou l'injection sous-cutanée de cocaïne agissent directement comme anesthésique il faut cependant leur préférer le chlorure d'éthyle ou de méthyle.

Les enveloppements chauds, les cataplasmes, les enveloppements secs, les bains chauds calment aussi la douleur.

Il ne faut pas négliger dans tous ces états de sensibilité exagérée, douleurs et névralgies le traitement dérivatif à l'aide de lavements, de frictions alcooliques, d'emplâtres excitants et même de cautérisations au thermocautère.

Beaucoup d'états d'excitation qui sont causés par des troubles circulatoires, des exsudats, des proliférations conjonctives dans le voisinage des nerfs sont favorablement influencés et calmés par le massage.

Il va de soi qu'il faut toujours rechercher pour leur opposer un traitement énergique les états généraux qui peuvent être la cause profonde des troubles nerveux : les maladies de la nutrition, le diabète, la malaria, la syphilis, les affections osseuses, la constipation, etc.

Les phénomènes *d'excitation motrice localisée* (contractures musculaires localisées, crampes) qui en somme sont rares sont influencés surtout par les bains chauds, les massages légers et rarement par l'électricité de la manière que nous avons dite plus haut.

Traitement général des névroses fonctionnelles.

L'essence et la détermination clinique de ces maladies pour lesquelles on n'a jusqu'à présent trouvé aucun substratum anatomopathologique, sont si différentes les unes des autres qu'il n'y a pas de principes généraux qu'on puisse fixer pour leur traitement. Les indications thérapeutiques qu'elles réclament sont toutes de nature spéciale et font par conséquent partie de la thérapeutique spéciale. Il n'y a pas de traitement spécifique ici. La chorée réclame un autre traitement que l'épilepsie, la paralysie agitante un autre que la maladie de Basedow et la neurasthénie elle-même un autre que l'hystérie qui en est cependant si proche parente. Là tout dépend du médecin pour l'application des moyens thérapeutiques que nous avons décrits aux circonstances particulières de chaque malade et de chaque maladie.

TABLE ALPHABÉTIQUE

TABLE ALPHABÉTIQUE

A

Acide carbonique (bains), 266.
Acromégalie, 247.
Acroparesthesie, 178.
Agraphie, 158.
Agueusie, 219.
Akinesia algera, 182.
Alexie, 157.
Alimentation (thérapeutique par l'), 303.
— par la sonde, 307.
Alopécie, 239.
Analgésie, 175.
Anamnèse, 1.
Anarthrie, 157.
Anesthésie tactile, 174.
Angionévroses, 232.
Anisocorie, 72.
Anosmie, 218.
Antécédents, 2.
Antifebrine, 321.
Anti-névralgiques, 321.
Antipyrine, 321.
Aphasie, 156.
Aphonie, 82.
Appareils électriques, 161.
Arc de cercle, 126.
Argyll Robertson, 73.
Arsenic, 323.
Arthropathie, 240.
Aspirine, 322.
Astasie, abasie, 107.
Astéréognosie, 177.
Ataxie, 100.
— cérébelleuse, 108, 146.
Athétose, 112.
Atonie, 224.
Atrophie musculaire, 84.
— — névritique, 100.
— — spinale progressive, 87.
Attitude, 133, 140.
Aura, 178.

B

Babinski (signe de), 230.
Bain électrique, 273.
— d'étuve, 265.
— romain, 265.
— russe, 265.
Bains, 263.
— de pieds, 264.
— de siège, 264.
Balnéothérapie, 262.
Basedow (maladie de), 72, 111, 136.
Bathyanesthésie, 176.
Bégaiement, 158.
Bernhardt (maladie de), 182.
Blépharospasme, 123.
Boule hystérique, 178.
Bradylalie, 158.
Bromaline, 320.
Bromipine, 320.
Bromure d'éthyle, 317.
Bromures, 319.
Brown-Sequard (syndrome de), 195.
Bulbaire (paralysie), 76, 78, 137.

C

Cacodylates, 324.
Camphre, 323.
Canitie, 239.
Cathétérisme, 335.
Cécité verbale, 157.
Céphalée, 180.
Cerveau (thérapeutique des affections du), 339.
Champ visuel, 204.
Chloral (Hydrate de), 318.
Chloralannide, 318.
Chloroforme, 317.
Chlorure d'éthyle, 322.
Chorée, 115, 117.
— de Huntington, 118.
— majeure, 118.
Choréiformes (mouvements), 103.
Chvosteck (signe de), 173.
Citrophène, 322.
Claudication intermittente, 182.
Climatothérapie, 265.
Clonus du pied, 221.
Cocaïne, 322.
Codéine, 317.
Contracture, 46, 226.
Convulsions, 120.
Coordination, 100.
Courant électrique, 270.
Crampe des écrivains, 132, 302.
Crampes professionnelles, 185.

Crémastérien (réflexe), 231.
Crises gastriques, 182.
— intestinales, 182.
Cure d'engraissement, 304.
Cystite, 335.

D

D'ARSONVAL (méthode de), 277.
Dégénérescence (réaction de), 169.
— (stigmates de), 249.
Déglutition (réflexe de la), 232.
Démarche, 140.
— ataxique, 146.
— choréique, 148.
— dans la paralysie flasque, 144.
— dans la paralysie spasmodique, 144.
— péronière, 145.
— de steppeur, 145.
Demi-bain, 263.
Dérivatifs, 324.
Dermographisme, 233.
Déviation conjuguée de la tête et des yeux, 70.
Diaphragme, 82.
Diplégie, 11.
Diplopie, 67.
Disposition névropathique, 3, 257.
Dissociation de la sensibilité, 201.
Dormiol, 318.
Douche écossaise, 264.
Douches, 264.
Douleur, 177, 178.
— (sensibilité à la), 175.
Douleurs fulgurantes, 178.
Duboisine, 321.
DUCHENNE (de Boulogne), 11, 13, 21.
Dynamomètre, 6.
Dysarthrie, 157.
Dyspnée, 82.
Dystrophie musculaire progressive, 89.

E

Eclampsie, 129.
Ecriture akinétique, 160.
— atocique, 160.
— en miroir, 158.
— paralytique, 160.
— spasmodique, 160.
— tremblée, 159.
Ecrivains (crampe des), 132, 302.
Electriques (appareils), 161.
Electrisation (points d'excitabilité maxima), 164.
Electrodes, 161.
Electrodiagnostic, 161.
Electrothérapie, 268.
Elongation des nerfs, 310.
Empreintes des pieds dans les maladies nerveuses, 147, 150.

Engraissement (cure d'), 304.
Enveloppements humides, secs, 264.
Epilepsie corticale, 122, 129.
— partielle, 122.
— symptomatique, 129.
ERB (point d'), 166.
Erythromelalgie, 244.
Escharres, 236.
— (traitement), 339.
Etablissements de cure, 328.
Ether, 317.
Etuve (bain d'), 265.
Excitabilité électrique, 161.
— mécanique, 173.
— — (points maxima d'), 164.
Excitants, 322.
Excitation motrice (phénomènes d'), 110.
Extension (traitement par l'), 294.

F

Face (expression de la), 133.
Facial (contracture, tic), 122.
Faciale (paralysie), 61.
Facies myopathique, 139.
Faradisation, 273, 276.
Fer, 323.
Fond de l'œil, 210.
Force musculaire, 6.
— (sensation de), 177.
Fractures spontanées, 240.
Franklinisation, 277.
Frictions froides, 264.
FRIEDREICH (maladie de), 107.

G

Galvanisation, 273.
— de la moëlle, 274.
— du sympathique, 274.
— de la tête, 274.
Gangrène symétrique, 244.
Gastriques (crises), 182.
Glossolalie (spasme), 126.
Glossy skin, 233.
Goût, 218.
GRÆFE (symptôme de), 136.
Griffe (main), 14.
— (pied), 53.

H

HEAD (zones viscérales de), 202.
Hedonal, 318.
Hémianopsie, 207.
Hémiathétose, 112.
Hémiatrophie faciale progressive, 245.
Hémicranie, 181.
Hémiplégie, 11, 140.
Hémitremblement, 112.

Hérédité, 2.
Herpès zoster, 235.
HOFFMANN (signe de), 173.
HUTCHINSON, (faciès d'), 140.
Hydrate d'amylène, 318.
Hydrothérapie, 260.
Hyoscine, 321.
Hypalgésie, 175.
Hypéresthésie, 174.
Hyperacousie, 216.
Hyperalgésie, 175.
Hyperesthésie, 174.
Hypnal, 318.
Hypnose, 325, 327.
Hypnotiques, 317.
Hypochondrie, 178.
Hypotonie, 224.
Hystérie, contraction des muscles
    oculaires, 71.
    — contractures, 122.
    — météorisme, 154.
    — paralysie des cordes voca-
        les, 82.
    —   — oculaire, 70.
    — paralysies, 7.

I

Ichthyose, 233.
Immobilité des pupilles, 71, 74.
Impuissance, 83.
Incontinence des urines, des ma-
    tières fécales, 83.
Inégalité pupillaire, 71, 74.
Iodipine, 315.
Iodure de potassium, 315.

K

Kératite neuroparalytique, 239.
Kummel (maladie de), 181.

L

Lactophénine, 322.
LASÈGUE (signe de), 180.
Levico, 323.
Lèvre de tapir, 91.
Lingual (hemispasme), 126.
Liniments, 324.
Lit de malade, 338.
LITTLE (maladie de), 142.
Lordose, 57, 59.

M

Main de prédicateur, 29.
    — de singe, 20.
    — en griffe, 14.
Maladie de BASEDOW, 72, 111, 136.
Mal perforant, 237.
MANNKOPF (signe de), 175.

Marche (v. démarche), 140.
    — dandinante, 56.
Massage, 292.
    — vibratoire, 294.
Masticateurs (muscles), 75.
Mécanothérapie, 292.
Médicaments, 313.
MÉNIÈRE (syndrome de), 216.
Méningite, 131.
Mer (séjour a la), 268.
Méralgie paresthésique, 182.
Mercuriel (traitement), 314.
Migraine, 181.
Migrainine, 321.
Moelle épinière (traitement géné-
    ral des maladies de la), 329.
Monoplégie, 11.
Montagne (cure de), 267.
Motilité, 5.
Morphine, 317.
Motrice (paralysie), 5.
    — (traitement de la paralysie),
        342.
Mouches volantes, 209.
Mouvements associés, 117.
Muscles de l'abdomen, 57, 58.
    — droits de l'abdomen, 58.
    — obliques de l'abdomen, 58.
    — adducteurs de la cuisse, 55.
    — adducteur du pouce, 16.
    — biceps, 31.
    — biceps de la cuisse, 54.
    — brachial antérieur, 31.
    — court supinateur, 31.
    — couturier, 54
    — cubitaux et radiaux, 26.
    — deltoïde, 33.
    — élévateurs de l'épaule, 36, 43.
    — de l'éminence hypothénar, 17
    — de l'éminence thénar, 17.
    — extenseur de l'index, 24.
    —   — commun des doigts, 24.
    —   —   — des orteils, 45.
    —   — du petit doigt, 24.
    —   — du poignet, 27.
    —   — du tronc, 57.
    — de la face, 61.
    — grand fessier, 54.
    — fessier moyen, 54.
    — fléchisseur superficiel des
        doigts, 25.
    — fléchisseurs profonds des
        doigts, 25.
    — fléchisseurs du poignet, 27.
    — court fléchisseur du pouce,
        17.
    — long fléchisseur du pouce,
        22.
    — gastrocnémien et soléaire,
        50.
    — grand dentelé, 36.
    — interosseux, 12.
    — interosseux et lombricaux
        du pied, 45.
    — de la langue, 76.

Muscles du larynx, 79.
— lombricaux, 12.
— long extenseur du gros orteil, 45.
— long et court péronier, 47.
— long supinateur, 31.
— masseter, 75.
— oculaire, 65.
— opposant, 17.
— long palmaire, 27.
— (paralysie des), 11.
— grand pectoral, 35.
— petit et grand rond, 35, 36.
— du pharynx, 78.
— court abducteur du pouce, 17.
— psoas iliaque, 55.
— quadriceps, 53.
— respiratoires, 82.
— rhomboïde 38, 42, 43.
— rond et carré pronateur, 30.
— semi-tendineux et semi-membraneux, 54.
— sous-scapulaire, 35.
— sus-épineux et sous-épineux, 34, 35.
— sternocléido mastoïdien, 60.
— de la tabatière anatomique, 22.
— tibial antérieur, 47.
— trapèze, 40.
— courts de la tête, 60, 61.
— triceps, 32.
— du tronc, 51.
— tenseur du fascia lata, 55.
— des yeux, 65.
Musculaire, (atrophie), 84, 87, 100.
— (contracture), 226.
— tonus, 222.
Myasthénie, 141, 142, 172.
Myasthénique (réaction), 172.
Mydriase, 71.
Myokymie, 120.
— musculature de la vessie et de l'intestin, 83.
Myosis, 71.
Myotomique réaction, 172.

N

Narcotiques, 316.
Nerf crural, 54.
— facial, 65.
— hypoglosse, 78.
— median, 18, 25.
— musculocutané, 31.
— pneumogastrique, 82.
— radial, 23.
— spinal, 39, 42.
— suture, 309.
— tibial, 50.
— trijumeau, 76.

Nerf vago-spinal, 82.
Nerfs, élongation des, 310.
— périphériques, traitement général des maladies des, 342.
— péroniers, 50.
Neurotomie section, 310.
Névralgie, 178, 179.
— intercostale, 180.
— (traitement électrique de la), 343.
Névrite, 179.
— optique, 210.
Névroses fonctionnelles, traitement, 345.
Nictitation, 123.
Nitrate d'argent, 323.
Notion de position, 176.

O

Oculomoteurs (paralysie des), 68.
Odorat, 218.
OEdème, aigu, 239.
Omoplates ailées, 38.
— (mouvements de sonnette, de bascule), 42.
Onychogryphosis, 239.
Opium, 317.
Optique, atrophie, 210.
Orthopédie, 298.
Ostéopathie, 240.
Ouïe, 213.

P

Paraldéhyde, 318.
Paralysie, 5.
— agitante, 111, 138, 145, 146.
— cérébrales, 11.
— flasque, 10.
— motrice, 5.
— obstétricales, 32.
— du péronier, 48.
— du plexus, 11.
— (du plexus brachial type supérieur d'Erb, 32.
— professionnelles, 133.
— spasmodique, 10.
— spinale, 11.
— type inférieur de Klumpke, 15.
Paramyoclonus multiplex, 120.
Paraphasie, 157.
Paraplégie, 11.
Parésie, 5.
Paresthésie, 177.
Parole (troubles de la), 156.
Pédiluves, 264.
Périostique (réflexe), 221.
Péronière (démarche), 145.
Pharynx (paralysie du), 78.

Phénacétine, 321.
Pied bot équin, 53.
— creux, 53.
— en griffe, 53.
— (phénomène du), 221.
— plat, 53.
Plantaire réflexe, 230.
Poignet (muscles du), 27.
Polynévrite, 24, 27, 46.
Ponction lombaire, 310.
Prophylaxie des maladies nerveuses, 256.
Propulsion, 146.
Pseudohypertrophie, 90, 97.
Ptosis, 69.
Pupilles, 71.
Pyramidon, 322.

Q

Quinine, 316, 322.

R

Rachialgie, 181.
Radiale (paralysie), 23, 134.
Rage, 131.
Raideur de la nuque, 131.
RAYNAUD (maladie de), 244.
Réaction myasthénique, 172.
— myotonique, 172.
Récurrent (paralysie du), 81.
Réflexe abdominal, 231.
— crémastérien, 231.
— cutané, 230.
— de la déglutition, 232.
— (excitabilité), 219.
— des muqueuses, 230.
— périostique, 221.
— pharyngien, 232.
— plantaire, 230.
— tendineux, 220.
— du tendon rotulien, 220.
Rétention des urines et des matières fécales, 83.
Rétrécissement concentrique du champ visuel, 205.
Rétropulsion, 146.
Rigidité congénitale des membres, 142.
RINNE (épreuve de), 213.
ROMBEY (signe de), 103.
Rotule (clonus de la), 221.
Rotulien (réflexe), 220.

S

Salicylate, 322.
Salicylique acide, 322.
Salipyrine 322.
Salophène, 322.
Scansion (de la parole), 158.

Scapulæ alatæ, 58.
Sciatique, 179.
Sclérodermie, 245.
Sclérose en plaques, 111.
Scoliose dans la sciatique, 150.
— dans la syringomyélie, 150.
Scopolamine, 321.
Scotome central, scintillant, 206, 209.
Sécrétoires (troubles), 247.
Section des nerfs, 310.
Sédatifs, 319.
Sensibilité, 173.
— a la douleur, 175.
— articulaire, 176.
— (dissociation de la), 204.
— (étendue et forme des troubles de la), 183.
— farado-cutanée, 175.
— générale, 173.
— osseuse, 177, 195.
— (schéma de distribution de la), 184, 189, 192, 193.
— tactile, 174.
— à la température, 176.
— (traitement des troubles de la), 342, 344.
— (troubles hystériques de la), 200.
— (troubles objectifs), 174.
— (troubles subjectifs), 177.
Sensoriels (troubles), 173, 204.
Simulation (des convulsions), 132.
Sinapismes, 324.
Sonde (alimentation par la), 307.
Spasmus nutans, 123.
Spécifiques, 314.
Spermine, 324.
Sphincters, 83.
Spondylite chronique ankylosante, 153.
Spondylose rhizomélique, 153.
Stammspapille, 210.
Stase papillaire, 210.
STELLWAY (signe de), 136.
Steppeur (démarche du), 145.
Stéréognostique (perception), 177.
Strabisme, 65.
Strychnine, 322.
Suggestion, 325.
Sulfonal, 318.
Surdité verbale, 157.
Suspension (traitement par la), 294.
Suture des nerfs, 309.
Syringomyélie (sclérose dans la), 150.

T

Talus (pied), 53.
Tapir (lèvres de), 91.
Température (sensibilité à la), 176.

Ténotomie, 300.
Tétanie, 131, 173.
Tétanos, 129.
Tête (mal de), 180.
Thérapeutique générale des maladies nerveuses, 255.
Thérapeutique par l'exercice, 278.
Thermanesthésie, 176.
THOMSEN (maladie de), 171, 173.
Tic convulsif, 119.
    — impulsif, 119.
Tics, 118.
Toniques, 322.
Tonus musculaire, 222.
Torticolis, 123.
Traitement chirurgical, 307.
    — mercuriel, 314.
    — psychique, 324.
Transplantation des muscles et tendons, 301.
Trapèze (paralysie du), 40.
Trauma, 259.
Tremblement, 110.
    — intentionnel, 105, 110.
    — sénile, 112.
Trijumeau (névralgie du), 179.
Trional, 319.
Trismus, 123.
Tronc (muscles du), 57.
Trophiques (troubles), 233.
Trophonévroses, 243.
TROUSSEAU (signe de), 173.

U

Uréthane, 319.
Urinal, 335.
Urotropine, 335.
Urticaire, 233.

V

Valériane, 320.
Valyle, 320.
Verbale (cécité), 157.
    — (surdité), 157.
Véronal, 319.
Vertige, 69, 217.
Vésicatoires, 324.
Vésicaux (traitement des troubles), 334.
Vessie, 334.
Vibratoire (massage), 294.
Viscéralgies, 182.
Vitiligo, 239.
Vue, 204.

W

WEBER (épreuve de), 213.
WESTPHAL (signe de), 220.

Z

Zona, 235.

FIN DE LA TABLE DES MATIÈRES

DIJON. — IMP. DARANTIERE